Albrecht Ohly, Marion Kiening

Kurzlehrbuch EKG – endlich verständlich

Albrecht Ohly, Marion Kiening

Kurzlehrbuch EKG – endlich verständlich

2. Auflage

ELSEVIER
URBAN & FISCHER

URBAN & FISCHER München

Zuschriften an:
Elsevier GmbH, Urban & Fischer Verlag, Hackerbrücke 6, 80335 München

Wichtiger Hinweis für den Benutzer
Die Erkenntnisse in der Medizin unterliegen laufendem Wandel durch Forschung und klinische Erfahrungen. Die Autoren dieses Werkes haben große Sorgfalt darauf verwendet, dass die in diesem Werk gemachten therapeutischen Angaben (insbesondere hinsichtlich Indikation, Dosierung und unerwünschter Wirkungen) dem derzeitigen Wissensstand entsprechen. Das entbindet den Nutzer dieses Werkes aber nicht von der Verpflichtung, anhand weiterer schriftlicher Informationsquellen zu überprüfen, ob die dort gemachten Angaben von denen in diesem Werk abweichen und seine Verordnungen und Entscheidungen in eigener Verantwortung zu treffen.
Für die Vollständigkeit und Auswahl der aufgeführten Medikamente übernimmt der Verlag keine Gewähr.
Geschützte Warennamen (Warenzeichen) werden in der Regel besonders kenntlich gemacht (®). Aus dem Fehlen eines solchen Hinweises kann jedoch nicht automatisch geschlossen werden, dass es sich um einen freien Warennamen handelt.

Bibliografische Information der Deutschen Nationalbibliothek
Die Deutsche Nationalbibliothek verzeichnet diese Publikation in der Deutschen Nationalbibliografie; detaillierte bibliografische Daten sind im Internet über http://www.d-nb.de/ abrufbar.

2. Auflage 2015

Der Urban & Fischer Verlag ist ein Imprint der Elsevier GmbH.

15 16 17 18 19 5 4 3 2 1

Um den Textfluss nicht zu stören, wurde bei Patienten und Berufsbezeichnungen die grammatikalisch maskuline Form gewählt. Selbstverständlich sind in diesen Fällen immer Frauen und Männer gemeint.

Planung: Inga Schickerling, München
Lektorat und Projektmanagement: Sabine Hennhöfer, München
Redaktion: Dr. Claudia Deigele, München
Satz: abavo GmbH, Buchloe/Deutschland; TnQ, Chennai/Indien
Druck und Bindung: Printer Trento, Trento/Italien
Umschlaggestaltung: SpieszDesign, Neu-Ulm

ISBN Print 978-3-437-41414-5
ISBN e-Book 978-3-437-29799-1

Aktuelle Informationen finden Sie im Internet unter **www.elsevier.de** und **www.elsevier.com**

Vorwort zur 1. Auflage

Die Elektrokardiografie ist in mehrfacher Hinsicht eines der erstaunlichsten diagnostischen Verfahren der Medizin: Vor über hundert Jahren wurden von Willem Einthoven (1860–1927) nicht nur die elektrophysiologischen Grundlagen erforscht, sondern auch die messtechnischen Probleme gelöst. 1927 wurde er dafür mit dem Nobelpreis ausgezeichnet. Frank Wilson (1890–1952) und Emanuel Goldberger (geb. 1927) brachten auf den Schultern Einthovens die Messtechnik auf den heutigen Stand.

- Seitdem haben sich zwar die Geräte in geradezu unvorstellbarem Tempo verbessert, an den Grundlagen der Elektrokardiografie hat sich jedoch seit den Pionierarbeiten von Einthoven, Wilson und Goldberger nichts geändert. Es gibt kein anderes technisch-diagnostisches Verfahren, das sich seine theoretischen Fundamente und seine klinische Bedeutung über nun fast hundert Jahre unvermindert erhalten hat. Aus den ehemals teuren, monströsen Registriergeräten sind preiswerte, handliche Apparate geworden, die ohne Weiteres alle zwölf Ableitungen synchron registrieren und auf Wunsch auch noch einen Befundvorschlag ausdrucken. Die Prinzipien der EKG-Registrierung und die Schwierigkeiten der Befundung sind jedoch gleich geblieben.
- Die mit keinem anderen diagnostischen Verfahren konkurrierende Bedeutung des EKG, seine schmerz- und risikolose Registrierung in Verbindung mit der Miniaturisierung der Aufzeichnungsapparate hat „das EKG“ zur kardiologischen Basisuntersuchung schlechthin gemacht. So wird von jedem klinisch tätigen Arzt erwartet, dass er ein EKG sicher beurteilen kann.
- Im Gegensatz zu seiner Verbreitung und unbestrittenen klinischen Bedeutung stehen die oft nur rudimentären Kenntnisse des EKG – nicht nur bei Berufsanfängern. Dafür gibt es drei Ursachen:
- Gerade seine allgemeine Verbreitung legt den Trugschluss nahe, dass auch fundierte Kenntnisse des EKG eine Selbstverständlichkeit sind. „Das EKG, das kann man einfach.“ Wer mag sich schon zugeben, dass er diese „banale“ Untersuchungsmethode nicht wirklich beherrscht!
- Die Schwierigkeiten, das EKG wirklich zu verstehen, sind jedoch erheblich. Das hat vor allem mit der außerordentlichen Unanschaulichkeit dessen zu tun, was da registriert wird. Um „Herr im Haus der Elektrokardiografie“ zu werden, genügt es nicht, die Kurvenanomalien und deren klinische Bedeutung wie unregelmäßige Verben zu lernen.
- Und nicht zuletzt gilt für das EKG, was für viele anderen Wissensgebiete gilt: Nur das permanente Training und die ständige Anwendung des Gelernten schützen vor dem Vergessen. Selbst Kollegen, die über profunde EKG-Kenntnisse verfügen, verlieren diese, wenn sie ein paar Jahre nichts mehr mit EKG-Befundung zu tun haben.

Dies also sind die Besonderheiten und Schwierigkeiten, die das EKG von vielen anderen diagnostischen Verfahren der Medizin unterscheidet. Gleichwohl ist es unverzichtbar und alle Mühe wert, sich dieser faszinierenden Methode im Rahmen der ärztlichen Ausbildung einmal gründlich zuzuwenden.

Enderlin hält einen noch feuchten Filmstreifen in der Hand, sein Kardiogramm, das ihm ein freundlicher Arzt unterbreitet hat, anzusehen wie eine arabische Schrift. Schön, aber rätselhaft, es erinnert ihn an einen Wegweiser in der Wüste zwischen Damaskus und Jerusalem, unlesbar, aber schön, so dass auch Enderlin entzückt war über die Kalligraphie seines Herzens, die er sich nicht zugetraut hätte …

Max Frisch, Mein Name sei Gantenbein

Meine Begeisterung für das EKG hat ihre Wurzeln in dem legendären Kurs, den Professor Max Halhuber in den 60er-Jahren des vorigen Jahrhunderts in Innsbruck gehalten hat. Das Buch soll auch ein später Dank an diesen wunderbaren Lehrer sein. An dem Zustandekommen des Buches waren viele Geburtshelfer beteiligt: Dem Verlag danke ich für sein großes Engagement für dieses eher ungewöhnliche EKG-Buch. Insbesondere Inga Dopatka, Susanne Szczepanek, Dr. Dagmar Schneck und Henriette Rintelen haben sich alle nur denkbare Mühe gegeben, meine Vorstellungen zu realisieren. Sebastian Müller, Medizinstudent im letzten Semester, hat das Manuskript als „Vorkoster" gelesen; ihm verdanke ich wertvolle Anregungen zur besseren Verständlichkeit des Textes und der Zeichnungen. Dr. Marion Kiening und Dr. Jochen Menne haben mich immer wieder ermuntert, das Projekt zu realisieren und mir bei der Sammlung der EKG-Beispiele geholfen.

Dr. Dieter Kronski danke ich herzlich für die Durchsicht des Schrittmacher-Kapitels.

Nicht zuletzt möchte ich im Voraus allen Leserinnen und Lesern für Anregungen und Hinweise auf Fehler danken. Gerade die Darstellung einer so komplexen Materie wie der Elektrokardiografie lebt von ihren Kritikern.

Ich widme das Buch meiner Frau Elisabeth, meiner Tochter Anna-Katharina und den vielen Studenten und Kollegen, die sich den „Schwabinger EKG-Kurs" in Buchform gewünscht haben.

München, im November 2007
Albrecht Ohly

Vorwort zur 2. Auflage

Seit 2002, also seit nunmehr 12 Jahren, gibt es den „Schwabinger EKG-Kurs", dem dieses Lehrbuch seine Entstehung verdankt. Der Wunsch, „Licht ins Dunkel" der EKG-Kurven und deren Interpretation zu bringen, ist nach wie vor bei Studierenden als auch klinisch tätigen KollegInnen aktuell und beschert sowohl dem Kurs als auch dem Lehrbuch ungebrochenes Interesse.

In der zweiten Auflage des beliebten Buches finden Sie neben dem bewährten Übungsteil mit zahlreichen EKGs aus dem klinischen Alltag nun auch diejenigen Abschnitte speziell markiert, die zur Beantwortung der IMPP-Fragen relevant sind. Damit reiht sich das Buch nun in die didaktisch erfolgreiche Kurzlehrbuchreihe für Medizinstudenten ein.

Der Autor der 1. Auflage, Herr Dr. Albrecht Ohly, ist im Januar 2009 leider viel zu früh verstorben. Seinem Wunsch, die Kurse weiterzuführen und auch das Buch weiterzuentwickeln und zu aktualisieren, entspreche ich sehr gerne. Dieses Erbe erfüllt mich mit großer Freude und Stolz und ist gleichzeitig natürlich Ansporn und Herausforderung, es in seinem Sinne fortzuführen. Er hätte sich über das anhaltende Interesse am EKG sehr gefreut!

München, im November 2014
Marion Kiening

Lesen, verstehen, bestehen – die Kurzlehrbücher

Auf die Frage, was ein perfektes Kurzlehrbuch ausmacht, nennen Studenten immer wieder die gleichen Stichworte:

- effektive Vorbereitung auf Semesterprüfungen und Staatsexamen
- Beschränkung auf das Wesentliche, klare Trennung von Wichtigem und Unwichtigem
- didaktisch klar aufbereitetes Wissen und gut strukturierte Texte von Autoren, die verständlich erklären können.

Die neue Kurzlehrbuchreihe ist genau auf diese Bedürfnisse zugeschnitten. Autoren mit viel Erfahrung in der Lehre setzen sich im Vorfeld intensiv mit den bisherigen Examens-Fragen des IMPP auseinander und gestalten ihre Texte anschließend so, dass sie den Studierenden optimal semesterbegleitend und prüfungsvorbereitend durch den Stoff leiten. Die Texte setzen sinnvolle Schwerpunkte, Prüfungsrelevantes ist deutlich gekennzeichnet, Lerntipps helfen bei der Prüfungsvorbereitung.

Die didaktischen Elemente im Überblick

Auf einen Blick relevantes Wissen filtern dank farbig hervorgehobener Textpassagen. Die Kennzeichnungen im Einzelnen:

Prüfungsrelevanz auf einen Blick: Für die Prüfung besonders wichtige Absätze sind – wie dieser Abschnitt – mit einem Balken am linken Rand markiert. Ermittelt wurde die Prüfungsrelevanz aufgrund der Häufigkeit der zu dem jeweiligen Thema gestellten Fragen der letzten zehn Examina. Wer diesen Stoff lernt, kann optimal punkten.

IMPP-Hits

Wo liegen die Schwerpunkte und was bringt Punkte im schriftlichen Examen? Diese Kästen zu Beginn jedes Kapitels geben einen Überblick über die bisherigen „Lieblingsthemen“ des IMPP.

Merke

In den Merke-Kästen finden Sie für das Verständnis, die Prüfung oder die Klinik besonders wichtige Zusammenhänge, die es sich einzuprägen lohnt.

Zusammenfassung

Die wichtigsten Punkte des Themas finden Sie hier übersichtlich zusammengefasst.

Klinik

Anhand von kurzen Fallbeispielen mit charakteristischer Symptomatik können Sie das Gelernte wiederholen und Wissen überprüfen. Diese Kästen weisen dabei u. a. gezielt auf typische Signalwörter des IMPP hin, die auf das jeweilige Krankheitsbild schließen lassen.

Personenregister

Ludwig Aschoff, 1866–1942	Pathologe in Freiburg
Enrique Cabrera, 1918–1964	Kardiologe in Havanna (Kuba) und Moskau
Willem Einthoven, 1860–1927	niederländischer Arzt
Martin Flack, 1882–1931	Physiologe in London
Emanuel Goldberger, geb. 1913	amerikanischer Kardiologe
Wilhelm His jr., 1863–1934	Internist und Kardiologe in Berlin
Sir Arthur Keith, 1866–1955	Physiologe in London
Bernard Lown, geb. 1921	Kardiologe
Woldemar Mobitz, 1889–1951	Internist
John Parkinson, 1885–1976	Kardiologe in London
Johannes Purkinje, 1787–1869	Physiologe in Breslau und Prag
Sunao Tawara, 1873–1952	Pathologe in Tokio und Marburg
Karel Wenckebach, 1864–1940	Internist
Paul D. White, 1886–1973	Kardiologe in Boston
Frank Wilson, 1890–1952	amerikanischer Kardiologe
Louis Wolff, 1898–1972	Kardiologe in Boston

Abkürzungsverzeichnis

A	Atrium (Vorhof)
Abl.	Ableitung
AV	atrioventrikulär
CX	Ramus circumflexus der LCA
DD	Differenzialdiagnose
EKG	Elektrokardiogramm
ES	Extrasystole
Fr.	Frequenz
HW	Hinterwand
ICR	Intercostalraum
KHK	koronare Herzkrankheit
LA	linker Vorhof (Atrium)
LAB	linksanteriores Bündel
LAH	linksanteriorer Hemiblock
LCA	linke Koronararterie
LPB	linksposteriores Bündel
LPH	linksposteriorer Hemiblock
LSB	Linksschenkelblock
LTB	linkes Tawara-Bündel
LV	linker Ventrikel
min	Minuten
OUP	oberer Umschlagpunkt
P	intraatriale Erregungsausbreitung
Q	tiefe Q-Zacke
q	kleine Q-Zacke
QRS	intraventrikuläre Erregungsausbreitung
R	hohe R-Zacke
r	kleine R-Zacke
RA	rechter Vorhof (Atrium)
RCA	rechte Koronararterie
RIVA	Ramus interventrikularis anterior der LCA
RSB	Rechtsschenkelblock
RTB	rechtes Tawara-Bündel
RV	rechter Ventrikel
SA	sinuaurikulär
S	tiefe S-Zacke
s	kleine S-Zacke bzw. Sekunde
SR	Sinusrhythmus
SK	Sinusknoten
SVES	supraventrikuläre Extrasystole
SVT	supraventrikuläre Tachykardie
UKG	Ultraschall-Kardiografie (= Echo-Kardiografie)
V	Ventrikel
V. a.	Verdacht auf
VES	ventrikuläre Extrasystole
VT	ventrikuläre Tachykardie
VW	Vorderwand
WPW	Wolf-Parkinson-White
Z. n.	Zustand nach

Inhaltsverzeichnis

1 Elektrophysiologische Grundlagen 1

2 Anatomie des Herzmuskels, des Reizbildungs- und Reizleitungssystems 5

3 Verlauf des Aktionsstroms 7

4 Die Ableitungssysteme 13

5 Der Cabrera-Kreis 19

6 Technik der EKG-Registrierung 25

7 Der EKG-Befund 27

8 Das normale EKG 33

9 Die elektrische Herzachse 37

10 Hypertrophiezeichen 43

11 Erregungsleitungsstörungen 49

12 Der Herzinfarkt 63

13 Erregungsrückbildungsstörungen 75

14 Rhythmusstörungen 87

15 Das Schrittmacher-EKG 111

16 Das Wichtigste auf einen Blick 117

17 EKGs zum Üben 121

18 Beurteilung der Übungs-EKGs 245

Die Übungs-EKGs auf einen Blick 278

Register 281

Der Vektorpeiler 284

Einführung

Meine eigenen Schwierigkeiten, mich mit dem EKG vertraut zu machen, und meine jahrzehntelange Erfahrung mit EKG-Kursen für Studenten begründen das didaktische Credo dieses Buches: **Verstehen erspart Auswendiglernen.** Sie haben also keinen „Schnellkurs in EKG" gekauft, sondern ein Buch, das Ihnen ein fundiertes Verständnis für das EKG vermitteln will.

In kleinen Schritten wird zunächst das Allernotwendigste der **elektrophysiologischen Grundlagen** vermittelt. In Verbindung mit der **Anatomie** des Reizbildungs- und Reizleitungssystems des Herzens erwächst aus der Kenntnis der Elektrophysiologie bereits ein Bild vom **räumlichen Verlauf des Aktionsstroms.** Der nächste Schritt beschreibt die **Ableitungssysteme** und deren topographische Beziehungen zueinander. Hier ist uns der **Cabrerakreis** eine große Hilfe.

Nach diesen fünf Verständnisschritten werden Sie in der Lage sein, vorherzusagen, welche Ableitung zu jedem Zeitpunkt des Erregungsablaufs welche EKG-Kurve zeigen wird! Sie **verstehen** dann bereits, wie das EKG bei ungestörtem Erregungsablauf in jeder der zwölf Ableitungen aussehen muss. Dass dies kein leeres Versprechen ist, können Sie selbst an einem „normalen" EKG überprüfen. Das heißt umgekehrt, dass Sie dann bereits wissen, welche morphologischen Kriterien erfüllt sein müssen, um ein EKG als „normal" zu befunden. **Das sichere Erkennen des Normalbefundes ist die Voraussetzung für das Erkennen pathologischer Veränderungen**. Eine so triviale wie wichtige Feststellung!

Damit endet bereits der theoretische Teil des Buches. Die nun folgende Beschreibung der wichtigsten **pathologischen EKG-Befunde** ist nichts weiter als die Anwendung des bis dahin Verstandenen auf krankhafte Veränderungen des Herzens. Mit etwas Fantasie und Vorstellungsvermögen in Verbindung mit Grundkenntnissen der Pathophysiologie des Herzens sind Sie dann in der Lage, die EKG-Veränderungen z. B. eines AV-Blocks 3. Grades oder eines Rechtsschenkelblocks zu beschreiben! Als Lohn für das konzentrierte Arbeiten am ersten Teil des Buches verspreche ich Ihnen Sicherheit und Spaß (!) am Befunden von EKGs. Die Übungsbeispiele im letzten Teil des Buches werden Ihnen das beweisen.

Natürlich erfahren Sie zu jedem pathologischen EKG-Befund dessen **klinische Bewertung.** Dabei wird es auch um **die Grenzen der Methode** gehen, denn nur wer die Grenzen einer Methode kennt und respektiert, kann sie gewissenhaft anwenden. Wo immer es gesicherte **therapeutische Empfehlungen** gibt, werden sie erwähnt.

Ich wünsche Ihnen viel Freude bei der Arbeit mit diesem Buch!

Elektrophysiologische Grundlagen

01

1.1 Potenzialdifferenz und Aktionsstrom 1

1.2 Charakteristika des Aktionsstroms 2

1.2.1 Betrag des Aktionsstroms 2

1.2.2 Richtung des Aktionsstroms 2

Um die Elektrokardiografie wirklich zu verstehen, muss man sich zunächst an ein paar Erkenntnisse der Elektrophysiologie erinnern, die Sie alle einmal in den vorklinischen Semestern gelernt haben. Dabei können wir uns auf die Rekapitulation einiger weniger Grundphänomene beschränken. Wir tun dies am Modell einer einzelnen Herzmuskelzelle.

Wie jede vitale Zelle trägt auch die Herzmuskelzelle im Ruhezustand an der Außenseite ihrer Zellmembran positive Ladung in gleichmäßiger Verteilung. Dieser steht intrazellulär die gleiche Menge negativer Ladung gegenüber. Dieses Ladungsungleichgewicht zwischen extra- und intrazellulär wird durch komplexe Mechanismen der Zellmembran aufrechterhalten. Wir sagen, die Zellmembran sei im Zustand der Ruhe **polarisiert.**

Wir können unsere weiteren Überlegungen auf die Außenseite der Zellmembran beschränken; intrazellulär läuft das elektrische Geschehen spiegelbildlich ab.

1.1 Potenzialdifferenz und Aktionsstrom

Stellen wir uns vor, wir könnten an den Punkten A und B der Zelloberfläche Elektroden anbringen, die wir mit einem Gerät verbinden, das kleinste Potenzialdifferenzen zwischen A und B registrieren kann. Die in Ruhe gleichmäßige Ladungsverteilung hat zur Folge, dass zwischen A und B in Ruhe keine Potenzialdifferenz besteht, unser Messgerät also in der Null-Position steht (► Abb. 1.1.1a).

Wird diese Zelle nun an einer Stelle, wodurch auch immer, erregt, dann bedeutet das elektrophysiologisch, dass an dieser Stelle die „Ruhepositivität" in „Erregungsnegativität" umschlägt.

> **Merke**
>
> Wir merken uns das sog. bioelektrische Grundgesetz: Bereits erregter Muskelbezirk verhält sich gegenüber noch nicht erregtem Muskelbezirk elektronegativ.

Zwischen den Messpunkten A und B besteht nun eine Potenzialdifferenz. Der Zeiger unseres Messgeräts wird aus der Null-Position in eine Richtung ausschlagen (► Abb. 1.1b–d).

Potenzialdifferenz hat Elektronenfluss zur Folge. Wo Elektronen fließen, spricht man von „Strom". Anstatt von einer Potenzialdifferenz zu sprechen, die mit Beginn der Zellerregung messbar wird, kann man also auch von einem Strom sprechen, der während der Erregung fließt. Der gebräuchliche Ausdruck, da er ja nur bei „Aktion" der Zelle fließt, ist **„Aktionsstrom".** Um Ihr Interesse wachzuhalten, greife ich etwas vor: Der Aktionsstrom bzw. die Potenzialdifferenz, die bei jeder Herzaktion auftritt, ist das, was wir mit der Elektrokardiografie messen und registrieren wollen. Es wird sich also lohnen, die Charakteristika des Aktionsstroms näher zu betrachten.

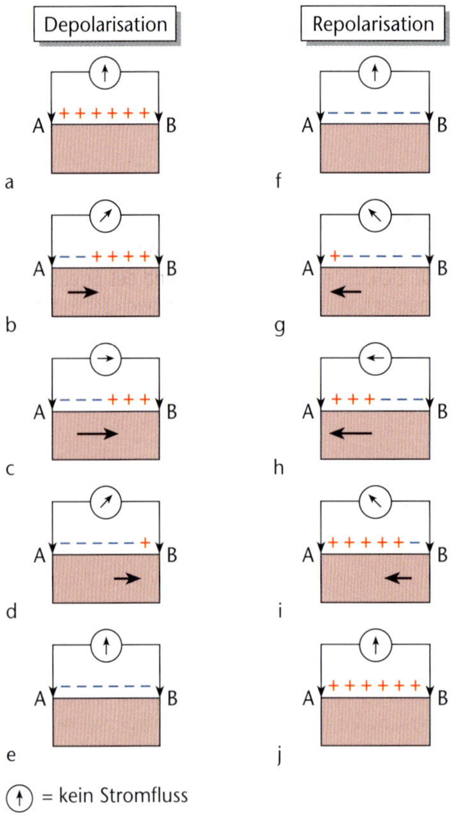

Abb. 1.1 Depolarisation und Repolarisation.
a Vor Beginn der Depolarisation.
b Beginn der Depolarisation.
c Hier ist die Zelle bereits zur Hälfte erregt, zur Hälfte noch unerregt.
d Die Zelle ist jetzt nahezu vollständig depolarisiert.
e Zeitpunkt der vollständigen Depolarisation.
f Zustand der vollständigen Depolarisation.
g Beginn der Repolarisation.
h Der Augenblick, in dem die Hälfte der Zelle repolarisiert ist.
i Mit fortschreitender Repolarisation nimmt der Betrag des Aktionsstroms weiter ab.
j Vollständige Repolarisation.

1.2 Charakteristika des Aktionsstroms

1.2.1 Betrag des Aktionsstroms

Der Betrag des Aktionsstroms, seine „Größe“ (in den Abbildungen durch die Länge eines Pfeils symbolisiert) hängt ab vom jeweiligen Verhältnis von erregtem und noch nicht erregtem Zellbezirk. Er wird sich also während des Erregungsablaufs ständig ändern: Er wird **am größten** sein, wenn gerade so viel Elektronegativität wie Elektropositivität auf der Zellmembran vorhanden ist, die Zelle also gerade zur Hälfte erregt ist (► Abb. 1.1c). Schreitet die Erregung weiter fort, ist also mehr Elektronegativität als Elektropositivität auf der Zelloberfläche, dann **sinkt** die Potenzialdifferenz zwischen unseren Messpunkten und damit auch der Betrag des Aktionsstroms. Der Zeiger unseres Messgeräts wird sich wieder zurück in Richtung der Null-Position bewegen. Der Pfeil als Symbol des Aktionsstroms wird immer kleiner werden.

Ist die Zelle vollständig erregt, vollständig depolarisiert, finden wir auf der Zelloberfläche ausschließlich gleichmäßig verteilte Elektronegativität. Folglich besteht auch keine Potenzialdifferenz zwischen den Punkten A und B, und es fließt auch kein Aktionsstrom mehr. Unser Messgerät ist in die **Null-Position** zurückgekehrt (► Abb. 1.1e). Wir sprechen von vollständiger Depolarisation. Das klingt merkwürdig: Zum Zeitpunkt der maximalen, gleichmäßigen Erregung herrscht die gleiche „elektrische Ruhe“ wie vor Beginn der Erregung.

Dieser Augenblick im ungestörten Ablauf der Herzmuskelerregung spielt in der Elektrokardiografie eine große Rolle: Im EKG ist es die isoelektrische **ST-Strecke,** die diesen kurzen Augenblick repräsentiert. Das ST-Segment werden Sie als empfindlichen Indikator für fast alle Störungen des Erregungsablaufs kennen lernen.

1.2.2 Richtung des Aktionsstroms

Die Richtung, in die der Aktionsstrom fließt (in den Abbildungen durch die Pfeilspitze gekennzeichnet), ist sein zweites Charakteristikum. Hier gilt die strikte Regel: Er fließt immer von bereits erregtem (elektronegativem) Muskelbezirk zu noch nicht erregtem (elektropositivem) Muskelbezirk.

Merke

Der Aktionsstrom fließt immer von erregtem (elektronegativen) zu nicht erregtem (elektropositivem) Muskelbezirk.

Es ist von entscheidender Bedeutung für das Verständnis der EKG-Kurven, sich das Wechselspiel von Betrag und Richtung des Aktionsstroms während des Erregungsablaufs klarzumachen. Am Mo-

dell der Einzelzelle wollen wir an fünf Abbildungen zunächst den ersten Teil des Erregungsablaufs, die Depolarisation, darstellen (▸ Abb. 1.1a–e).
Eine vitale Zelle kann und darf nicht depolarisiert bleiben. Sie ist in der Lage, sich zu „repolarisieren", d. h. nach und nach auf der Außenseite der Zellmembran wieder Elektropositivität herzustellen, bis die Ausgangssituation wieder erreicht ist. In ▸ Abb. 1.1 f.–j ist die Repolarisation analog zur Depolarisation schematisch dargestellt.
Wir sind damit an den Ausgangspunkt zurückgekehrt, ein neuer Depolarisations-Repolarisationszyklus kann beginnen. Welche Ionenverschiebungen dabei eine Rolle spielen, ist für das grundsätzliche EKG-Verständnis zunächst unwichtig.
Einen wichtigen Unterschied zwischen De- und Repolarisation können wir uns aber schon jetzt merken: Während die Depolarisation sehr rasch nach dem „Alles-oder-Nichts-Prinzip" abläuft, einer Lawine vergleichbar, die zu Tal saust, verläuft die Repolarisation deutlich langsamer und unter erheblichem Energieverbrauch. Um im Bild zu bleiben: Der Schnee muss erst einmal wieder den Berg hinaufgeschafft werden, bevor die nächste Lawine ausgelöst werden kann.

Merke

Der Aktionsstrom des Herzens ändert sowohl seinen Betrag als auch seine Richtung in jedem Augenblick des Ablaufs von Depolarisation und Repolarisation. Seine fortlaufende Registrierung ergibt die charakteristischen Linien (Kurven, Zacken) des Elektrokardiogramms.

Zusammenfassung

- Der Wechsel von Elektropositivität und Elektronegativität während De- und Repolarisation führt zu messbaren Potenzialdifferenzen und setzt einen Elektronenfluss (= Aktionsstrom) in Gang.
- Der Aktionsstrom ist durch zwei Merkmale gekennzeichnet: seinen Betrag und seine Richtung.
- Der Betrag ist bestimmt vom aktuellen Verhältnis von bereits erregtem zu noch nicht erregtem Zellbezirk. Da sich dieses Verhältnis während des Erregungsablaufs ständig ändert, ändert sich auch der Betrag des dabei zu beobachtenden Aktionsstroms ständig.
- Die Richtung ist grundsätzlich von elektronegativ nach elektropositiv. Am komplexen Herzmuskel wird die Richtung des Aktionsstroms zusätzlich beeinflusst von den topografischen Gegebenheiten des Reizbildungssystems, des Reizleitungssystems und der Muskelverteilung.

Nicht mehr, aber auch nicht weniger müssen Sie von Elektrophysiologie wissen, wenn Sie mit Spaß Elektrokardiografie weniger lernen als verstehen wollen. Als nächster Schritt bietet es sich an, die anatomischen Gegebenheiten des Herzens zu rekapitulieren, die Einfluss auf Richtung und Betrag des Aktionsstroms haben.

Anatomie des Herzmuskels, des Reizbildungs- und Reizleitungssystems

02

2.1 Herzmuskel 5

2.2 Reizbildungssystem 5

2.3 Reizleitungssystem 6

2.1 Herzmuskel

Die vier Kammern des Herzens weisen sehr unterschiedliche Muskelmassen auf. Beide Herzvorhöfe haben muskelschwache Wände. Beim Erwachsenen sind die freie Wand des linken Ventrikels und das Kammerseptum, das man funktionell dem linken Ventrikel zurechnen kann, am muskelstärksten. Dagegen ist die Muskulatur des rechten Ventrikels erheblich schwächer (► Abb. 2.1).

Das Wort schwach meint natürlich nicht leistungsschwach. Die unterschiedliche Ausstattung der Herzkammern mit Muskelgewebe spiegelt das ökonomische Prinzip der Natur wider: „So viel wie nötig und so wenig wie möglich.“ So ist beim Neugeborenen entsprechend der intrauterinen Leistungsanforderung die Muskulatur des rechten Ventrikels erheblich kräftiger als die des linken Ventrikels.

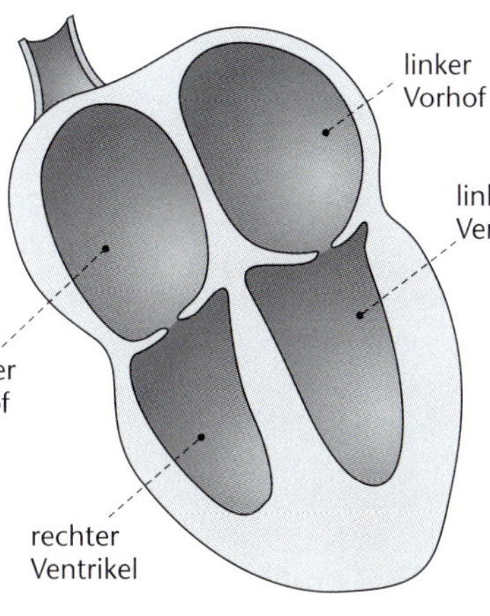

Abb. 2.1 Schema der Muskelmassenverteilung am Erwachsenenherz.

2.2 Reizbildungssystem

Das primäre Reizbildungszentrum ist der **Sinusknoten.** Es handelt sich dabei um einen wenige Quadratmillimeter großen Bezirk im rechten Vorhof, in dem die Muskelzellen eine spezielle histologische Struktur haben und zur autochthonen Reizbildung fähig sind. Das heißt: Im Sinusknoten entsteht etwa 60-mal pro Minute ein elektrischer Impuls, der einen elektrischen Erregungsablauf des Herzens „zündet“ und sich vom Sinusknoten in das umliegende Muskelgewebe ausbreitet.

Das vegetative Nervensystem, mit dem der Sinusknoten verbunden ist, kann die Impulsfrequenz bedarfsgerecht in gewissen Grenzen modulieren. Die Reizbildung als solche geschieht jedoch unabhängig von Vagus und Sympathikus. Es ist bis heute nicht in allen Einzelheiten geklärt, wie dieser Impulsgenerator, dieses ganz zentrale „Lebenszeichen“ funktioniert.

Wir bezeichnen den Sinusknoten als **primäres** Reizbildungszentrum, weil jeder ungestörte Herzschlag hier seinen Ausgang nimmt.

Es wäre ein allzu großes Risiko, wenn die Lebensfähigkeit des Gesamtorganismus vom Funktionieren weniger Quadratmillimeter hochspezialisierten Muskelgewebes abhinge. Die Natur hat vorgesorgt und zwei weitere Regionen des Herzens mit der Fähigkeit zu autochthoner Reizbildung ausgestattet: Den **Atrio-Ventrikular-Knoten** (Aschoff-Tawara-Knoten) und das **Purkinje-System** der Ventrikelmuskulatur (► Abb. 2.2).

Bei einem Ausfall des Sinusknotens können der AV-Knoten oder die Purkinje-Zellen als **sekundäre** bzw. **tertiäre Reizbildungszentren** einspringen. Die Hierarchie der drei Reizbildungszentren wird bestimmt von deren Impulsfrequenz: Die Grundfrequenz des Sinusknotens beträgt ca. 60/min, die des AV-Knotens ca. 40/min und die Grundfre-

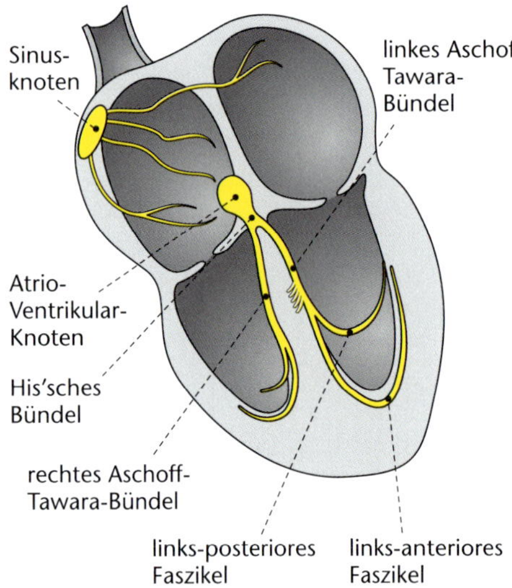

Abb. 2.2 Die Reizbildungszentren und Reizleitungsstrukturen des Herzens.

quenz des Purkinje-Systems ca. 25/min. Was dies im Einzelnen heißt, werden wir bei der Besprechung der Reizbildungsstörungen erfahren.

Merke

Die Reizbildung erfolgt primär im Sinusknoten, sekundär im AV-Knoten und tertiär im Purkinje-System der Ventrikelmuskulatur.

2.3 Reizleitungssystem

Zum topografischen Verständnis des EKG ist es von zentraler Bedeutung, sich immer zu vergegenwärtigen, dass der **Sinusknoten** als der normale Ort der Reizbildung **im rechten Vorhof** an der Einmündung der oberen Hohlvene liegt. Es wird also der rechte Vorhof sein, der als Erstes von der im Sinusknoten startenden Erregung erfasst wird. Der linke Vorhof folgt immer mit einer geringfügigen zeitlichen Verzögerung. Schließlich erreicht die Vorhoferregung den Atrio-Ventrikular-Knoten (AV-Knoten). Die Reizleitung in den Vorhöfen ist über Internodalbündel möglich, die mit einer Geschwindigkeit von 20–40 ms relativ langsam leiten. Da die Atrioventrikularebene beim gesunden Herz wie eine Isolierschicht funktioniert, erfolgt die **Überleitung** der Vorhoferregung in die Ventrikelmuskulatur ausschließlich über den **AV-Knoten.** Man kann die Funktion des AV-Knotens als die eines „Zensors" beschreiben, der die vom Vorhof eintreffenden elektrischen Botschaften erst nach einer Überprüfung in die Ventrikelmuskulatur weiterleitet. Eine klinisch höchst bedeutsame Störung der Isolationsfunktion der Atrioventrikularebene werden wir bei der Besprechung der Präexzitationssyndrome kennenlernen.

Nach Passage des AV-Knotens wird die Reizleitung von dem kurzen **His-Bündel** übernommen, das sich alsbald in einen rechten und linken **Aschoff-Tawara-Schenkel** (AT-Schenkel) aufteilt. Die Leitungsgeschwindigkeit der AT-Schenkel ist mit 30–55 ms wesentlich schneller als die Erregungsausbreitung in den Vorhöfen.

Zwischen dem rechten und dem linken AT-Schenkel bestehen makroskopische Unterschiede, die für das EKG-Verständnis wichtig sind: Der **rechte AT-Schenkel** verläuft zunächst subendokardial ohne Bildung von Kollateralen am Kammerseptum in den rechten Ventrikel und strahlt erst spät in die Muskulatur ein. Dies macht ihn verletzlich und erklärt die relative Häufigkeit von Rechtsschenkelblockierungen.

Dagegen gibt der **linke AT-Schenkel** frühzeitig Äste in die Muskulatur des Kammerseptums ab und verzweigt sich dann in ein linksanteriores und ein linksposteriores Faszikel, die die freie Wand des linken Ventrikels versorgen. Dies erklärt, warum die Kammerdepolarisation stets an der linken Seite des Kammerseptums beginnt und warum es neben einer kompletten Linksschenkelblockierung linksanteriore und linksposteriore Hemiblöcke gibt.

Innerhalb des Herzmuskels wird die Erregung durch das System der **Purkinje-Fasern** weitergeleitet.

Zusammenfassung

- Das primäre Erregungsbildungszentrum ist der Sinusknoten. Er liegt im rechten Vorhof und schlägt mit einer Eigenfrequenz von ca. 60/min.
- Die Erregung wird über den AV-Knoten, das His-Bündel und die beiden Aschoff-Tawara-Schenkel in die Ventrikelmuskulatur weitergeleitet.
- Innerhalb des Herzmuskels wird die Erregung durch die Purkinje-Fasern weitergeleitet.
- Im Falle eines Ausfalls des Sinusknotens können der AV-Knoten mit einer Eigenfrequenz von ca. 40/min als sekundäres oder die Purkinje-Fasern mit einer Eigenfrequenz von ca. 25/min als tertiäres Erregungsbildungszentrum einspringen.

03 Verlauf des Aktionsstroms

3.1 Verlauf des Aktionsstroms während der Vorhoferregung . . . 7

3.2 Verlauf des Aktionsstroms während der Kammererregung . . . 8

3.3 Verlauf des Aktionsstroms während der Repolarisation 9

In diesem Kapitel werden wir das, was wir am Einzelzellmodell gelernt haben, mit dem, was wir über Reizbildung und Erregungsleitung wissen, zusammenführen.

3.1 Verlauf des Aktionsstroms während der Vorhoferregung

Wie wir wissen, beginnt die Vorhoferregung des Herzens im Sinusknoten durch dessen Fähigkeit zur autochthonen Reizbildung. Dort beginnt die Depolarisation, dort tritt als Erstes Elektronegativität auf. Von dort breitet sich die Erregungsfront zunächst im rechten Vorhof und anschließend im linken Vorhof in Richtung AV-Knoten aus.

Um zu verstehen, was dies für den dabei auftretenden Aktionsstrom bedeutet, müssen wir folgende Überlegung einschieben: Wie können wir uns ein Bild machen von der Summe aller elektrischen Kräfte, die zu einem beliebigen Zeitpunkt des Erregungsablaufs wirken? Es ist ja jeweils eine große Zahl an Einzelzellen beteiligt, deren Aktionsströme weder nach Betrag noch nach Richtung völlig gleichgerichtet sind.

Wir können das Problem an einem einfachen Beispiel lösen: Wirken zwei nach Betrag und Richtung unterschiedliche Kräfte gleichzeitig auf einen Gegenstand, kann man deren Wirkung durch Konstruktion des Kräfteparallelogramms darstellen. Der so konstruierte Pfeil symbolisiert Betrag und Richtung derjenigen Kraft, die alleine das Gleiche bewirkt, wie die beiden Teilkräfte zusammen. In unserem Beispiel zeigt der Summationsvektor an, mit welcher Kraft und in welche Richtung der Traktor alleine ziehen muss, um ein Gewicht mit gleicher Geschwindigkeit in die gleiche Richtung zu ziehen wie es Esel und Pferde zusammen schaffen (► Abb. 3.1).

In der Sprache der Physik nennt man gerichtete Kräfte „Vektoren". An dem oben genannten Beispiel haben wir gelernt, dass man aus zwei oder mehreren Teilvektoren einen „Summationsvektor" bilden kann, der die Gesamtheit der Kräfte nach Betrag und Richtung repräsentiert. Die sogenannte **Vektortheorie des EKG** besagt nun, dass die registrierte Kurve Ausdruck des Summationsvektors aller zum jeweiligen Zeitpunkt wirksamen elektrischen Kräfte ist.

Das klingt reichlich theoretisch, aber diese Theorie ermöglicht uns – bei Kenntnis der Anatomie des Herzens und seines Reizleitungssystems – den Ablauf des Aktionsstroms während des Erregungsablaufs Schritt für Schritt nachzuvollziehen.

Mit diesen Kenntnissen ausgerüstet wenden wir uns nun dem Verlauf des Aktionsstroms während der Vorhoferregung zu.

Mit Beginn der Erregung im Sinusknoten bewegt sich eine Front von Elektronegativität zunächst durch den rechten, anschließend durch den linken Vorhof in Richtung AV-Knoten. Wir wollen den Vorgang der Vorhofdepolarisation in dem Augenblick näher betrachten, in dem die Vorhofmuskelzellen gerade zur Hälfte depolarisiert, also elektronegativ sind. In diesem Augenblick wird die Summe aller Teilvektoren, der **„Vorhof-Summationsvektor"**, seinen größten Betrag haben und **von rechts oben nach links unten** gerichtet sein (► Abb. 3.2). Diese Erkenntnis wird bei der wichtigen Frage eine entscheidende Rolle spielen, ob das EKG einen ungestörten Sinusrhythmus zeigt oder eine Störung der Reizbildung vorliegt.

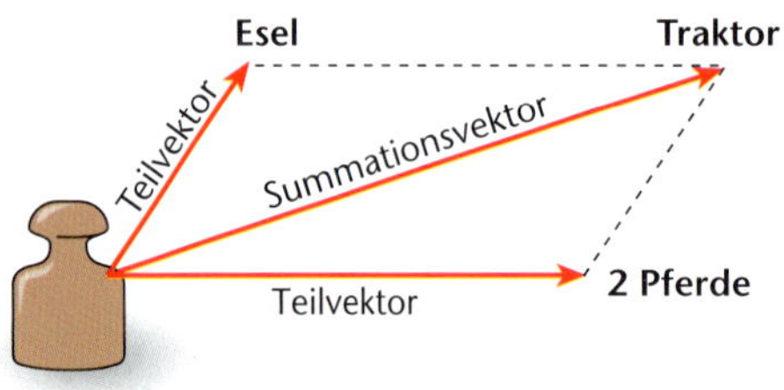

Abb. 3.1 Kräfteparallelogramm und Summationsvektor.

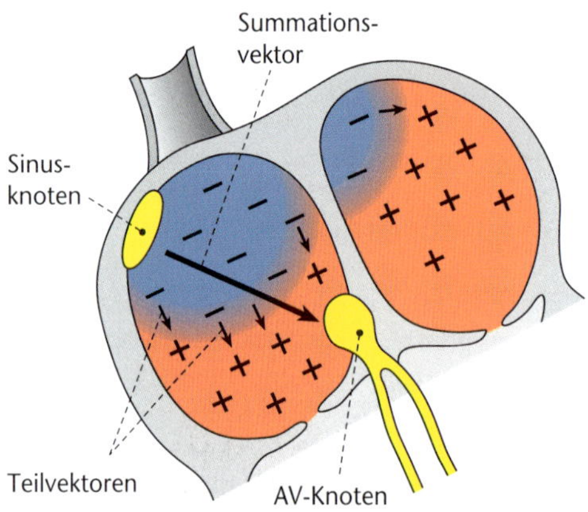

Abb. 3.2 Vektor des atrialen Aktionsstroms im Augenblick seines größten Betrags.

Da die Vorhofmuskulatur insgesamt nur schmächtig ist, wird der Betrag des Summationsvektors selbst in diesem Augenblick nicht sehr groß sein im Vergleich zu dem der Ventrikeldepolarisation.
Der Aktionsstrom, der während der Erregungsrückbildung, der Repolarisation der Vorhofmuskulatur, auftritt, ist wegen seiner niedrigen Amplitude im Oberflächen-EKG nicht zu erkennen.

3.2 Verlauf des Aktionsstroms während der Kammererregung

Die Atrioventrikularebene ist beim gesunden Herzen undurchlässig für elektrische Erregung (▸ Kap. 2.3). Die elektrischen Vorgänge auf Vorhofebene können also grundsätzlich völlig getrennt von den elektrischen Vorgängen auf Ventrikelebene betrachtet werden. Die Überleitung der Erregung in die Herzkammern bedarf der Vermittlung des AV-Knotens und des Reizleitungssystems der Herzkammern.

Nach Passage des AV-Knotens breitet sich die Erregung durch das His-Bündel und einerseits über das rechte Aschoff-Tawara-Bündel in die Muskulatur des rechten Ventrikels und andererseits über das linke AT-Bündel in den linken Ventrikel aus.
Nun erinnern wir uns, dass das linke Bündel schon bald Äste an das Ventrikelseptum abgibt. Dies hat zur Folge, dass die Erregung der Ventrikelmuskulatur mit der Erregung des Kammerseptums beginnt, und zwar von links nach rechts.
Als erstes elektrisches Signal der Ventrikeldepolarisation werden wir also einen **Aktionsstrom** erwarten, der **von links oben nach rechts unten** gerichtet ist. Und weil zunächst nur wenige Muskelzellen depolarisiert, d. h. elektronegativ sind, wird natürlich auch der Betrag des Aktionsstroms zunächst nicht sehr groß sein (▸ Abb. 3.3).
Wir sollten uns die topografische Situation zu Beginn der Kammererregung gut merken, denn sie ist der Grund dafür, dass wir in den EKG-Ableitungen III und V_1 in aller Regel ein, wenn auch nur kleines, R registrieren (häufig wird dafür der Begriff „positive Anfangsschwankung" gebraucht). Unsere reichlich theoretisch klingenden Überlegungen haben also eine eminent praktische Bedeutung!
Entsprechend der Ausbreitung der Erregung in die Muskulatur des rechten und linken Ventrikels nimmt der Betrag des dabei entstehenden Aktionsstroms rasch zu. Wegen der Mächtigkeit der Muskelmasse des linken Ventrikels, verglichen mit der des rechten Ventrikels, wendet sich die Richtung des Aktionsstroms mit der Zunahme des Betrags nach **links und unten** (▸ Abb. 3.4).
Im Augenblick seines größten Betrags – wenn gerade so viel Ventrikelmuskelmasse bereits erregt wie noch nicht erregt ist – weist der Summationsvektor des Aktionsstroms etwa in die Richtung der anatomischen Herzspitze (▸ Abb. 3.5).
Auch dieser Augenblick spielt in der praktischen EKG-Befundung eine wichtige Rolle: Wenn wir aus einem EKG die „elektrische Herzachse" bzw. den „Lagetyp" bestimmen, heißt dies nichts anderes als die Richtung zu bestimmen, in die der ventrikuläre Aktionsstrom im Augenblick seines größten Betrags weist.

Merke

Im Augenblick seines größten Betrags weist der Summationsvektor des Aktionsstroms in die Richtung der anatomischen Herzspitze.

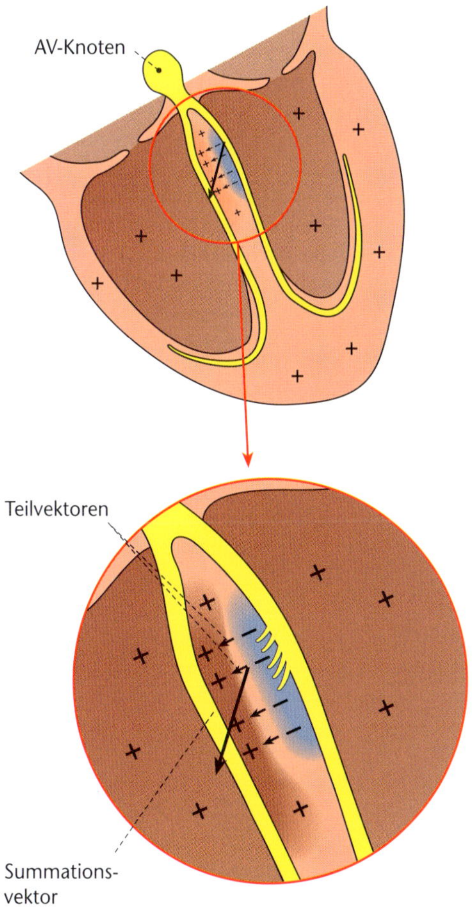

Abb. 3.3 Vektor des ventrikulären Aktionsstroms zu Beginn der Erregung im Kammerseptum („Septumvektor").

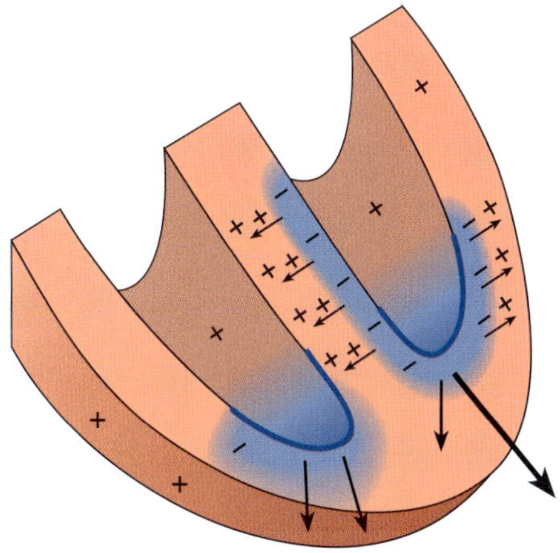

Abb. 3.4 Zunahme des Betrags mit Richtungsänderung des Summationsvektors nach links-unten.

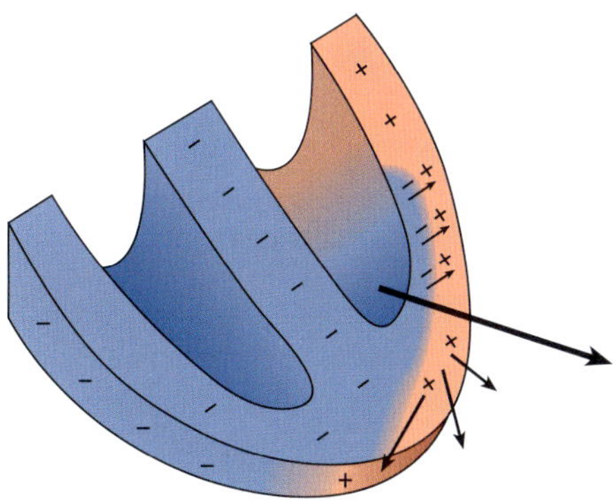

Abb. 3.5 Richtung des ventrikulären Aktionsstroms im Augenblick seines größten Betrags.

Die weitere Ausbreitung der Erregung wird dazu führen, dass die bereits erregten (elektronegativen) Muskelbezirke ausgedehnter sind als die noch nicht erregten, der Betrag des Aktionsstroms also immer geringer wird. Die Richtung wendet sich dabei nach oben links und hinten, da diese Region des Herzens zuletzt von der Depolarisation erfasst wird (► Abb. 3.6).

Ist die gesamte Herzmuskulatur schließlich erregt/depolarisiert, also elektronegativ, wird keine Potenzialdifferenz mehr nachweisbar sein, kein Aktionsstrom fließen und somit sein Betrag gleich Null sein (► Abb. 3.7). Im EKG erkennen wir diese Phase des Erregungsablaufs an der kurzen isoelektrischen ST-Strecke nach dem QRS-Komplex. Es ist leicht einzusehen, dass dieser Augenblick nur bei ungestörtem Erregungsablauf zustande kommt. Umgekehrt können wir erwarten, dass die Isoelektrizität des ST-Segments ein empfindliches diagnostisches Merkmal für Störungen des Erregungsablaufs sein wird.

3.3 Verlauf des Aktionsstroms während der Repolarisation

Unter Repolarisation verstehen wir den Wiederaufbau von Elektropositivität extrazellulär, die Wiederherstellung der Bedingungen für den Beginn der nächsten Depolarisation.

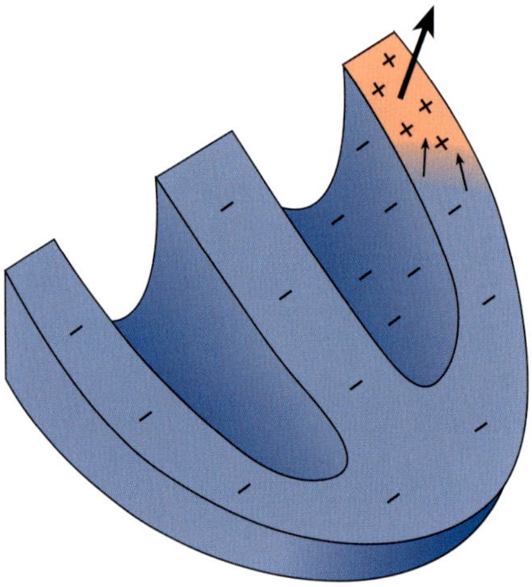

Abb. 3.6 Richtung des ventrikulären Aktionsstroms mit Abnahme seines Betrags in der letzten Phase der Ventrikeldepolarisation.

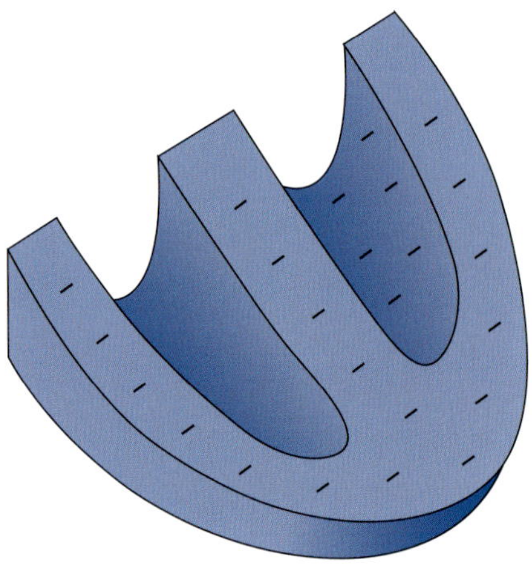

Abb. 3.7 Augenblick der vollständigen Erregung der Ventrikelmuskulatur.

Während die Depolarisation ein Prozess ist, der, einmal angestoßen, lawinenartig nach dem Alles-oder-Nichts-Prinzip abläuft, muss während der Repolarisationsphase der „Schnee", der während der Depolarisation „zu Tal gerutscht" ist, wieder „hinaufgeschaufelt" werden. Das verbraucht Energie und kostet Zeit.

Die Repolarisation wird also um ein Vielfaches länger dauern als die Depolarisation. Zudem verläuft sie nicht längs des Reizleitungssystems, weshalb der dabei registrierte Aktionsstrom keine so scharfe Kontur und keine so wohldefinierte Richtung aufweist wie der Aktionsstrom während der Depolarisation. Wir erwarten vielmehr eine breite Basis und eine geringere Amplitude der Repolarisationskurve. Nebenbei ist zu erwähnen, dass die Flächen, die von De- und Repolarisationskurve bestrichen werden, zumindest theoretisch gleich groß sind.

Nach unseren Überlegungen am Einzelzellmodell wäre zu erwarten, dass die Richtung des Aktionsstroms während der Repolarisation entgegengesetzt zur Richtung während der Depolarisation verläuft. Ein derartiges „biphasisches" Verhalten von De- und Repolarisationsstrom finden wir jedoch nur an der isolierten Einzelzelle. Am komplexen Organ Herzmuskel weisen De- und Repolarisationsstrom etwa in die gleiche Richtung.

Die Aufgabe, die sich die Elektrokardiografie gestellt hat, besteht in der möglichst genauen, reproduzierbaren, auch interindividuell vergleichbaren Messung und Aufzeichnung der in diesem Abschnitt beschriebenen elektrophysiologischen Phänomene. Die gelungene Lösung dieses Problems gehört zu den Großtaten der medizinischen Diagnostik.

Zusammenfassung

Der Aktionsstrom des Herzens

- Der Aktionsstrom des Herzens ist gekennzeichnet durch zwei Parameter: Seinen Betrag und seine Richtung.
- Während der **Betrag** bestimmt wird vom aktuellen Verhältnis von bereits erregter (und damit schon elektronegativer) zu noch nicht erregter (noch elektropositiver) Muskulatur, folgt die **Richtung** des Aktionsstroms einerseits dem Gesetz „von negativ in Richtung positiv" und andererseits den topografischen Gegebenheiten des Reizleitungssystems und der Muskelmassenverteilung des Herzens.
- Daraus folgt, dass sich sowohl der Betrag als auch die Richtung des Aktionsstroms während des Erregungsablaufs ständig **ändern.**
- Die Größenordnung des Aktionsstroms liegt, selbst im Augenblick seines größten Betrags, im **Millivoltbereich.**
- Und schließlich müssen wir uns klarmachen, dass der Verlauf des Aktionsstroms ein **dreidimensionales Phänomen** ist.

Die Depolarisation

- Die Depolarisation des Herzens verläuft lawinenartig entlang des Reizleitungssystems und zeigt dadurch eine wohldefinierte Richtung.
- Die Vorhofdepolarisation beginnt im rechten Vorhof (Sinusknoten). Der Summationsvektor im Augenblick des größten Betrags weist von rechts oben nach links unten.
- Die Ventrikeldepolarisation beginnt an der linken Seite des Kammerseptums mit einem Aktionsstrom, dessen Betrag gering ist und der nach vorne-rechts-unten gerichtet ist.
- Im Augenblick seines größten Betrags weist der Summationsvektor der Ventrikeldepolarisation nach vorne-links-unten (elektrische Herzachse).
- Im Augenblick der vollständigen, homogenen Depolarisation der Kammermuskulatur ist kein Aktionsstrom nachweisbar (Isoelektrizität des ST-Segments).

Die Repolarisation

- Die Repolarisation dauert länger und verläuft unabhängig vom Reizleitungssystem.
- Daher zeigt die Repolarisationskurve eine breitere Basis und eine geringere Amplitude als die Depolarisationskurve.
- Depolarisationsstrom und Repolarisationsstrom weisen etwa in die gleiche Richtung.

Die Ableitungssysteme

04

4.1 Die Extremitätenableitungen nach Einthoven ... 13

4.2 Die Brustwandableitungen nach Wilson ... 14

4.3 Die Extremitätenableitungen nach Goldberger ... 15

4.4 Zusammenschau der zwölf Ableitungen ... 16

4.4.1 Die Extremitätenableitungen ... 16

4.4.2 Die Brustwandableitungen ... 16

4.5 Das Ableitungssystem nach Nehb ... 17

IMPP-Hits

- Präklinische Versorgung: Ableitung 12-Kanal-EKG (► Kap. 4.1)
- Ableiten eines 12-Kanal-EKG bei retrosternalen Schmerzen (► Kap. 4.1–4.3)

4.1 Die Extremitätenableitungen nach Einthoven

Es war Willem Einthoven, der sich als Erster mit der Registrierung des Aktionsstroms während der Erregung des Herzens beschäftigte. Die zwei größten Probleme, die dabei gelöst werden mussten, waren zum einen der Umstand, dass man die Messelektroden ja nicht direkt am Herzen anbringen kann, und zum anderen der außerordentlich geringe Betrag des Aktionsstroms.

Mit einer Mischung aus Genialität und Naivität, die fast alle großen Forscher auszeichnet, ging er davon aus, dass das Herz gleichsam in einer Elektrolytlösung schwimmt, der Aktionsstrom also auch auf der Körperoberfläche nachzuweisen sein muss.

Er brachte je eine Elektrode am rechten und linken Arm (Unterarm) sowie am linken Bein (Unterschenkel) an und verband die drei Elektroden mit jeweils einem hochempfindlichen Saitengalvanometer, das die Potenzialdifferenzen zwischen den Elektroden messen konnte.

Er postulierte, dass die Verbindung der drei Ableitungspunkte ein gleichseitiges Dreieck sei, das in der Frontalebene des Körpers liegt. Das Messergebnis stellt demnach die **Projektion** des Aktionsstroms auf die drei in der Frontalebene liegenden Ableitungsstrecken dar.

Die Ableitungsstrecke vom rechten Arm zum linken Arm nannte er die **Ableitung I,** die vom rechten Arm zum linken Bein **Ableitung II** und die Ableitungsstrecke vom linken Arm zum linken Bein **Ableitung III** (► Abb. 4.1).

Dabei ist die Schaltung so gewählt, dass

- in der Ableitung I die negative Elektrode am rechten Arm (rotes Kabel), die positive Elektrode am linken Arm (gelbes Kabel) liegt, die Ableitungsstrecke also vom rechten zum linken Arm weist;
- in der Ableitung II die negative Elektrode wiederum am rechten Arm, die positive Elektrode am linken Bein (grünes Kabel) liegt, die Ableitungsstrecke vom rechten Arm zum linken Bein weist;
- in der Ableitung III die negative Elektrode am linken Arm, die positive Elektrode am linken Bein liegt, die Ableitungsstrecke also vom linken Arm zum linken Bein weist.
- Eine vierte Elektrode wird am rechten Bein angebracht, mit dem schwarzen Kabel verbunden und dient der Erdung. Damit ist gleiches Potenzialniveau zwischen Registriergerät und Patient garantiert, eine Voraussetzung zur Registrierung

artefaktfreier Kurven. Grundsätzlich ist es natürlich egal, wo am Körper des Patienten man die Erdungselektrode anbringt.
Alle drei Elektroden messen das dort vorhandene Potenzial, das Messgerät registriert die **Potenzialdifferenz** zwischen den Messpunkten. Wir sprechen von **bipolarer** Messung.
Damit haben wir drei **Charakteristika der Extremitätenableitungen** nach Einthoven kennengelernt:

- Sie registrieren die **Projektion** des Aktionsstroms auf die **Frontalebene.**
- Die Messung erfolgt **bipolar.**
- Die Messung erfolgt **herzfern.**

An dieser Stelle müssen wir uns etwas näher mit dem Umstand befassen, dass das EKG den Aktionsstrom **nicht direkt** misst, sondern seine **Projektion** auf die von Einthoven, Goldberger oder Wilson vorgeschlagenen Ableitungsstrecken registriert. Daraus folgt, dass der Aktionsstrom nur dann optimal registriert wird, wenn er parallel zu einer der Ableitungsstrecken verläuft; verläuft er dagegen senkrecht zu einer Ableitungsstrecke, wird das Aktionspotenzial nicht zu registrieren sein.
Dazu ein Beispiel: Ein Beobachter hat die Aufgabe, einen vorbeifahrenden Zug möglichst genau zu beschreiben. Steht er mit seinen Augen parallel zu den Gleisen, wird er Auskunft geben können über Fahrtrichtung, Geschwindigkeit, Zahl der Waggons etc.
Steht er aber auf den Gleisen (senkrecht zur Fahrtrichtung), wird er weder über die Länge noch über Geschwindigkeit und Fahrtrichtung des Zuges zuverlässige Auskunft geben können. Der Umstand, dass das EKG nur die Projektion des Aktionsstroms registriert, ist von weitreichender Konsequenz für die EKG-Befundung.

Merke

Wenn ein Teil der Vorhof- oder Kammeraktion in einer Ableitung nicht sichtbar ist, heißt dies zunächst nur, dass er in **dieser** Ableitung nicht sichtbar ist. Eine endgültige Beurteilung setzt die Überprüfung an den anderen Ableitungen mit womöglich besseren Projektionsbedingungen für das gesuchte Phänomen voraus.

Das bedeutet z. B., dass das Einkanal-EKG nicht geeignet ist, diagnostisch verwertbare Befunde zu liefern!

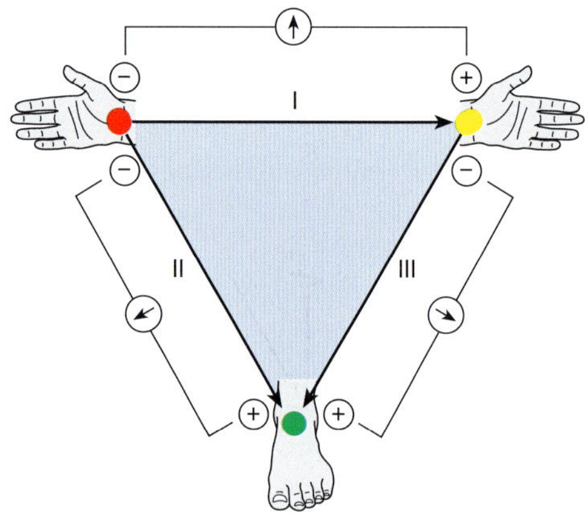

Abb. 4.1 Die Extremitätenableitungen nach Einthoven.

4.2 Die Brustwandableitungen nach Wilson

Bevor wir die ergänzenden Extremitätenableitungen nach Goldberger besprechen, wenden wir uns aus didaktischen Gründen zunächst den Brustwandableitungen zu.
Frank Wilson hatte in den Zwanzigerjahren des vorigen Jahrhunderts die Idee, das System der Einthoven-Ableitungen (Frontalebene) zu ergänzen durch Ableitungen, die die Projektion des Aktionsstroms auf die Horizontalebene registrieren.
Er bildete dazu die Wilson-Sammelelektrode (► Abb. 4.2a): Verbindet man die Elektroden der Einthoven-Ableitungen miteinander und schaltet zwischen jede Elektrode und den Sammelpunkt einen Widerstand von 5.000 Ohm, so kann man sich den Sammelpunkt als indifferente Elektrode im Körpermittelpunkt vorstellen.
Leitet man von der Thoraxoberfläche das Potenzial gegen diese indifferente Sammelelektrode ab, registriert man den Aktionsstrom in Projektion auf eine Strecke, die vom Körpermittelpunkt in Richtung Thoraxoberfläche weist, also in der Horizontalebene liegt (► Abb. 4.2b).
Die Wilson-Ableitungen sind unipolar: Das Potenzial an der Brustwandelektrode wird gemessen gegen die indifferente, konstante Sammelelektrode.
Ein geläufiges Beispiel einer unipolaren Messung ist die Temperatur. Das messende Thermometer zeigt uns den Temperaturunterschied zu einer Konstante, im Celsiussystem dem Gefrierpunkt des Wassers. Wollte man Temperatur bipolar mes-

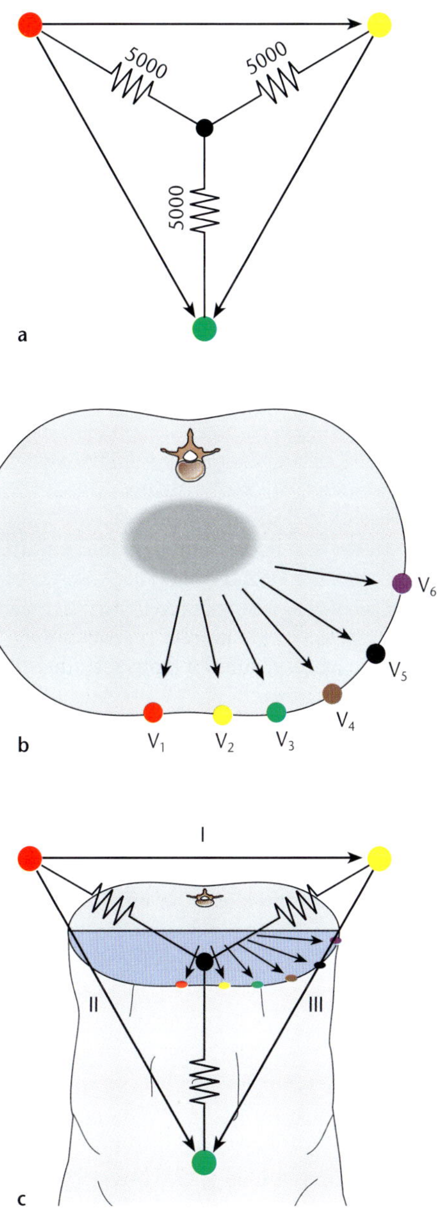

Abb. 4.2 Die Brustwandableitungen.
a Wilson-Sammelelektrode.
b Brustwandableitungen nach Wilson.
c Brustwandableitungen nach Wilson mit Wilson-Sammelelektrode.

sen, benötigte man zwei Thermometer an verschiedenen Messorten; das Messergebnis bestünde in der Differenz der zwei gemessenen Temperaturen.

Wilson hat sechs Messpunkte auf dem Thorax vorgeschlagen:

- V_1 im 4. Interkostalraum (ICR) rechtsparasternal (rotes Kabel)
- V_2 im 4. ICR linksparasternal (gelbes Kabel)
- V_3 halbiert die Strecke zwischen V_2 und V_4 (grünes Kabel)
- V_4 im 6. ICR in der Medioklavikularebene (braunes Kabel)
- V_5 im 6. ICR in der vorderen Axillarlinie (schwarzes Kabel)
- V_6 im 6. ICR in der mittleren Axillarlinie (lila Kabel)

Die drei **Charakteristika der Brustwandableitungen** sind also:

- Sie registrieren die Projektion des Aktionsstroms auf die **Horizontalebene.**
- Die Messung erfolgt **unipolar.**
- Die Elektroden liegen **herznah.**

Aus dem Umstand, dass die Wilson-Sammelelektrode durch Zusammenschluss der Extremitätenelektroden gebildet wird, folgt, dass es nicht möglich ist, die Brustwandableitungen isoliert, d.h. ohne angelegte Extremitätenelektroden, zu registrieren (▸ Abb. 4.2c).

4.3 Die Extremitätenableitungen nach Goldberger

Angeregt durch die Einführung der Wilson-Sammelelektrode, hatte Emanuel Goldberger die Idee, das Aktionspotenzial von den Extremitätenelektroden gegen die Wilson-Sammelelektrode, also unipolar, abzuleiten (▸ Abb. 4.3).

Das Ergebnis war zunächst enttäuschend, da die registrierten Kurven von nur geringer Amplitude waren. Goldberger manipulierte die Sammelelektrode geringfügig, was zu einer Verstärkung der Signale führte. Man nennt sie deshalb auch „verstärkte unipolare Extremitätenableitungen". In den Abkürzungen aVR, aVL und aVF steht das „a" für „augmented" (engl. verstärkt), das V für Voltage (unipolar), das „R" für rechten Arm, das L für linken Arm und das „F" für Fuß.

Da die Ableitungsstrecken jeweils von der Sammelelektrode, dem virtuellen Körpermittelpunkt, zu den Elektroden an den Armen bzw. dem linken Bein weisen, kann man die Goldberger-Ableitungen als in der Frontalebene liegend ansehen. Sie ergänzen die Einthoven-Ableitungen in der Registrierung des Aktionsstroms in Projektion auf die Frontalebene.

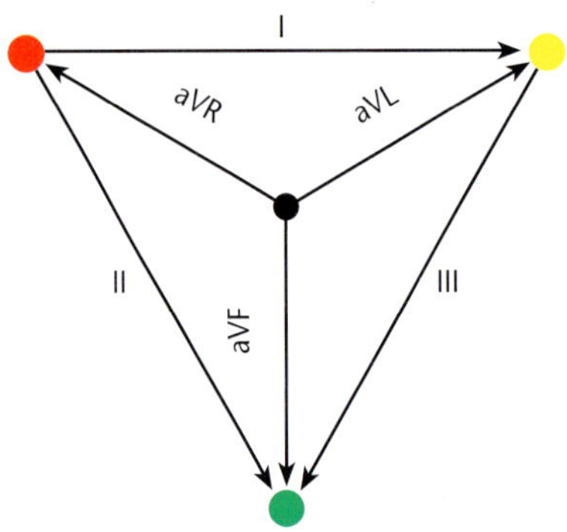

Abb. 4.3 Die Extremitätenableitungen nach Einthoven und Goldberger.

Die drei **Charakteristika der Goldberger-Ableitungen** sind demnach:

- Sie registrieren die Projektion des Aktionsstroms auf die **Frontalebene.**
- Sie sind **verstärkte unipolare** Ableitungen.
- Sie registrieren **herzfern.**

Wenn die Einthoven-Ableitungen ein gleichseitiges Dreieck beschreiben, das in der Frontalebene liegt, dann stellen die Goldberger-Ableitungen die Winkelhalbierenden dieses Dreiecks dar.

4.4 Zusammenschau der zwölf Ableitungen

Mit den sechs Ableitungen in der Frontalebene (I, II, II und aVR, aVL, aVF) und den sechs Ableitungen in der Horizontalebene (V_1–V_6) ist das Instrumentarium der diagnostischen Elektrokardiografie komplett. Wir benötigen alle zwölf Ableitungen zur Ausschöpfung ihres diagnostischen Potenzials. Ideal ist die synchrone Registrierung aller zwölf Ableitungen, was mit modernen EKG-Geräten kein Problem darstellt. Einen akzeptablen Kompromiss stellt die jeweils synchrone Registrierung der sechs Extremitäten- und der sechs Brustwandableitungen dar.

Einen für die EKG-Auswertung wichtigen **Unterschied der herzfernen Extremitätenableitungen** und der **herznahen Brustwandableitungen** müssen wir uns vergegenwärtigen:

- Steht ein Beobachter **weit weg** vom beobachteten Objekt, ist das Beobachtungsergebnis einerseits relativ unabhängig von seinem **Standort,** andererseits aber anfällig gegenüber **störenden Einflüssen.**
- Steht der Beobachter dagegen sehr nahe am beobachteten Objekt, dann wird einerseits schon ein geringfügiger Standortwechsel nicht unerheblichen Einfluss auf das Beobachtungsergebnis haben, andererseits ermöglicht die Nähe zum beobachteten Objekt ein detailliertes, gegenüber Störfaktoren unempfindliches Beobachtungsergebnis.

Das klingt reichlich theoretisch, ist aber wiederum von großer Bedeutung für die Beurteilung der EKG-Kurven.

4.4.1 Die Extremitätenableitungen

Die Kurven der **Extremitätenableitungen** sind wegen der herzfern angebrachten Elektroden vergleichsweise unabhängig von ihrer Lage an den Extremitäten. So wird sich das Kurvenbild nur unwesentlich ändern, wenn man z. B. die grüne Elektrode bei einem Unterschenkelamputierten am Oberschenkel anbringt. Die Anbringung der Extremitätenableitungen am Rumpf ist zudem in der Ergometrie im klinischen Alltag gebräuchlich. Die Extremitätenableitungen sind also inter- und intraindividuell sehr gut vergleichbar.

Ein Nachteil der herzfernen Ableitungen sind die vergleichsweise niedrigen Ausschläge und die Störanfälligkeit gegenüber herzfremden Muskelpotenzialen wie z. B. dem Muskelzittern frierender Patienten.

4.4.2 Die Brustwandableitungen

Dagegen sind die Kurven der **Brustwandableitungen** wegen der herznah angebrachten Elektroden abhängig von einer immer gleichen Position. Dies erklärt die exakten Empfehlungen von Wilson zur Positionierung der Brustwandelektroden. Das grundsätzliche Problem ist dadurch aber nicht gelöst, denn die individuell sehr unterschiedliche Thoraxanatomie bleibt ein Faktor, der die interindividuelle Vergleichbarkeit der Brustwandableitungen einschränkt.

Gerade diesen Nachteil der Brustwandableitungen kann man nutzen, um durch **zusätzliche Brustwandableitungen** „nach etwas zu suchen“:

- Rechtsthorakale Ableitungen bei V. a. Hinterwandinfarkt mit rechtsventrikulärer Beteiligung (▶ Kap. 12.3) oder bei V. a. Situs inversus
- Um 2 ICR höher gesetzte Elektroden bei V. a. kleinen Lateralinfarkt (▶ Kap. 12.4) oder Brugada-Syndrom (▶ Kap. 13.7)

- Ergänzung um V7, V8, V9 z. B. bei V. a. posterolateralen Infarkt

Vorteile der Herznähe sind die vergleichsweise hohen Amplituden und die geringere Störanfälligkeit durch herzfremde Muskelpotenziale. Gleichwohl sind z. B. ein Lungenemphysem, ein Pleuraerguss oder Pneumothorax mitunter von erheblichem Einfluss auf die Brustwandableitungen.

4.5 Das Ableitungssystem nach Nehb

Nehb schlug als Ergänzung der bisher besprochenen Ableitungssysteme folgende Platzierung der Elektroden vor:

- Im 2. ICR rechtsparasternal die (rote) Elektrode vom rechten Arm
- Im 5. ICR in der hinteren Axillarlinie die (gelbe) Elektrode vom linken Arm
- Im 5. ICR in der Medioklavikularlinie die (grüne) Elektrode vom linken Bein

Er kippt damit das Einthoven-Dreieck in eine willkürlich gewählte Körperebene. Die Ableitung erfolgt bipolar, sodass aus der Ableitung I (zwischen rot und gelb) die Ableitung Nehb D (für dorsal) wird, aus der Ableitung II (zwischen rot und grün) die Ableitung Nehb A (für anterior) und aus der Ableitung III (zwischen gelb und grün) die Ableitung Nehb I (für inferior) (▸ Abb. 4.4).

Die drei **Charakteristika der Nehb-Ableitungen** sind also:

- Sie registrieren die Projektion des Aktionsstroms auf eine von Nehb **beliebig gewählte Ebene.**
- Die Ableitung erfolgt **bipolar.**
- Die Ableitung erfolgt **herznah.**

Die angeblichen **Vorteile** des Nehb-Systems:

- Nehb D gibt gute Auskunft über die Herzhinterwand.
- Die Herznähe sorgt für hohe Ausschläge.

Die erheblichen **Nachteile** des Nehb-Systems:

- Die Projektionsebene steht zur Frontalebene und Horizontalebene in keinem vergleichbaren Bezug.
- Die Herznähe setzt exakte Position der Elektroden voraus, was die Vergleichbarkeit der registrierten Kurven erschwert.

Insgesamt überwiegen die Nachteile des Nehb-Systems. Trotzdem gehörte es in Deutschland über Jahrzehnte zur Ableitungsroutine, während es sich im angelsächsischen Sprachraum nie durchgesetzt hat.

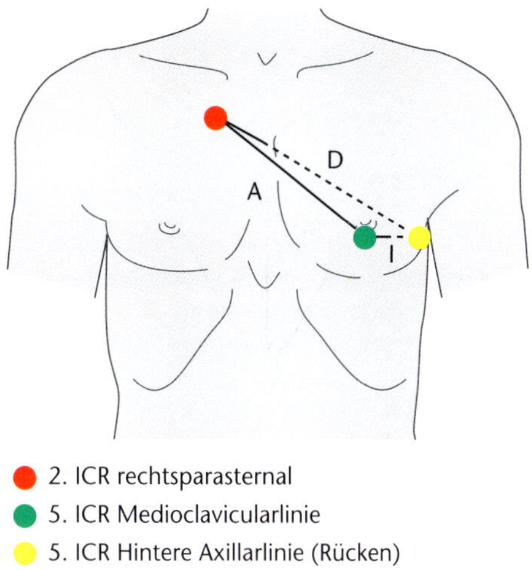

Abb. 4.4 Das Ableitungssystem nach Nehb.

Warum wird es an dieser Stelle trotzdem so ausführlich besprochen? Bei der Einführung der **Monitorüberwachung** des EKG erinnerte man sich an das Nehb-System und erkannte dessen Nachteile als Vorteil für die spezielle Aufgabe der Monitorüberwachung:

- Die herznahe, bipolare Ableitung produziert hohe Ausschläge.
- Die Abhängigkeit des Registrierergebnisses von der Position der Elektroden ermöglicht es, die Elektroden so zu positionieren, dass man eine für den Zweck der Monitorüberwachung – vor allem die artefaktfreie Überwachung des Herzrhythmus – geeignete Kurve bekommt.

Wenn man ein Messsystem so manipuliert, dass man zu dem gewünschten Ergebnis kommt, verlässt man das Prinzip der objektiven Messung. Hinzu kommt, dass das Monitor-EKG in der Regel nur eine Ableitung zeigt. Dabei erinnern wir uns, dass im Einkanal-EKG womöglich wichtige Details wegen schlechter Projektionsbedingungen nicht zu sehen sind. Dies muss bei der Beurteilung von Monitorableitungen unbedingt berücksichtigt werden! Bei der Besprechung der Rhythmusstörungen werden wir lernen, dass man allein aus einer Monitorableitung nicht einmal mit Sicherheit feststellen kann, ob ein Sinusrhythmus vorliegt. Die **Monitorüberwachung** ist eine **unverzichtbare, segensreiche Maßnahme** bei schwerkranken Patienten, aber man muss ihre **Grenzen kennen.**

Merke

Monitorableitungen sind grundsätzlich nicht mit den Standardableitungen zu vergleichen.

Zusammenfassung

- Das EKG ist die Projektion des Aktionsstroms des Herzens auf verschiedene Ableitungsstrecken. Durch die Verwendung unterschiedlicher Ableitungen kann dieser aus mehreren Perspektiven beobachtet werden.
- Die Extremitätenableitungen registrieren die Projektion des Aktionsstroms auf die Frontalebene. Die Ableitungen I, II und III nach Einthoven sind bipolar, die Ableitungen aVR, aVL und aVF sind verstärkt unipolar. Ihre Messung erfolgt herzfern. Sie sind besonders gut für die vergleichende Beurteilung verschiedener EKGs geeignet.
- Die Brustwandableitungen registrieren die Projektion des Aktionsstroms auf die Horizontalebene. Sie sind unipolar und ihre Messung erfolgt herznah. Die Herznähe bedingt vergleichsweise hohe Amplituden, sodass man Veränderungen des Stromkurvenverlaufs hier besonders gut erkennen kann.

05 Der Cabrera-Kreis

5.1 **Die Beobachter im Cabrera-Kreis** 19

5.2 **Vom Cabrera-Kreis zur EKG-Kurve** 20

5.3 **EKG-Kurve in den Extremitätenableitungen** 21
5.3.1 Die Vorhoferregung im Augenblick ihres größten Betrags (gelb) 21
5.3.2 Der Beginn der Kammererregung (grün) 21
5.3.3 Die Kammererregung im Augenblick ihres größten Betrags (rot) 21
5.3.4 Die Kammererregung gegen Ende der Depolarisation (blau) 22

5.4 **EKG-Kurve in den Brustwandableitungen** 22
5.4.1 Die Vorhoferregung im Augenblick ihres größten Betrags (gelb) 22
5.4.2 Der Beginn der Kammererregung (grün) 23
5.4.3 Die Kammererregung im Augenblick ihres größten Betrags (rot) 23
5.4.4 Die Kammererregung gegen Ende der Depolarisation (blau) 24

5.1 Die Beobachter im Cabrera-Kreis

Um sich die topografische Beziehung der sechs Ableitungen der Frontalebene vor Augen zu führen, machte Cabrera folgenden Vorschlag:
Man zieht um den Mittelpunkt des gleichseitigen Einthoven-Dreiecks einen Kreis, der das Dreieck umschließt.
Durch Parallelverschiebung der Ableitungsstrecken I, II und III durch den Kreismittelpunkt erhält man Schnittpunkte mit dem Kreis. Wir nennen diese Schnittpunkte die „Beobachter I, II und III". Die Schnittpunkte der Goldberger-Ableitungen mit dem Kreis nennen wir die „Beobachter aVR, aVL und aVF".
Teilt man den Kreis in Winkelgrade und benennt die Position des „Beobachters I" mit ±0°, kann man die Position der übrigen „Beobachter" wie folgt beschreiben: „II" bei +60°, „III" bei +120°; „aVR" bei −150°, „aVL" bei −30° und „aVF" bei +90°.
Den Makel, dass zwischen „I" und „II" eine Lücke von 60° besteht, behob Cabrera, indem er vorschlug, anstatt „+aVR", dessen Position die allerungünstigste ist, durch Umpolung „−aVR" zu registrieren, das dann bei +30° zu liegen kommt. Damit haben wir in der Frontalebene um das Herz sechs „Beobachter" positioniert, die im Abstand von jeweils 30° zueinander stehen und einen günstigen Blick auf das Herz und die dort ablaufenden elektrischen Phänomene haben. Bildlich kann man sich eine Zirkusarena oder eine Bühne vorstellen, bei der die gleiche Vorstellung (der Erregungsablauf am Herzen) zur gleichen Zeit von verschiedenen Positionen (den definierten Ableitungspunkten) gesehen wird.
Projiziert man die Herzsilhouette in diesen Kreis, dann wird deutlich, dass „aVL", „I" und „−aVR" eine günstige Position zur Beurteilung der Herzvorderwand haben, „aVF" und „III" dagegen liegen günstig zur Beurteilung der inferioren Regionen des Herzens (► Abb. 5.1).
Warum wird hier der Begriff „Beobachter" eingeführt? Es handelt sich dabei um keinen wissenschaftlichen Terminus technicus, sondern um einen **didaktischen Trick,** der helfen soll, **von der Kenntnis** der Topografie des Erregungsablaufs **zum Verständnis** der EKG-Kurven zu kommen. Erst die sichere Vorstellung vom räumlichen Ablauf der ungestörten Erregung im Herzen aus der Sicht von „aVL", „I" … bis „III" versetzt Sie unter Anwendung der Cabrera-Regeln in die Lage, das Kurvenbild der Ableitungen aVL, I … bis III zu verstehen.
Deshalb zieht sich die Frage „Was sieht der Beobachter (z. B. in Position I)?" wie ein roter Faden durch das Buch, wenn es darum geht, pathologische EKG-Kurven durch Beschreibung des gestörten Erregungsablaufs zu erklären und damit zu verstehen.

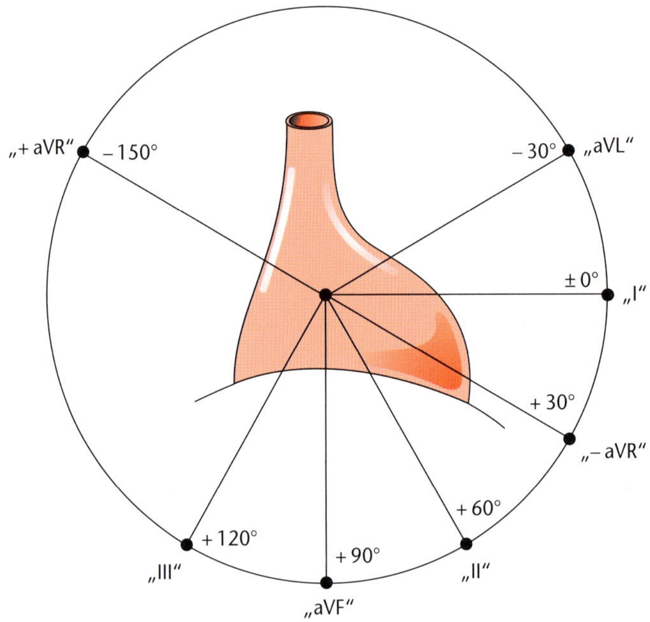

Abb. 5.1 Der Cabrera-Kreis mit Herzsilhouette.

Dazu wiederholen wir den im ► Kap. 3 dargestellten Erregungsablauf mit einer Beobachtungsübung: Sechs Kolleginnen und/oder Kollegen begeben sich auf jeweils eine der sechs Beobachtungspositionen des Cabrera-Kreises. Dann projizieren wir die wichtigsten Phasen des ungestörten Erregungsablaufs (► Abb. 3.2, ► Abb. 3.3, ► Abb. 3.4, ► Abb. 3.5, ► Abb. 3.6, ► Abb. 3.7) nacheinander in den Kreis und jeder Beobachter erzählt, was er aus seiner Position von Richtung und Betrag des Summationsvektors sieht. Wir betrachten also den Vektor des Aktionsstroms aus sechs verschiedenen, durch die Winkelangaben definierten Richtungen. Alle beobachten das gleiche Phänomen, die Aussagen darüber fallen jedoch ganz unterschiedlich aus und zwar umso unterschiedlicher, je weiter die Beobachter voneinander wegsitzen. Die beiden – nahezu – Antipoden „aVL" und „III" werden nahezu Spiegelbildliches sehen.

Als Nächstes geht es darum, von den Beobachtungsergebnissen auf die EKG-Kurve zu schließen.

5.2 Vom Cabrera-Kreis zur EKG-Kurve

Dazu hat Cabrera vier Regeln aufgestellt:

1. Wenn der Vektor des Aktionsstroms auf einen Beobachter (z. B. „I") **zuweist,** zeigt das EKG in der zugehörigen Ableitung (Abl. I) einen **positiven** Ausschlag.
2. Wenn der Vektor des Aktionsstroms von einem Beobachter **wegweist,** zeigt das EKG in der zugehörigen Ableitung einen **negativen** Ausschlag.
3. Wenn der Vektor des Aktionsstroms **direkt** auf den Beobachter zu- oder wegläuft, zeigt das EKG in der zugehörigen Ableitung den größten (positiven oder negativen) Ausschlag. **Warum?** Weil in diesem Augenblick der Vektor **parallel** zur zugehörigen Ableitungsstrecke verläuft und damit optimale Projektionsbedingungen bestehen.
4. Wenn der Vektor des Aktionsstroms **senkrecht** zur Verbindung Beobachter – Mittelpunkt des Cabrera-Kreises verläuft, zeigt das EKG in der zugehörigen Ableitung einen ±0-Ausschlag. **Warum?** Weil in diesem Augenblick der Vektor auch senkrecht zur zugehörigen Ableitungsstrecke verläuft und damit schlechteste Projektionsbedingungen bestehen.

Nach der oben gemachten Übung können Sie sich vorstellen, was welcher Beobachter zu irgendeinem Zeitpunkt des Erregungsablaufs „sieht". Mithilfe der vier Cabrera-Regeln sind Sie in der Lage vorherzusagen, wie die jedem Beobachter zugehörige EKG-Kurve in diesem Augenblick aussehen muss.

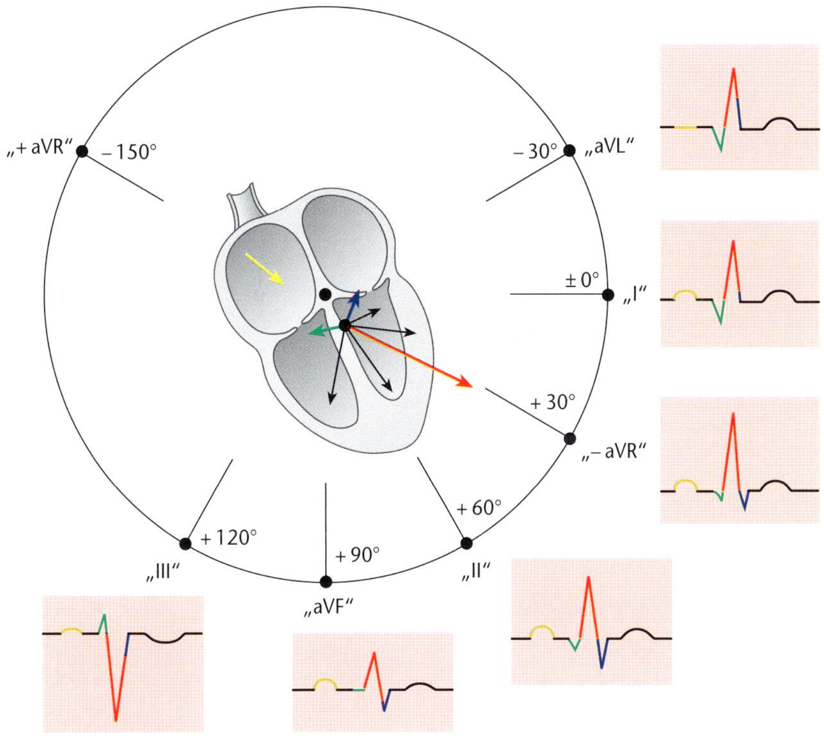

Abb. 5.2 Cabrera-Kreis und Verlauf der EKG-Kurve in den Extremitätenableitungen.

5.3 EKG-Kurve in den Extremitätenableitungen

Wir wollen diese Behauptung für die **Extremitätenableitungen** an vier Phasen des Erregungsablaufs überprüfen (► Abb. 5.2).

5.3.1 Die Vorhoferregung im Augenblick ihres größten Betrags (gelb)

Der Vektor des Aktionsstroms weist in diesem Augenblick nach vorne-links und unten, also in Richtung unserer Beobachter II (und aVF). Nach der ersten Cabrera-Regel erwarten wir in diesen Ableitungen einen positiven Ausschlag. Nach der vierten Cabrera-Regel wundern wir uns nicht, wenn in aVL womöglich von der Vorhoferregung nichts zu sehen ist.

Damit haben Sie bereits verstanden (!), dass positive P-Wellen in II (und aVF) ein notwendiges Kriterium für die Diagnose eines ungestörten Sinusrhythmus sind.

5.3.2 Der Beginn der Kammererregung (grün)

Sie beginnt mit der Septumerregung und zwar mit einem zunächst kleinen Vektor, der nach vornerechts und unten – auf III hin und von aVL weg – gerichtet ist. Nach der ersten Cabrera-Regel erwarten wir also in der Ableitung III eine kleine, positive Anfangsschwankung. Nach der zweiten Cabrera-Regel wundern wir uns nicht, dass aVL zur selben Zeit eine kleine negative Anfangsschwankung sieht.

5.3.3 Die Kammererregung im Augenblick ihres größten Betrags (rot)

Der Vektor des Aktionsstroms weist in diesem Augenblick nach vorne-links und unten, also in Richtung der Beobachter –aVR und II. Nach der ersten und dritten Cabrera-Regel erwarten wir also eine kontinuierliche Zunahme positiver Ausschläge von

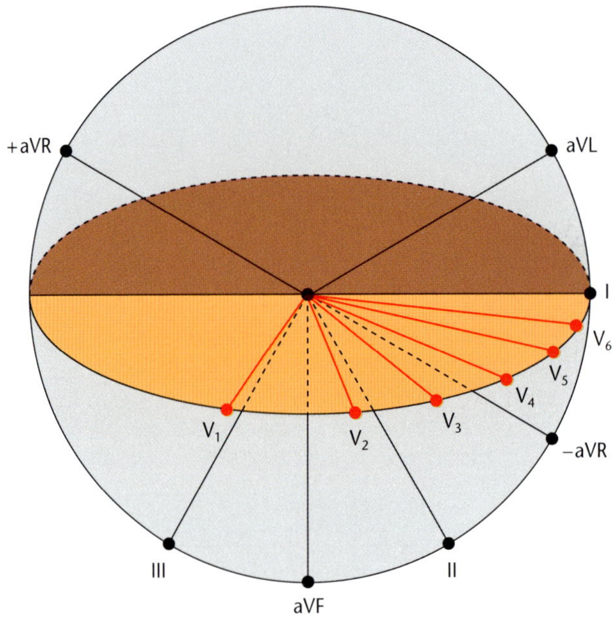

Abb. 5.3 Die Cabrera-Kugel.

III über aVF nach II und –aVR. Richtung I und aVL wird die Amplitude wieder kleiner werden, da der Betrag des Aktionsstroms nach Erreichen seines Maximums wieder abnimmt.

5.3.4 Die Kammererregung gegen Ende der Depolarisation (blau)

Die letzten Muskelbezirke, die von der Depolarisation erreicht werden, liegen oben-links und hinten. In diese Richtung bewegt sich also der Vektor unter gleichzeitiger Abnahme seines Betrags. Der Beobachter aVL wird in der Regel bis zuletzt den Vektor auf sich zulaufen sehen, also bis zum Ende der Depolarisation nach der ersten Cabrera-Regel einen positiven Ausschlag registrieren. Auf der Gegenseite wird der Beobachter in III bis zum Ende der Depolarisation den Vektor von sich weglaufen sehen, also nach der zweiten Cabrera-Regel einen negativen Ausschlag registrieren.
Ganz nebenbei ist Ihnen auch klar geworden, warum die Position +aVR so ungünstig liegt: Sowohl die Vorhof- wie die Kammererregung laufen weg von +aVR, sodass also während des gesamten Erregungsablaufs ausschließlich negative Potenziale registriert werden.

5.4 EKG-Kurve in den Brustwandableitungen

Mithilfe des Cabrera-Kreises haben wir uns die topografischen Beziehungen der sechs Extremitätenableitungen zueinander vergegenwärtigt. Wir können das Gleiche mit den sechs Brustwandableitungen machen, indem wir den Cabrera-Kreis zur „Cabrera-Kugel" ergänzen (► Abb. 5.3).
Die Ableitungsstrecken der Brustwandableitungen kann man sich als die Verbindung der Elektroden mit dem Körpermittelpunkt vorstellen. Damit registrieren die Brustwandableitungen die Projektion des Aktionsstroms auf die Horizontalebene. Was die einzelnen Beobachter der **Brustwandableitungen** vom Ablauf des Aktionsstroms sehen, ergibt sich wiederum aus den vier Cabrera-Regeln. Wie bei den Extremitätenableitungen, wollen wir dies für vier Phasen des Erregungsablaufs überprüfen (► Abb. 5.4).

5.4.1 Die Vorhoferregung im Augenblick ihres größten Betrags (gelb)

Vor allem die Ableitung V_1 hat wegen ihrer anatomischen Nähe zu den Herzvorhöfen günstige Beobachtungsbedingungen für die Vorhoferregung

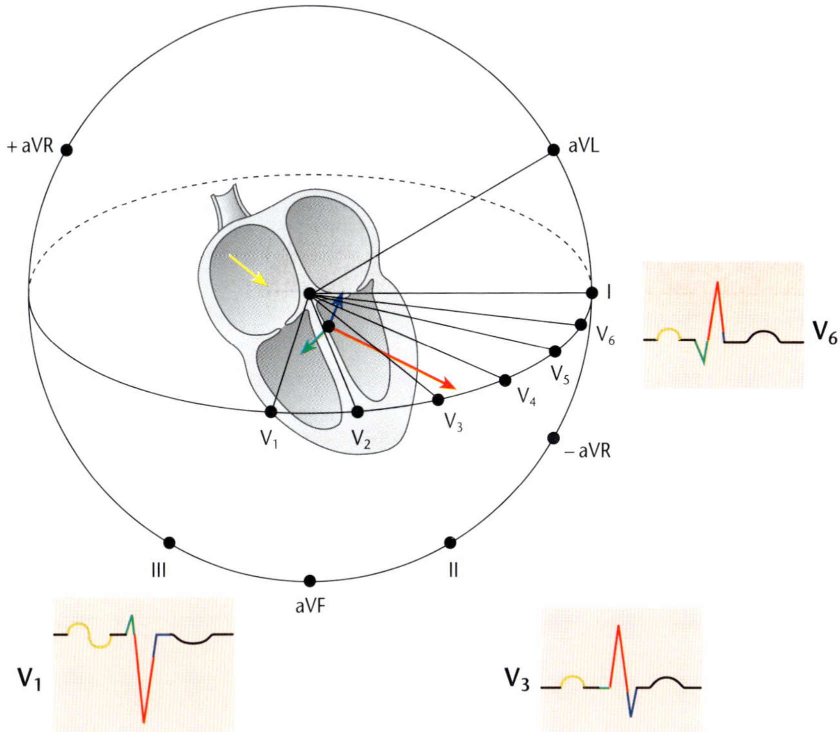

Abb. 5.4 Cabrera-Kugel mit Verlauf der EKG-Kurve in den Brustwandableitungen.

und eignet sich gut für die Suche nach P-Wellen. Da die Richtung des rechtsatrialen Vektors auf V_1 zuläuft, wird V_1 den ersten Teil der Vorhoferregung in aller Regel positiv sehen. Dagegen ist der zweite, der linksatriale, Teil der Vorhoferregung weggerichtet von V_1 und wird sich – vor allem bei Hypertrophie des linken Vorhofs – negativ darstellen (▸ Kap. 10.2). In V_6 ist häufig keine P-Welle erkennbar, da die Ableitung vorhoffern liegt und der geringe Vorhofvektor von dazwischen liegendem Gewebe (Brustdrüse, Lunge) „geschluckt" wird.

5.4.2 Der Beginn der Kammererregung (grün)

Wie wir wissen, beginnt die Kammererregung im Kammerseptum mit einem zunächst kleinen Vektor nach rechts-unten. Er läuft also auf V_1 zu, weshalb wir dort – nach der ersten Cabrera-Regel – eine kleine positive Anfangsschwankung erwarten, während V_6 diesem Vektor nachschaut und eine kleine negative Anfangsschwankung sieht. Vor allem das **kleine R in V_1** zu Beginn der Kammererregung gehört zu den **konstantesten EKG-Befunden** bei ungestörtem Erregungsablauf.

5.4.3 Die Kammererregung im Augenblick ihres größten Betrags (rot)

Mit der Erregungsausbreitung in den Herzkammern nimmt der Betrag des Vektors rasch zu, wobei sich seine Richtung weg von V_1 nach vorne-links-unten wendet, wo die Beobachter V_4, V_5, V_6 positioniert sind. Das hat zur Folge, dass der zweite Teil der Kammererregung – wiederum nach der ersten Cabrera-Regel – von V_1/V_2 negativ als S und von den V_4–V_6 positiv als R gesehen wird. Wir erwarten also eine kontinuierliche Zunahme der R-Amplitude **(sog. „ungestörte R-Progression")** von V_1 bis etwa V_4 bei gleichzeitiger Abnahme der S-Amplitude. In V_5/V_6 nimmt die Amplitude der R-Zacke wegen der Abnahme des Betrags (und der zunehmenden Entfernung vom Herz) wieder ab. Das Integral der Fläche unter R und über S muss natürlich in jeder Ableitung, zumindest theoretisch, gleich sein! Anders ausgedrückt: Die rechtspräkordialen Ableitungen sehen dem Hauptvektor der ventrikulären Depolarisation nach (tiefe S-Zacken), während die linkspräkordialen Ableitungen das gleiche Phänomen auf sich zukommen sehen (hohe R-Zacken). Als **Übergangszone (oder R-S-Umschlag)** werden die V-Ableitungen benannt, in denen die R-Amplitude höher wird als die S-Amplitude. Das geschieht in der Regel in V_4.

5.4.4 Die Kammererregung gegen Ende der Depolarisation (blau)

Da die letzten, von der Depolarisation erfassten Muskelareale oben-links und hinten liegen, sieht V_1 dem Vektor bis zuletzt nach. Eine späte Positivität (R') in V_1 entspricht ebenso wenig unseren Erwartungen wie eine späte Negativität (S) in V_6.
Bei der Besprechung der Erregungsausbreitungsstörungen (Schenkelblöcke) werden wir lernen, dass vor allem eine Verzögerung der rechtsventrikulären Erregungsausbreitung zu einem R' in V_1 und einem S in V_6 führen (► Kap. 11.1).

Zusammenfassung

- Der Cabrera-Kreis veranschaulicht die topografische Beziehung der sechs Extremitätenableitungen in der Frontalebene zueinander und zum Herzen: Die Ableitungen sind als Beobachter auf einem Kreis um den Mittelpunkt des Einthoven-Dreiecks und damit um das Herz positioniert.
- Mithilfe der vier Cabrera-Regeln wird der Vektor des Aktionsstroms des Herzens mit den Ableitungen in Beziehung gesetzt.
  a. Wenn der Vektor des Aktionsstroms auf einen Beobachter zuweist, zeigt das EKG in der zugehörigen Ableitung einen **positiven** Ausschlag.
  b. Wenn der Vektor des Aktionsstroms von einem Beobachter wegweist, zeigt das EKG in der zugehörigen Ableitung einen **negativen** Ausschlag.
  c. Wenn der Vektor des Aktionsstroms **direkt** auf den Beobachter zu- oder wegläuft, zeigt das EKG in der zugehörigen Ableitung den größten (positiven oder negativen) Ausschlag.
  d. Wenn der Vektor des Aktionsstroms **senkrecht** zur Verbindung Beobachter–Mittelpunkt des Cabrera-Kreises verläuft, zeigt das EKG in der zugehörigen Ableitung einen ±0-Ausschlag.
  e. Wenn man den Cabrera-Kreis zur Cabrera-Kugel ergänzt und die Brustwandableitungen auf deren Horizontalebene positioniert, kann man die Cabrera-Regeln auch für diese anwenden.

06 Technik der EKG-Registrierung

6.1 Platzierung der Elektroden 25
6.2 Technische Daten 25
6.3 Aufzeichnung des EKG 26
6.4 Die wichtigsten Artefakte 26

Voraussetzung für einen EKG-Befund sind regelrecht registrierte, möglichst artefaktfreie Kurven. Dazu müssen die Registriergeräte und die registrierenden Personen einige Bedingungen erfüllen.

Zudem muss der Patient aufgeklärt werden, dass die EKG-Registrierung schmerzlos und ungefährlich ist. Von einem ängstlichen, frierenden Patienten kann man kein verwertbares EKG registrieren!

6.1 Platzierung der Elektroden

Die **Extremitätenableitungen** sind farbkodiert und müssen folgendermaßen angebracht werden: **Rot** am rechten Unterarm, **Gelb** am linken Unterarm, **Grün** am linken Unterschenkel, **Schwarz** am rechten Unterschenkel. Die **Extremitätenelektroden** müssen an den **Innenseiten** der Unterarme bzw. der Unterschenkel angebracht werden, da hier aufgrund fehlender Behaarung der Übergangswiderstand geringer ist. Das **registrierende Personal** muss berücksichtigen, dass es um die Registrierung von elektrischen Phänomenen im Millivoltbereich geht. Dazu müssen die Elektroden optimalen Kontakt zur Haut haben. Gebräunte Haut – oder gar Sonnenbrand – erhöhen durch Verdickung der Epidermis den Übergangswiderstand erheblich. Für eine bessere Leitungsfähigkeit bei Verwendung von Klammerelektroden ist zu empfehlen, zwischen den **Extremitätenelektroden** und der Haut ein gut mit Leitungswasser befeuchtetes Löschblatt zu legen.

Die Platzierung der **Brustwandelektroden** verlangt besondere Sorgfalt. Um eine Verletzung der Haut zu vermeiden, dürfen die üblichen **Saugelektroden** nur so kurz wie notwendig angebracht bleiben. Folgendes Vorgehen hat sich bewährt: Gerät einschalten, Patientendaten eingeben, Extremitätenelektroden platzieren, Brustwandelektroden anbringen, registrieren und umgehend die Brustwandelektroden wieder entfernen! Der Gebrauch des beliebten Elektroden-Gels ist auf ein Minimum zu beschränken und anschließend sorgfältig von der Elektrode (und der Haut!) zu entfernen: Angetrocknetes Elektroden-Gel erhöht den Übergangswiderstand drastisch!

6.2 Technische Daten

Eichung Üblich sind 1 Millivolt (mV) = 10 mm. Bei sehr hohen Ausschlägen kann man eine Eichung von 1 mV = 5 mm wählen. Manche Geräte schalten bei einer Hypervoltage **automatisch** auf die niedrigere Eichung. So können die Extremitätenableitungen mit der üblichen Eichung, die Brustwandableitungen aber mit der niedrigeren Eichung registriert sein. Wer das nicht bemerkt, wird z. B. leicht die Zeichen einer Linksherzhypertrophie übersehen!

Papiergeschwindigkeit Üblich sind im deutschsprachigen Raum 50 mm/s. Die in den angelsächsischen Ländern üblichen 25 mm/s haben sich bei uns nicht generell durchgesetzt. Zwar spart die 25-mm/s-Registrierung 50 % kostbares Papier, mit der 50-mm/s-Registrierung sind jedoch Details der Kurve besser zu erkennen und die Zeiten exakter zu messen. Eine nicht unerhebliche Quelle fehlerhafter EKG-Befunde ist der **Wechsel** von 50 mm/s zu 25 mm/s. Ein an 50 mm/s gewöhntes Auge erkennt mit erstaunlicher Sicherheit und „auf den ersten Blick" Abweichungen der Zeitwerte; das EKG-Lineal wird nur in Zweifelsfällen benutzt. Blickt ein auf 50 mm/s trainiertes Auge ausnahmsweise auf ein mit 25 mm/s registriertes EKG, muss es ganz bewusst „den ersten Blick" abstellen, sonst werden z. B. Verlängerung der PQ-Zeit (AV-Block 1. Grades) oder QRS-Verbreiterungen (Schenkelblöcke etc.) nicht erkannt.

Filter Um ein „schönes Kurvenbild" zu bekommen, erfreuen sich Frequenzfilter großer Beliebtheit. Ein 50-Hz-Filter unterdrückt Wechselstromartefakte, das 35-Hz-Filter niedrigere Frequenzen

z. B. durch Muskelzittern. Bei der Befunderhebung muss man berücksichtigen, dass womöglich wichtige Details der EKG-Kurve weggefiltert werden. Ein Beispiel: In jedem ungestörten EKG erwarten wir in den Ableitungen III und V_1 eine kleine positive Anfangsschwankung des Kammer-Komplexes (Ausdruck des initialen Septumvektors, wie Sie bereits wissen). Fehlt das initiale R in III oder V_1, eröffnet sich ein breites Interpretationsspektrum, das von ungewöhnlicher elektrischer Herzachse bis zum Myokardinfarkt reicht! Ist aber das 35-Hz-Filter aktiviert, kann dies durchaus die Ursache dafür sein.
Ein weiteres Beispiel sind die im Rettungsdienst verwendeten Defibrillatoren/Monitore. Sie verfügen sowohl über einen diagnostischen Modus zur Aufzeichnung eines 12-Kanal-EKG als auch über einen Überwachungsmodus zum Rhythmus- und Frequenzmonitoring. Dabei kommen verschiedene Filter zum Einsatz, im diagnostischen Modus 0,05–150 Hz und im Monitormodus 0,67–40 Hz. Bei Letzterem ist insbesondere die Beurteilung der ST-Strecke (Infarktdiagnostik!) erschwert.
Es ist also große Zurückhaltung bzw. ein „wachsames Auge" bei dem Einsatz von Filtern zu empfehlen.
Die heute üblichen **Registriergeräte** bedienen sich fast ausnahmslos digitaler Technik. Die ausgedruckten Kurven geben also das Messergebnis nicht direkt (analog) wieder, sondern sind Ergebnisse eines Rechenprozesses. Es ist deshalb unabdingbar, dass die Geräte regelmäßig durch den Kundendienst bezüglich konstanten Papiervorschubs und Eichung überprüft werden.

6.3 Aufzeichnung des EKG

Die sechs Extremitätenableitungen und die sechs Brustwandableitungen sollten jeweils synchron aufgezeichnet werden, um den Stromkurvenverlauf aus möglichst vielen Richtungen ereignisparallel beurteilen zu können. Nach dem, was wir anhand des Cabrera-Kreises zu den topografischen Beziehungen der Extremitätenableitungen gelernt haben, ist es logisch und sinnvoll, die Extremitätenableitungen in der Reihenfolge aVL, I, –aVR, II, aVF und III darzustellen. Das erleichtert die EKG-Beurteilung erheblich. Die meisten kardiologischen Abteilungen bedienen sich deshalb der „Cabrera-Schaltung", die im Einstellungsmenü an jedem EKG-Gerät problemlos programmiert werden kann.
Bisher ist es jedoch leider üblich, erst I, II, III und darunter +aVR, aVL und aVF darzustellen. Es ist schwer zu verstehen, warum die getrennte Darstellung der Einthoven- und Goldberger-Ableitungen immer noch Standardprogramm der EKG-Geräte ist.

6.4 Die wichtigsten Artefakte

Wechselstromüberlagerung Zu erkennen an regelmäßigen 50-Hertz-Schwingungen der Grundlinie. Meist die Folge schlecht sitzender Elektroden.
Muskelstromüberlagerung Zu erkennen an unregelmäßigen Schwingungen der Grundlinie. Meist die Folge von Angst oder Frieren des Patienten. Bei Patienten mit Morbus Parkinson muss mit Geduld ein tremorfreies Intervall abgewartet werden, um ein verwertbares EKG zu registrieren.
Wandernde Grundlinie Nach Anlegen der Elektroden muss man etwa 10 Sekunden warten, bis das System sich justiert hat. Auch Bewegung der Extremitäten führen zu einem Wandern der Grundlinien.
Alles in allem empfehle ich jedem, der EKGs befundet, selbst EKGs zu registrieren. So lernt man am besten die Tücken der Registrierung und die vielfältigen Ursachen für Artefakte kennen. Außerdem weiß man es dann erst zu schätzen, wenn man ein einwandfrei registriertes EKG zur Beurteilung vorgelegt bekommt.

Der EKG-Befund

07

7.1 Systematischer Aufbau des EKG-Befunds 27

7.2 Nomenklatur der EKG-Kurve 28

7.3 Die wichtigsten Herzzeitwerte .. 29

7.4 Pathologische Veränderungen des ST-Segments 29

7.5 Pathologische Veränderungen der T-Welle 30

7.6 Zur automatischen EKG-Befundung 31

Wir alle unterliegen dem Phänomen der „selektiven Wahrnehmung“: Wenn wir etwas Wichtiges wahrnehmen, werden wir geradezu blind für Dinge, die sich am Rand unseres Wahrnehmungsfeldes abspielen. Zwei Beispiele: Sie bekommen ein EKG zur Befundung vorgelegt und sehen „auf den ersten Blick“, dass ein akuter Hinterwandinfarkt vorliegt. Dann ist die Gefahr groß, z. B. eine zusätzliche AV-Blockierung zu übersehen. Oder: Der „erste Blick“ sagt Ihnen, dass das EKG einen kompletten Rechtsschenkelblock zeigt, Sie übersehen aber, dass in der Ableitung V1 die auch beim Rechtsschenkelblock zu fordernde positive Anfangsschwankung fehlt. Und schon haben Sie übersehen, dass neben dem Rechtsschenkelblock – womöglich als dessen Ursache – ein akuter Vorderwandinfarkt vorliegt. Um die Fehlerquelle der selektiven Wahrnehmung möglichst auszuschalten, muss man bei der EKG-Befundung systematisch vorgehen und zwar in mehrfacher Hinsicht.

7.1 Systematischer Aufbau des EKG-Befunds

Wenn man ein EKG zur Beurteilung vorgelegt bekommt, muss man sich zunächst über die Zuordnung zu einem Patienten und über die technischen Daten der Registrierung informieren. Auf jedem EKG finden sich diese Angaben als Kopf- oder Fußzeile.

Merke

Vor Beginn der Beurteilung eines EKG muss man sich über vier Dinge informieren:
1. Zuordnung des EKG zu einem Patienten (inkl. Datum, Uhrzeit der Aufzeichnung)
2. Geschwindigkeit (Standard 50 mm/s)
3. Eichung (Standard 1 mV = 10 mm)
4. Sind Filter aktiviert? (z. B. 50 Hz und/oder 35 Hz)

Bei der eigentlichen Befundung ist es wichtig, eine strikte Trennung von Beschreibung und Beurteilung einzuhalten.

Der erste Teil des EKG-Befunds soll sich auf die „wertfreie“ Beschreibung beschränken. Die Beschreibung soll chronologisch erfolgen: Erst die P-Wellen, dann der QRS-Komplex und schließlich das ST-Segment und die T-Welle. Dabei muss man alle zwölf Ableitungen betrachten.

Für die Praxis empfehle ich, den EKG-Befund folgendermaßen aufzubauen:

1. P-Wellen: Vektor in II (und aVF) positiv? Dauer ≤ 0,1 s? Anomalien?
2. PQ-Zeit konstant?
3. QRS-Komplex: Regelmäßig? Frequenz? (EKG-Lineal), Dauer ≤ 0,12 s? Lagetyp? r in V1 und III vorhanden? R-Progression ungestört? Pathologische Q-Zacken? Hypervoltage? Niedervoltage?
4. QT-Zeit: 0,38 s ± 15 % bei normaler Herzfrequenz (EKG-Lineal)
5. ST-T: Anomalien (ST-Konkordanz/Diskordanz, terminale/präterminale T-Negativität)?
6. Von der Beschreibung getrennt erfolgt dann die Beurteilung des Beschriebenen.

Findet man keine morphologischen Besonderheiten und normale Zeitwerte, lautet die Beurteilung: Sinusrhythmus, ungestörter Erregungsablauf.

Zeigt das EKG aber ungewöhnliche Zeitwerte und/oder morphologische Auffälligkeiten, besteht die Beurteilung in deren Zuordnung zu einer oder mehreren EKG-Diagnosen (z. B. Rechtsschenkelblock, Vorhofflimmern, Herzhinterwandinfarkt im Stadium I). Die Beurteilung muss sich strikt auf das Beschriebene beschränken und die Grenzen der Elektrokardiografie respektieren! Funktionelle Begriffe wie „Herzinsuffizienz“ oder „Koronarinsuffizienz“ sind hier fehl am Platz. Im Extremfall (elektro-mechanische Entkoppelung, Herzbeuteltamponade etc.) können Sie annähernd normale EKG-Kurven bei funktioneller Asystolie registrieren!

Ein Tipp: Bei der Beurteilung pathologischer Veränderungen des EKG empfiehlt es sich, in einem Dialog mit sich selbst die Beurteilung zu begründen und sich zu fragen: Warum beurteile ich das EKG so und nicht anders? Sind alle Kriterien z. B. eines Rechtsschenkelblocks oder eines Infarkts wirklich erfüllt? Mit dieser Technik erhalten Sie Sicherheit und können Zweifler an der von Ihnen gestellten Diagnose überzeugen.

Jedes EKG muss schriftlich befundet werden. Nur damit gibt man sich selbst Rechenschaft und legt sich fest. Jeder EKG-Befund ist eine Art Gutachten, das mitunter weitreichende, auch juristische Konsequenzen hat (Narkoseführung, Therapieoptionen etc.). Ich gehe so weit zu sagen, dass ein EKG als diagnostische Maßnahme erst mit dem schriftlichen, signierten Befund Bedeutung bekommt.

Die Signatur: Mit der **leserlichen** Unterschrift oder einem Namensstempel gibt der Befunder zu erkennen, dass er zu seinem Befund steht, dass er gerne zu einer Diskussion seines Befunds bereit ist. Er gibt zu erkennen, dass er sich für fehlbar hält, vielleicht etwas übersehen hat und aus einem Fehler lernen möchte. Die Bereitschaft, aus Fehlern zu lernen, kennzeichnet den gewissenhaften Befunder. Das gilt nicht nur für das EKG, das gilt für die ärztliche Tätigkeit allgemein und das gilt auch für das alltägliche Leben. Umgekehrt wissen Sie jetzt, was Sie von einer fehlenden oder unleserlichen Signatur unter einem EKG-Befund zu halten haben.

Merke

Der EKG-Befund beurteilt den Stromkurvenverlauf des Herzens. Die Zuordnung des EKG-Befunds zu einem Patienten verlangt Kenntnisse zu Klinik und Anamnese des Patienten! Ein Beispiel: Ein kompletter Linksschenkelblock kann, wie wir noch lernen werden, das Bild eines akuten Vorderwandinfarkts täuschend imitieren. Die endgültige Beurteilung verlangt zusätzliche Informationen zu Anamnese, klinischem Befund und Labor etc.

7.2 Nomenklatur der EKG-Kurve

Zunächst möchte ich an dieser Stelle die Nomenklatur der EKG-Kurve rekapitulieren. Dazu betrachten wir den Erregungsablauf des Herzens aus der annähernd idealen Position II (► Abb.7.1).

Einthoven hatte für die Nomenklatur der EKG-Kurve willkürlich die Buchstaben P, Q, R, S, T vorgeschlagen.

Die Depolarisation der Vorhöfe erkennen wir an der P-Welle. Das ist eine vergleichsweise träge Welle mit geringer Amplitude, die in II positiv registriert wird.

Es folgt eine kurze isoelektrische Strecke (Ausdruck der vollständigen Vorhofdepolarisation). Die Repolarisation der Vorhöfe können wir im konventionell abgeleiteten EKG nicht erkennen.

Die Depolarisation der Herzkammern erkennt man am **QRS-Komplex.** Die positiven Ausschläge werden mit R, negative Ausschläge werden mit Q bezeichnet, wenn keine Positivität vorausgeht. Negative Ausschläge werden mit S bezeichnet, wenn sie einem positiven Ausschlag folgen. Anders ausgedrückt: Positive Ausschläge bezeichnet man im-

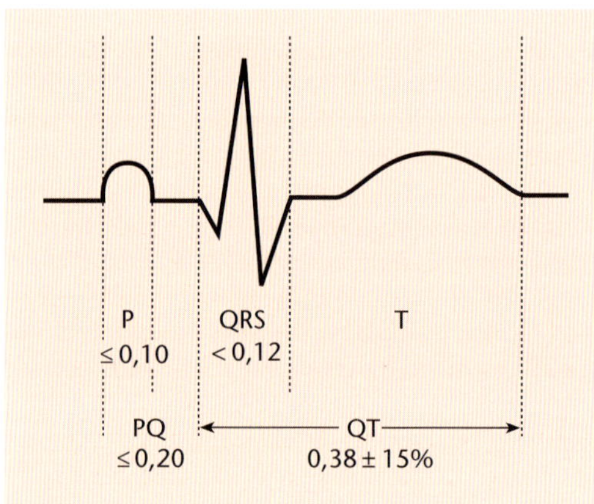

Abb. 7.1 Nomenklatur und Zeitwerte der EKG-Kurve (Zeitangabe in Sekunden).

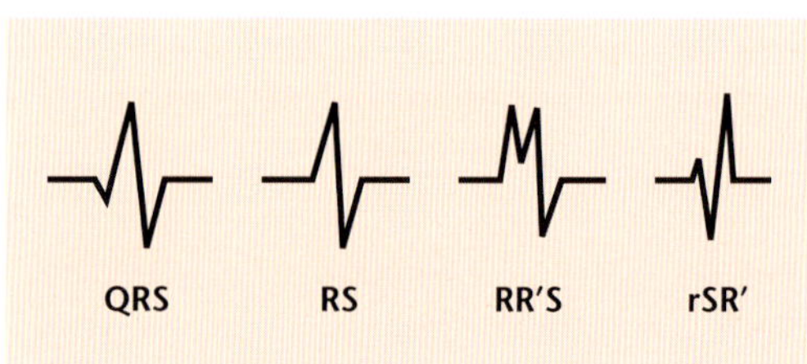

Abb. 7.2 Bezeichnung verschiedener Kammerkomplexformen.

mer mit R. Negative Ausschläge heißen Q, wenn der Kammerkomplex mit einer Negativität beginnt oder S, wenn die Negativität im Kammerkomplex einem positiven Ausschlag folgt. Gibt es mehr als eine Positivität, so wird die erste mit R, die folgende(n) mit R' bzw. R'' usw. bezeichnet. Die Amplitude des Ausschlags wird in der schriftlichen Beschreibung durch Groß- bzw. Kleinbuchstaben zum Ausdruck gebracht (► Abb.7.2).
Leider hat es sich eingebürgert, auch dann vom „QRS-Komplex" zu sprechen, wenn z. B. die Q-Zacke oder die S-Zacke fehlt. Es wäre besser, nur vom „Kammerkomplex" als Ausdruck der Kammerdepolarisation zu sprechen.
Dem Kammerkomplex folgt – als Ausdruck der vollständigen Depolarisation mit gleichmäßiger Verteilung von Elektronegativität – die kurze isoelektrische ST-Strecke.
Ausdruck der Repolarisation der Herzkammern ist die T-Welle. Da die Repolarisation Zeit benötigt und Energie verbraucht, ist die Basis der T-Welle entsprechend breit.

7.3 Die wichtigsten Herzzeitwerte

Bei normaler Herzfrequenz gelten folgende Zeitwerte als normal (► Abb. 7.1):

- Atrioventrikuläres Überleitungsintervall (PQ-Zeit): ≤ 0,20 s.
- Dauer des QRS-Komplexes ≤ 0,12 s.
- Die Zeit vom Beginn der Depolarisation bis zum Ende der Repolarisation der Kammer (QTc-Zeit) ist erheblich von der Herzfrequenz abhängig: 0,38 s ± 15 % bei 60/min (► Kap. 13.6.1). Am einfachsten kann sie an einem Nomogramm auf dem EKG-Lineal abgelesen werden.

Da wir immer in Betracht ziehen müssen, dass sich Anteile der EKG-Kurve, z. B. der Beginn der P-Welle, auf die eine oder andere Ableitungsstrecke schlecht oder überhaupt nicht projizieren, gilt bezüglich der Herzzeitwerte der Grundsatz, dass sie in derjenigen Ableitung gemessen werden, in der sie am längsten sind. Mitunter ist sogar eine ableitungsübergreifende Messung erforderlich (z. B. bei sehr breiten Schenkelblöcken).

Merke

Die Herzzeitwerte werden in der Ableitung gemessen, in der sie am längsten sind.

7.4 Pathologische Veränderungen des ST-Segments

Wir haben bei der Beschreibung morphologischer Auffälligkeiten der ST-Strecke und der T-Welle Begriffe verwendet, die ich noch nicht erklärt habe:
Wie Sie wissen, ist die normalerweise isoelektrische ST-Strecke Ausdruck der vollständigen, gleichmäßigen Depolarisation des Herzmuskels. Störungen der Depolarisation haben zur Folge, dass die ST-Strecke nicht mehr isoelektrisch verläuft, sondern nach oben oder unten ausgelenkt ist. Zur Beschreibung pathologischer ST-Strecken werden die Begriffe konkordant (in die gleiche Richtung wie …) und diskordant (in die Gegenrichtung von …) gebraucht.

Merke

- ST-Konkordanz zum Kammerkomplex gilt als Zeichen einer Störung der Außenschichten (subepikardial) des Herzens.
- ST-Diskordanz zum Kammerkomplex gilt als Zeichen einer Störung der Innenschichten (subendokardial) des Herzens.

Die besondere Bedeutung und Schwierigkeit bei der Beurteilung des ST-Segments liegt darin, dass dessen pathologische Veränderungen Ausdruck eines sehr breiten Spektrums unterschiedlicher kardialer Gegebenheiten sein können mit entsprechend verschiedenen therapeutischen Konsequenzen. Dieses Spektrum reicht von einem akuten Infarkt über eine chronische KHK bis hin zur Schenkelblockierung (► Abb. 7.3, ► Abb. 7.4, ► Abb. 7.5, ► Abb. 7.6, ► Abb. 7.7, ► Abb. 7.8). Die ST-Streckenveränderungen werden in ► Kap. 13 und im praktischen Teil des Buches noch genauer besprochen.

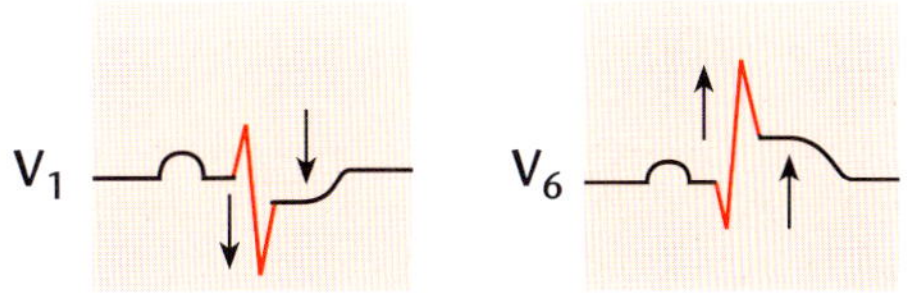

Abb. 7.3 Konkordanz der Nachschwankung (ST-T-Segment) im Bezug auf die Hauptrichtung des Kammervektors (rot), bei einer Außenschichtstörung, z. B.: akuter Infarkt, akute Perikarditis.

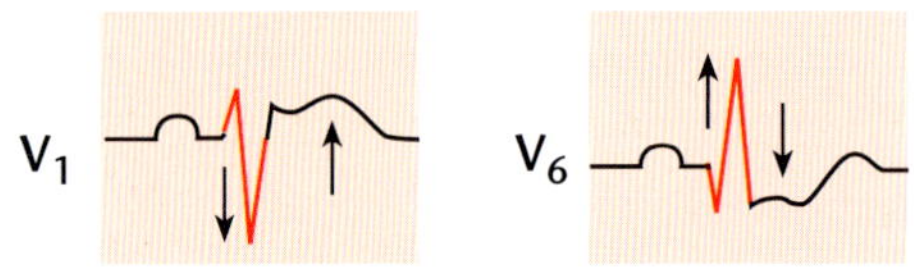

Abb. 7.4 Diskordanz der Nachschwankung (ST-T-Segment) im Bezug auf die Hauptrichtung des Kammervektors (rot), bei einer Innenschichtstörung, z. B.: chronische koronare Herzkrankheit, (Linksherz-)Hypertrophie.

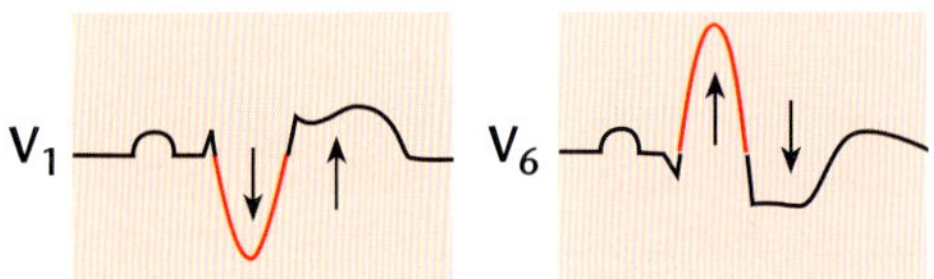

Abb. 7.5 Diskordanz der Nachschwankung (ST-T-Segment) im Bezug auf die Richtung des verspäteten Potenzials (rot) bei Linksschenkelblock.

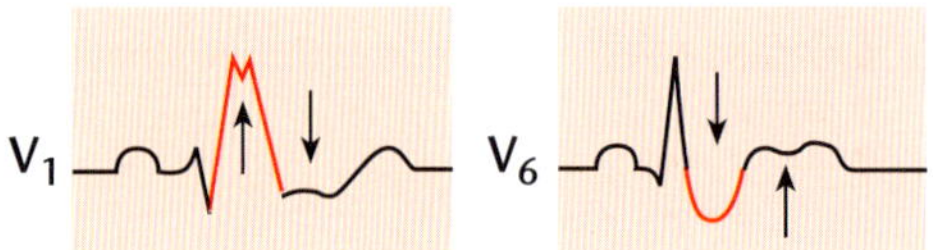

Abb. 7.6 Diskordanz der Nachschwankung (ST-T-Segment) im Bezug auf die Richtung des verspäteten Potenzials (rot) bei Rechtsschenkelblock.

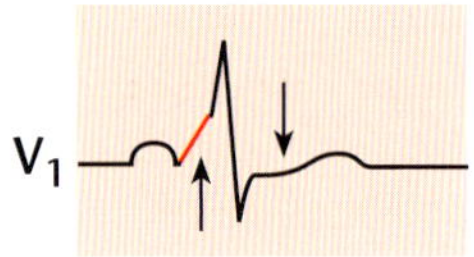

Abb. 7.7 Diskordanz der Nachschwankung (ST-T-Segment) im Bezug auf die Richtung der Deltawelle (rot) bei sternal-positivem WPW-Syndrom.

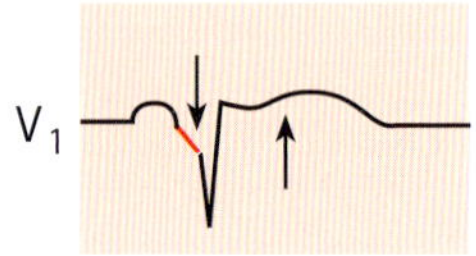

Abb. 7.8 Diskordanz der Nachschwankung (ST-T-Segment) im Bezug auf die Richtung der Deltawelle (rot) bei sternal-negativem WPW-Syndrom.

7.5 Pathologische Veränderungen der T-Welle

Oben haben wir gelernt, dass der Vektor der T-Welle (Ausdruck der Repolarisation) in etwa die Richtung des Kammer-Komplexes (Ausdruck der Depolarisation) hat.

Für pathologische Veränderungen der T-Welle haben sich die Begriffe präterminal-negativ und terminal-negativ eingebürgert (► Abb. 7.9):

- Präterminal-negativ bezeichnen wir T-Wellen, die zum Ende hin wieder positiv sind. Diese sind z. B. typisch für eine Links- oder Rechtshypertrophie.
- Als terminal-negativ bezeichnen wir T-Wellen, die bis zum Ende negativ bleiben. Sie sind ein typisches Zeichen einer subakuten Außenschicht-

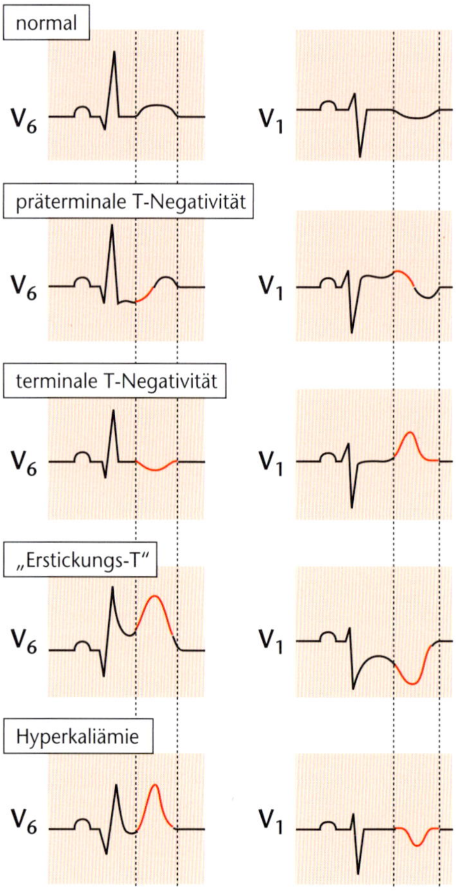

Abb. 7.9 Veränderungen der T-Welle.

schädigung wie z. B. in den subakuten Stadien eines Herzinfarkts oder bei einer Perikarditis.

7.6 Zur automatischen EKG-Befundung

Jedes moderne EKG-Gerät verfügt heute über die Option der automatischen EKG-Befundung. Es ist unbestreitbar, dass sich die Qualität der Befundungsprogramme in den letzten Jahren verbessert hat. Gleichwohl stellen sie gerade für den Anfänger aus zwei Gründen ein großes Problem dar:

1. Die Hersteller können natürlich keine Garantie für den ausgedruckten Befund übernehmen und verlangen dessen Überprüfung durch den Arzt. Geradezu gefährliche Fehlinterpretationen der Software sind durchaus keine Ausnahme. Vor allem Herzrhythmusstörungen werden oft verkannt.
2. Ein gedruckter, von einem Computer erstellter Befund vermittelt einen starken Eindruck von Richtigkeit. Es verlangt sehr fundierte Kenntnisse und große Erfahrung, dem zu widersprechen. Wer also noch unsicher in der EKG-Befundung ist, neigt dazu, dem Computerbefund zu vertrauen und auf die systematische, eigene Befunderhebung zu verzichten. Und das ist eine sichere Methode, zu vergessen, was man einmal gelernt hat.

Deshalb ist meine Empfehlung, die Option der automatischen Befundung – wenn überhaupt – erst dann zu verwenden, wenn man über stabile EKG-Kenntnisse und Erfahrung verfügt und sich in der Lage fühlt, den Computerbefund ggf. zu korrigieren. Damit sind wir am Ende des theoretischen Teils dieses etwas anderen EKG-Lehrbuchs angelangt. Die Mühe, die Sie aufgewendet haben, soll nun belohnt werden. Der zweite Teil des Buches wird nichts anderes sein, als die Pathophysiologie der wichtigsten Herzkrankheiten mit dem bisher Gelernten in Verbindung zu bringen. Sie werden vorhersagen können und verstehen, welche EKG-Veränderungen bei welcher Herzkrankheit zu erwarten sind.

Zusammenfassung

- Wichtig ist ein systematisches Vorgehen bei der EKG-Befundung. Vor der Befundung sollte man den Patienten kennen, sowie die technischen Daten der Registrierung.
- Bei der Befundung selbst müssen Beschreibung und Beurteilung strikt voneinander getrennt erfolgen.
- Bei der Beschreibung der EKG-Kurve verwendet man die von Einthoven vorgeschlagene Nomenklatur: P-Welle für die Vorhoferregung, QRS-Komplex für Kammerdepolarisation, die ST-Strecke für die Zeit der vollständigen Kammererregung und T-Welle für die Kammerrepolarisation.
- Die Beschreibung eines EKG sollte chronologisch sein in folgender Reihenfolge:
  a. P-Welle
  b. QRS-Komplex
  c. Zeitwerte
  d. Elektrische Herzachse
  e. Nachschwankung
  f. Morphologische Auffälligkeiten
- Eine besondere Bedeutung kommt der Beschreibung und Beurteilung des ST-Segments und der T-Welle, also der Phase der Erregungsrückbildung des Ventrikels zu. Morphologische Auffälligkeiten dieser Segmente sind Bestandteil einer Vielzahl von pathologischen Veränderungen am Herzen mit sehr unterschiedlichen diagnostischen und therapeutischen Konsequenzen.

Das normale EKG

08

Bevor wir uns dem pathologischen EKG zuwenden, überprüfen wir an einem EKG bei ungestörtem Erregungsablauf noch einmal alles, was wir bisher gelernt haben. Dazu betrachten wir das nachfolgende EKG-Beispiel (► Abb. 8.1a, ► Abb. 8.1b). Zunächst beachten wir, dass die Eichung 1 mV = 10 mm, der Papiervorschub 50 mm/s beträgt und die 50-Hz- bzw. 35-Hz-Filter aktiviert sind. Dann **beschreiben** wir die Kurve systematisch in chronologischer Reihenfolge:

Die P-Welle

- Sind monomorphe P-Wellen vor jedem Kammerkomplex zu erkennen?
- Ist wirklich jeweils nur eine P-Welle vor jedem Kammerkomplex?
- Ist die P-Welle in den Ableitungen II und aVF positiv? Das muss so sein, wenn es sich um einen Sinusrhythmus handelt, denn nur dann weist der Vorhofvektor, bzw. streng genommen sein erster, rechs-atrialer Teil, im Augenblick seines größten Betrags nach vorne-links-unten, also in die Richtung der „Beobachter" II und aVF (erste Cabrera-Regel).
- Ist die Dauer der P-Welle ≤ 0,1 s?
- Ist die PQ-Zeit in keiner Ableitung > 0,2 s und konstant?

QRS-Komplex

- Sind die QRS-Komplexe halbwegs regelmäßig? Respiratorische Schwankungen der Herzfrequenz sind nicht nur erlaubt, sondern normal.
- Liegt die Frequenz im Normbereich? (60–90/min)
- Beginnt der QRS-Komplex in III und V1 mit einer positiven Anfangsschwankung, also mit einem kleinen R? Das muss so sein, weil die Kammererregung an der linken Seite des Kammerseptums beginnt und der initiale Kammervektor mit einem zunächst geringen Betrag nach vorne-rechts-unten in Richtung V1 und III weist.
- Ist die R-Progression in den Brustwandableitungen kontinuierlich mit einer Übergangszone in V_4/V_5?
- Ist der QRS-Komplex in keiner Ableitung > 0,12 s?
- Weist der Vektor des Kammerkomplexes („elektrische Herzachse") im Augenblick seines größten Betrags (► Kap. 9.3) in eine „normale" Richtung?

Das ST-Segment

- Ist das ST-Segment in den meisten Ableitungen isoelektrisch? In den rechtspräkordialen Ableitungen ist ein erhöhter ST-Abgang häufig als Normvariante zu betrachten.

Die T-Welle

- Weist die T-Welle in den meisten Ableitungen in die Richtung des Kammerkomplexes? (In Ableitungen mit überwiegend positivem Kammerkomplex soll auch die T-Welle positiv sein. Ein Abweichen des T-Vektors vom Vektor des Kammerkomplexes um 60° wird toleriert.)

Da wir in unserem Beispiel alle Fragen mit „ja" beantworten können, lautet die Beurteilung: ungestörter Sinusrhythmus, normale Herzachse, ungestörter Erregungsablauf.

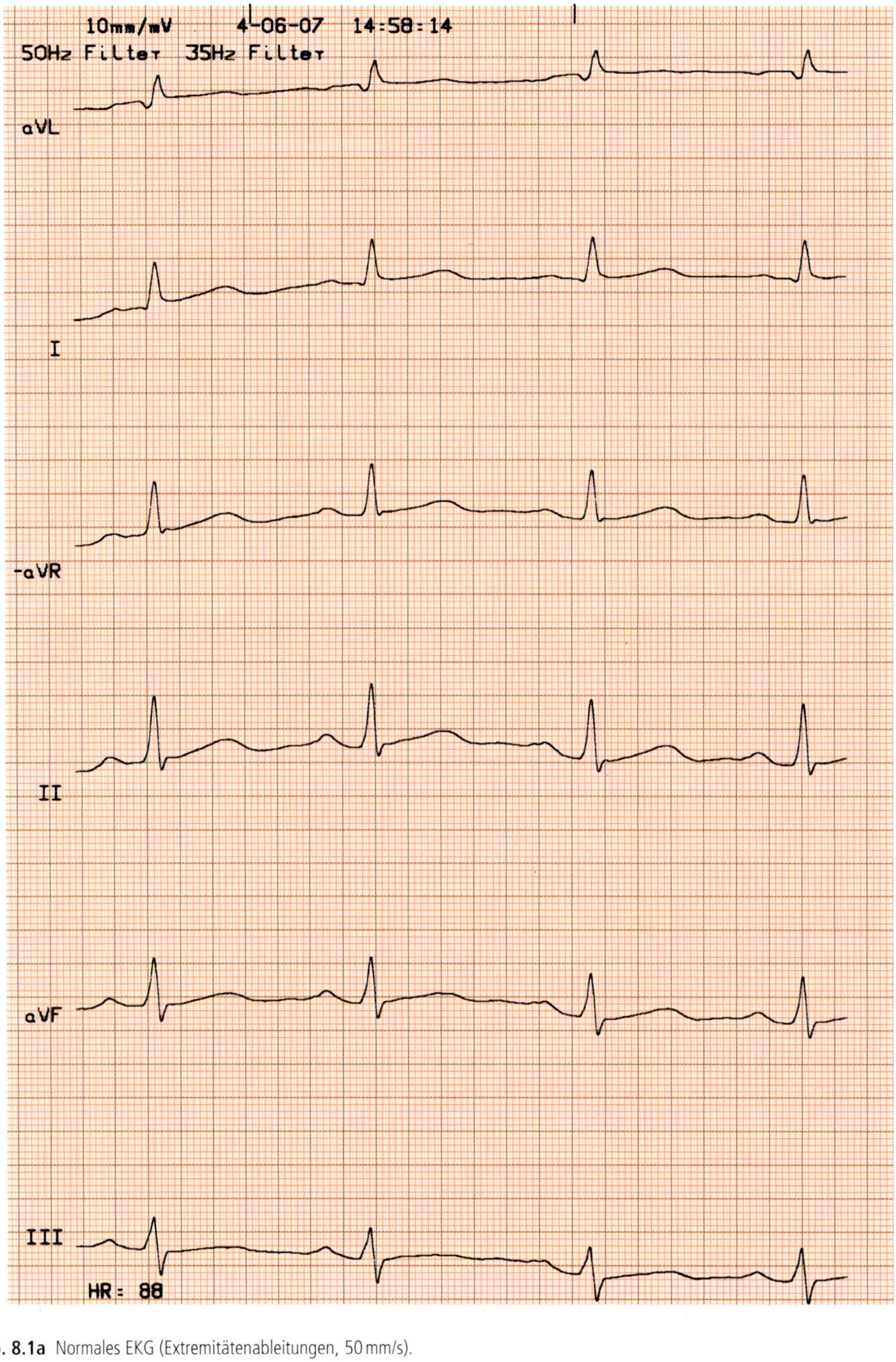

Abb. 8.1a Normales EKG (Extremitätenableitungen, 50 mm/s).

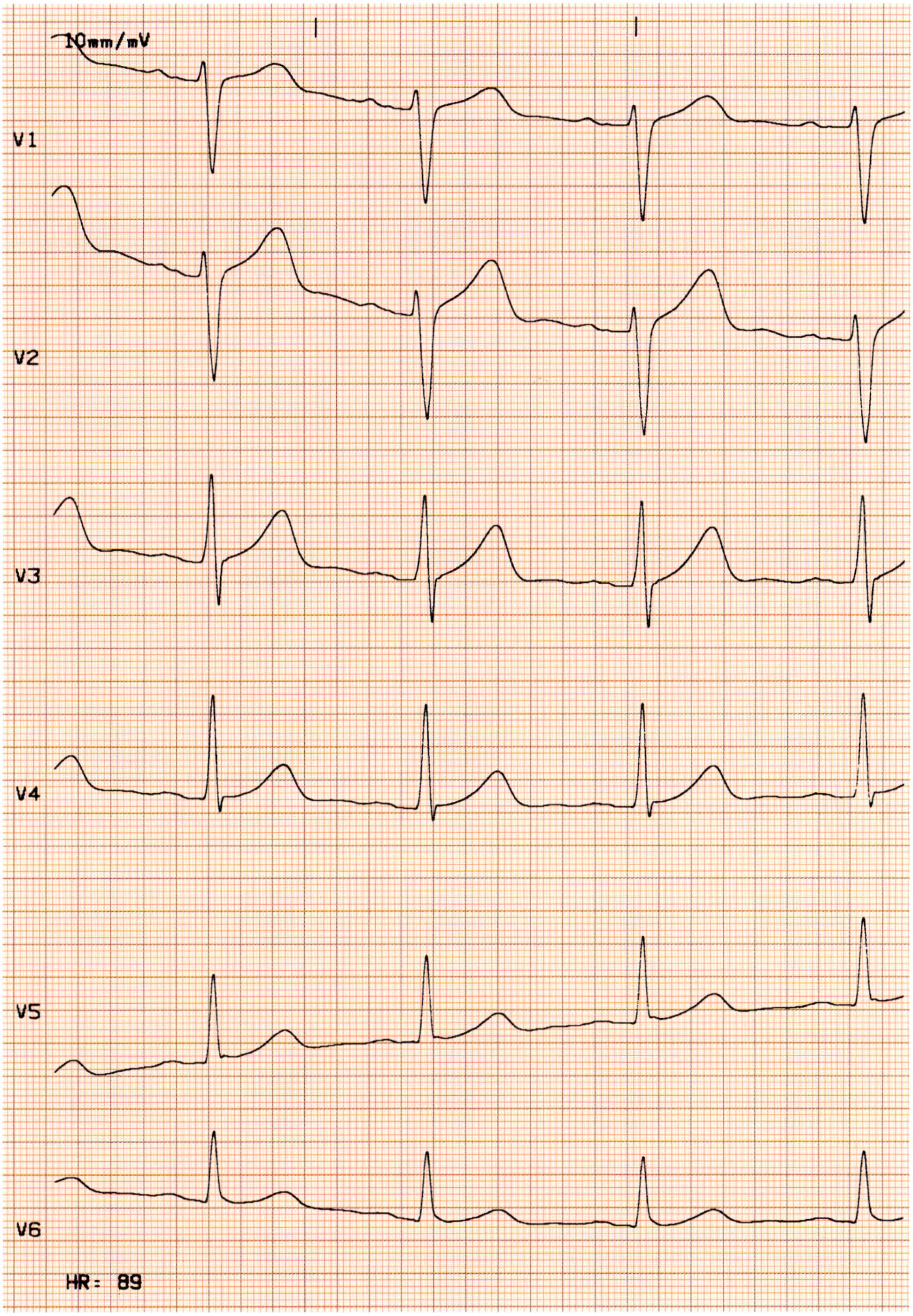

Abb. 8.1b Normales EKG (Brustwandableitungen, 50 mm/s).

Die elektrische Herzachse

09

9.1 Definition 37
9.2 Nomenklatur 37
9.3 Bestimmung der elektrischen Herzachse 37
9.4 Sonderformen 38
9.5 Die klinische Bedeutung der elektrischen Herzachse 40
9.5.1 Einfluss extrakardialer Faktoren auf die elektrische Herzachse 40
9.5.2 Einfluss kardialer Faktoren auf die elektrische Herzachse 40

IMPP-Hits

- Zuordnung des Linkstyps am EKG (► Kap. 9.2)
- Erkennen von Indifferenz- bis Steiltyp anhand eines EKG (► Kap. 9.3)

9.1 Definition

Unter der elektrischen Herzachse oder dem Lagetyp versteht man die Richtung des QRS-Vektors im Augenblick seines größten Betrags in Projektion auf die Frontalebene.

9.2 Nomenklatur

Aus der Definition ergibt sich, dass zur Bestimmung des Lagetyps die Betrachtung der sechs Ableitungen der Frontalebene genügt.

Verbindet man auf dem Cabrera-Kreis die Positionen aVL, I, −aVR, II, aVF und III mit dem Kreismittelpunkt, entstehen sechs Sektoren von jeweils 30 Grad. Jedem Sektor kann man einen Namen (Lagetyp) geben (► Abb. 9.1).

- **Linkslage:** von aVL (−30°) bis I (±0°).
- **Querlage:** von I (±0°) bis −aVR (+30°).
- **Mittellage:** von −aVR (+30°) bis II (+60°).
- **Steillage:** von II (+60°) bis aVF (+90°).
- **Rechtslage:** von aVF (+90°) bis III (+120°).
- **Überdrehte Linkslage:** Der QRS-Vektor weist über −30° hinaus.
- **Überdrehte Rechtslage:** Der QRS-Vektor weist über +120° hinaus.

In vielen EKG-Lehrbüchern gibt es die Querlage nicht. Stattdessen wird der Sektor zwischen ±0° und +60° als Normallage oder Indifferenzlage zusammengefasst. Das ist insofern nicht plausibel, als die Unterscheidung von Quer- und Mittellage durchaus klinische Bedeutung haben kann. Zudem bereitet es keinerlei Schwierigkeiten, eine Querlage von der Mittellage abzugrenzen.

9.3 Bestimmung der elektrischen Herzachse

Mithilfe der vier Cabrera-Regeln (► Kap. 5.2) ist die Bestimmung der Herzachse rasch und problemlos möglich. Die Logik dieser Regeln und ihre Anwendung auf die Bestimmung der elektrischen Herzachse verstehen Sie am schnellsten, wenn Sie den beigelegten Vektorpeiler benutzen (► S. 283).

Mittellage Wenn Sie den Vektorpfeil z. B. in den violetten Sektor „Mittellage" stellen, sehen Sie sofort, dass alle Beobachter vor der Senkrechten zu dieser Richtung liegen, den Aktionsstrom also mehr oder weniger auf sich zulaufen sehen. Konsequenz: Die Diagnose „Mittellage" verlangt, dass alle sechs Ableitungen der

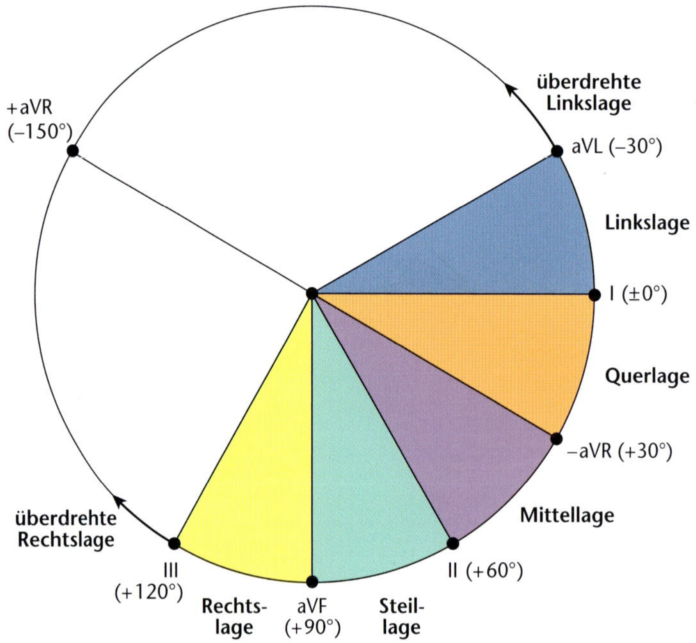

Abb. 9.1 Cabrera-Kreis. Die farbigen Sektoren bezeichnen die verschiedenen elektrischen Herzachsen.

Frontalebene einen überwiegend positiven Kammer-Komplex zeigen mit den höchsten Ausschlägen in II oder −aVR (► Abb. 9.2).

Querlage Sobald Sie den Vektorpfeil in den orangefarbenen Sektor „Querlage“ bewegen, gerät der Beobachter III hinter die Senkrechte und wird deshalb überwiegend negative Kammerkomplexe registrieren, während in den übrigen Ableitungen die Kammerkomplexe überwiegend positiv sind (► Abb. 9.3).

Linkslage Sobald der Vektorpfeil in den blauen Sektor „Linkslage“ weist, wird auch aVF hinter die Senkrechte geraten und deshalb ebenso wie III überwiegend negative QRS-Komplexe registrieren. Die höchsten Ausschläge sind jetzt in I und aVL zu erwarten (► Abb. 9.4).

Überdrehte Linkslage Nur wenn III, aVF und II den Kammerkomplex überwiegend negativ registrieren, handelt es sich um diese fast immer pathologische Achsenabweichung nach „überdreht links“ (► Abb. 9.5).

Steillage Weist der Vektorpfeil in den grünen Sektor „Steillage“, kommt aVL hinter die Senkrechte, schaut dem Vektor nach und registriert deshalb überwiegend negative Kammerkomplexe. Die höchsten positiven Ausschläge finden sich dann in II und aVF (► Abb. 9.6).

Rechtslage Nur wenn sowohl aVL als auch I überwiegend negative QRS-Komplexe registrieren, darf man von Rechtslage sprechen (► Abb. 9.7).

Überdrehte Rechtslage Erst wenn nicht nur aVL und I, sondern auch −aVR überwiegend negative QRS-Komplexe zeigen, liegt eine überdrehte Rechtslage vor (► Abb. 9.8).

Rechtslage und überdrehte Rechtslage sind beim Erwachsenen als pathologisch zu bewerten.

Schon nach kurzer Zeit werden Sie den Vektorpeiler nicht mehr brauchen. Ein Blick auf die „Antipoden“ aVL und III und deren Nachbarn wird Sie mithilfe der dritten Cabrera-Regel rasch zur Feststellung des Lagetyps bringen.

9.4 Sonderformen

SIQIII-Lage Bei einer Drehung um die Longitudinalachse des Herzens im Uhrzeigersinn (von unten gesehen) treten Q-Zacken in III und betonte S-Zacken in I auf. Die SIQIII-Lage tritt z. B. bei einer akuten Rechtsbelastung auf (Lungenembolie).

QISIII-Lage Ausdruck einer Drehung um die Longitudinalachse des Herzens gegen den Uhrzeigersinn (von unten gesehen).

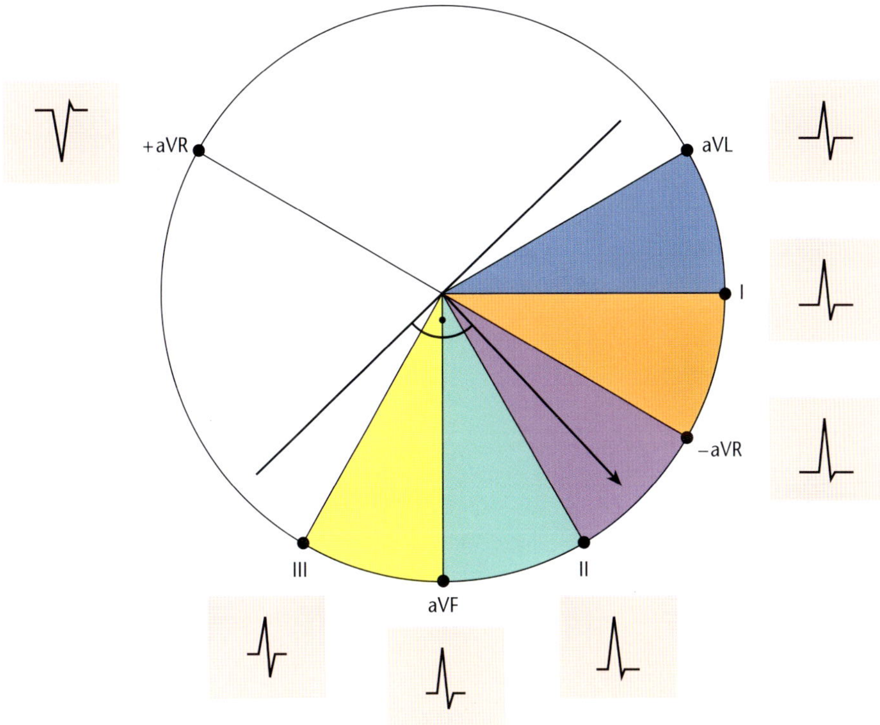

Abb. 9.2 Mittellage.

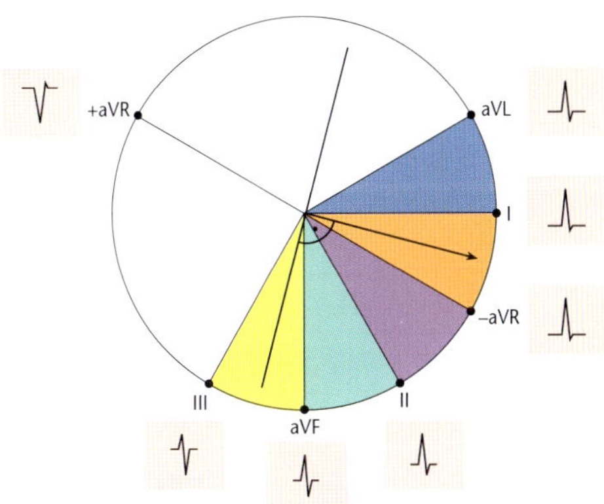

Abb. 9.3 Querlage.

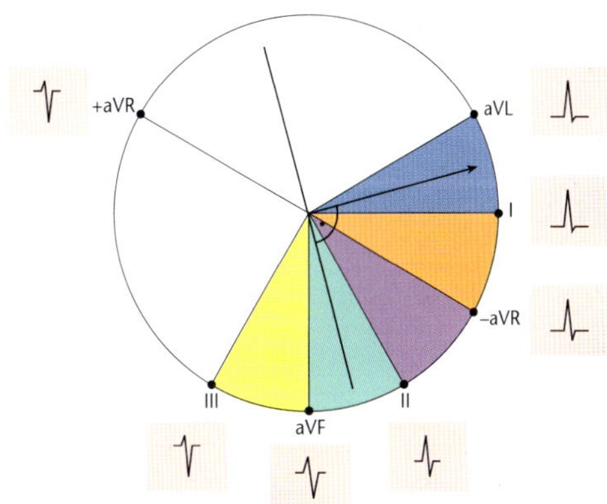

Abb. 9.4 Linkslage.

SI, II, III-Lage Sie wird missverständlich auch „Sagittaltyp" genannt. Es besteht eine Drehung der Herzspitze um die Transversalachse nach hinten und eine R/S-Konfiguration nahezu gleicher und reduzierter Amplitude in allen Extremitätenableitungen. Die Übergangszone der Brustwandableitungen ist in Richtung V_5/V_6 verschoben. Die SI, II, III-Lage kommt z. B. bei chronischer Rechtsbelastung vor.

QI, II, III-Lage Es besteht eine Drehung der Herzspitze um die Transversalachse nach vorne.

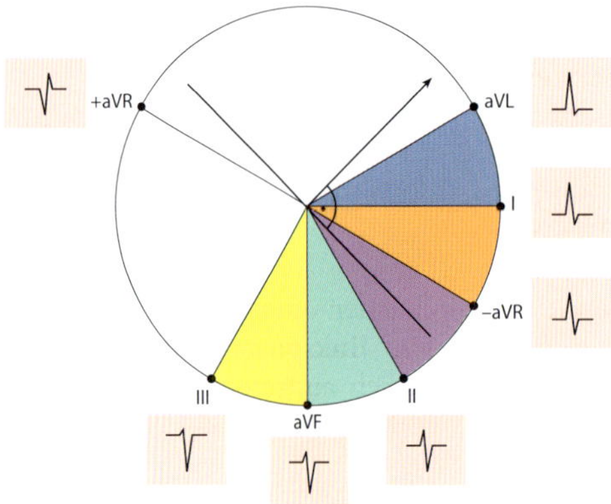

Abb. 9.5 Überdrehte Linkslage.

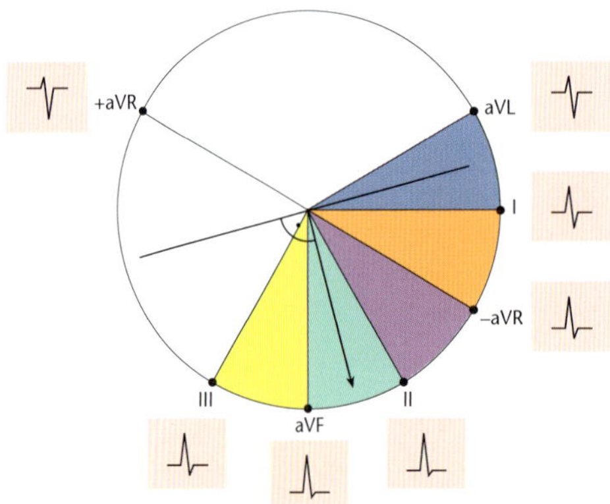

Abb. 9.6 Steillage.

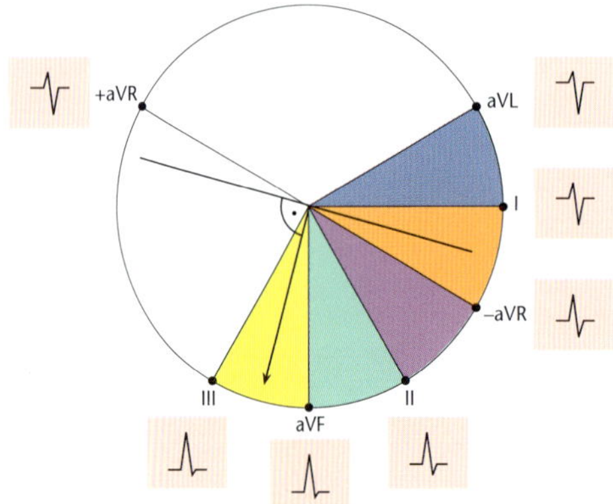

Abb. 9.7 Rechtslage.

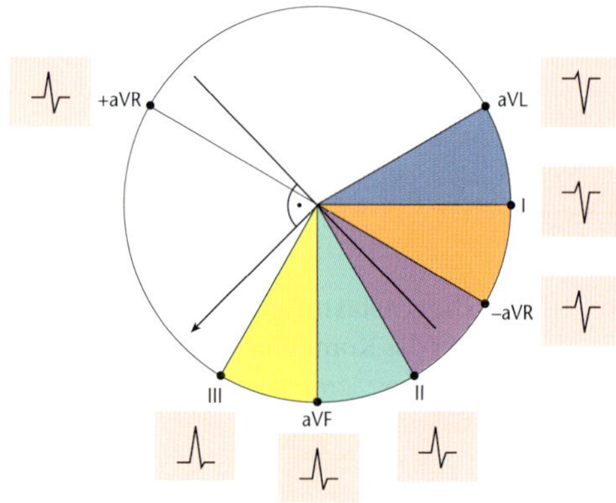

Abb. 9.8 Überdrehte Rechtslage.

9.5 Die klinische Bedeutung der elektrischen Herzachse

Die elektrische Herzachse hat eine sehr große Variationsbreite. Sie wird durch unterschiedliche Faktoren beeinflusst.

9.5.1 Einfluss extrakardialer Faktoren auf die elektrische Herzachse

Der körperliche Habitus Ein leptosomer Habitus begünstigt wegen des tief stehenden Zwerchfells eine Steillage, während ein pyknischer Habitus und Adipositas wegen des hoch stehenden Zwerchfells zu Linkslage neigen.

Respiratorische Schwankung Bei tiefer Inspiration wandert die Herzachse in Richtung Steillage, bei Exspiration in Richtung Linkslage.

Darüber hinaus kann es durch Tumore oder einen Spannungspneumothorax zu einer mechanischen Verdrängung des Herzens kommen.

9.5.2 Einfluss kardialer Faktoren auf die elektrische Herzachse

Im Neugeborenenalter ist aufgrund der Dominanz des rechten Ventrikels im Embryonalkreislauf eine rechtsgerichtete Herzachse physiologisch. Mit dem Älterwerden wandert entsprechend der zunehmenden Dominanz des linken Ventrikels beim Erwachsenen die elektrische Herzachse nach links. Hier besteht eine sehr große Variabilität. Nimmt man die konstitutionelle Variationsbreite hinzu, kann beim gesunden Erwachsenen eine elektrische Herzachse von –30° bis +90° für sich genommen als „normal" gelten. Von großer Bedeutung sind jedoch **plötzliche Vektorsprünge.**

Merke

Plötzliche Vektorsprünge beim Lagetyp sind meist ein Hinweis auf ein pathologisches Geschehen am Herzen.

Akute Rechtsherzbelastung (z. B. Lungenembolie) Typisch ist die Kombination aus einer abrupten Drehung der Herzachse zum Steil- oder Rechtstyp, **SIQIII-Konstellation,** Sinustachykardie, inkomplettem oder komplettem Rechtsschenkelblock und Nachschwankungsveränderungen (ST-Hebungen oder auch ST-Senkungen) in III, V_1 und V_2. Man spricht hier von einem McGinn-White-Syndrom. Aber: Das Fehlen eines McGinn-White-Syndroms schließt eine Lungenembolie nicht aus!
Chronische Rechtsherzbelastung (Cor pulmonale) Eine ausgeprägte chronische Rechtsbelastung geht häufig mit einer **QI, II, III-Konstellation** einher.
Rechtshypertrophie Zeichen einer Rechtshypertrophie sind eine **Steilstellung der Herzachse** bis hin zu einer Rechtslage und eine Rechtsverspätung. Aufgrund der Dominanz des linken Ventrikels beim Erwachsenen ist sie im EKG viel seltener nachzuweisen, als es die klinische Häufigkeit erwarten lässt.
Herzinfarkte Ausgedehnte Herzinfarkte können zu Vektorsprüngen von 60° und mehr führen und sind dann ein Hinweis auf die Ausdehnung des Infarktgebiets. So kann z. B. bei einem ausgedehnten Hinterwandinfarkt der Potenzialverlust zu einem überdrehten Linkstyp führen. Die ▸ Abb. 12.3a und ▸ Abb. 12.3b zeigt die Stadien eines ausgedehnten transmuralen Vorderwandinfarkts, die ▸ Abb. 12.4a und ▸ Abb. 12.4b die Stadien eines ausgedehnten Hinterwandinfarkts mit Vektordrehung.
Schenkelblockierungen Ein **linksanteriorer Hemiblock** ist durch einen **überdrehten Linkstyp** gekennzeichnet, ein **linksposteriorer Hemiblock** durch einen plötzlich auftretenden **Rechts- oder überdrehten Rechtstyp** (▸ Kap. 11.1.2.3).

Merke

Die Bestimmung der elektrischen Herzachse ist unverzichtbarer Teil jedes EKG-Befunds, auch bei Verlaufskontrollen!

Zusammenfassung

- Bei Erwachsenen sind Links-, Quer-, Mittel- und Steillage in der Regel Normalbefunde.
- Eine überdrehte Linkslage ist entweder Bestandteil eines LAH oder Folge großer Hinterwandinfarkte.
- Eine Rechtslage oder überdrehte Rechtslage ist entweder Bestandteil eines LPH oder Folge einer Rechtsbelastung.
- Vektorsprünge über 60 Grad nach links treten bei ausgedehnten HW-Infarkten auf, nach rechts bei ausgedehnten VW-Infarkten oder akuter Lungenembolie.

10 Hypertrophiezeichen

10.1 Allgemeine Kriterien 43
10.2 Hypertrophie der Vorhöfe 44
10.2.1 Rechtsatriale Hypertrophie (P-pulmonale) 44
10.2.2 Linksatriale Hypertrophie (P-mitrale) 44
10.2.3 Biatriale Hypertrophie (P-biatriale) . . 44
10.3 Hypertrophie der Ventrikel 45
10.3.1 Linksventrikuläre Hypertrophie 45
10.3.2 Rechtsventrikuläre Hypertrophie 46

IMPP-Hits

- Zeichen im EKG für hypertensive Herzerkrankung (▸ Kap. 10.3.1)
- Zeichen der Linksherzhypertrophie (▸ Kap. 10.1, ▸ Kap. 10.3.1)

10.1 Allgemeine Kriterien

Hypervoltage Wie jeder Muskel reagiert auch das Herz auf vermehrte Leistungsanforderung – sei es durch höheren Druck (Hypertonie des großen oder kleinen Kreislaufs) oder durch erhöhte Volumenbelastung (bei Klappeninsuffizienzen oder Defekten des Vorhof- oder Kammerseptums) – mit einer Größenzunahme der Muskelfasern. Dickere Muskelfasern produzieren mehr Aktionspotenzial. Je nachdem, ob die Herzvorhöfe oder die Herzkammern von der Hypertrophie betroffen sind, wird das EKG also eine Erhöhung der P-Wellen-Amplitude oder der Amplitude des Kammerkomplexes zeigen.

Diskordanz der Nachschwankung Überschreitet die Zunahme der Muskelmasse in einer der Herzkammern ein gewisses Ausmaß, kommt es nicht mehr zur gleichzeitigen und vollständigen Erregung aller Muskelpartien, was ja Voraussetzung dafür ist, dass die dem Kammerkomplex folgende ST-Strecke „isoelektrisch" (auf der Null-Linie liegend) ist. Deshalb geht jede relevante Hypertrophie der Herzkammern mit einer Auslenkung der ST-Strecke in **Gegenrichtung** (diskordant) zum Vektor des hypertrophierten Ventrikels einher.

Da die Repolarisationsphase der Vorhöfe im Oberflächen-EKG nicht sichtbar ist (▸ Kap. 3.1), kommt sie bei der Hypertrophiediagnostik auf Vorhofebene nicht in Betracht.

Verzögerte Erregungsausbreitung Vor allem Hypertrophie durch Volumenbelastungen (exzentrische Hypertrophie) führt zu einer – meist geringfügigen – Verbreiterung der P-Welle (Vorhofhypertrophie) bzw. des Kammerkomplexes (Ventrikelhypertrophie).

Lagetyp Natürlich hat die Zunahme der ventrikulären Muskelmasse auch Einfluss auf die elektrische Herzachse. Eine Linkshypertrophie wird eher eine Linkslage, eine Rechtshypertrophie eher eine Steillage zur Folge haben. Von allen Hypertrophiekriterien ist jedoch der Lagetyp das schwächste.

Alles in allem muss man sagen, dass die Sensitivität des EKG zur Erkennung einer Hypertrophie der Vorhöfe und Kammern nicht sehr hoch ist. So schließt das **Fehlen von Hypertrophiezeichen** eine Hypertrophie nicht aus. Das gilt insbesondere für die Rechtsherzhypertrophie.

10.2 Hypertrophie der Vorhöfe

10.2.1 Rechtsatriale Hypertrophie (P-pulmonale)

Um die Hypertrophiezeichen auf Vorhofebene zu verstehen, müssen wir uns klarmachen, dass sich die P-Welle aus einem ersten, dem rechtsatrialen und einem zweiten, dem linksatrialen Anteil zusammensetzt (► Abb. 10.1a).

Hypervoltage Eine isolierte Hypertrophie des **rechten** Vorhofs zeigt sich im EKG durch eine Erhöhung der Amplitude des **ersten** Teils der P-Welle. Besonders deutlich ist dies in den Ableitungen, die den rechtsatrialen Teil der P-Welle optimal sehen. Das sind die Ableitungen II, aVF und III (► Abb. 10.1b).

Verzögerte Erregungsausbreitung Die Basis (Dauer) der P-Welle ist dabei nicht wesentlich verbreitert, da die hypertrophiebedingte geringfügig verzögerte Erregungsausbreitung des rechten Vorhofs mit der Erregung des linken Vorhofs zusammenfällt (► Abb. 10.1b).

Ursache für das sogenannte P-pulmonale ist vor allem die pulmonale Hypertonie.

> **Merke**
>
> P-pulmonale: hohe P-Amplitude bei schmaler P-Basis in Abl. II, aVF, III.

10.2.2 Linksatriale Hypertrophie (P-mitrale)

Hypervoltage Eine isolierte Hypertrophie des **linken** Vorhofs zeigt sich im EKG durch eine Erhöhung der Amplitude und Verlängerung des **zweiten** Teils der P-Welle.

Verzögerte Erregungsausbreitung Diese führt zu einer Verbreiterung der P-Basis über 0,10 s, zu doppelgipfligen P-Wellen in der Abl. II (aVF) (► Abb. 10.1c) und biphasischen P-Wellen in der Abl. V_1 (► Abb. 10.1d).

Wir sehen das sogenannte P-mitrale z. B. bei Mitralvitien oder einer Linksherzinsuffizienz mit Erhöhung des linksventrikulären enddiastolischen Drucks.

> **Merke**
>
> P-mitrale: Doppelgipfliges P in II, (aVF); biphasisches P in V_1, verbreiterte Basis (> 0,10 s).

10.2.3 Biatriale Hypertrophie (P-biatriale)

Sind beide Vorhöfe hypertrophiert, mischen sich die Kriterien von P-pulmonale und P-mitrale. Ausge-

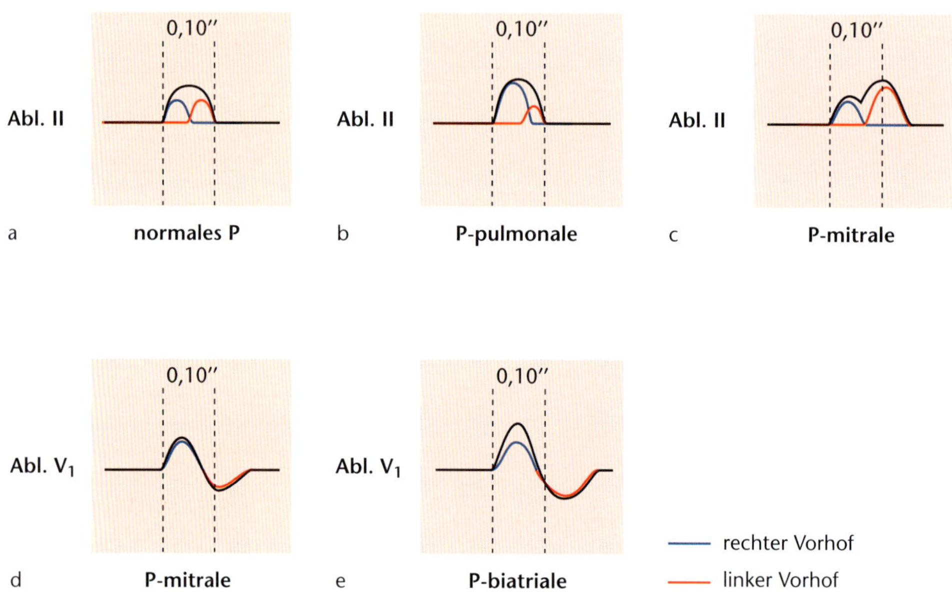

Abb. 10.1 Zeichen der Vorhofhypertrophie.

prägt biphasische und verbreiterte P-Wellen sind besonders deutlich in Abl. V_1 zu sehen (▸ Abb. 10.1e).

10.3 Hypertrophie der Ventrikel

10.3.1 Linksventrikuläre Hypertrophie

Hier sind die allgemeinen Hypertrophiekriterien wegen der großen Muskelmasse des linken Ventrikels besonders deutlich – vor allem in den Brustwandableitungen – zu erkennen.

10.3.1.1 Brustwandableitungen

Hypervoltage Man sieht tiefe S-Zacken rechtspräkordial (V_1–V_3/V_4) und hohe R-Zacken linkspräkordial (V_5–V_6).

Als **Sokolow-Lyon-Index** bezeichnet man die Summe von tiefstem S rechtspräkordial und höchstem R linkspräkordial. Ein Wert von ≥ 3,5 mV deutet auf eine Linkshypertrophie hin (Achtung: Manche EKG-Geräte schalten bei sehr hohen Amplituden des Kammerkomplexes automatisch auf die Eichung 1 mV = 5 mm um!). Dabei ist jedoch zu beachten, dass extrakardiale Faktoren (Lungenemphysem, linksseitiger Pleuraerguss) die Amplituden der linkspräkordialen Brustwandableitungen stark dämpfen können. Insofern sind sehr tiefe S-Zacken rechtspräkordial ein starkes Indiz für das Vorliegen einer Linksherzhypertrophie, auch wenn linkspräkordial keine besonders hohen R-Zacken vorhanden sind und der Sokolow-Lyon-Index kleiner als 3,5 mV gemessen wird.

Sie erinnern sich: Die S-Zacken der rechtspräkordialen Ableitungen sind in gleicher Weise Ausdruck der Erregung des linken Ventrikels wie die R-Zacken der linkspräkordialen Ableitungen. Durch die Position von V_1/V_2 außerhalb des Bereichs der „absoluten Dämpfung“ (kein Lungengewebe zwischen Herz und Thoraxwand), sind extrakardiale Störfaktoren (Lungenemphysem etc.) hier viel weniger wirksam als in den linkspräkordialen Ableitungen.

Diskordanz der Nachschwankung Vor allem die verzögerte Repolarisation (länger haftende Elektronegativität) der hypertrophierten Ventrikelmuskulatur ist der Grund, weshalb die **ST-Strecke** und der Beginn der **T-Welle** in den **linkspräkordialen Ableitungen gesenkt** sind. Korrespondierend dazu erwarten wir bei der Linkshypertrophie eine **Hebung des ST-Segments in den rechtspräkordialen Ableitungen.**

Verzögerung der Erregungsausbreitung Vor allem die Volumenüberlastung des linken Ventrikels führt zu einer Verzögerung der Erregungsausbreitung. Sie wird gemessen an der Zeit vom Beginn des Kammerkomplexes bis zum „oberen Umschlagspunkt“ (OUP). Gemeint ist der Punkt, an dem der Kammerkomplex sich endgültig abwärts bewegt („Beginn der endgültigen Negativitätsbewegung“) (▸ Abb. 10.2).

Dauert dies, gemessen in V_5/V_6, länger als 0,05 s, spricht man von „Linksverspätung“. In Analogie zum inkompletten Rechtsschenkelblock (▸ Kap. 11.1.2.1) könnte man auch von „inkomplettem Linksschenkelblock“ sprechen. Die Dauer des gesamten Kammerkomplexes ist dabei nicht länger als 0,12 s.

R-Progression Typisch für eine Linkshypertrophie ist eine **verzögerte R-Progression** in den Brustwandableitungen, also eine Verschiebung der Übergangszone nach links **mit abruptem R/S-Umschlag lateral von V_3/V_4** (▸ Abb. 10.2).

10.3.1.2 Extremitätenableitungen

Wegen ihrer Herzferne sind die Zeichen einer Linksherzhypertrophie in den Extremitätenableitungen sehr viel weniger deutlich.

Hypervoltage Lewis-Index: (RI–SI) + (SIII–RIII) ≥ 1,7 mV. Da in den Extremitätenableitungen die Amplituden stark von extrakardialen Faktoren (Ödeme etc.) abhängen, hat der Lewis-Index in meinen Augen keine große Bedeutung.

Diskordanz der Nachschwankung Es finden sich ST-Senkungen in aVL und I sowie ST-Hebungen in aVF und III.

Lagetyp Bei einer Linkshypertrophie ist eher eine Linkslage als ein Steiltyp zu erwarten. Eine überdrehte Linkslage ist jedoch durch eine Linkshypertrophie alleine nicht zu erklären. (▸ Kap. 11.1.2.4). Auf der anderen Seite schließt ein Steiltyp (z. B. bei leptosomem Habitus, Trichterbrust etc.) eine Linkshypertrophie nicht aus.

Zusammenfassung

Zeichen der Linksherzhypertrophie (▸ Abb. 10.2)

- Brustwandableitungen:
  a. Hohe R-Zacken linkspräkordial, tiefe S-Zacken rechtspräkordial, Sokolow-Lyon-Index ≥ 3,5 mV

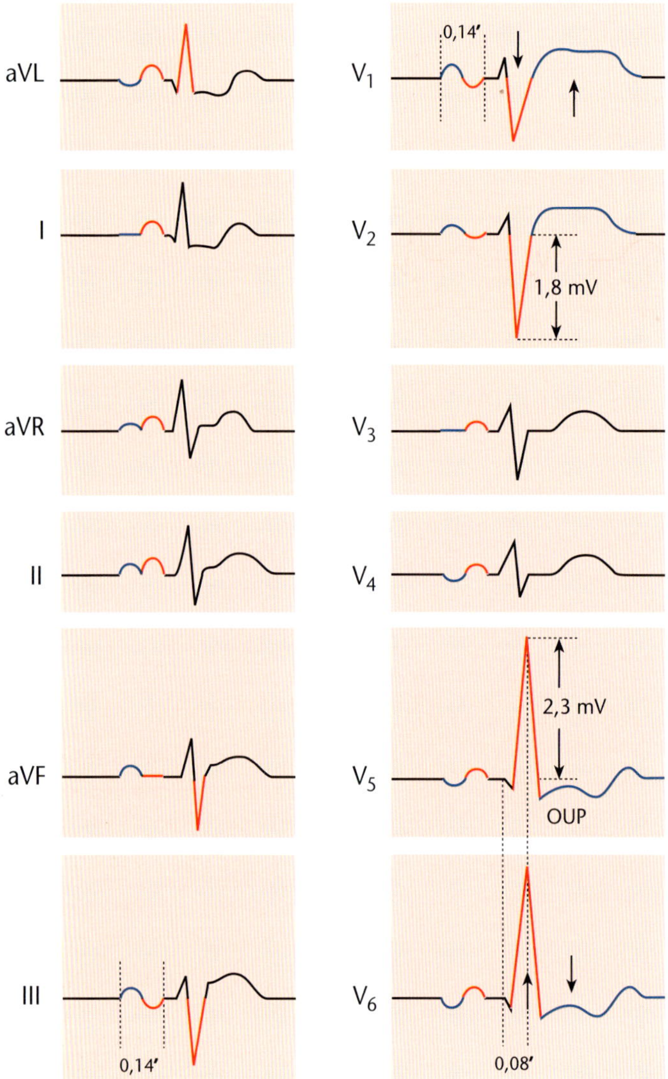

Abb. 10.2 Linkshypertrophie mit P-mitrale. Linksverspätung: OUP > 0,05 s; QRS ≤ 0,12 s; Sokolow-Lyon-Index: RV5 + SV2 > 3,5 mV; Diskordanz der Nachschwankung.

b. Diskordanz der Nachschwankung: ST-Senkung mit präterminal negativem T linkspräkordial, ST-Hebung rechtspräkordial
c. Linksverspätung (nicht obligat)
d. Abrupter R/S-Umschlag lateral von V_3/V_4 (obligat)

- Extremitätenableitungen:
  a. Linkslage (nicht obligat)
  b. Lewis-Index ≥ 1,7 mV (nicht obligat)
  c. Diskordanz der Nachschwankung
  d. P-mitrale (nicht obligat)

10.3.2 Rechtsventrikuläre Hypertrophie

Ursachen für eine rechtsventrikuläre Hypertrophie sind schwerste pulmonale Hypertonie, Pulmonalstenose oder kongenitale Vitien (z. B. falsch einmündende Lungenvenen).

Hypervoltage Auch bei der rechtsventrikulären Hypertrophie kann man die aus der Zunahme der rechtsventrikulären Muskelmasse resultierende Hypervoltage objektivieren: Man addiert die Amplitude der höchsten R-Zacke rechtspräkordial mit der Amplitude der tiefsten S-Zacke linkspräkordial

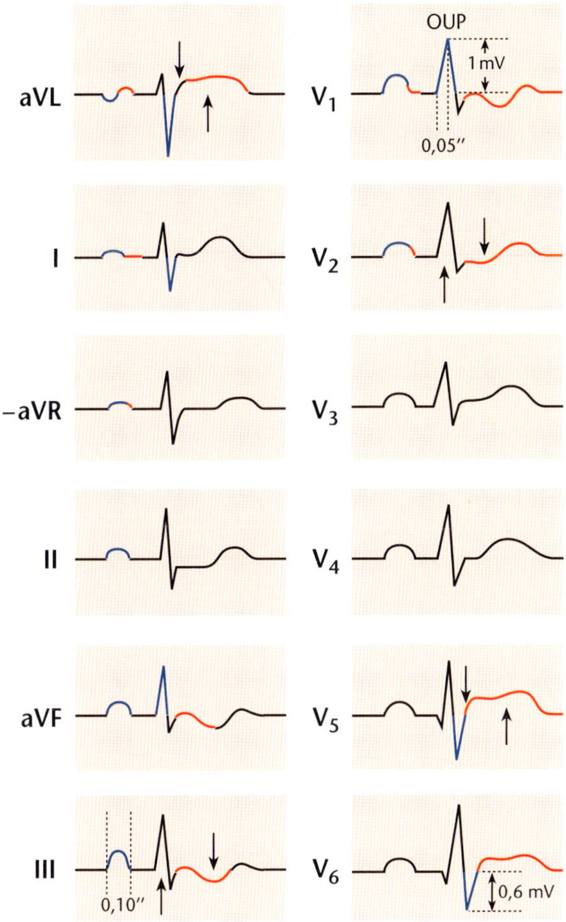

Abb. 10.3 Rechtshypertrophie mit P-pulmonale. Rechtsverspätung: OUP ≥ 0,03 s; QRS ≤ 0,12 s; Sokolow-Lyon Index: RV1 + SV6 ≥ 1 mV; Diskordanz der Nachschwankung.

(rechtsventrikulärer Sokolow-Lyon-Index). Bereits ein Wert ≥ 1,0 mV gilt als pathologisch.

Diskordanz der Nachschwankung Es zeigt sich eine ST-Senkung mit präterminal negativem T in den Ableitungen mit hohem R rechtspräkordial und eine ST-Hebung in den linkspräkordialen Ableitungen (meist nur angedeutet).

Verzögerte Erregungsausbreitung Eine Rechtshypertrophie führt häufig zu einer Verzögerung der Erregungsausbreitung. Hier gilt schon ein auf ≥ 0,03 s verzögerter oberer Umschlagspunkt (OUP), gemessen in V1, als pathologisch und wird als „Rechtsverspätung“ oder „inkompletter Rechtsschenkelblock“ bezeichnet (▸ Kap. 11.1.2.1).

Lagetyp Eine ausgeprägte, isolierte Rechtsherzhypertrophie geht häufig mit einer Steil- oder sogar Rechtslage einher (▸ Abb. 10.3).

Durch die physiologische Dominanz des linken Ventrikels beim Erwachsenen wird man nur selten und nur bei sehr ausgeprägter Rechtshypertrophie die dafür typischen EKG-Veränderungen finden. Dagegen zeigt das EKG beim Kleinkind wegen der physiologischen intrauterinen Dominanz des rechten Ventrikels regelmäßig die Zeichen einer „Rechtshypertrophie“. Glaubt man beim Erwachsenen die Zeichen einer Rechtshypertrophie im EKG zu sehen, muss man die drei wichtigsten **Differenzialdiagnosen** ausschließen:

- Rechtsschenkelblock (▸ Kap. 11.1.1.1)
- Sternal-positives WPW-Syndrom (▸ Kap. 11.2.3)
- Großer posteriorer Herzinfarkt (▸ Kap. 12.3)

Zusammenfassung

Zeichen der Rechtsherzhypertrophie (► Abb. 10.3)

- Hohe R-Amplitude V_1/V_2, deutliche S-Zacken bis V_6, rechtsventrikulärer Sokolow-Lyon-Index ≥ 1 mV
- Rechtsverspätung (OUP in V_1 ≥ 0,03 s)
- Diskordanz der Nachschwankung: ST-Senkung mit präterminaler T-Negativität in V_1/V_2; ST-Hebung in V_5/V_6 (meist nur angedeutet)
- Steil- oder Rechtstyp (häufig)
- P-pulmonale (häufig)
- **Cave:** Verwechslungsgefahr mit **Rechtsschenkelblock, sternal-positivem WPW-Syndrom und posteriorem Infarkt**

Von der Theorie zur Praxis

Wollen Sie Ihr neues Wissen gleich ausprobieren? Dann nehmen Sie sich die Übungs-EKGs Nr. 3, 4, 5 und 9 vor.

11 Erregungsleitungsstörungen

11.1 Schenkelblockierungen 49
11.1.1 Komplette Schenkelblockierungen .. 49
11.1.2 Die inkompletten und die unifaszikulären Schenkelblöcke 52
11.1.3 Die bifaszikulären und der trifaszikuläre Schenkelblock 53
11.2 Die Präexzitationssyndrome (Wolff-Parkinson-White-Syndrom) 56
11.2.1 Bedeutung 56
11.2.2 Pathophysiologie 57
11.2.3 EKG-Morphologie 57
11.2.4 Klinische Bedeutung 59

IMPP-Hits

- Linksanteriorer Hemiblock und überdrehter Linkstyp im EKG (► Kap. 11.1.2.4)
- Linksschenkelblock: QRS-Verbreiterung als Zeichen (► Kap. 11.1.1)

In diesem Kapitel werden wir uns mit folgenden Anomalien befassen:

- Komplette Schenkelblöcke
- Inkomplette Schenkelblöcke
- Unifaszikuläre Blockierungen
- Bi- und trifaszikuläre Blockierungen
- Präexzitationssyndrom

Erregungsleitungsstörungen, die Rhythmusstörungen zur Folge haben (z. B. AV-Blockierungen), werden im ► Kap. 14.2 besprochen.

11.1 Schenkelblockierungen

11.1.1 Komplette Schenkelblockierungen

Um zu verstehen, welche EKG-Veränderungen bei der Blockierung des rechten oder linken Tawara-Schenkels auftreten, wiederholen wir deren topografische Unterschiede (► Kap. 2.3).

Der rechte Tawara-Schenkel verläuft subendokardial an der rechten Seite des Ventrikelseptums und verzweigt sich erst in der Muskulatur des rechten Ventrikels.

Dagegen verläuft der linke Tawara-Schenkel an der linken Seite des Ventrikelseptums und gibt Äste an das Kammerseptum ab, bevor er sich in ein linksanteriores und ein linksposteriores Faszikel teilt.

Am schnellsten und sichersten erkennen wir komplette Schenkelblockierungen in den Brustwandableitungen und hier vor allem in den Ableitungen V_1 und V_6.

Merke

Gemeinsame Merkmale kompletter Schenkelblockierungen sind:

- Verbreiteter Kammerkomplex > 0,12 s
- Diskordanz der Nachschwankung im Bezug auf das verspätete Potenzial

Schenkelblockierungen können permanent oder intermittierend auftreten. Die wichtige Differenzialdiagnose intermittierender Schenkelblock versus ventrikuläre Extrasystole wird im ► Kap. 14.1.2.3 behandelt.

11.1.1.1 Kompletter Rechtsschenkelblock (Wilson-Block)

Morphologie

Wie verändert eine komplette Blockierung des rechten Tawara-Schenkels die EKG-Kurve während De- und Repolarisation (► Abb. 11.1)?

Depolarisation Wir versetzen uns in die Ableitung V_1 und beobachten den Ablauf der Erregung bei einer kompletten Blockierung des rechten Tawara-Schenkels:

P-Welle und PQ-Zeit sind von der Schenkelblockierung nicht betroffen, da sie nur den intraventrikulären Erregungsablauf verzögert. Die beim intermittierenden Schenkelblock unveränderte P-Morphologie und unveränderte PQ-Zeit sind ein wichtiges Unterscheidungskriterium zur ventrikulären Extrasystolie.

Die in V_1 erwartete positive Anfangsschwankung findet statt. Warum? Weil sie Ausdruck der Septumerregung ist, die vom intakten linken Tawara-Schenkel eingeleitet wird.

Dann wendet sich der Vektor von V_1 weg. V_1 sieht eine schlanke S-Zacke als Ausdruck der ungestörten Erregung des linken Ventrikels.

Erst wenn der linke Ventrikel bereits weitgehend depolarisiert (elektronegativ) ist, bewegt sich die Erregung, durch die intramurale Fortleitung erheblich verzögert, in Richtung der noch immer elektropositiven Muskulatur des rechten Ventrikels. V_1 sieht also ein verspätetes Potenzial auf sich zulaufen, registriert ein breites R', das in aller Regel höher ist als das initiale Septum-R. Der QRS-Komplex wird dadurch auf > 0,12 s verbreitert. Durch die transmurale, inhomogene Erregung des rechten Ventrikels, ist das R' häufig M-förmig deformiert.

Wie sieht die Ableitung V_6 den Ablauf der Erregung bei kompletter Rechtsschenkelblockierung (RSB)?

- Entsprechend der ungestörten Septumerregung beginnt der Kammerkomplex mit einer kleinen Q-Zacke.
- Als Ausdruck der ungestörten linksventrikulären Erregung sehen die linkspräkordialen Ableitungen zunächst schlanke R-Zacken.
- Mit dem verspäteten Beginn der rechtsventrikulären Erregung Richtung V_1, folgt in V_6 eine breite, plumpe, „gedämpfte" S-Zacke.

Die Extremitätenableitungen zeigen eine Quer- bis Linkslage und plumpe, breite S-Zacken in aVL, I, (–aVR).

Ganz allgemein fallen die RSB-Zeichen linkspräkordial und in den Extremitätenableitungen sehr viel unscheinbarer aus als rechtspräkordial. Dies liegt an der Dämpfung der linkspräkordialen Ableitungen durch das Lungengewebe zwischen Herz und Thoraxwand bzw. der Herzferne der Extremitätenableitungen.

Repolarisation Es ist leicht einzusehen, dass die Verzögerung der rechtsventrikulären Depolarisation auch zu einer verzögerten rechtsventrikulären Repolarisation führt. Eine isoelektrische ST-Strecke ist also nicht zu erwarten. Vielmehr tritt in der Repolarisationsphase ein Vektor von rechtspräkordial (noch elektronegativ) nach linkspräkordial (schon elektropositiv) auf. Es kommt – allgemein gesprochen – zu einer Diskordanz der Nachschwankung in Bezug auf das verspätete Potenzial: In V_1 folgt auf das verspätete positive Potenzial (R') eine ST-Senkung mit präterminaler T-Negativität. Dementsprechend zeigt sich in V_6 eine ST-Hebung mit präterminaler T-Positivität.

Klinische Bedeutung Nicht allzu selten findet man einen Wilson-Block als Zufallsbefund bei im Übrigen herzgesunden, jungen Menschen. Dies mag damit zusammenhängen, dass das rechte Tawara-Bündel durch seinen langen, subendokardialen Verlauf und die erst periphere Verzweigung besonders gefährdet ist. Eine nicht erkannte, ansonsten folgenlos abgeheilte Myokarditis etwa im Rahmen einer Kinderkrankheit kann als lebenslanges Residuum einen Rechtsschenkelblock vom Wilson-Typ hinterlassen. Weder Leistungsfähigkeit noch Lebenserwartung sind dadurch eingeschränkt.

Klinik

Ein bisher nicht bekannter RSB – ob asymptomatisch oder im Rahmen einer akuten Erkrankung aufgetreten – sollte Anlass für eine pneumologische (akute oder chronische Rechtsherzbelastung?) und kardiologische (koronare Herzerkrankung?) Untersuchung sein, auch wenn der RSB nur intermittierend auftritt.

Besondere Bedeutung hat das Auftreten eines RSB im Rahmen eines Vorderwandinfarkts (▸ Kap. 12.2) und die Kombination eines RSB mit überdrehtem Linkstyp (▸ Kap. 11.1.3.1).

Genauso wie bei einer Ventrikelhypertrophie (▸ Kap. 10.3) gleichen die Veränderungen der Nachschwankung beim Schenkelblock zwar morphologisch der „Innenschicht-Repolarisationsstörung" bei einer koronaren Herzerkrankung (Diskordanz der Nachschwankung), sind aber diesbezüglich nicht verwertbar! Man kann also bei einem Schenkelblock ein ischämisches Ereignis weder ausschließen noch nachweisen.

Differenzialdiagnostisch kommen bifaszikulärer Block, WPW-Syndrom, Rechtshypertrophie und bei intermittierendem Rechtsschenkelblock linksventrikuläre Extrasystolen infrage.

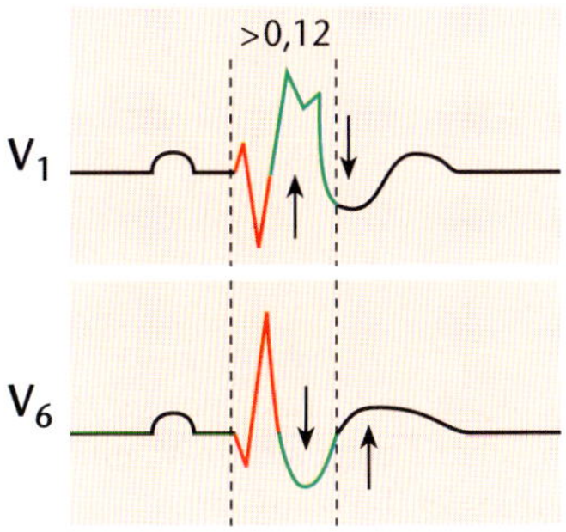

Abb. 11.1 Kompletter Rechtsschenkelblock mit Diskordanz der Nachschwankung in Bezug auf die Richtung des verspäteten Potenzials in V_1 bzw. V_6.

11.1.1.2 Kompletter Linksschenkelblock

Morphologie

Auch hier führen uns die Brustwandableitungen – und speziell V_1 und V_6 – am schnellsten und sichersten zur Diagnose.

Depolarisation Wiederum versetzen wir uns in die Position V_1 und beobachten den Erregungsablauf – diesmal unter Annahme einer kompletten Blockierung des linken Tawara-Schenkels und zwar distal der Äste, die das Kammerseptum versorgen. Dies ist eine der möglichen Lokalisationen der Linksschenkelblockierungen.

Wie beim RSB sind beim Linksschenkelblock (LSB) die P-Welle und die PQ-Zeit nicht betroffen.

Auch die in V_1 zu erwartende kleine positive Anfangsschwankung ist zu sehen. Warum? Weil in unserem Beispiel der LSB ja distal der Septumäste liegt und die primäre Kammererregung somit nicht gestört ist.

Die ungestörte, rasche Erregung des rechten Ventrikels wird überlagert von der nahezu gleichzeitig aus dem bereits elektronegativen rechten Ventrikel transmural in Richtung Herzspitze (von V_1 weg-, auf V_6 zu-)laufenden Erregung des wesentlich muskelstärkeren linken Ventrikels. Der Beobachter in V_1 sieht dies als eine verbreiterte, tiefe S-Zacke.

Wie sieht V_6 die Ventrikeldepolarisation bei LSB?

Wenn die Blockierung des linken Tawara-Bündels distal der Septumäste liegt, erwarten wir zu Beginn der Kammererregung in V_6 das übliche „Septum-Q".

Die verzögerte Depolarisation des linken Ventrikels läuft auf V_6 zu und wird dort als verbreiterte, plumpe, „zuckerhutförmige" R-Zacke registriert. Wegen des Lungengewebes, das zwischen V_6 und dem Herz liegt, fehlt die für den RSB typische M-förmige Konfiguration der R-Zacke.

Liegt die Ursache der Linksschenkelblockierung oberhalb der Septumäste, fehlen sowohl die positiven Anfangsschwankung in V_1 als auch die Q-Zacken in V_6.

Repolarisation Entsprechend den Veränderungen beim RSB verläuft auch beim LSB die Nachschwankung diskordant zur Richtung des verspäteten Potenzials: ST-Hebung rechtspräkordial, ST-Senkung mit präterminaler T-Negativierung linkspräkordial.

Auch beim LSB sind die Nachschwankungsveränderungen kein diagnostisches Kriterium einer koronaren Herzerkrankung (► Abb. 11.2).

Klinische Bedeutung Ein kompletter LSB ist immer als pathologischer Befund zu bewerten. Als Ursachen kommen Kardiomyopathie, koronare Herzerkrankung, Myokarditis (z. B. Lyme-Borreliose), Mitral- und Aortenklappeninsuffizienz infrage.

Auch ein LSB kann intermittierend auftreten, z. B. frequenzabhängig.

Merke

Der LSB imitiert die Veränderungen bei akutem Vorderwandinfarkt. Daher kann bei Vorliegen eines kompletten LSB ein VW-Infarkt nicht allein aus dem EKG diagnostiziert werden (► Kap. 12.2).

Differenzialdiagnostisch kommen ein akuter VW-Infarkt, ein sternal-negatives WPW-Syndrom, eine Linkshypertrophie und bei intermittierendem LSB rechtsventrikuläre Extrasystolen infrage.

Merke

Bei einem bestehenden Schenkelblock kann eine Diskordanz der Nachschwankung nicht zur Diagnostik einer Innenschichtischämie im Rahmen einer KHK verwertet werden.

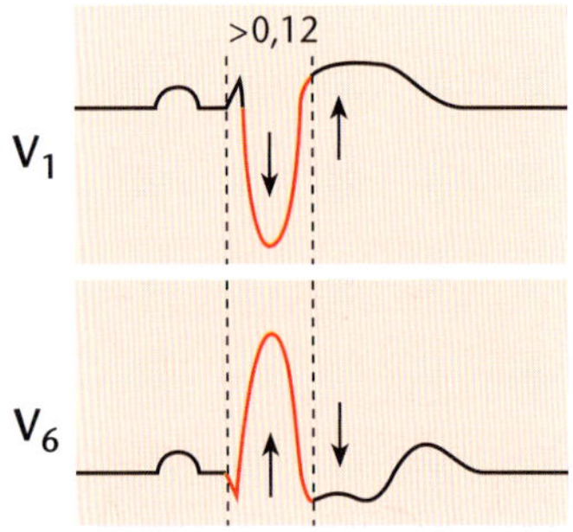

Abb. 11.2 Kompletter Linksschenkelblock mit Diskordanz der Nachschwankung in Bezug auf die Richtung des verspäteten Potenzials in V_1 bzw. V_6.

11.1.2 Die inkompletten und die unifaszikulären Schenkelblöcke

11.1.2.1 Inkompletter RSB (Rechtsverspätung)

Morphologie

Wir sprechen von einem inkompletten RSB oder „Rechtsverspätung", wenn die rechtsventrikuläre Erregungsausbreitung zwar verzögert ist, jedoch nicht die Kriterien eines kompletten RSB erfüllt sind. Kennzeichnend ist die „Verspätung des oberen Umschlagspunkts" (OUP) in V_1. Das ist die Zeit vom Beginn des Kammerkomplexes bis zum Beginn seiner „endgültigen Negativitätsbewegung". Dauert sie länger als 0,03 s, spricht man von inkomplettem RSB. Dabei ist die Gesamtdauer des Kammerkomplexes jedoch ≤ 0,12 s. Typisch ist eine rSr'-Konfiguration in V_1 und eine qRs-Konfiguration in V_6 (▸ Abb. 11.3).

Klinische Bedeutung

Bei jungen Menschen, besonders mit leptosomem Habitus, kann ein inkompletter RSB als Normalbefund gelten. Auch bei ausgeprägter Trichterbrust sieht man häufig einen inkompletten RSB. Bei entsprechender Klinik ist er Ausdruck einer akuten oder chronischen Rechtsherzbelastung.

11.1.2.2 Inkompletter LSB (Linksverspätung)

Morphologie

Kennzeichnend ist eine Verspätung des oberen Umschlagspunkts in V_6 > 0,05 s. Die Gesamtdauer des Kammerkomplexes ist auch hierbei ≤ 0,12 s. Andernfalls handelt es sich um einen kompletten LSB (▸ Abb. 11.4).

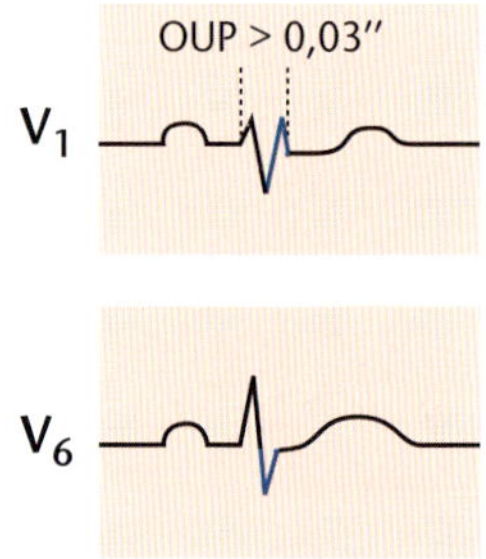

Abb. 11.3 Inkompletter RSB. OUP = oberer Umschlagspunkt, Beginn der endgültigen Negativitätsbewegung.

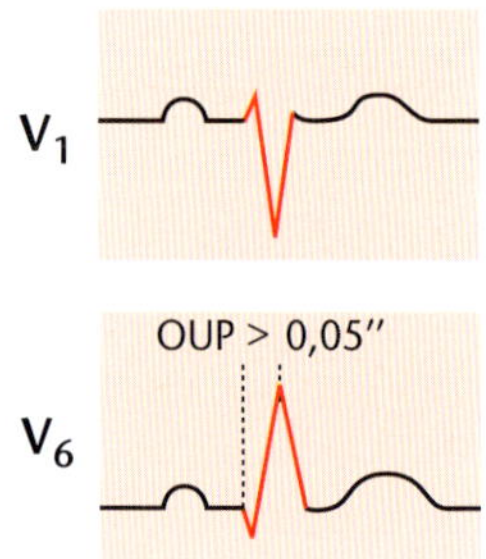

Abb. 11.4 Inkompletter LSB.

Klinische Bedeutung

Einen inkompletten Linksschenkelblock sieht man vor allem bei Volumenbelastungen des linken Ventrikels (z. B. bei Insuffizienz der Mitral- oder Aortenklappe).

11.1.2.3 Unifaszikuläre Blockierungen (Hemiblöcke)

Hierunter versteht man die isolierte Unterbrechung des linksanterioren oder linksposterioren Faszikels des linken Tawara-Schenkels. Sie sind im EKG allein durch pathologische Drehung der Herzachse zu erkennen. Die Dauer des Kammerkomplexes bleibt im Normbereich (≤ 0,12 s).

11.1.2.4 Linksanteriorer Hemiblock (LAH)

Morphologie

Eine Unterbrechung des linksanterioren Faszikels hat einen **überdrehten Linkstyp** zur Folge, d. h., die Ableitungen III, aVF und II zeigen überwiegend negative Kammerkomplexe und sind häufig kombiniert mit Zeichen einer Rechtsverspätung, d. h. rSr' in V_1 und qRs in V_6 (▸ Abb. 11.5).

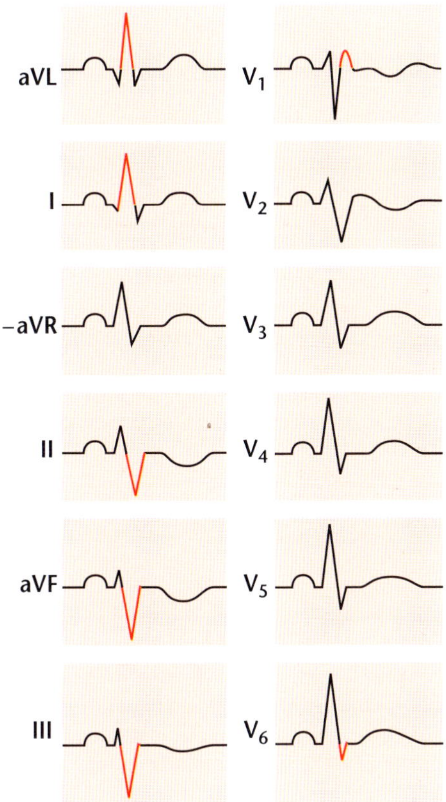

Abb. 11.5 LAH.

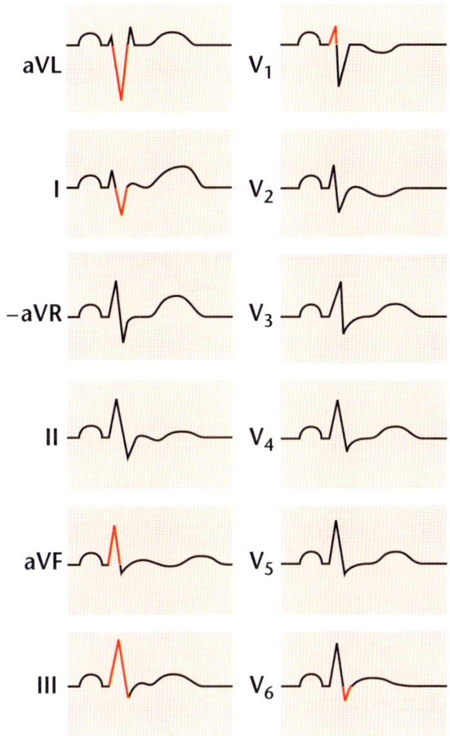

Abb. 11.6 LPH.

Klinische Bedeutung

Ein LAH ist ein verhältnismäßig häufiger, immer pathologischer Befund. Als Ursache kommen z. B. koronare Herzerkrankung oder Myokarditis infrage. Besondere klinische Bedeutung kommt dem LAH bei zusätzlicher kompletter Blockierung des rechten Tawara-Schenkels zu (bifaszikulärer Block, s. u.).

Es ist zu beachten, dass nicht jeder „überdrehte Linkstyp" Folge eines LAH ist: Auch im Rahmen von ausgedehnten Hinterwandinfarkten kann es durch Potenzialverlust in den inferioren Ableitungen II, aVF, III zu einer Drehung der Herzachse über –30° kommen (▸ Kap. 12.3).

11.1.2.5 Linksposteriorer Hemiblock (LPH)

Morphologie

Eine Unterbrechung des links-posterioren Faszikels hat einen Rechts- oder **überdrehten Rechtstyp** zur Folge, d. h., die Ableitungen aVL, I und ggf. –aVR zeigen überwiegend negative Kammerkomplexe (▸ Abb. 11.6).

Klinische Bedeutung

Ein LPH ist ein seltener, immer pathologischer Befund. Man darf die Diagnose eines LPH nur stellen, wenn schwerste Rechtsherzbelastung oder ein ausgedehnter Vorderwandinfarkt als Ursache der pathologischen Achsendrehung nicht infrage kommen.

11.1.3 Die bifaszikulären und der trifaszikuläre Schenkelblock

Die Kombination eines LAH oder LPH mit einem kompletten RSB heißt bifaszikulärer Block, die Blockierung aller drei Faszikel des Reizleitungssystems heißt trifaszikulärer Block.

11.1.3.1 RSB + LAH

Morphologie

Der häufigste bifaszikuläre Block ist eine komplette Unterbrechung des rechten Tawara-Schenkels und des linksanterioren Bündels des linken Tawara-

Schenkels. Man erkennt ihn im EKG an der Kombination der RSB-Merkmale mit einem überdrehten Linkstyp (► Abb. 11.7).

Klinische Bedeutung

Der rechte Tawara-Schenkel und das linksanteriore Faszikel des linken Tawara-Schenkels werden in der Regel vom Ramus interventrikularis anterior (RIVA oder LAD) der linken Koronararterie versorgt. Dieses Gefäß ist besonders häufig im Rahmen einer koronaren Herzerkrankung betroffen. Ein kompletter Verschluss führt zu einem VW-Infarkt. Die gemeinsame Gefäßversorgung erklärt sowohl die Häufigkeit dieses bifaszikulären Blocks

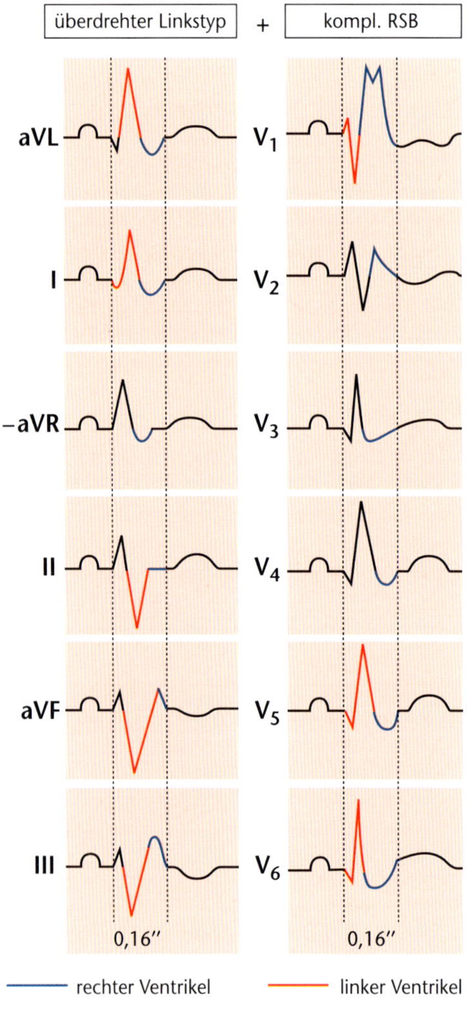

Abb. 11.7 LAH + RSB (bifaszikulärer Block).

als auch sein gelegentliches Auftreten – als prognostisch ungünstiges Zeichen – im Rahmen eines akuten VW-Infarkts.

> **Klinik**
>
> Der bifaszikuläre Block kann Vorläufer einer trifaszikulären Blockierung und damit eines kompletten AV-Blocks sein (► Kap. 13). Deshalb sind negativ-dromotrope Medikamente (z. B. β-Rezeptoren-Blocker, Verapamil, Digitalis) bei Vorliegen eines bifaszikulären Blocks relativ kontraindiziert. Sie begünstigen das Auftreten eines trifaszikulären Blocks und damit einer kompletten AV-Blockierung. Bei bifaszikulärem Blockbild im EKG sollte gezielt nach (prä-)synkopalen Ereignissen in der Anamnese gefahndet werden bzw. umgekehrt bei entsprechender Anamnese ein bifaszikulärer Block ausgeschlossen sein.

11.1.3.2 RSB + LPH

Morphologie

Eine komplette Unterbrechung des rechten Tawara-Schenkels und des linksposterioren Faszikels des linken Tawara-Schenkels erkennt man an der Kombination der RSB-Merkmale mit einem Rechts- oder überdrehtem Rechtstyp. Dabei ist in V_1 die verspätete R-Zacke häufig nicht M-förmig aufgesplittert wie beim „Wilson-Block", sondern plump „wie ein Zuckerhut". In älteren Lehrbüchern wird dafür der irreführende Ausdruck „klassischer Rechtsschenkelblock" gebraucht (► Abb. 11.8).

Klinische Bedeutung

Diese Form der **bifaszikulären Blockierung** ist ein sehr seltenes, immer hoch pathologisches Phänomen. Das linksposteriore Faszikel wird nämlich sowohl durch Äste der linken wie der rechten Koronararterie versorgt. Daher tritt eine Kombination aus RSB und LPH meist im Rahmen einer fortgeschrittenen koronaren Herzerkrankung auf.

11.1.3.3 RSB + LAH + LPH

Morphologie

Die Unterbrechung aller intraventrikulären Reizleitungsbündel wird als **trifaszikulärer Block** bezeichnet. Das EKG zeigt dann das Bild eines kompletten AV-Blocks (► Kap. 14.2.1.3).

Klinische Bedeutung

Ein trifaszikulärer Block ist, neben der häufigeren Blockierung im AV-Knoten oder des His-Bündels, die zweite Ursache einer kompletten AV-Blockierung. Man sollte aber nur dann eine trifaszikuläre Blockierung als Ursache einer kompletten AV-Blockierung diagnostizieren, wenn als Vorläufer ein bifaszikulärer Block (am häufigsten RSB + LAH) bekannt war.

Nebenbemerkung: Die Kombination LAH + RSB + AV-Block 1. Grades rechtfertigt **nicht** die Diagnose „trifaszikulärer Block".

Die ▸ Abb. 11.9 zeigt eine Zusammenschau aller Schenkelblockierungen mit den anatomischen Verhältnissen des Reizleitungssystems und deren Versorgung durch die Koronararterien.

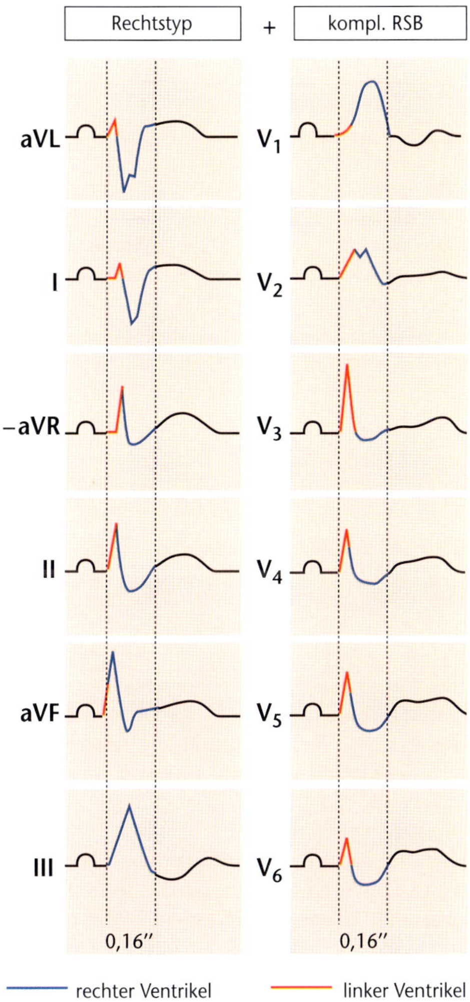

Abb. 11.8 RSB + LPH (bifaszikulärer Block).

Zusammenfassung

Allgemeine Kriterien der kompletten Schenkelblöcke

- QRS-Verbreiterung > 0,12 s.
- Diskordanz der Nachschwankung in Bezug auf die Richtung des verspäteten Potenzials.
- Ob es sich um einen RSB oder LSB handelt, erkennt man an der Richtung des verspäteten Potenzials:
  a. Ein hohes, breites R in V_1 ist charakteristisch für einen RSB.
  b. Ein tiefes, breites S in V_1 ist charakteristisch für einen LSB.

Kriterien des kompletten Rechtsschenkelblocks (▸ Abb. 11.1)

- QRS > 0,12 s, rSR'-Konfiguration in V_1, qRS-Konfiguration in V_6.
- Diskordanz der Nachschwankung bezogen auf die Richtung des verspäteten Potenzials, d. h. ST-Senkung in V_1 und ST-Hebung in V_6.
- Die Nachschwankungsveränderungen sind hinsichtlich einer koronaren Herzerkrankung nicht verwertbar.
- Die Extremitätenableitungen zeigen eine Quer- bis Linkslage und plumpe, breite S-Zacken in aVL, I, (–aVR).

Kriterien des kompletten Linksschenkelblocks (▸ Abb. 11.2)

- QRS > 0,12 s, breites S in V_1, breites R in V_6.
- Diskordanz der Nachschwankung bezogen auf die Richtung des verspäteten Potenzials, d. h. ST-Hebung in V_1 und ST-Senkung in V_6.
- Die Nachschwankungsveränderungen sind hinsichtlich einer koronaren Herzerkrankung nicht verwertbar.

Kriterien der inkompletten Schenkelblöcke (▸ Abb. 11.3, ▸ Abb. 11.4)

- Inkompletter RSB: OUP in V_1 > 0,03 s, rSr'-Konfiguration in V_1, qRs-Konfiguration in V_6
- Inkompletter LSB: OUP in V_6 > 0,05 s

Kriterien der Hemiblöcke (▸ Abb. 11.5, ▸ Abb. 11.6)

- Kammerkomplex ≤ 0,12 s.
- LAH: Überdrehter Linkstyp.
- LPH: Rechts- oder überdrehter Rechtstyp.
- Differenzialdiagnose: Auch ausgedehnte Infarkte können die Ursache einer pathologischen Achsendrehung sein.

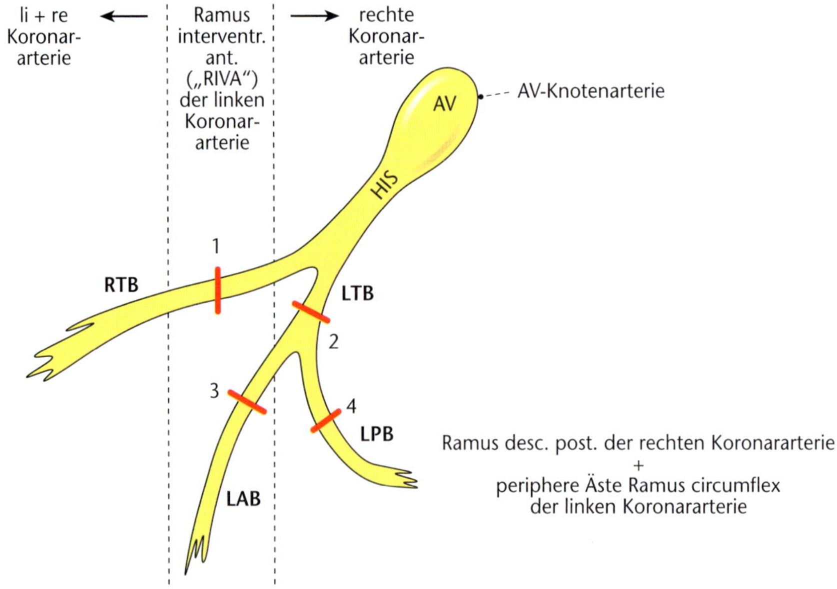

Abb. 11.9 Lokalisation der Läsion bei den Schenkelblockierungen.
1 RSB
2 LSB
3 LAH
4 LPH
1+3 RSB + LAH (bifaszikulärer Block, häufig)
1+4 RSB + LPH (bifaszikulärer Block, selten)
1+3+4 (trifaszikulärer Block) totaler AV-Block
RTB = rechtes Tawara-Bündel
LTB = linkes Tawara-Bündel
LAB = linksanteriores Bündel
LPB = linksposteriores Bündel

Kriterien der bifaszikulären Blöcke (▸ Abb. 11.7, ▸ Abb. 11.8)

- RSB + LAH: Alle Zeichen des kompletten RSB + überdrehter Linkstyp
- RSB + LPH: Alle Zeichen des kompletten RSB + Rechts- oder überdrehter Rechtstyp

11.2 Die Präexzitationssyndrome (Wolff-Parkinson-White-Syndrom)

11.2.1 Bedeutung

1930 veröffentlichten die Kardiologen Louis Wolff, John Parkinson und Paul D. White ein Krankheitsbild, das vor allem jüngere Männer (60–70 %) betraf und durch Anfälle tachykarder Rhythmusstörungen mit offenbar günstiger Prognose gekennzeichnet war. Die EKGs zeigten häufig eine Verkürzung der atrioventrikulären Überleitungszeit und einen trägen Anstieg des schenkelblockartig deformierten Kammerkomplexes. Als Ursache fand man akzessorische Reizleitungsbündel unterschiedlicher Lokalisation zwischen Vorhof- und Ventrikelmuskulatur, die nach dem jeweiligen Entdecker z. B. „Kent-Paladino-Bündel", „James-Bündel" oder „Mahaim-Bündel" genannt wurden.
Die Annahme einer grundsätzlich günstigen Prognose der gelegentlichen Herzrhythmusstörung machte das sog. „WPW-Syndrom" für einige Jahrzehnte zu einer EKG-Diagnose ohne große klinische Bedeutung.
Dies änderte sich erst in den Neunzigerjahren des vorigen Jahrhunderts. Rhythmusstörungen beim

WPW-Syndrom wurden als Ursache plötzlicher Todesfälle bei bisher herzgesunden, jungen Menschen erkannt. Außerdem machten es die Fortschritte der Kathetertechnik und der kardialen Elektrophysiologie möglich, akzessorische Leitungsbündel zu lokalisieren und mit niedrigem Risiko zu abladieren. Damit sind das WPW-Syndrom und seine Varianten (dazu zählt z. B. das Lown-Ganong-Levine-Syndrom) zu einer klinisch hoch bedeutsamen EKG-Diagnose geworden. Die Katheterablation akzessorischer Reizleitungsbündel ermöglicht in ca. 80 % eine kurative Therapie dieser potenziell lebensbedrohlichen Erkrankung junger und sonst gesunder Menschen.

11.2.2 Pathophysiologie

Als eine Bedingung des ungestörten Erregungsablaufs haben wir gelernt (▸ Kap. 2), dass die Atrioventrikularebene wie eine Isolierschicht funktioniert und die Erregung ausschließlich über den AV-Knoten die Ventrikelmuskulatur erreicht.
Beim WPW-Syndrom ist diese Bedingung einer normalen Erregungsausbreitung nicht mehr gegeben: Ein zusätzlich (akzessorisch) vorhandenes Leitungsbündel führt – unter Umgehung des AV-Knotens – zu einer **vorzeitigen, trägen** (weil transmuralen) Erregung eines Teils der Ventrikelmuskulatur. Die übrige Ventrikelmuskulatur wird auf üblichem Weg über den AV-Knoten und die Tawara-Schenkel erregt. Dadurch kann man am Kammerkomplex einen ersten, trägen Teil, die sog. „Deltawelle" von einem zweiten, raschen Teil unterscheiden.
Wenn ein Teil der Ventrikelmuskulatur vorzeitig depolarisiert wird, beginnt er auch vorzeitig mit der Repolarisation. Es ist deshalb nicht zu erwarten, dass die ST-Strecke isoelektrisch ist.

Merke

Allgemeine Merkmale der Präexzitation:
- Verkürzte PQ-Zeit
- Deltawelle
- Diskordanz der Nachschwankung im Bezug auf die Deltawelle

11.2.3 EKG-Morphologie

11.2.3.1 Kammerkomplex

Seine morphologischen Veränderungen hängen von der **anatomischen Lage** des akzessorischen Bündels und seiner **Refraktärzeit** ab.
Da die anatomische Lage akzessorischer Bündel individuell sehr unterschiedlich ist, weist das WPW-Syndrom eine hohe Variabilität auf. Wir wollen uns am Modell der zwei häufigsten, klinisch bedeutsamsten Lokalisationen die morphologischen Veränderungen des Kammerkomplexes überlegen.
Wie bei den kompletten Schenkelblockierungen hat die Ableitung V_1 für die Diagnostik eines WPW-Syndroms eine besonders günstige Beobachtungsposition.

WPW Typ A (sternal-positiv) Ein linksatrial-linksventrikuläres akzessorisches Bündel führt zu vorzeitiger Depolarisation (Elektronegativität) basaler Bereiche des linken Ventrikels und löst einen „Präexzitationsstrom" aus, der sich transmural und deshalb langsam von links nach rechts, also in Richtung auf V_1 bewegt (▸ Abb. 11.10).
V_1 wird also einen vorzeitigen, trägen und positiven Beginn des Kammerkomplexes registrieren (positive Deltawelle). Die meist hohe R-Zacke in V_1 kommt durch die Summation des Präexzitationsvektors mit dem etwas später hinzukommenden Vektor der Septumdepolarisation zustande. Man spricht vom WPW-Syndrom Typ A. Da die V_1-Elektrode neben dem Sternum liegt, hat sich die Bezeichnung **„Sternal-positives WPW-Syndrom"** eingebürgert.

WPW Typ B (sternal-negativ) Ein rechtsatrial-rechtsventrikuläres akzessorisches Bündel führt zu vorzeitiger Depolarisation (Elektronegativität) basaler Bereiche des rechten Ventrikels und löst einen „Präexzitationsstrom" aus, der sich von rechts nach links, also weg von V_1 bewegt (▸ Abb. 11.11).
V_1 wird jetzt einen **vorzeitigen, trägen** und **negativen** Beginn des Kammerkomplexes registrieren (negative Deltawelle). Die in V_1 zu erwartende positive Anfangsschwankung wird von der negativen Deltawelle überlagert. Es resultiert formal eine breite Q-Zacke. Man spricht vom WPW-Syndrom Typ B bzw. von **„Sternal-negativem WPW-Syndrom"**.
Die **topografische Lage** des akzessorischen Bündels **bestimmt also die Richtung,** in die der Präexzitationsstrom fließt.
Die **Refraktärzeit** des akzessorischen Bündels **bestimmt das Ausmaß** der Präexzitation. Je kürzer die Refraktärzeit im akzessorischen Bündel, umso mehr Muskelfasern werden vorzeitig erregt, umso größer ist der Betrag des Präexzitationsstroms, umso mächtiger ist die Deltawelle.

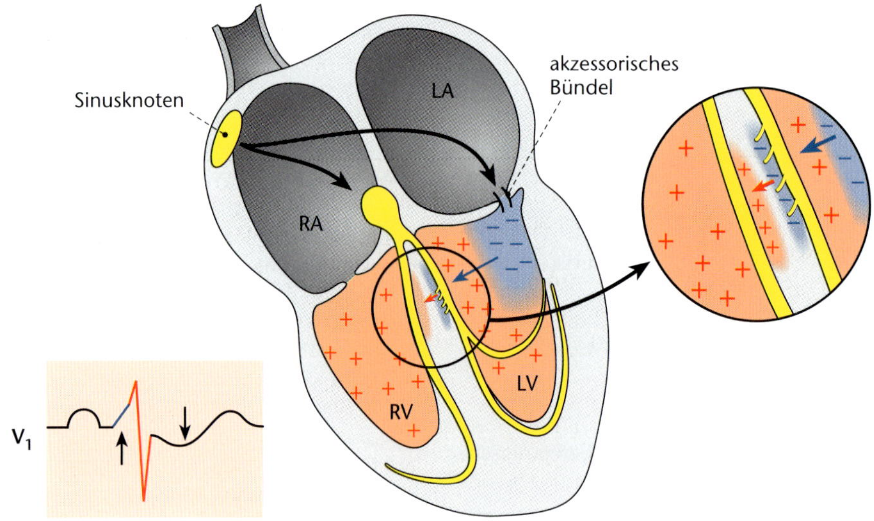

Abb. 11.10 WPW Typ A („sternal-positiv").

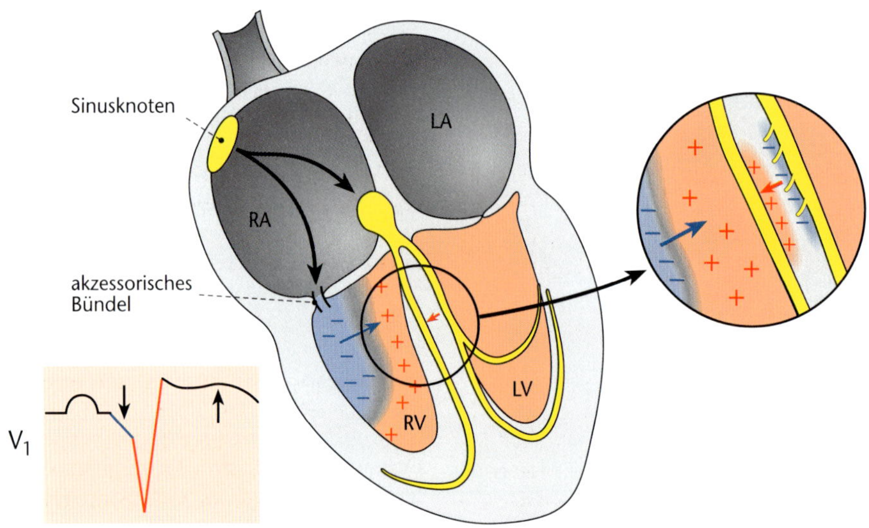

Abb. 11.11 WPW Typ B („sternal-negativ").

Merke

Die Deltawelle kann in der einen oder anderen Ableitung wegen schlechter Projektionsbedingungen isoelektrisch, also nicht sichtbar sein! **In diesen Ableitungen misst man eine normale PQ-Zeit!** Nur Ableitungen mit sichtbarer Deltawelle zeigen eine verkürzte PQ-Zeit (AV-Intervall).

11.2.3.2 Nachschwankung

Die vorzeitige Depolarisation einer Region hat auch vorzeitige Repolarisation zur Folge. Wir erwarten deshalb keine isoelektrische ST-Strecke. In aller Regel verläuft sie **diskordant zur Richtung der Deltawelle.**

11.2.4 Klinische Bedeutung

Das WPW-Syndrom ist gekennzeichnet durch
- eine schwierige Diagnostik durch die fluktuierende Morphologie,
- das Auftreten potenziell lebensbedrohlicher Rhythmusstörungen,
- die Ähnlichkeit mit schwerwiegenden anderen EKG-Veränderungen wie Herzinfarkt, Schenkelblock oder Rechtshypertrophie.

Die **Prävalenz** des WPW-Syndroms wird mit etwa 3 pro 1.000 Personen (etwa 60 % Männer) angegeben. Diese Schätzung ist aus zwei Gründen sehr unzuverlässig: 1. Ein Teil der WPW-Syndrome bleibt lebenslang ohne klinische Manifestation. 2. Da die Refraktärzeit der akzessorischen Bündel variiert, können sich das Ausmaß und damit die Sichtbarkeit der Präexzitation beim selben Individuum ändern. Ist sie länger als die Refraktärzeit des AV-Knotens, findet keine Präexzitation statt.

> **Merke**
>
> Ein unauffälliges EKG schließt das Vorhandensein eines akzessorischen Bündels nicht aus!

Bei demselben Patienten können sich Phasen mit und ohne Deltawelle abwechseln (sog. intermittierendes WPW-Syndrom).

Klinik des WPW-Syndroms Drei Formen von **Rhythmusstörungen** kennzeichnen die Klinik des WPW-Syndroms:
- Am häufigsten sind **regelmäßige Tachykardien mit schlankem Kammerkomplex.** Die Ursache ist eine kreisförmige Erregung, die antegrad über den AV-Knoten und retrograd über das akzessorische Bündel verläuft (**„orthodrome" Tachykardie)** Eine Deltawelle ist dabei nicht zu erkennen, da die Kammererregung ja ausschließlich über den AV-Knoten stattfindet. Man spricht vom „verborgenen bzw. concealed WPW-Syndrom" (► Abb. 11.12).
- Seltener sind **regelmäßige Tachykardien mit breitem Kammerkomplex.** Sie sind Ausdruck einer kreisförmigen Erregung, die antegrad über das akzessorische Bündel und retrograd über den AV-Knoten läuft. Man spricht von einer **„antidromen" Tachykardie.** In den schenkelblockartig deformierten Kammerkomplexen ist eine abgrenzbare Deltawelle meist nicht zu erkennen (► Abb. 11.13).
- Bei etwa 40 % der WPW-Patienten treten Episoden von **Vorhofflimmern** auf. Das EKG zeigt dann eine **Tachyarrhythmie mit breitem Kammerkomplex,** da die Kammererregung im Wesentlichen über das akzessorische Bündel erfolgt (► Abb. 11.14). Hierbei handelt es sich um eine lebensbedrohliche Rhythmusstörung, da sie jederzeit in Kammerflimmern übergehen kann. Ein Teil der plötzlichen Todesfälle anscheinend gesunder junger Menschen ist durch diese Komplikation des WPW-Syndroms verursacht.

Differentialdiagnose und Therapie Eine **orthodrome Tachykardie** bei WPW-Syndrom ist von einer paroxysmalen supraventrikulären Tachykardie meist nicht zu unterscheiden. Pharmaka, die die Refraktärzeit des AV-Knotens verlängern wie Adenosin oder Verapamil, eignen sich zur Limitierung der Tachykardie.

Eine **antidrome Tachykardie** bei WPW-Syndrom ist aufgrund der breiten Kammerkomplexe leicht mit einer ventrikulären Tachykardie oder einer supraventrikulären Tachykardie bei vorbestehendem Schenkelblock zu verwechseln. Ist der Patient kreislaufstabil, kann ein Versuch mit **Ajmalin** gemacht werden, das die Refraktärzeit des akzessorischen Bündels verlängert. Bei instabilen Patienten ist die elektrische Kardioversion unter kontrollierten Bedingungen anzustreben. Medikamente, die die Überleitung im AV-Knoten verzögern (**Adenosin, Verapamil**), sind **kontraindiziert!**

Vorhofflimmern bei WPW-Syndrom kann mit Vorhofflimmern bei vorbestehendem Schenkelblock verwechselt werden. Das kann fatale Folgen haben, denn AV-Knoten bremsende Pharmaka wie **Digitalis oder Verapamil** – die sich beim „normalen" Vorhofflimmern gut zur Frequenzkontrolle eignen – sind bei Vorhofflimmern mit WPW-Syndrom **absolut kontraindiziert,** da sie den Übergang in Kammerflimmern provozieren. Man kann bei kreislaufstabilen Patienten einen Versuch mit Ajmalin machen. Bei instabilen Patienten ist die **elektrische Kardioversion** das Mittel der Wahl.

> **Merke**
>
> Eine Tachyarrhythmie mit breitem Kammerkomplex (Schlagwort „**FBI**" = **F**ast, **B**road, **I**rregular) gilt so lange als Vorhofflimmern bei WPW-Syndrom, bis das Gegenteil bewiesen ist, z. B. durch ein Vor-EKG mit identischem Schenkelblock. Medikamente wie Digitalis oder Verapamil sind absolut kontraindiziert.

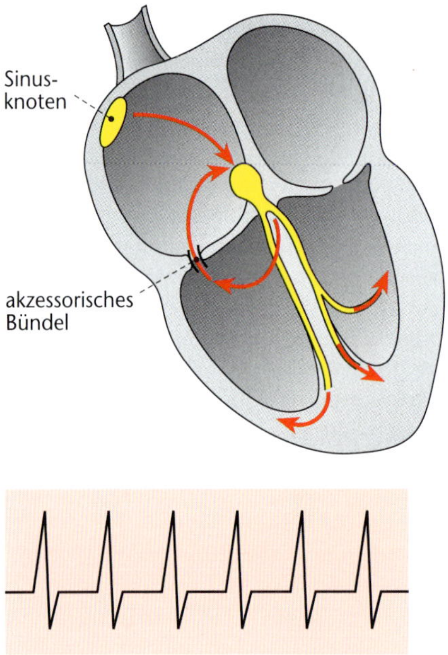

Abb. 11.12 Orthodrome Tachykardie bei WPW-Syndrom. Regelmäßige Tachykardie mit schlankem Kammerkomplex.

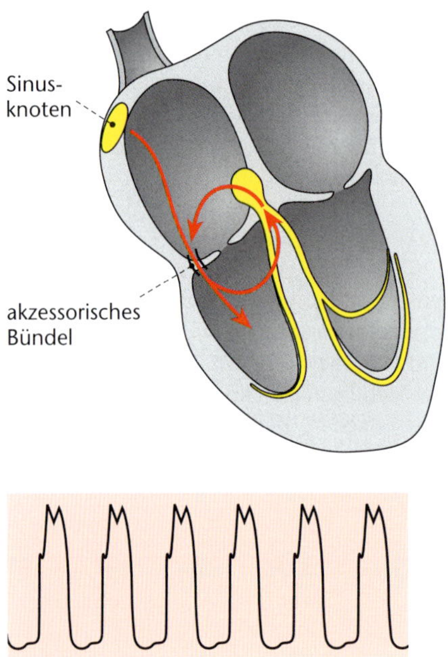

Abb. 11.13 Antidrome Tachykardie bei WPW-Syndrom. Regelmäßige Tachykardie mit breitem Kammerkomplex.

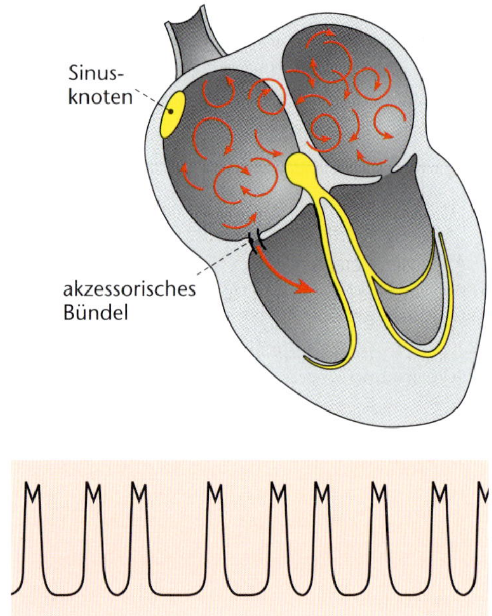

Abb. 11.14 Vorhofflimmern bei WPW-Syndrom. Tachyarrhythmie mit breitem Kammerkomplex.

Weitere Differenzialdiagnosen des WPW-Syndroms:

- Schenkelblockbilder, wenn man eine Deltawelle als Ursache des verbreiterten Kammerkomplexes übersieht.
- Ventrikuläre Extrasystolie bei intermittierendem WPW-Syndrom (► Kap. 14.1.2.3).
- Rechtshypertrophie bei sternal-positivem WPW-Syndrom.
- Myokardinfarkte, wenn man eine negative Deltawelle z. B. in V_1 mit der (diskordant) angehobenen ST-Strecke für ein Nekrose-Q mit infarktbedingter ST-Hebung hält.

Wegen der potenziell lebensbedrohlichen Komplikationen sollte jedes neu entdeckte WPW-Syndrom einer elektrophysiologischen Untersuchung mit der Möglichkeit der kurativen Therapie durch Katheterablation akzessorischer Bündel zugeführt werden.

Zusammenfassung

Pathophysiologie

Ein zusätzlich (akzessorisch) vorhandenes Leitungsbündel führt zu **vorzeitiger** Erregung eines Teils der Ventrikelmuskulatur.

EKG-Veränderungen

- Deltawelle mit Verbreiterung des QRS-Komplexes und kurzer „PQ" (eigentlich P-Delta)-Zeit.
- Diskordanz der Nachschwankung in Bezug auf die Richtung der Deltawelle.

Klinik und Therapie

- Regelmäßige Tachykardie mit schlankem Kammerkomplex („orthodrome" Tachykardie). Therapie: Adenosin, Verapamil.
- Regelmäßige Tachykardie mit breitem Kammerkomplex („antidrome" Tachykardie). Therapie: Ajmalin (Adenosin, Verapamil sind kontraindiziert!); Kardioversion.
- Tachyarrhythmie mit breitem Kammerkomplex. Therapie: Ajmalin, Kardioversion (Adenosin, Verapamil und Digitalis sind kontraindiziert!).

Von der Theorie zur Praxis

Wollen Sie Ihr neues Wissen gleich ausprobieren? Dann nehmen Sie sich die Übungs-EKGs Nr. 6–15, 42 und 44 vor.

12 Der Herzinfarkt

12.1	**Allgemeine Veränderungen und Stadien**	63
12.1.1	Morphologie der EKG-Veränderungen beim Infarkt	63
12.1.2	Stadien des Infarktverlaufs	64
12.1.3	Lokalisation des Infarktgeschehens	66
12.2	**Vorderwandinfarkt**	67
12.3	**Hinterwandinfarkt**	68
12.4	**Besondere Infarktformen**	69
12.5	**Besonderheiten der Infarktdiagnostik**	71

IMPP-Hits

- Erkennen von STEMI im EKG (► Kap. 12.1.2)
- Erkennen eines Vorderwandinfarkts anhand der Ableitungen (► Kap. 12.2)
- Endstadium Herzinfarkt: verbreiterte, vertiefte Q-Zacke (► Kap. 12.1.1, ► Kap. 12.1.2.)

12.1 Allgemeine Veränderungen und Stadien

Die Vektortheorie ist auch die Grundlage der Erklärung der EKG-Veränderungen beim Infarkt.

12.1.1 Morphologie der EKG-Veränderungen beim Infarkt

Drei morphologische Veränderungen bestimmen die EKG-Kurve im Verlauf eines Myokardinfarkts:

- Als Erstes: **ST-Hebung** als Ausdruck eines „Verletzungsstroms"
- Gefolgt von: **R-Verlust bzw. pathologische Q-Zacken** als Folge von Myokardnekrose
- Schließlich: **Terminale T-Negativierung** in der subakuten Phase

ST-Hebung Ursache eines Herzinfarkts ist der Verschluss einer Koronararterie. Dies führt innerhalb weniger Minuten in den **subepikardialen** Schichten zu einer Verzögerung der Depolarisation, also zu einem Haften von Elektropositivität subepikardial. Ableitungen, die über dem infarzierten Areal liegen (sog. **„direkte Beobachter"**), sehen statt der erwarteten isoelektrischen ST-Strecke einen „Verletzungsstrom" auf sich zulaufen, also eine **ST-Hebung.** Normalisiert sich die Durchblutung sehr rasch, z. B. durch Spontanlyse einer Koronarembolie bzw. einer Koronarthrombose oder nach rascher Lösung eines Koronarspasmus, kann sich auch die ST-Hebung in wenigen Minuten normalisieren. Bleibt die Koronararterie verschlossen, bleibt auch die ST-Hebung zunächst bestehen. Beim unkomplizierten Infarktverlauf bildet sie sich innerhalb von etwa 10 Tagen zur Isoelektrischen zurück. Ein Persistieren der ST-Hebung gilt als Hinweis auf die Bildung eines Herzwandaneurysmas. Eine rasche Rückbildung der ST-Hebung gilt als prognostisch günstiges Zeichen.

Ergänzend erwähnt werden soll auch das Phänomen des „Erstickungs-T". Hierbei handelt es sich um eine überhöhte und spitze T-Welle, die unmittelbar nach Beginn der akuten Myokardischämie auftritt und daher zum Zeitpunkt der klinischen EKG-Diagnostik bei Brustschmerz und Infarktverdacht häufig bereits wieder verschwunden ist.

R-Verlust Bleibt der Verschluss der Koronararterie bestehen, wird der zugehörige Muskelbezirk nekrotisch, d. h., er verliert alle elektrischen Eigenschaften, er ist weder elektropositiv noch elektronegativ. Man könnte den Nekrosebezirk als „elektrisches Loch" bezeichnen. Alle elektrischen Aktivitäten, alle Vektoren der benachbarten vitalen Muskelbezirke weisen weg von dem nekrotischen Areal. Handelt es sich um einen **transmuralen Infarkt,** sehen die **direkten Beobachter** als Folge des Potenzialverlusts einen **R-Verlust bzw. pathologische Q-Zacken** über dem infarzierten Muskelbezirk. Pathologische Q-Zacken sind verbreitert und vertieft, wobei die Breite (> 0,04 s) das wichtigere Kriterium ist („Q-Pardee"). Handelt es sich um einen **intramuralen Infarkt,** registrieren die direkten Beobachter nur eine mehr oder weniger ausgeprägte **R-Reduktion.**

Wie lange es dauert, bis nach dem Verschluss einer Koronararterie im EKG Nekrosezeichen auftreten, ist unter anderem abhängig von der Größe des verschlossenen Gefäßes und vom Vorhandensein von Kollateralen. Der stärkste Anreiz zur Bildung von Kollateralen sind passagere Myokardischämien z. B. im Rahmen einer stabilen Angina pectoris. Dies erklärt die scheinbar paradoxe Beobachtung, dass Patienten, die über lange Zeit an einer stabilen Angina pectoris – unter Belastung oder bei Kälteexposition – leiden, eine gewisse Ischämietoleranz entwickeln und nach einem kompletten Gefäßverschluss oftmals nur intramurale oder umschriebene transmurale Infarkte entwickeln. Gelegentlich zeigt die Koronarangiografie bei Patienten mit einer langen Vorgeschichte von stabiler Angina pectoris sogar den Verschluss einer Koronararterie ohne Hinweis auf ein Infarktgeschehen! Im Gegensatz dazu führt der Verschluss einer Koronararterie bei bisher völlig beschwerdefreien Patienten oft zu ausgedehnten Infarkten mit Neigung zu fatalen Herzrhythmusstörungen.

Wenn es sich um einen ausgedehnten Infarkt handelt, bleiben die Nekrosezeichen im EKG über viele Jahre nachweisbar. Bei umschriebenen Infarkten können sich die Nekrosezeichen im Verlauf von Monaten zurückbilden.

Terminale T-Negativierung Im Rahmen der Reparationsvorgänge nach einem akuten Myokardinfarkt bleibt in den subepikardialen Schichten die Repolarisation für längere Zeit verzögert. Es tritt während der Repolarisation ein Vektor von den noch elektronegativen Außenschichten in Richtung der schon wieder elektropositiven Innenschichten auf. Die Ableitungen der **direkten Beobachter** zeigen eine T-Negativierung, die auch das Ende der T-Welle umfasst und deshalb terminale T-Negativität genannt wird. Sie tritt Stunden bis Tage nach Beginn des Infarktgeschehens auf und zeigt den Beginn des subakuten oder reaktiven Folgestadiums an. Sie kann über viele Wochen bestehen bleiben.

12.1.2 Stadien des Infarktverlaufs

Nach den EKG-Veränderungen im Verlauf eines transmuralen Infarkts kann man – das Stadium „0" mitgezählt – **fünf Stadien** unterscheiden (▶ Abb. 12.1):

1. Stadium „0" oder perakutes Stadium Das EKG zeigt ausgeprägte ST-Elevationen gelegentlich als „Erstickungs-T", aber **keine** Nekrosezeichen. Bei rascher Normalisierung der Durchblutung normalisiert sich auch das EKG.
2. Stadium 1 oder akutes Stadium Das EKG zeigt ST-Elevationen und Nekrosezeichen (R-Reduktion und/oder pathologische Q-Zacken)
3. Stadium 2 oder subakutes Stadium Das EKG zeigt ST-Elevation, Nekrosezeichen und beginnende terminale T-Negativierung.
4. Stadium 3 oder reaktives Folgestadium Das EKG zeigt Nekrosezeichen, isoelektrische ST-Strecke und terminale T-Negativierung.
5. Stadium 4 oder chronisches Stadium Das EKG zeigt Nekrosezeichen bei isoelektrischer ST-Strecke und positiver T-Welle. Bei umschriebenen Infarkten können nach Monaten auch die Nekrosezeichen verschwinden.

Je rascher die Infarktstadien durchlaufen werden, umso günstiger ist die Prognose.

Merke

Durch die Einführung der Troponinbestimmung, einem hochsensiblen und spezifischen Biomarker für Myokardschäden, sind die Kriterien für die Diagnose Myokardinfarkt geändert geworden. Galt früher das Auftreten von Nekrosezeichen im EKG (R-Reduktion, R-Verlust, pathologische Q-Zacken) als notwendiges Kriterium für die Diagnose Myokardinfarkt, wird jetzt bei akutem Brustschmerz zwischen akutem Koronarsyndrom (ACS) mit

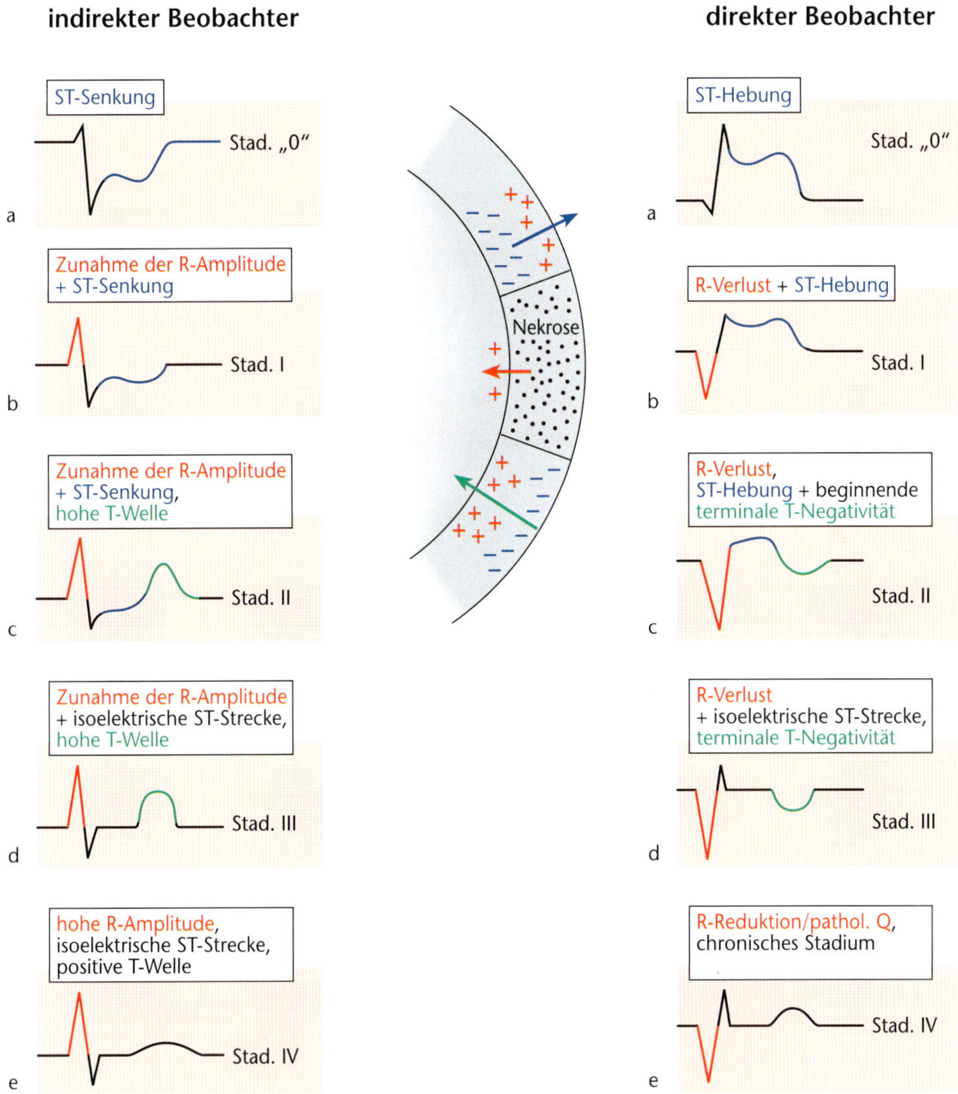

Abb. 12.1 Schema der morphologischen EKG-Veränderungen im Verlauf eines transmuralen Infarkts.

ST-Hebung (STE-ACS) und ohne persistierende ST-Hebung (NSTE-ACS) unterschieden. Je nach Troponinwerten wird Letzteres weiter unterschieden in Nicht-ST-Hebungs-Myokardinfarkt (NSTEMI, positiver Troponinnachweis) und instabile Angina pectoris (normaler Troponinwert).

Eine Sonderform der Angina pectoris ist die Prinzmetal Angina, bei der es durch einen Spasmus einer Koronararterie zu ausgeprägten ST-Hebungen (Erstickungs-T) ohne R-Verlust oder pathologische Q-Zacken kommt. Nach Abklingen des Anfalls – spontan oder nach Gabe von Nitroglyzerin – normalisiert sich das EKG innerhalb weniger Minuten.

12.1.3 Lokalisation des Infarktgeschehens

Wir haben die drei morphologischen Veränderungen des Infarkt-EKG aus der Sicht der „direkten Beobachter" beschrieben. Das sind die Ableitungen, die direkt über dem Infarktgeschehen sitzen. Mit Ihren Kenntnissen der topografischen Beziehungen der 12 Ableitungen zueinander verstehen

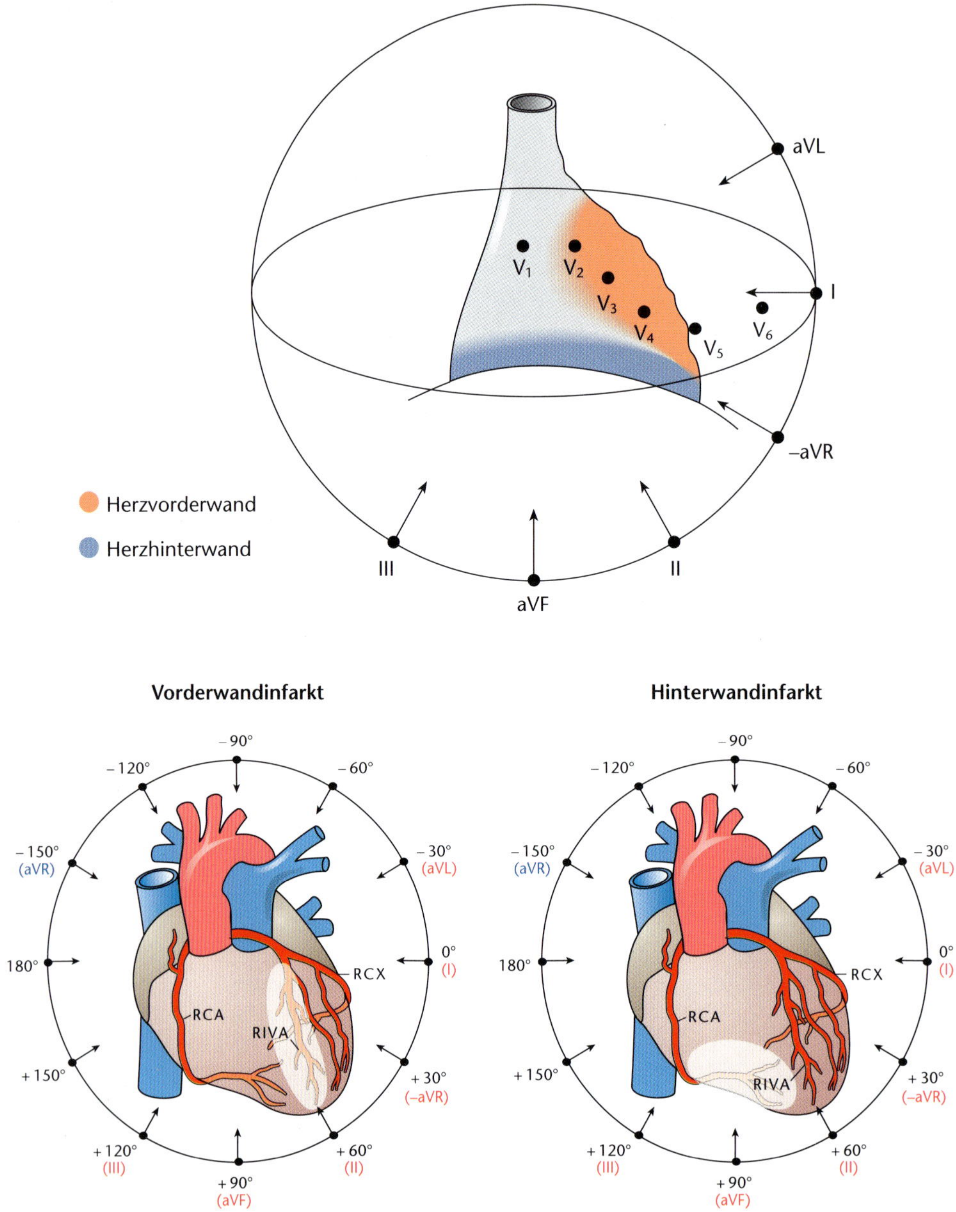

Abb. 12.2 Welche Ableitungen sehen welche Herzregionen als „direkte" bzw. als „indirekte Beobachter"?
Vorderwandinfarkt bei Verschluss des Ramus interventricularis anterior (RIVA bzw. LAD).
Hinterwandinfarkt bei Verschluss der rechten Koronararterie (RCA).

Sie, dass die „indirekten Beobachter", die Ableitungen also, die gegenüber dem Infarktgeschehen sitzen, die drei morphologischen Infarktzeichen annähernd spiegelbildlich sehen: Die ST-Hebung als ST-Senkung, das pathologische Q bzw. die R-Reduktion als Zunahme der R-Amplitude und die terminale T-Negativität als spitz-positive T-Welle.
Wenn Sie sich jetzt anhand des Cabrera-Kreises bzw. der Cabrera-Kugel überlegen, welche Ableitungen einen direkten und welche einen indirekten Blick auf die Herzvorderwand bzw. Herzhinterwand haben, wissen Sie, in welchen Ableitungen sich welcher Infarkt mit direkten bzw. indirekten Zeichen zu erkennen gibt (► Abb. 12.2). Vor allem beim Hinterwandinfarkt sind die indirekten Zeichen eine wertvolle diagnostische Hilfe.

12.2 Vorderwandinfarkt

Die häufigste Ursache ist ein Verschluss des Ramus interventrikularis anterior (RIVA bzw. LAD) der linken Koronararterie (► Abb. 12.2).
Direkte Infarktzeichen zeigen die Ableitungen aVL, I, V_2–V_4, evtl. auch die Ableitungen –aVR, V_1 und V_5. Indirekte Infarktzeichen zeigen die Ableitungen aVF und III, evtl. auch Ableitung II und V_6 (► Abb. 12.3a, ► Abb. 12.3b).

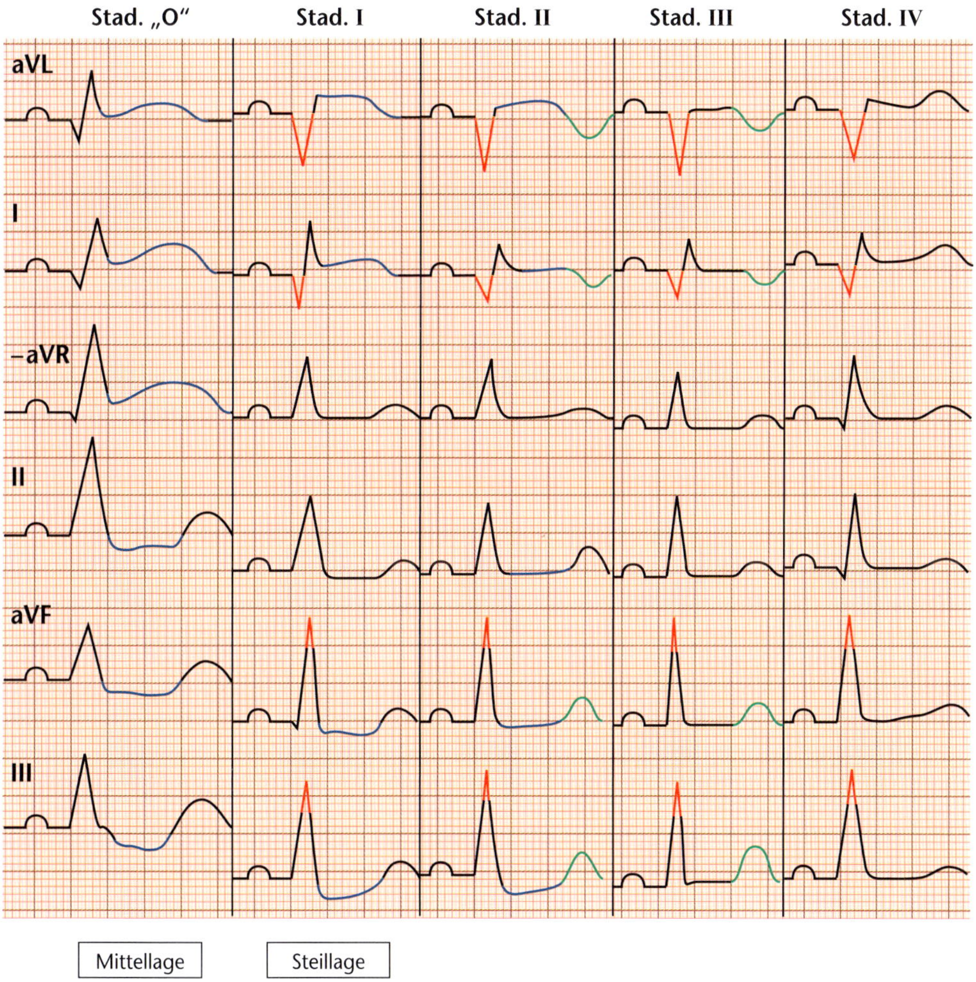

Abb. 12.3a Stadien des ausgedehnten transmuralen Vorderwandinfarkts mit Vektordrehung (schematisch nach einer Originalkurve): Die Extremitätenableitungen.

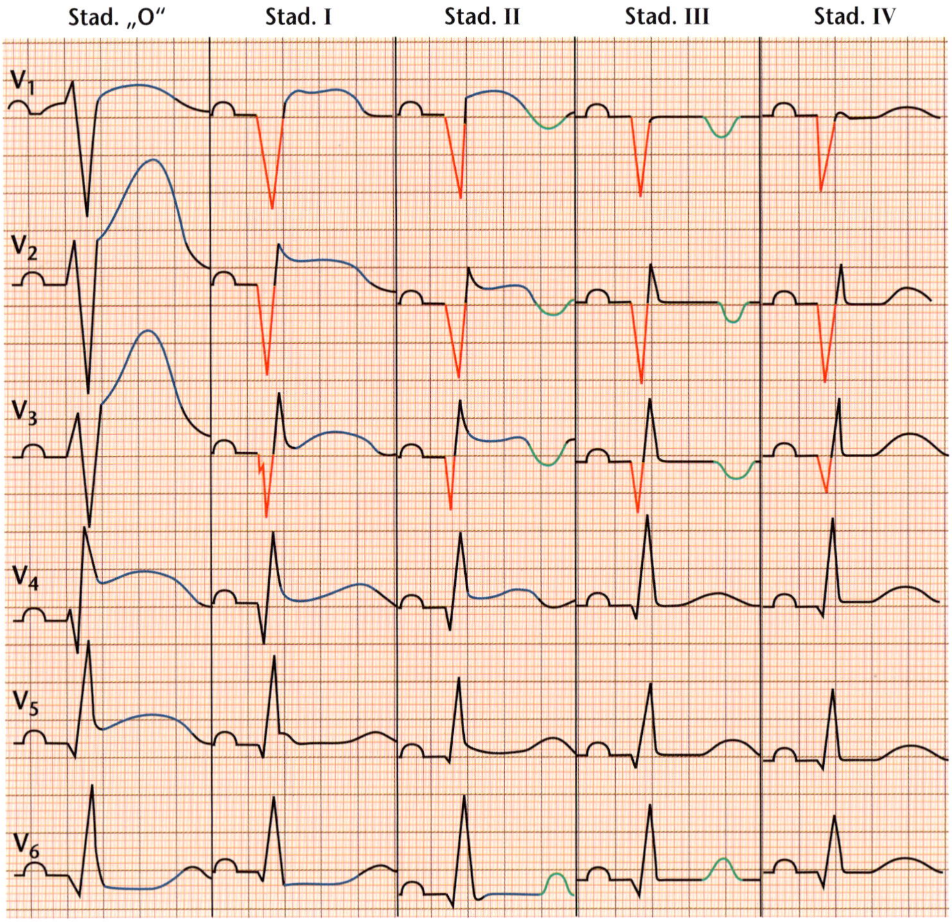

Abb. 12.3b Stadien des ausgedehnten transmuralen Vorderwandinfarkts mit Vektordrehung (schematisch nach einer Originalkurve): Die Brustwandableitungen.

12.3 Hinterwandinfarkt

Die häufigste Ursache ist ein Verschluss der rechten Koronararterie (RCA) (► Abb. 12.2).

Direkte Infarktzeichen zeigen die Ableitungen II, aVF und III, evtl. auch V_6. Indirekte Infarktzeichen zeigen aVL, I und V_1–V_3, evtl. auch –aVR und V_4 (► Abb. 12.4a, ► Abb. 12.4b).

Hinterwandinfarkt mit rechtsventrikulärer Beteiligung Sie ist eher selten, stellt aber eine ernsthafte Komplikation des Hinterwandinfarkts dar. Es droht akute Rechtsherzdekompensation und bedarf eines speziellen Volumenmanagements. Deshalb gilt die Regel: Bei jedem Hinterwandinfarkt muss eine rechtsventrikuläre Beteiligung nachgewiesen bzw. ausgeschlossen werden. Dies geschieht durch Registrierung der rechtsthorakalen Brustwandableitungen. (Hierbei werden die Elektroden spiegelbildlich zu den üblichen linksthorakalen Ableitungen angebracht.) Zeigen sich in rV_3–rV_4 direkte Infarktzeichen, muss man von einer rechtsventrikulären Beteiligung ausgehen (► Abb. 12.5).

Hinterwandinfarkt und Rhythmusstörungen Die rechte Koronararterie versorgt rechten Vorhof, rechten Ventrikel, die Herzhinterwand und den AV-Knoten. Deshalb gehören AV-Blockierungen aller Grade (► Kap. 14.2.1) häufig zum Bild des akuten Hinterwandinfarkts. Sie sind in der Regel flüchtig und bedürfen nur bei hämodynami-

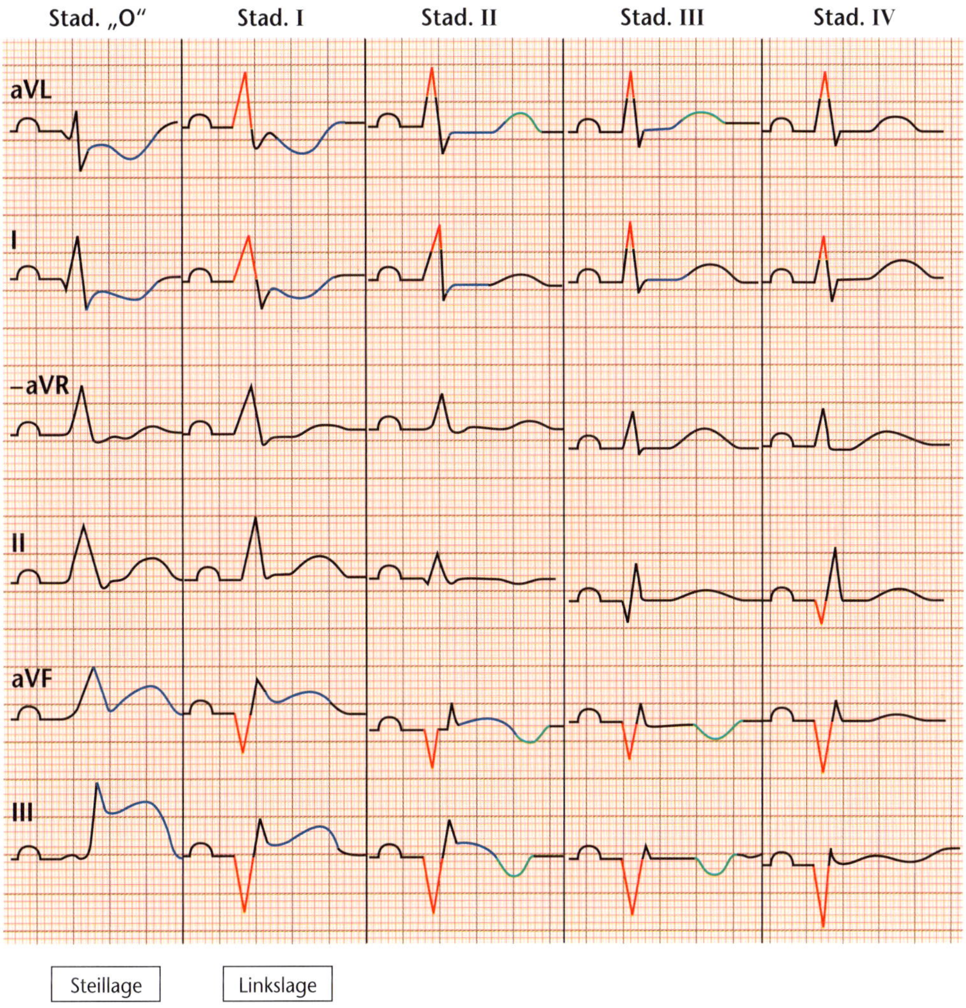

Abb. 12.4a Stadien eines ausgedehnten Hinterwandinfarkts mit Vektordrehung (schematisch nach einer Originalkurve): Die Extremitätenableitungen.

scher Auswirkung therapeutischer Intervention, z. B. einer temporären Schrittmachersonde.

12.4 Besondere Infarktformen

Lateralwandinfarkt Ein lateraler, eher kleiner Infarkt bereitet nicht selten diagnostische Probleme. Hier fehlen oft deutliche direkte Infarktzeichen in den Brustwandableitungen. Zuverlässiger sind hier ST-Hebungen in aVL (I) und ST-Senkungen in III und evtl. in aVF (▸ Abb. 12.6). Auch die zusätzliche Registrierung der 2 ICR höher angebrachten Brustwandableitungen bzw. Anwendung von V_7–V_9 kann bei der Suche nach einem lateralen Infarkt wichtige Informationen liefern.

Schwierigkeiten kann die Infarktdiagnostik vor allem bei bereits vorbestehenden EKG-Veränderungen bereiten.

Herzinfarkt und Linksschenkelblock (LSB) Ein kompletter LSB imitiert das Bild eines **Vorderwandinfarkts** (▸ Kap. 11.1.1.2). Bei verdächtiger Klinik sind auch hier zusätzliche diagnostische Maßnahmen erforderlich. Ein **Hinterwandinfarkt** kann dagegen trotz LSB in der Regel erkannt wer-

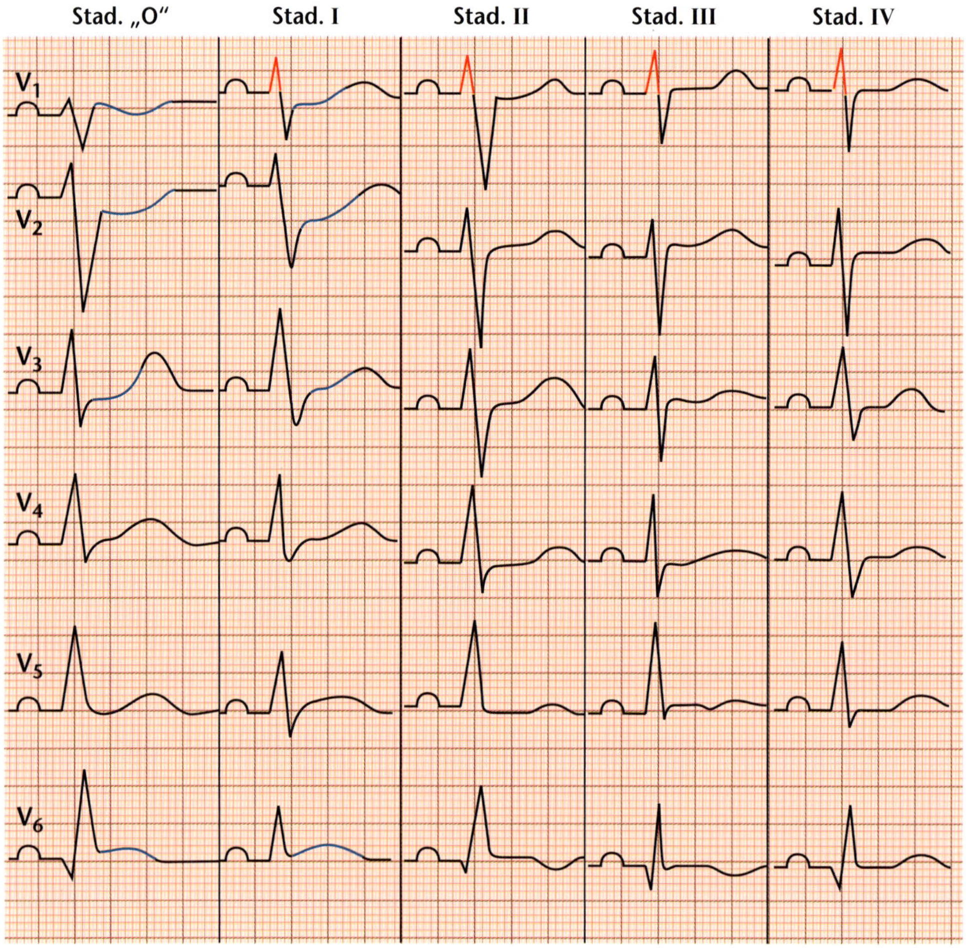

Abb. 12.4b Stadien eines ausgedehnten Hinterwandinfarkts mit Vektordrehung (schematisch nach einer Originalkurve): Die Brustwandableitungen.

den: Hier zeigen sich in den rechtspräkordialen Ableitungen fehlende Diskordanz, und in den Ableitungen aVF und III Q-Zacken und eine ausgeprägte ST-Hebung (▶ Abb. 12.7).

Herzinfarkt und Rechtsschenkelblock (RSB) Fehlen bei einem kompletten RSB in V_1/V_2 die positive Anfangsschwankung und die Diskordanz der Nachschwankung, besteht zusätzlich ein **Vorderwandinfarkt.** Da der Ramus interventrikularis anterior der linken Koronararterie sowohl die Herzvorderwand als auch das rechte Tawara-Bündel und das linksanteriore Faszikel des linken Tawara-Bündels versorgt, tritt beim Vorderwandinfarkt nicht selten ein kompletter RSB oder gar ein RSB + LAH auf! Dies gilt als ein prognostisch ungünstiges Zeichen. Ein Hinterwandinfarkt ist bei vorbestehendem RSB meist problemlos zu erkennen an einem Q und ausgeprägter ST-Hebung in aVF und III (▶ Abb. 12.8).

Herzinfarkt und Vektordrehung Durch den Potenzialverlust des infarzierten Muskelbezirks kommt es vor allem bei ausgedehnten Infarkten zu einer signifikanten Drehung des QRS-Vektors: Beim Vorderwandinfarkt in Richtung Steiltyp, beim Hinterwandinfarkt in Richtung Linkstyp bis hin zum überdrehten Linkstyp – den man natürlich nicht als LAH interpretieren darf (▶ Abb. 12.3a, ▶ Abb. 12.3b und ▶ Abb. 12.4a, ▶ Abb. 12.4b).

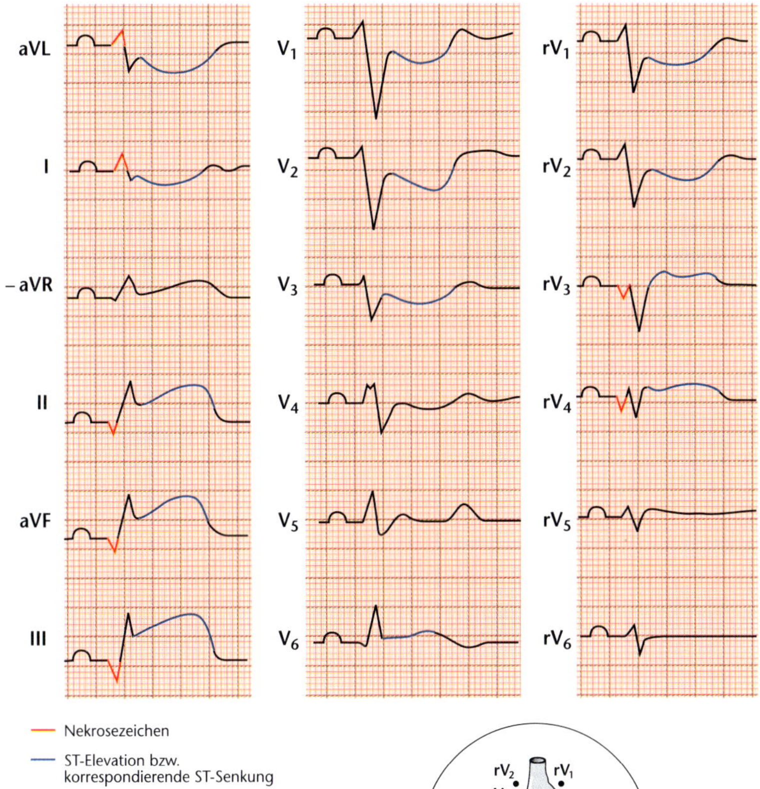

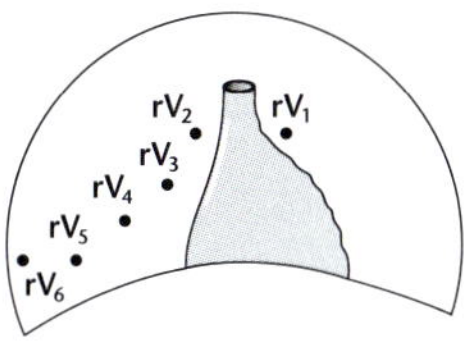

Abb. 12.5 Hinterwandinfarkt Stadium I mit rechtsventrikulärer Beteiligung.

12.5 Besonderheiten der Infarktdiagnostik

Die EKG-Veränderungen beim akuten Myokardinfarkt weisen eine ausgeprägte zeitliche Dynamik auf.

Ein „normales" EKG schließt bei infarktverdächtiger klinischer Symptomatik einen akuten Infarkt nicht aus. Hier empfehlen sich kurzfristige Kontroll-EKGs und zusätzliche diagnostische Maßnahmen wie Echokardiografie und Troponintests.

Merke

Ein anscheinend normales EKG schließt einen akuten Infarkt nicht aus!

Zusammenfassung

Infarktzeichen im EKG

- Stadium „0" oder perakutes Stadium: ausgeprägte ST-Elevationen gelegentlich als „Erstickungs-T"
- Stadium 1 oder akutes Stadium: ST-Elevationen und Nekrosezeichen (R-Reduktion und/oder pathologische Q-Zacken)
- Stadium 2 oder subakutes Stadium: ST-Elevation, Nekrosezeichen und beginnende terminale T-Negativierung
- Stadium 3 oder reaktives Folgestadium: Nekrosezeichen, isoelektrische ST-Strecke und terminale T-Negativierung
- Stadium 4 oder chronisches Stadium: Nekrosezeichen bei isoelektrischer ST-Strecke und positiver T-Welle

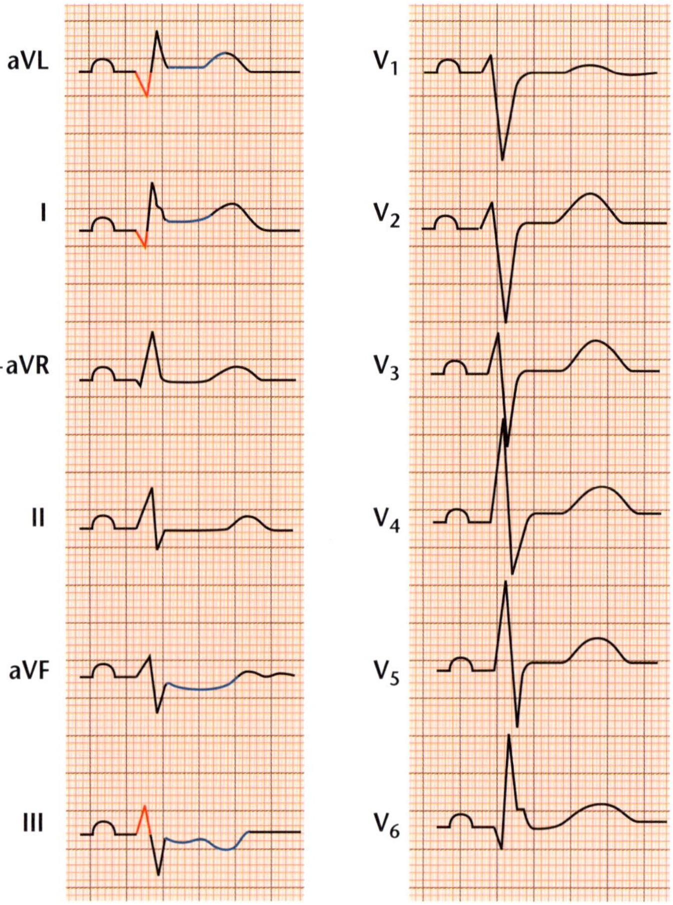

Abb. 12.6 Kleiner lateraler Vorderwandinfarkt Stadium I.

Infarktlokalisation

Vorderwandinfarkt

- Direkte Infarktzeichen in aVL, I, V_2–V_4, evtl. auch –aVR, V_1 und V_5
- Indirekte Infarktzeichen in aVF und III, evtl. auch II und V_6

Hinterwandinfarkt

- Direkte Infarktzeichen in Ableitung II, aVF und III, evtl. auch V_6
- Indirekte Infarktzeichen in aVL, I und V_1–V_3, evtl. auch –aVR und V_4

Besonderheiten

- Hinter einem kompletten LSB kann sich ein akuter Vorderwandinfarkt verbergen.
- Besteht ein kompletter RSB, aber in V_1 fehlen die positive Anfangsschwankung und die ST-Senkung, besteht Verdacht auf einen akuten Vorderwandinfarkt.

Differenzialdiagnosen

- Perikarditis
- Lungenembolie
- WPW-Syndrom

Von der Theorie zur Praxis

Wollen Sie Ihr neues Wissen gleich ausprobieren? Dann nehmen Sie sich die Übungs-EKGs Nr. 16–22 vor.

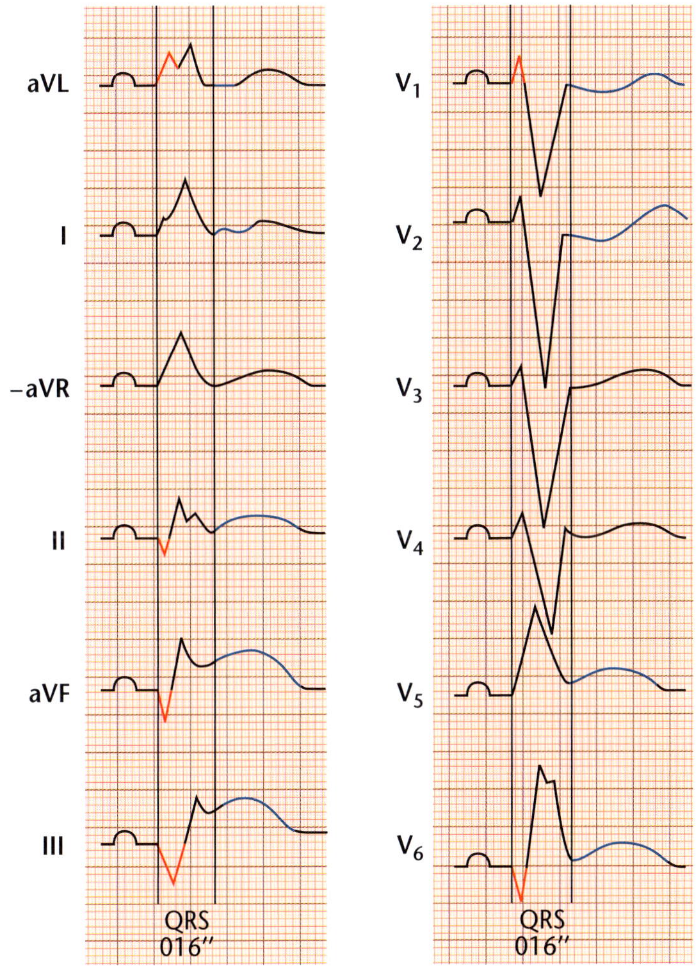

— Nekrosezeichen:
path. Q bzw. Erhöhung der R-Ampl.

— ST-Elevation bzw. fehlende Diskordanz

Abb. 12.7 Hinterwandinfarkt Stadium I bei LSB.

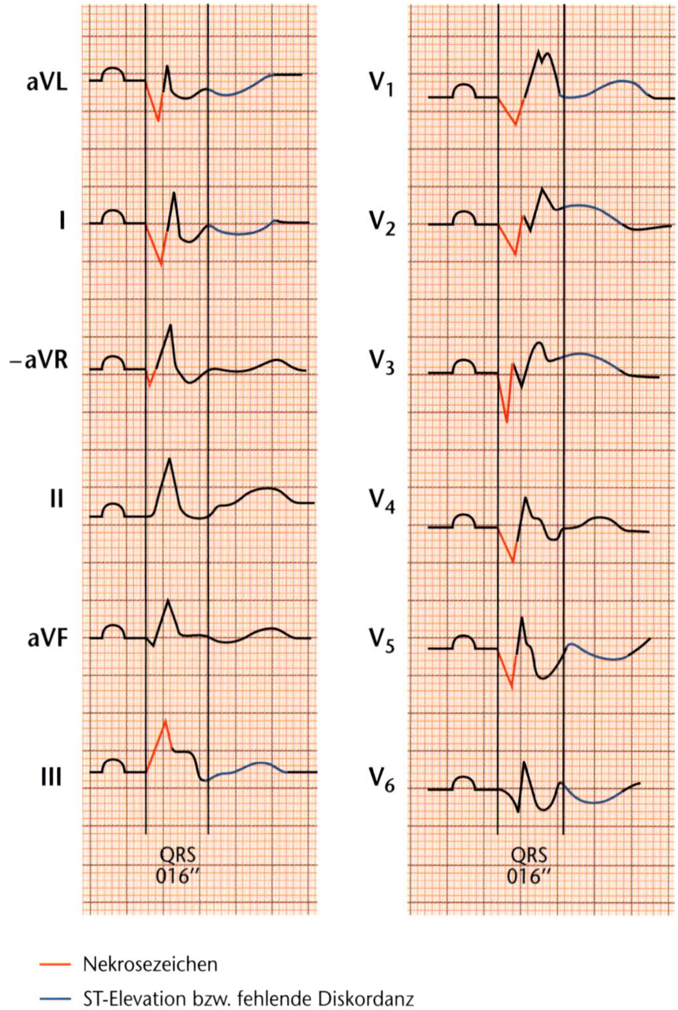

Abb. 12.8 Vorderwandinfarkt Stadium I bei komplettem RSB.

13 Erregungsrückbildungsstörungen

13.1 Perikarditis ... 75
13.2 Lungenembolie ... 75
13.3 Intrazerebrale Blutung ... 76
13.4 Elektrolytstörungen ... 76
13.4.1 Veränderungen des Kaliumspiegels ... 77
13.4.2 Veränderungen des Kalziumspiegels ... 80
13.5 Einfluss von Medikamenten ... 82
13.6 Long-QT-Syndrom ... 82
13.6.1 Allgemeine Kriterien ... 82
13.6.2 Genetisch bedingtes Long-QT-Syndrom ... 83
13.6.3 Erworbenes Long-QT-Syndrom ... 83
13.7 Brugada-Syndrom ... 83
13.8 Arrhythmogene rechtsventrikuläre Kardiomyopathie ... 85

IMPP-Hits

- Zeichen einer Lungenembolie am EKG (► Kap. 13.2)
- EKG-Zeichen einer Hyperkaliämie (► Kap. 13.4.1.1)
- Erkennen einer Hypokaliämie am EKG (► Kap. 13.4.1.2)

13.1 Perikarditis

Es handelt sich um eine entzündliche Außenschichtläsion, die mit plötzlich einsetzenden, heftigen präkordialen Schmerzen einhergeht, die an ein Infarktgeschehen denken lassen. Das EKG zeigt dabei in der Akutphase – wie bei einem Infarkt – ST-Hebungen als Ausdruck eines „Verletzungsstroms". Im Unterschied zum Infarkt-EKG beschränken sich die Läsionszeichen häufig nicht auf eine Gefäßprovinz und es fehlen pathologische Q-Zacken als Zeichen einer transmuralen Nekrose sowie die spiegelbildlichen ST-Streckensenkungen. Sehr spezifisch für eine Perikarditis ist eine Senkung der PQ-Strecke, wobei deren Fehlen umgekehrt eine Perikarditis nicht ausschließt (► Abb. 13.1a, ► Abb. 13.1b). **Eine sichere Unterscheidung zum akuten Myokardinfarkt ist allein aus dem EKG häufig nicht zu stellen.** Auch die Troponinbestimmung und das Herzecho sind zur Differenzialdiagnose nur bedingt verwertbar, da häufig Myokard im Sinne einer Perimyokarditis beteiligt ist. Am ehesten helfen eine genaue Anamnese (junger Patient, florider oder kurz zurückliegender Infekt, Fieber, fehlende koronare Risikofaktoren) und der auskultatorische Nachweis von Perikardreiben. Aber auch für den Erfahrenen bleibt die Differenzialdiagnose oftmals schwierig. Das ist insofern ein Dilemma, als bei einer Perikarditis Antikoagulation oder gar Lysetherapie nicht zu empfehlen sind (Gefahr der Herzbeuteltamponade).

13.2 Lungenembolie

Das sog. McGinn-White-Syndrom der akuten Rechtsherzbelastung ist gekennzeichnet durch eine **SI-QIII-Drehung** der Herzachse (um die Longitudinalachse), einen Steil- bis Rechtstyp, eine **ST-Hebung in III,** inkompletten RSB und Tachykardie. Damit kann das EKG bei einer Lungenembolie das Bild eines akuten Hinterwandinfarkts imitieren. Erschwerend kommt hinzu, dass große Lungenembolien häufig mit thorakalen Schmerzen und Troponinerhöhun-

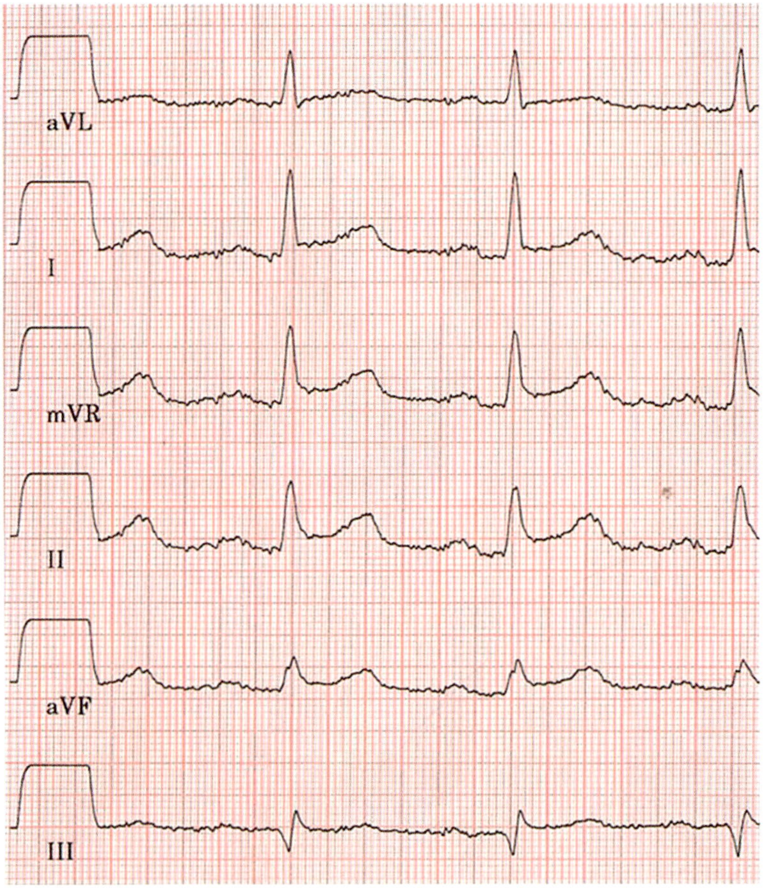

Abb. 13.1a Perikarditis: Die Extremitätenableitungen. PQ-Streckensenkung in I, -aVR, II gut erkennbar; ST-Streckenhebungen in I–III, keine spiegelbildlichen ST-Streckensenkungen. 50 mm/s, 10 mm = 1 mV.

gen – durch die akute Rechtsherzüberlastung – einhergehen. Anamnese, körperliche Untersuchung, Blutgase und UKG geben wichtige differenzialdiagnostische Hinweise.

Von der Theorie zur Praxis
Wollen Sie Ihr neues Wissen gleich ausprobieren? Dann nehmen Sie sich die Übungs-EKGs Nr. 7, 18, 23 und 24 vor.

13.3 Intrazerebrale Blutung

Im Rahmen von intrazerebralen Blutungen, insbesondere bei Subarachnoidalblutungen, kommt es häufig zu EKG-Veränderungen. Dabei zeigen sich myokardischämiforme ausgeprägte T-Negativierungen, die sich oft nicht eindeutig einer Gefäßregion zuordnen lassen. Vereinzelt tritt auch eine Verlängerung der QTc-Zeit auf. Begleitend findet man häufig erhöhte Troponinwerte, wobei koronarangiografisch bzw. autoptisch keine koronare oder anderweitige organische Herzerkrankung als Ursache gefunden werden kann. Als Ursache wird am wahrscheinlichsten eine Stressreaktion („Stresskardiomyopathie") mit erhöhtem Sympathikotonus und ausgeprägter Katecholaminausschüttung vermutet. Ein ähnliches Phänomen tritt auch beim „Takotsubo-Syndrom" auf, bei dem es nach außerordentlicher emotionaler oder körperlicher Belastung zu infarktähnlichen Symptomen und EKG-Veränderungen kommt.

13.4 Elektrolytstörungen

Von klinischer Bedeutung sind pathologische Veränderungen vor allem des Kalium- und Kalzium-

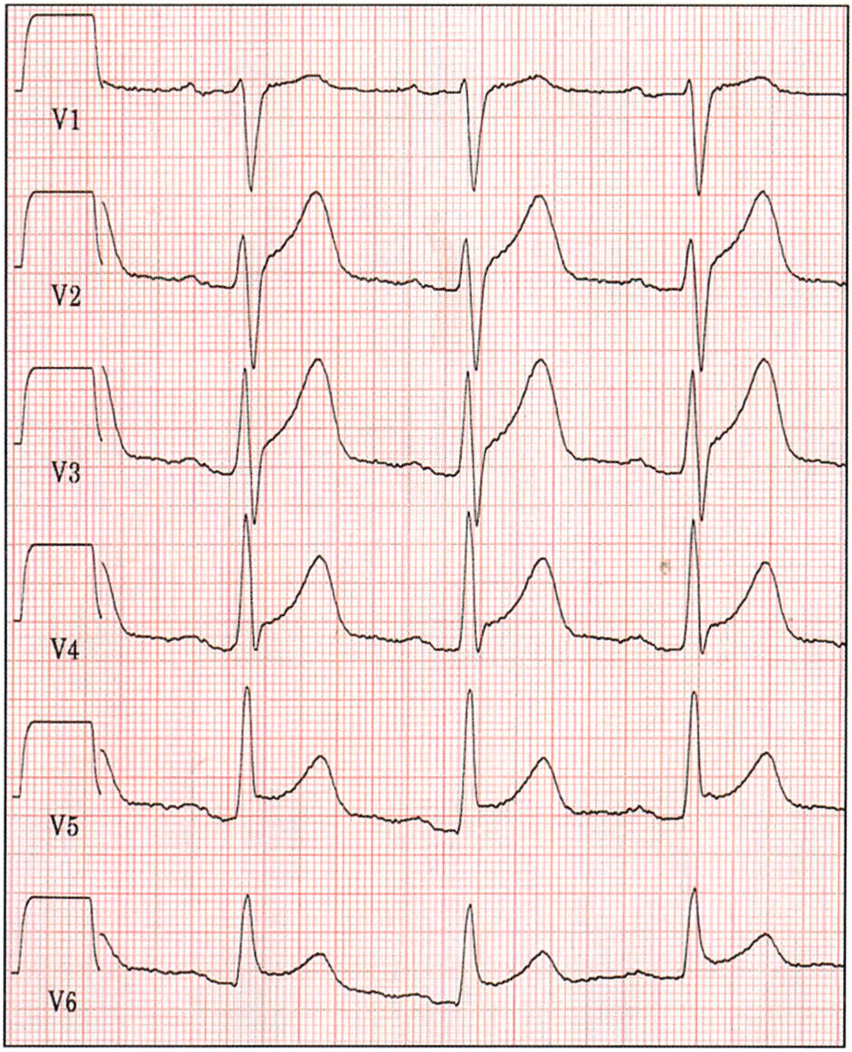

Abb. 13.1b Perikarditis: Die Brustwandableitungen. ST-Streckenhebungen praktisch in allen BW-Ableitungen. 50 mm/s, 10 mm = 1 mV.

spiegels. Sie können zu bedrohlichen Störungen der De- und Repolarisation führen.

13.4.1 Veränderungen des Kaliumspiegels

Die normale Kaliumkonzentration im Serum liegt zwischen 3,5 und 5,5 mmol/l. Neben dem Absolutwert ist für eine ungestörte De- und Repolarisation der Gradient zwischen intra- und extrazellulärer Kaliumkonzentration entscheidend. Deshalb kann eine chronische Hyper- oder Hypokaliämie bis zu einem gewissen Ausmaß durch Anpassung des Gradienten kompensiert werden. Erhebliche und vor allem rasche Verschiebung des Serum-Kalium-Spiegels führen dagegen zu typischen Störungen des Erregungsablaufs und entsprechenden EKG-Veränderungen.

13.4.1.1 Hyperkaliämie

Frühestes Zeichen einer Hyperkaliämie ist eine **Betonung der T-Welle.** Man spricht von „zeltförmiger T-Welle" mit schmaler Basis. Die **QT-Zeit** ist eher **verkürzt.** Am deutlichsten sind die Veränderungen in den Brustwandableitungen zu sehen. Differenzialdiagnostisch muss man ein „vagotones T" bei jugendlichen Patienten ausschließen.

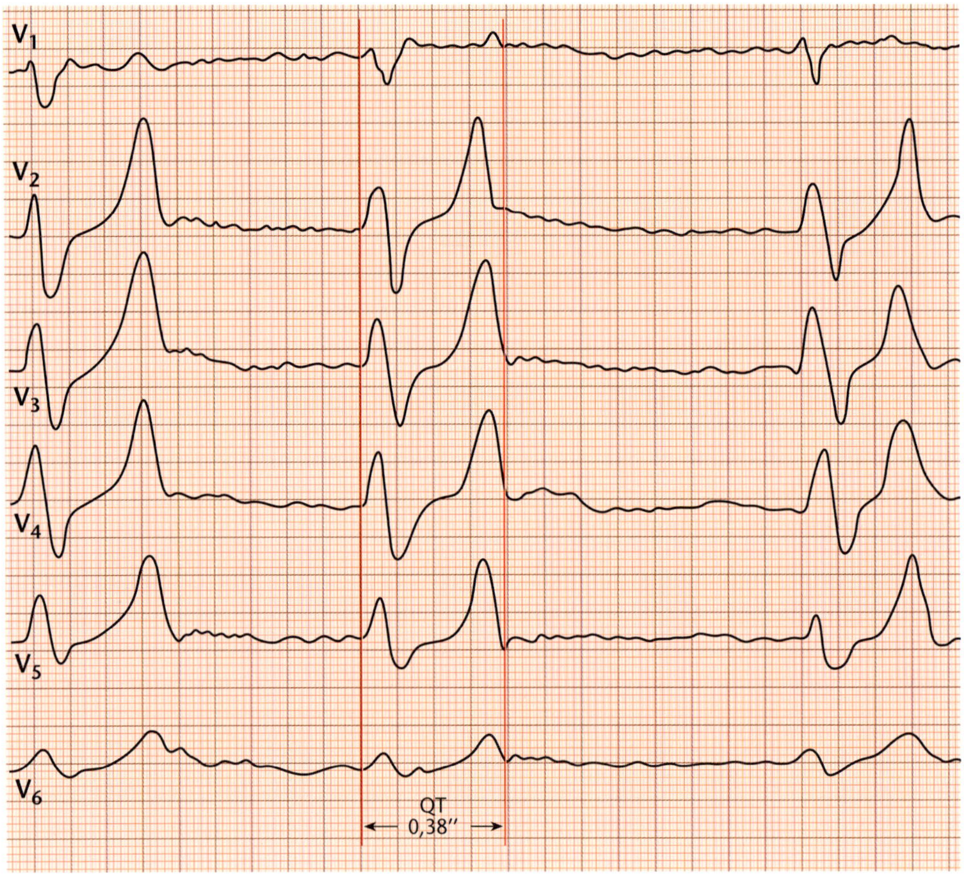

Abb. 13.2 Hyperkaliämie. 60 J., männlich, chronische Niereninsuffizienz, dialysepflichtig, K 8,4 mmol/l. P-Wellen nicht zu erkennen (V. a. Vorhofflimmern), hohe, zeltförmige T-Wellen besonders ausgeprägt in V_2/V_5, QRS verbreitert (0,14 s), QT 0,38 s, rel. QT ~ 80 %, Frequenz 55/min; 50 mm/s, 10 mm = 1 mV.

Mit weiterem Anstieg des Serum-Kaliums kommt es zu **Abflachung der P-Welle,** Verlängerung der PQ-Zeit und Verbreiterung des QRS-Komplexes. Es können Extrasystolen und AV-Blockierungen höheren Grades auftreten.
Ab einem Serum-Kalium von 7–8 mmol/l droht über Verschwinden der P-Welle und weitere QRS-Verbreiterung schließlich Kammerflimmern und Herzstillstand (► Abb. 13.2).

Ursachen

- Kaliumzufuhr (z. B. Bananen, getrocknete Aprikosen etc.) bei Niereninsuffizienz
- Kalium sparende Diuretika bei Niereninsuffizienz
- Diabetische Keto-Azidose (Cave: Hypokaliämie bei zu rascher Azidosekorrektur)
- Urämie

Therapie

- Glucose-Insulin-Infusionen
- Dialyse
- Einläufe mit Kationenaustauschern wie Resonium

13.4.1.2 Hypokaliämie

Mäßige, chronische Hypokaliämie führt nicht immer zu deutlichen EKG-Veränderungen. Bei erheblicher Hypokaliämie sieht man im EKG eine **Abflachung der T-Welle, muldenförmige**

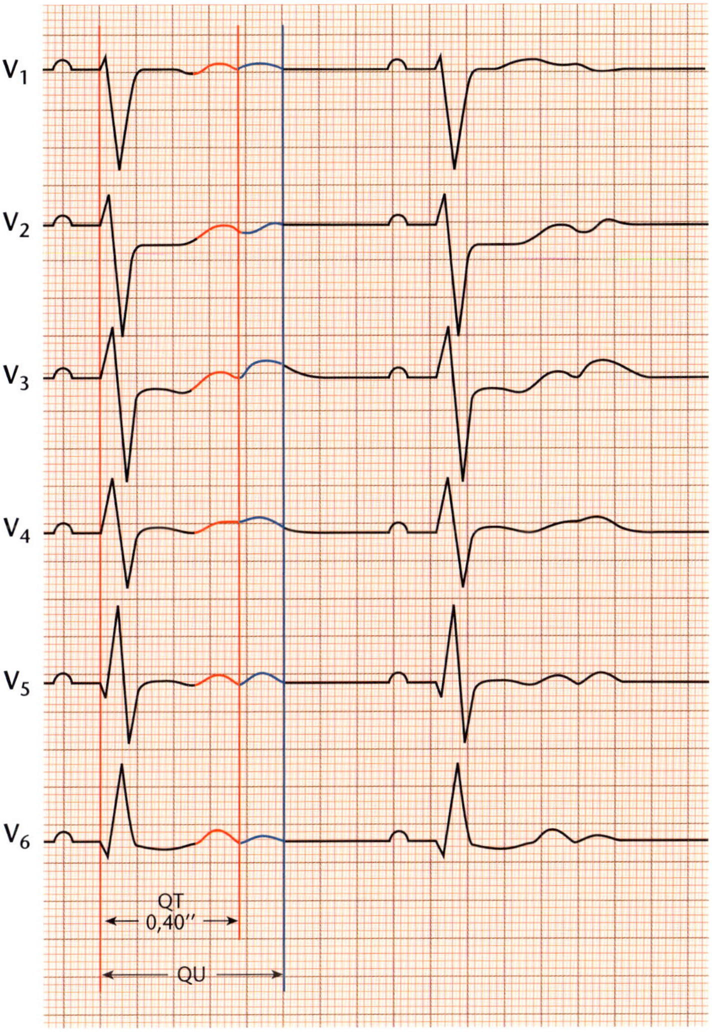

Abb. 13.3 Hypokaliämie. 70 J., weiblich, Serum-K-Spiegel 2,5 mmol/l unter Schleifendiuretikatherapie. Sinusrhythmus, Frequenz 70/min, QT 0,4 s, rel. QT-Zeit 110 %; deutliche TU-Verschmelzung; 50 mm/s, 10 mm = 1 mV.

ST-Senkung und eine deutliche U-Welle mit **TU-Verschmelzung.** Die QT-Zeit ist nicht verlängert! Besonders deutlich sind die Veränderungen in den Ableitungen V_1–V_3 zu sehen (► Abb. 13.3). Bei Kaliumwerten unter 2 mmol/l kann es zu AV-Blockierungen höheren Grades und ventrikulären Rhythmusstörungen bis zu Kammerflimmern kommen.
Zu beachten ist, dass Hypokaliämie die Empfindlichkeit gegenüber Digitalispräparaten erhöht.

Die häufigsten Ursachen

- Diuretika
- Laxantienabusus
- Diarrhö
- Erbrechen
- Therapie der diabetischen Keto-Azidose

Therapie

Wenn irgend möglich **orale** Kaliumsubstitution. Parenterale Kaliumsubstitution nur unter Monitorkontrolle. Vor allem bei koronarer Herzerkrankung und akutem Infarkt reagiert das hypokaliämische Herz gegenüber Kaliumsubstitution besonders empfindlich. Wie bei Hyperkaliämie drohen AV-Blockierungen und Kammerflimmern.

13.4.2 Veränderungen des Kalziumspiegels

Der Normwert für den Serum-Kalziumspiegel liegt bei 2,2–2,6 mmol/l.

13.4.2.1 Hyperkalzämie

Bei einer Erhöhung des Kalziumspiegels zeigt das EKG eine **Verkürzung der QT-Zeit** durch Verkürzung des ST-Segments (► Abb. 13.4.). Schwere Herzrhythmusstörungen bis zu Asystolie sind nur bei erheblichem Anstieg des Serum-Kalziums (z. B. im Rahmen einer „hyperkalzämischen Krise" durch osteolytische Knochenmetastasen) beschrieben.

Die häufigsten Ursachen

- Maligne Tumoren mit osteolytischen Knochenmetastasen
- Hyperparathyreoidismus

Therapie

- Therapie der Grunderkrankung
- Symptomatische Therapie
  a. Erhöhung der Kalziumausscheidung durch Schleifendiuretika
  b. Im Notfall: rasche Senkung des Kalziumspiegels durch Gabe von Kalzitonin oder durch Hämodialyse

13.4.2.2 Hypokalzämie

Bei einer Erniedrigung des ionisierten Kalziums zeigt das EKG eine **Verlängerung der QT-Zeit (genauer des ST-Intervalls, nicht der T-Welle).** In extremen Fällen kann es zu höhergradigen AV-Blockierungen bis zu Asystolie kommen (► Abb. 13.5).

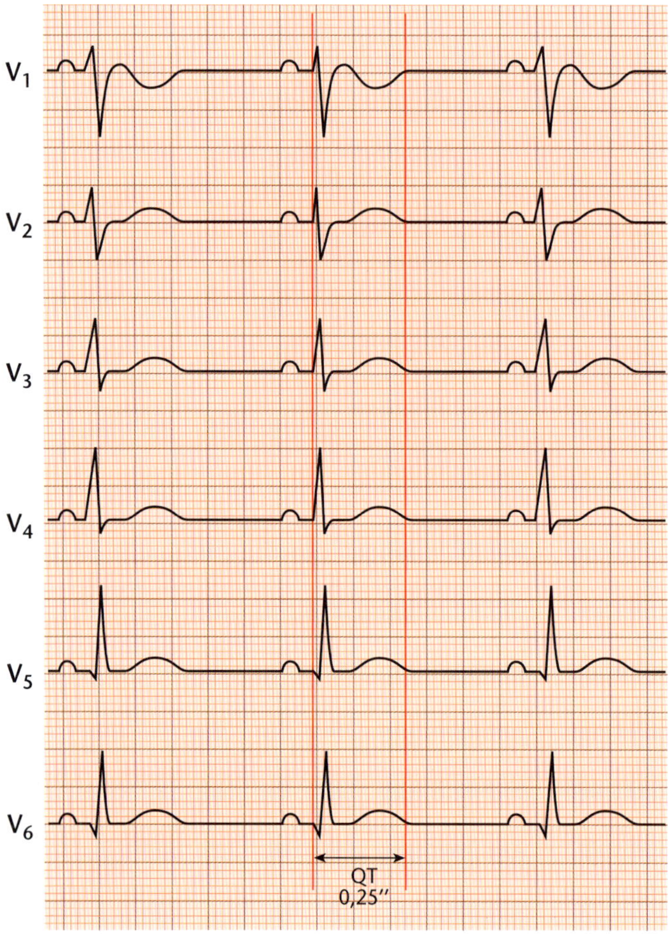

Abb. 13.4 Hyperkalzämie. 65 J., weiblich, ca. 4,0 mmol/l bei osteolytischen Knochenmetastasen. Sinusrhythmus, Frequenz 100/min, QT 0,25 s, rel. QT-Zeit 80 %; 50 mm/s, 10 mm = 1 mV.

Die häufigsten Ursachen

- Alkalose (z. B. Hyperventilationstetanie)
- Hypoparathyreoidismus
- Therapie mit Schleifendiuretika

Therapie

Je nach Ätiologie. Bei der Hyperventilationstetanie kann der Spiegel des ionisierten Kalziums durch Rückatmung in eine Plastiktüte rasch normalisiert werden.

Zusammenfassung

EKG-Veränderungen bei Elektrolytstörungen

- **Hyperkaliämie:** Zunächst hohe, spitze T-Welle mit schmaler Basis; QT-Zeit eher verkürzt. Schließlich P-Abflachung und QRS-Verbreiterung bis zu Asystolie.
- **Hypokaliämie:** Zunächst T-Abflachung, muldenförmige ST-Senkung mit TU-Verschmelzung. Schließlich AV-Blockierung, ektope Reizbildung bis zu Kammerflimmern.
- **Hyperkalzämie:** Verkürzung der QT-Zeit. Nur im Extremfall Rhythmusstörungen bis zur Asystolie.
- **Hypokalzämie:** Verlängerung der QT-Zeit. Nur im Extremfall AV-Blockierungen bis zur Asystolie.

Von der Theorie zur Praxis

Wollen Sie Ihr neues Wissen gleich ausprobieren? Dann nehmen Sie sich die Übungs-EKGs Nr. 41 und 42 vor.

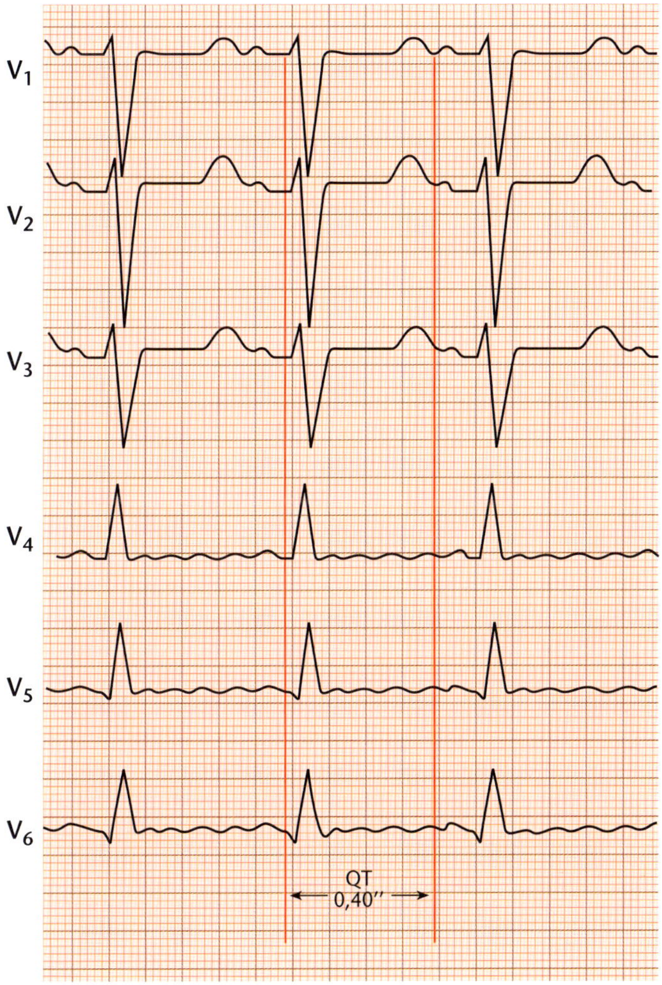

Abb. 13.5 Hypokalzämie. 50 J., weiblich, ca. 1,4 mmol/l bei Hypoparathyreoidismus. Sinusrhythmus, Frequenz 120/min, QT 0,4 s, rel. QT-Zeit > 140 %; 50 mm/s, 10 mm = 1 mV.

13.5 Einfluss von Medikamenten

Zahlreiche Medikamente können Erregungsrückbildungsstörungen im EKG bewirken, wobei am häufigsten eine QT-Zeit-Verlängerung auftritt. Dies wird daher gesondert in ► Kap. 13.6.3 besprochen.

Eine Veränderung der ST-Strecke dagegen sieht man häufig bei Digitaliseinnahme. Hier kommt es typischerweise zu einer muldenförmigen ST-Streckensenkung. Dabei besteht keine direkte Korrelation zwischen der Höhe des Digitalisspiegels und der Ausprägung der EKG-Veränderungen. Man spricht daher bei Auftreten dieser EKG-Veränderungen richtiger von einem „Digitaliseffekt" und nicht von einer Digitalisintoxikation.

Klinik

Digitalisintoxikationen führen neben klinischen Symptomen wie Übelkeit, Erbrechen oder Sehstörungen häufig zu Herzrhythmusstörungen. Diese können sowohl atrial als auch ventrikulär von mono-/polytoper Ektopie bis zur Tachykardie auftreten. Ein AV-Block III bei Vorhofflimmern ist bei entsprechender Medikamentenanamnese verdächtig für eine Digitalisintoxikation.

13.6 Long-QT-Syndrom

13.6.1 Allgemeine Kriterien

Das QT-Intervall wird gemessen vom Beginn der Kammerdepolarisation bis zum Ende der Repolari-

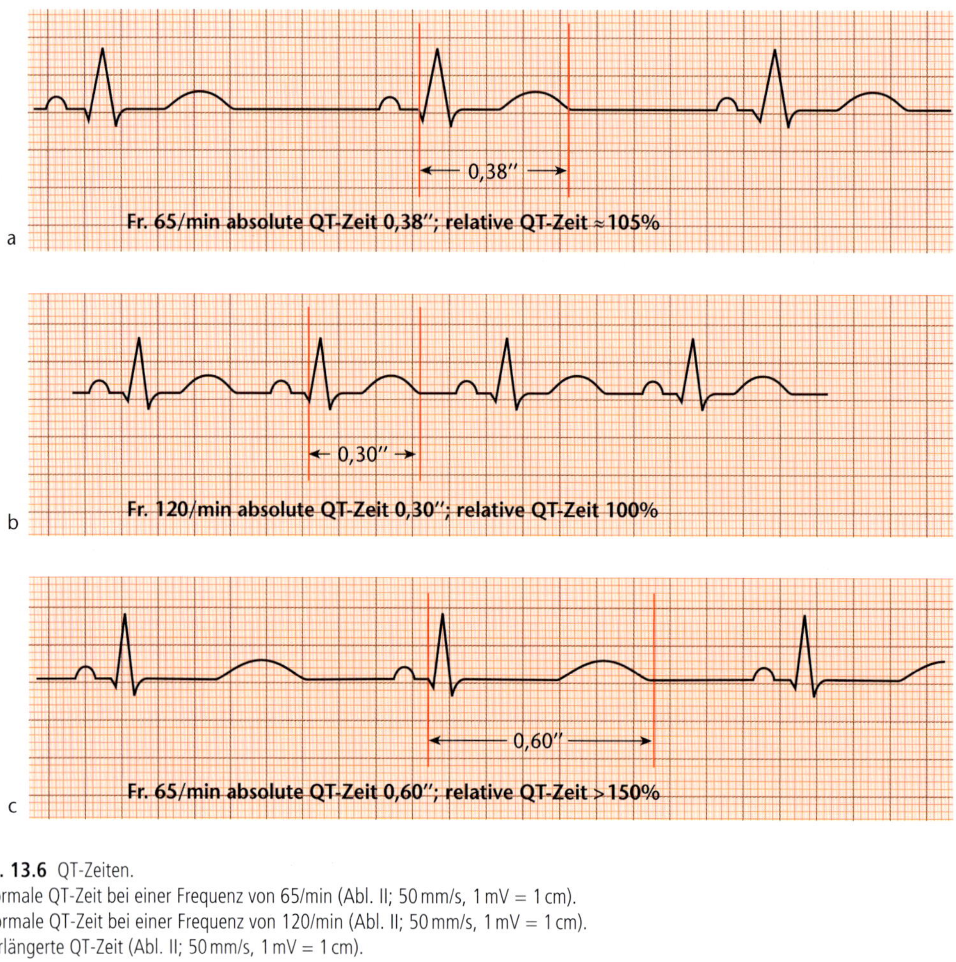

Abb. 13.6 QT-Zeiten.
a Normale QT-Zeit bei einer Frequenz von 65/min (Abl. II; 50 mm/s, 1 mV = 1 cm).
b Normale QT-Zeit bei einer Frequenz von 120/min (Abl. II; 50 mm/s, 1 mV = 1 cm).
c Verlängerte QT-Zeit (Abl. II; 50 mm/s, 1 mV = 1 cm).

sation. Wie für alle anderen Herzzeitwerte, gilt auch für die QT-Zeit: Es zählt der längste zu messende Wert. Der Normwert beträgt etwa 0,4 s. Da die QT-Zeit mit der Herzfrequenz variiert, wird sie entweder als „relative QT-Zeit" in Prozent der Norm oder frequenzkorrigiert als QT_c (c steht für korrigiert) angegeben. Auf einem guten EKG-Lineal kann man für jede Frequenz die zulässige QT-Zeit ablesen. Sie beträgt z. B. für eine Frequenz von 60/min 0,39 s (gleich 100 %), für eine Frequenz von 50/min 0,43 s (gleich 100 %). Abweichungen von ± 15 % begrenzen den Normbereich (▸ Abb. 13.6a, b). Bei Vorliegen eines Schenkelblocks ist die Bestimmung der QT_c wegen der individuell unterschiedlichen Verbreiterung des QRS-Komplexes nicht möglich.
Eine Verlängerung der QT-Zeit (▸ Abb. 13.6c) ist von erheblicher klinischer Bedeutung, da sie Ausdruck einer gesteigerten idioventrikulären Erregbarkeit ist und deshalb mit einer Neigung zu ventrikulären Tachykardien – meist vom Typ der Torsade de pointes – einhergeht (▸ Kap. 14.1.2.7). Häufig kommt es zu spontaner Limitierung der Kammertachykardien. Je nach Dauer der Tachykardien treten Schwindelattacken oder Synkopen auf. Die fatale Verkennung als vasovagale Synkopen liegt nahe! Fälle von plötzlichem Herztod haben nicht selten ihre Ursache in Kammerflimmern als Folge eines Long-QT-Syndroms. Man unterscheidet genetisch bedingte von erworbener QT-Zeit-Verlängerung.

13.6.2 Genetisch bedingtes Long-QT-Syndrom

Das **Jervell-Lange-Nielsen-Syndrom** ist eine seltene, autosomal rezessiv vererbte Krankheit. Sie ist durch Innenohrschwerhörigkeit und QT-Zeit-Verlängerung mit Neigung zu Synkopen bis zu plötzlichem Herztod gekennzeichnet. Gleiche Symptomatik bei fehlender Schwerhörigkeit und autosomal dominantem Erbgang wird als **Romano-Ward-Syndrom** bezeichnet.
Die QT-Zeit kann dabei in Ruhe nur geringfügig verlängert sein. Unter körperlicher Belastung und emotionalem Stress kommt es zu signifikanter Verlängerung der QT-Zeit mit der Gefahr maligner Herzrhythmusstörungen mit entsprechender klinischer Symptomatik.
Als **Ursache** wird eine Störung der sympathischen Innervation des Myokards angenommen, die zu einer Desynchronisation der Depolarisation der Ventrikel führt.

Therapeutisch werden zur Anfallsprophylaxe Betablocker ohne intrinsische sympathikomimetische Aktivität (z. B. Propranolol) empfohlen. Absolut kontraindiziert sind alle Pharmaka, die zu einer QT-Verlängerung führen.

13.6.3 Erworbenes Long-QT-Syndrom

Viel häufiger sind die erworbenen, meist iatrogenen Ursachen einer QT-Verlängerung.

Die häufigsten Ursachen erworbener QT-Zeit-Verlängerung

- Antiarrhythmika der Klasse I (Chinidin, Procainamid etc.)
- Antiarrhythmika der Klasse III (Amiodaron, Sotalol etc.)
- Viele Antibiotika (z. B. Erythromycin)
- Malariamittel (z. B. Chloroquin)
- Tri- und tetrazyklische Antidepressiva
- Antihistaminika
- Benzodiazepine
- Hypokalzämie (z. B. im Rahmen einer Sepsis)

Diese sind nur die häufigsten aus einer langen Liste die QT-Zeit verlängernder Medikamente! Es ist zu beachten, dass es unter Antiarrhythmika regelmäßig zu einer signifikanten Verlängerung der QT-Zeit kommt, aber selten zu malignen Rhythmusstörungen. Womöglich sind heterozygote Merkmalsträger des angeborenen Long-QT-Syndroms besonders gefährdet, durch die oben genannten Medikamente maligne Rhythmusstörungen zu bekommen.

Merke

Findet man im EKG eine signifikante Verlängerung der QT-Zeit, muss man eine sorgfältige Medikamenten- und Familienanamnese erheben!

Von der Theorie zur Praxis

Wollen Sie Ihr neues Wissen gleich ausprobieren? Dann nehmen Sie sich die Übungs-EKGs Nr. 39 und 40 vor.

13.7 Brugada-Syndrom

Hierbei handelt es sich um ein erstmals 1992 durch die Gebrüder Josep und Pedro Brugada beschriebenes Krankheitsbild. Die Kardiologen zeigten acht Fälle von überlebtem plötzlichem Herztod, die jeweils ein auffälliges EKG mit rechtsschenkelblockartigen Veränderungen und deszendierender ST-Streckenhebung in den rechtspräkordialen Ableitungen aufwiesen. Dabei fehlt eine spiegelbildliche ST-Streckensenkung in den linkspräkordialen Ableitungen. Ursächlich liegt eine hereditäre Ionenkanalerkrankung vor (meist Mutation am SCN5A-Gen → Veränderung am schnellen Natriumkanal), die autosomal-dominant vererbt wird.

Man unterscheidet drei verschiedene Typen von EKG-Veränderungen, wobei Typ 1 (▶ Abb. 13.7) mit gewölbter ST-Streckenhebung („coved form") und vorhandenen klinischen Kriterien (z. B. unklare Synkopen, polymorphe ventrikuläre Tachykardie, dokumentiertes Kammerflimmern, überlebter plötzlicher Herztod) die Diagnosestellung eines Brugada-Syndroms ermöglicht. Die EKG-Veränderungen können intermittierend auftreten, sodass ein normales EKG ein Brugada-Syndrom nicht ausschließt. Bei entsprechender Klinik und/oder positiver Familienanamnese sollte daher eine weitere gezielte Diagnostik (u. a. Provokationstest mit z. B. Ajmalin) erfolgen. Therapeutisch ist die einzig wirksame Maßnahme zur Prophylaxe eines plötzlichen Herztodes die Implantation eines automatischen Defibrillators (ICD). Weitere detaillierte Informationen finden Sie auch unter www.brugada.org.

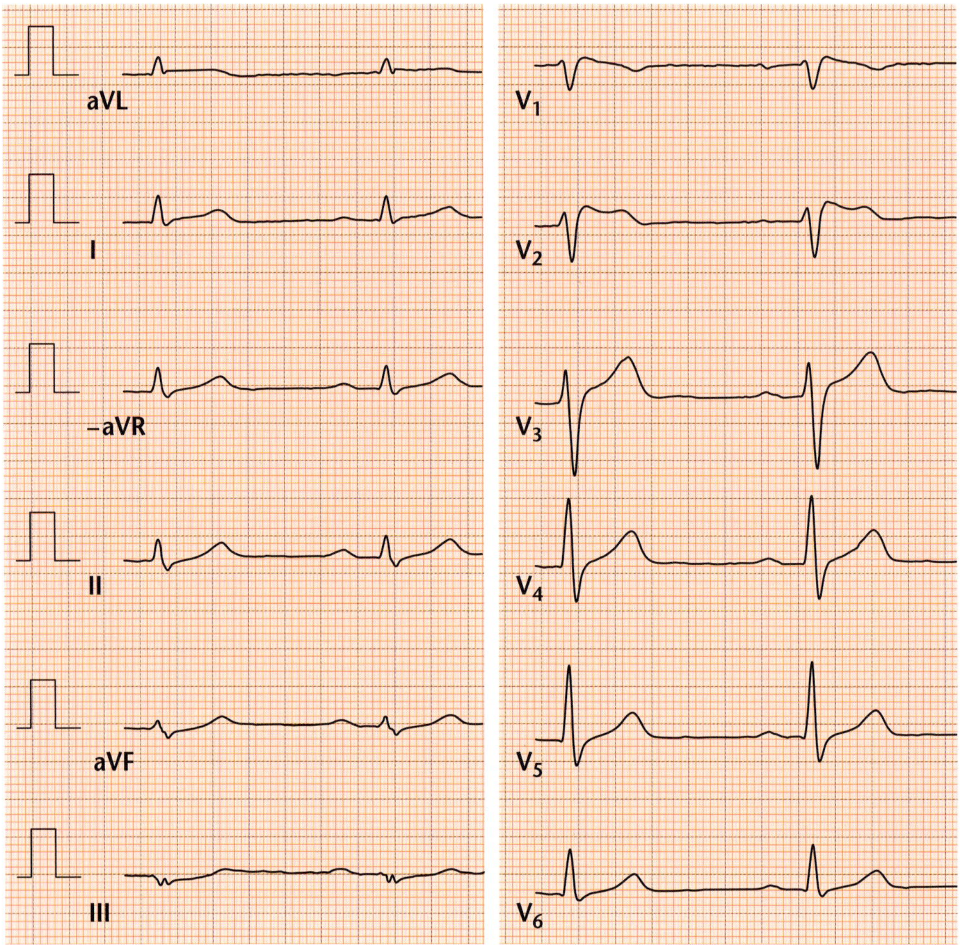

Abb. 13.7 Brugada-Syndrom Typ 1 („coved form") mit gewölbter ST-Streckenhebung in V_1+V_2.

13.8 Arrhythmogene rechtsventrikuläre Kardiomyopathie

Es handelt sich um ein seltenes Syndrom, das überwiegend im frühen Erwachsenenalter auftritt und autosomal-dominant (mit unvollständiger Penetranz) vererbt wird. Es kommt zu einer Dilatation des rechten Ventrikels mit Ausdünnung der rechtsventrikulären Wand. Gehäuft sind der rechtsventikuläre Ausflusstrakt, die inferobasalen und die apikalen Segmente des rechten Ventrikels betroffen. Mikroskopisch finden sich fokale Zelluntergänge, die durch Binde- und Fettgewebe ersetzt werden. Daneben finden sich lymphozytäre Infiltrate.

Klinisch kann es durch die strukturellen Veränderungen einerseits zu Rechtsherzinsuffizienz kommen, andererseits bestehen oft ventrikuläre Rhythmusstörungen, die von gehäufter Extrasystolie über ventrikuläre Tachykardien bis zum plötzlichen Herztod reichen können.

Im EKG finden sich wegen des Reizursprungs im rechten Ventrikel linksschenkelblockartige Extrasystolen bzw. Salven. Daneben zeigt sich eine Verbreiterung des QRS-Komplexes in den rechtspräkordialen Ableitungen mit T-Negativierungen, ähnlich einem Rechtsschenkelblock. Typisch ist das Auftreten einer Epsilonwelle (meist in V1–3) als Ausdruck der verzögerten Depolarisation des rechten Ventrikels (▸ Abb. 13.8).

Weitere bildgebende diagnostische Maßnahmen sind Echokardiografie, rechtsventrikuläre Angiografie und Kardio-MRT.

Therapeutisch stehen je nach Schweregrad der klinischen Symptomatik der Einsatz von Antiarrhythmika, Katheterablation und Implantation eines automatischen Defibrillators (ICD) zur Verfügung.

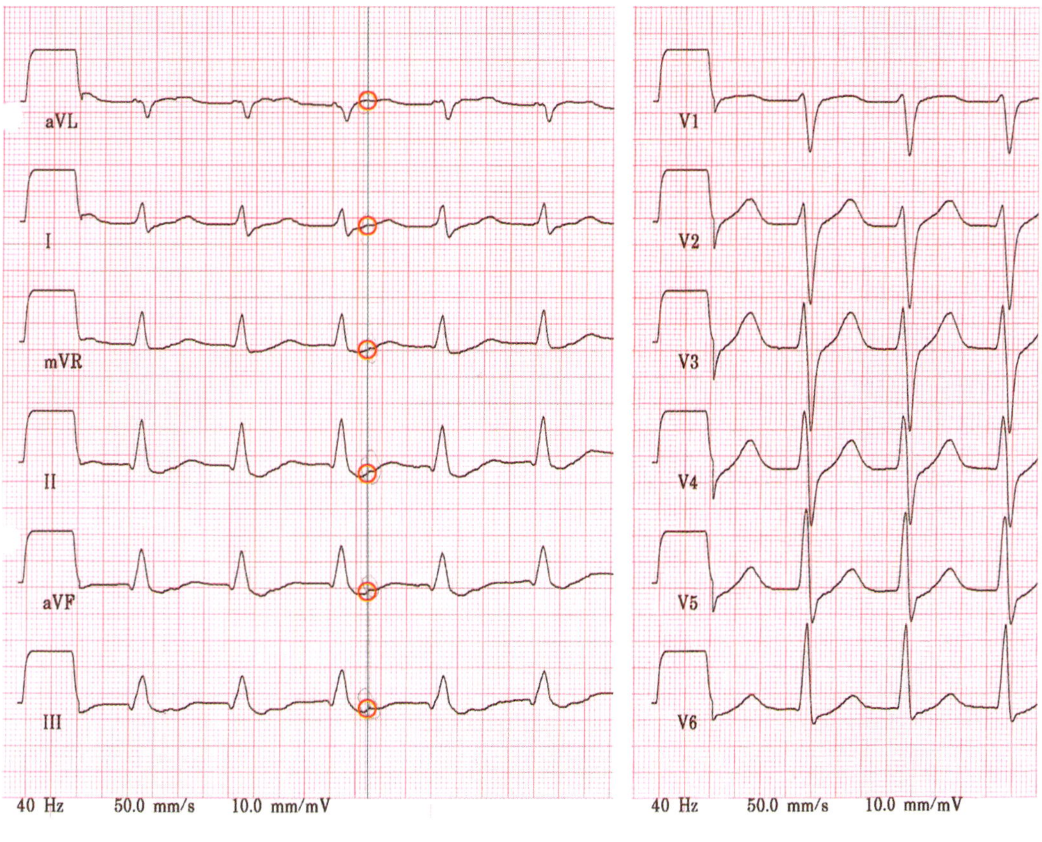

Abb. 13.8 ARVD (arrhythmogene rechtsventrikuläre Dysplasie) mit Epsilon-Welle in den Extremitätenableitungen.

14 Rhythmusstörungen

14.1	**Reizbildungsstörungen**	87
14.1.1	Nomotope Reizbildungsstörungen	87
14.1.2	Heterotope Reizbildungsstörungen	88
14.2	**Reizleitungsstörungen**	103
14.2.1	Atrioventrikuläre Blockierung (AV-Block)	103
14.2.2	Sinuaurikuläre Blockierung (SA-Block)	107
14.3	**Schlussbemerkung**	109

IMPP-Hits

- Indikation für Defibrillation: pulslose ventrikuläre Tachykardie (► Kap. 14.1.2.2)
- Def. Couplets: ventrikuläre Extrasystolen (► Kap. 14.1.2.3)
- Erkennen der VES anhand des EKG (► Kap. 14.1.2.3)
- Erklären der Harmlosigkeit der VES (► Kap. 14.1.2.3)
- Vorhofflattern: Erkennen am EKG (► Kap. 14.1.2.5)
- Extrasystolie (► Kap. 14.1.2.3)
- Kammertachykardie (Torsade de pointes) (► Kap. 14.1.2.7)
- Erkennen von ventrikulären Salven am EKG (► Kap. 14.1.2.3)

Bevor wir uns mit den Störungen des Herzrhythmus befassen, wiederholen wir die vier Kriterien eines ungestörten Sinusrhythmus:

- Vor jedem Kammerkomplex muss eine – aber nur **eine** – P-Welle erkennbar sein.
- Die PQ-Zeit muss konstant und ≤ 0,20 s sein.
- In den Ableitungen II (und aVF) muss der erste (rechtsatriale) Anteil der P-Welle positiv sein. Warum? Bei normaler Reizbildung im Sinusknoten weist der rechtsatriale Vektor in die Richtung von II (und aVF) auf dem Cabrera-Kreis (► Kap. 5.3.1).
- Die Frequenz in Ruhe liegt zwischen 55/min und 85/min.

Beachte: Regelmäßige Abstände der Kammerkomplexe sind **keine** notwendige Bedingung für die Annahme eines ungestörten Sinusrhythmus! Vor allem bei Jugendlichen kann die physiologische respiratorische Arrhythmie sehr ausgeprägt sein.

Wir teilen die Rhythmusstörungen nach ihrer Ursache in Störungen der Reizbildung und Störungen der Reizleitung ein.

Intraventrikuläre Reizleitungsstörungen verursachen keine Rhythmusstörungen. Sie wurden als Erregungsleitungsstörungen (Schenkelblöcke) im ► Kap. 11.1 besprochen.

14.1 Reizbildungsstörungen

Die Reizbildungsstörungen kann man einteilen in „nomotope" (von nomos = gesetzmäßig, topos = Ort) und „heterotope" (hetero = verschieden) Reizbildungsstörungen.

14.1.1 Nomotope Reizbildungsstörungen

Hier liegt die Störung im „gesetzmäßigen" Ort der Reizbildung, also im Sinusknoten. Wir unterscheiden:

- Sinusbradykardie
- Sinustachykardie
- Sinusarrhythmie

Wie schon der Name sagt, unterscheiden sich Sinusbradykardie und -tachykardie nur durch die

Frequenz von einem ungestörten Sinusrhythmus. Von einer **Rhythmusstörung** darf man dabei nur sprechen, wenn die pathologische Frequenz Folge sinuaurikulärer Blockierungen (▶ Kap. 14.2.2) oder – seltener – einer Erkrankung des Sinusknotens ist (Sick-Sinus-Syndrom, ▶ Kap. 14.2.2.5). Viel häufiger haben Sinusbradykardie und Sinustachykardie physiologische Ursachen: Sinusbradykardie bei körperlichem Ausdauertraining oder unter Therapie mit β-Blockern, Sinustachykardie z. B. bei Fieber, Anämie, Hyperthyreose etc.

Wie oben erwähnt, ist die **respiratorische Sinusarrhythmie,** also die Zunahme der Herzfrequenz bei Inspiration (Überwiegen des Sympathikus) und deren Abnahme bei Exspiration (Überwiegen des Parasympathikus), der eigentlich normale Rhythmus in Ruhe.

Johann Wolfgang von Goethe hat in einem Gedicht des „Westöstlichen Diwan" den harmonischen Wechsel von Sympathikus und Parasympathikus bei der Atmung als den Grundrhythmus des Lebens beschrieben:

Im Atemholen sind zweierlei Gnaden:

Die Luft einziehen, sich ihrer entladen;

Jenes bedrängt, dieses erfrischt;

So wunderbar ist das Leben gemischt.

Du danke Gott, wenn er dich presst,

Und dank ihm, wenn er dich wieder entlässt.

Unter körperlicher Belastung und Stress aller Art überwiegt der Sympathikotonus. Die respiratorische Sinusarrhythmie geht in eine regelmäßige Sinustachykardie über.

Der **Verlust** der respiratorischen Arrhythmie ist bei Diabetikern ein Hinweis auf eine Polyneuropathie.

Bei ausgeprägter Sinusarrhythmie vor allem älterer Patienten muss differenzialdiagnostisch an eine Sinusknoten-Erkrankung oder sinuaurikuläre Blockierungen gedacht werden.

14.1.2 Heterotope Reizbildungsstörungen

Hier erfolgt die Reizbildung nicht im Sinusknoten (primäres Reizbildungszentrum), sondern im AV-Knoten (sekundäres Reizbildungszentrum) oder in den Purkinje-Fasern der Ventrikelmuskulatur (tertiäres Reizbildungszentrum). Die Hierarchie zwischen den drei Reizbildungszentren ist durch deren Eigenfrequenz geregelt: Sinusknoten ca. 65/min, AV-Knoten ca. 45/min, Purkinje-Fasern ca. 25/min. Seine höhere Eigenfrequenz macht den Sinusknoten im Normalfall zum „Schrittmacher". Während die Frequenz des Sinusknotens durch das vegetative Nervensystem bedarfsgerecht reguliert wird, weisen AV-Knoten und Purkinje-System durch die fehlende vegetative Innervation starre Eigenfrequenzen auf.

14.1.2.1 AV-Knoten-Rhythmus

Unter zwei Bedingungen übernimmt der AV-Knoten die Schrittmacherfunktion:

1. Wenn die Frequenz des Sinusknotens aus irgendeinem Grund (z. B. bei einem Hochleistungssportler) unter die Eigenfrequenz des AV-Knotens abfällt oder ein Sinusknoten-Stillstand („Sinusarrest") vorliegt. Wir sprechen dann von einem **AV-Knoten-Ersatzrhythmus.** Die Ursache der Rhythmusstörung liegt hierbei im Sinusknoten.
2. Wenn die Eigenfrequenz des AV-Knotens über die des Sinusknotens steigt. Wir sprechen dann von **AV-Knoten-Tachykardie.** Die Ursache dieser Rhythmusstörung liegt im AV-Knoten. Wie die Tachyarrhythmie bei Vorhofflimmern oder die WPW-Tachykardie, gehört die AV-Knoten-Tachykardie zu den **supraventrikulären** Tachykardien.

AV-Knoten-Ersatzrhythmus

Findet die Reizbildung im AV-Knoten statt, breitet sich die Erregung sowohl antegrad längs der Tawara-Bündel in die Ventrikel als auch retrograd in die Vorhöfe aus. Ist die antegrade Leitung ungestört (kein RSB oder LSB), sind **schlanke** und – wegen der starren Frequenz des AV-Knotens – **regelmäßige Kammerkomplexe** zu registrieren. Die retrograde Erregung der Vorhöfe hat zur Folge, dass der P-Vektor nicht mehr nach vorne links unten, sondern nach hinten rechts oben weist. Die Ableitungen II und aVF registrieren **negative P-Wellen!** Je nach Geschwindigkeit der retrograden Leitung liegen die P-Wellen vor, im (und sind deshalb nicht sichtbar) oder hinter dem Kammerkomplex. Man spricht auch von **oberem, mittlerem** und **unterem** AV-Knoten-Ersatzrhythmus (▶ Abb. 14.1).

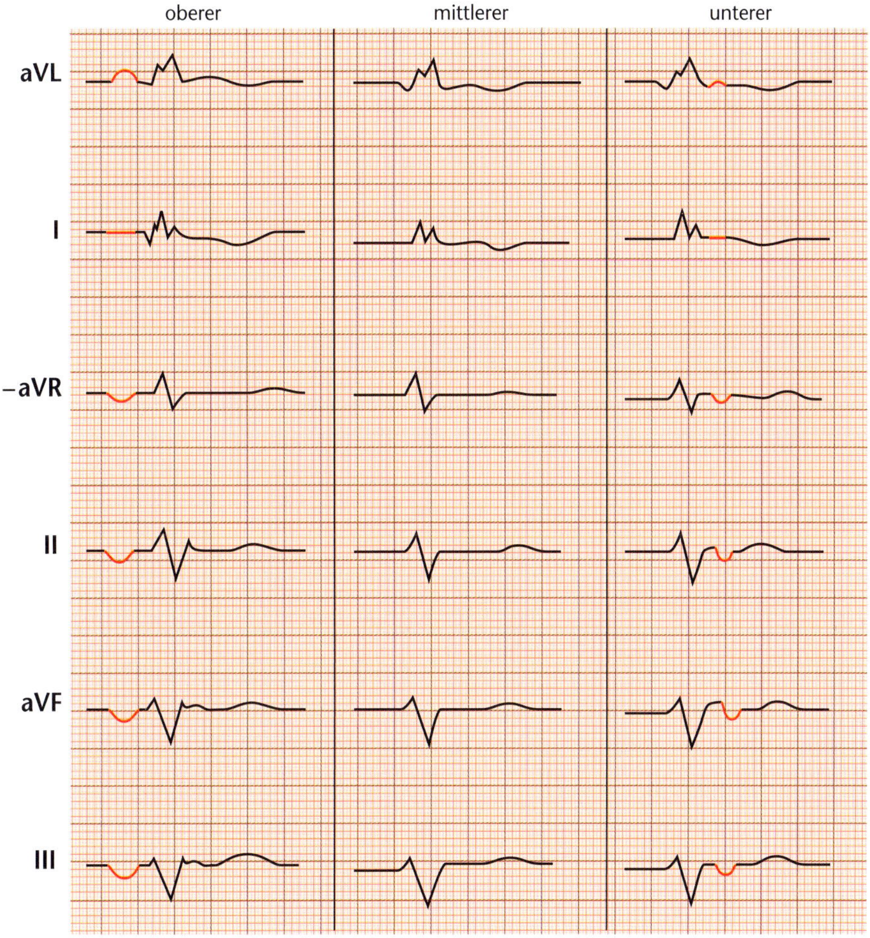

Abb. 14.1 Oberer, mittlerer und unterer AV-Knoten-Ersatzrhythmus. Die P-Wellen liegen vor dem QRS-Komplex (oberer AV-Knoten-Rhythmus), hinter dem QRS-Komplex (unterer AV-Knoten-Rhythmus) oder im QRS-Komplex verborgen (mittlerer AV-Knoten-Rhythmus).

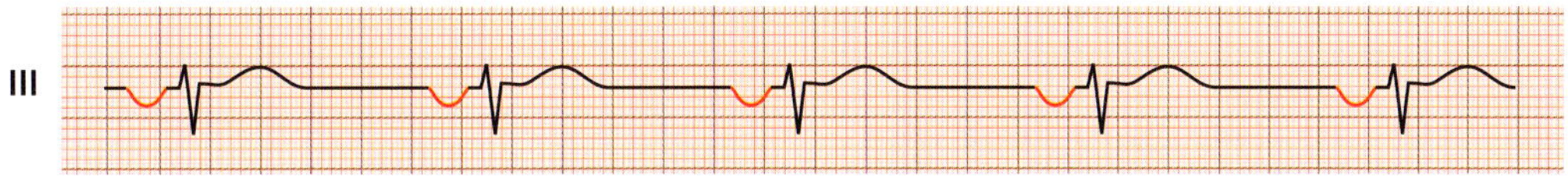

Abb. 14.2 Oberer AV-Knoten-Ersatzrhythmus mit retrograder Vorhoferregung. (Rhythmusstreifen 25 mm/s, Frequenz 40/min).

Liegt die P-Welle (bei rascher retrograder Leitung) vor dem QRS-Komplex, ist die PQ-Zeit (wegen der retrograden Leitung eigentlich „QP"-Zeit!) deutlich kürzer als 0,20 s (▸ Abb. 14.2).
Liegen Sinusknoten-Frequenz und AV-Knoten-Frequenz nahe beieinander, können sich Phasen von Sinusrhythmus und AV-Knoten-Rhythmus abwechseln (▸ Abb. 14.3). Man spricht von einfacher AV-Dissoziation.

AV-Knoten-Tachykardie

Hierbei sind die P-Wellen – die in normaler Frequenz vom Sinusknoten generiert werden! – wegen

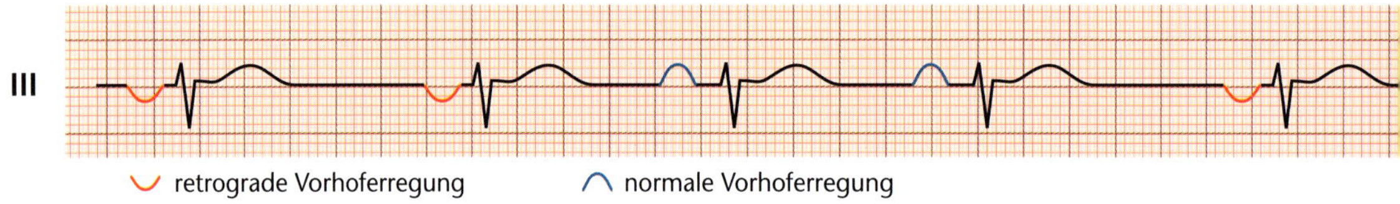

Abb. 14.3 Einfache AV-Knoten-Dissoziation (Rhythmusstreifen 25 mm/s). Der AV-Knoten-Ersatzrhythmus wird vom wieder schneller werdenden Sinusrhythmus „überholt".

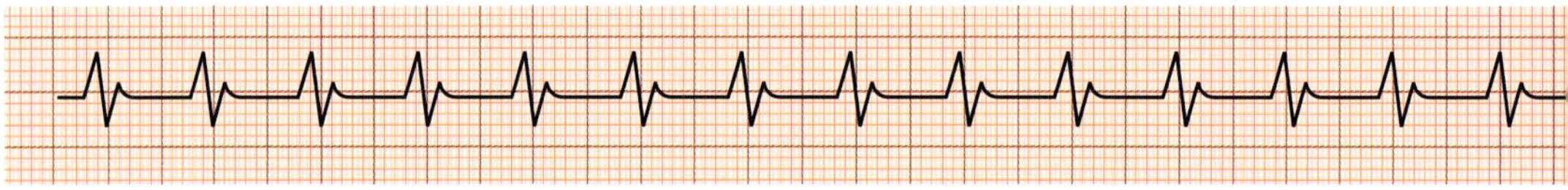

Abb. 14.4 AV-Knoten Tachykardie (Rhythmusstreifen 25 mm/s). Schlanke, regelmäßige Kammerkomplexe, Frequenz 150/min, P-Wellen sind nicht sicher zu erkennen.

der hohen Kammerfrequenz meist nicht zu erkennen. Das unterscheidet die AV-Knoten-Tachykardie von einer Sinustachykardie, bei der vor jedem QRS-Komplex eine P-Welle mit konstanter PQ-Zeit zu sehen ist. Da es sich pathophysiologisch um einen Reentry-Mechanismus innerhalb des AV-Knotens handelt, beginnt die Tachykardie plötzlich und endet ebenso abrupt. Wir sehen regelmäßige, schlanke Kammerkomplexe, vorausgesetzt, die antegrade Leitung ist ungestört. Die Frequenz beträgt bis 140–200/min (► Abb. 14.4). Besteht zusätzlich ein Schenkelblock, wird die Erregung „abweichend" in die Kammermuskulatur geleitet. Man spricht von „aberranter Konduktion". Die Kammerkomplexe sind entsprechend der Schenkelblockierung verbreitert.

Ursache und klinische Bedeutung der AV-Knotenrhythmen

Gelegentlich sieht man temporäre AV-Knoten-Ersatzrhythmen als harmlosen Befund bei Herzgesunden, wenn die Sinusknoten-Frequenz z. B. im Rahmen von Ausdauertraining unter die Eigenfrequenz des AV-Knotens absinkt. Bei körperlicher Belastung übernimmt dann prompt der Sinusknoten wieder seine Schrittmacherfunktion.

Klinisch bedeutsam ist ein AV-Knoten-Ersatzrhythmus, dessen Ursachen höhergradige SA-Blockierung oder Sinusknoten-Stillstand sind, etwa im Rahmen einer koronaren Herzerkrankung. Hier ist die Indikation zur Schrittmachertherapie zu prüfen.

AV-Knoten (AV-junktionale)-Tachykardien werden im Rahmen von Infekten, Pneumonien oder Kardiomyopathien beobachtet. Aber auch bei jungen, im Übrigen herzgesunden Menschen treten „paroxysmale supraventrikuläre Tachykardien" auf. Durch vagusstimulierende Manöver (Karotissinusmassage, Würgreiz auslösen etc.) lassen sich die Anfälle oft beenden. Medikamentös sind Adenosin oder Verapamil die Mittel der Wahl, da sie die Überleitung im AV-Knoten verzögern. Bei häufigen Rezidiven mit entsprechend hohem Leidensdruck ist eine elektrophysiologische Untersuchung mit Ablationsversuch die Therapie der Wahl. Zu beachten ist, dass eine AV-Knoten-Tachykardie von einer orthodromen Tachykardie bei WPW-Syndrom (► Kap. 11) kaum zu unterscheiden ist.

Zusammenfassung

AV-Knoten-Ersatzrhythmus

- P-Wellen – wenn sichtbar – negativ in II, aVF
- Kammerkomplexe schlank und **regelmäßig**
- Frequenz um 50/min

AV-Knoten-Tachykardie

- P-Wellen meist nicht erkennbar
- Kammerkomplexe schlank und **regelmäßig**
- Frequenz 140/min bis 200/min

Liegt zusätzlich eine Schenkelblockierung vor, sind Kammerkomplexe und Nachschwankung entsprechend einem RSB oder LSB verändert. Man spricht von „aberranter Konduktion".

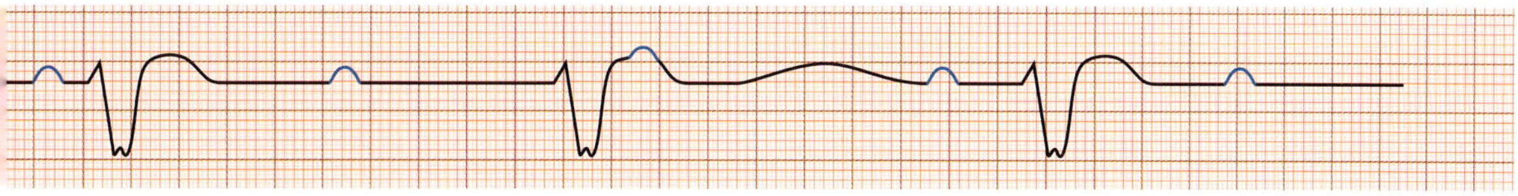

Abb. 14.5 Kammerersatzrhythmus (Original-Monitorstreifen 25 mm/s). QRS = 0,2 s, regelmäßig, Frequenz 32/min; P = 0,08 s, regelmäßig, Frequenz 70/min.

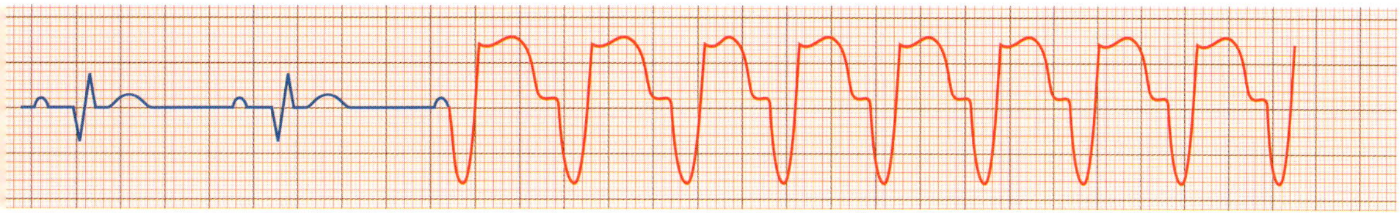

Abb. 14.6 SR mit Übergang in eine Kammertachykardie, Frequenz 150/min (Original-Monitorstreifen 25 mm/s).

14.1.2.2 Kammerrhythmus

Das Purkinje-System der Ventrikel (tertiäres Reizbildungszentrum) kann nur dann „Schrittmacher" werden, wenn

- die supraventrikuläre Reizbildung im Sinusknoten und AV-Knoten ausfällt (selten),
- die Überleitung der supraventrikulär gebildeten Reize in die Kammern blockiert ist (häufig) (AV-Blockierung 3. Grades),
- die Eigenfrequenz des Purkinje-Systems höher ist als die von Sinusknoten und AV-Knoten.

Wir können also auch hier unterscheiden zwischen Kammerersatzrhythmus und Kammertachykardie. Beim Ersatzrhythmus besteht die Störung in der fehlenden Überleitung der Erregung in die Tawara-Schenkel. Bei der Kammertachykardie besteht die Störung in der pathologischen Eigenfrequenz des Purkinje-Systems. Die schnellen Kammereigenaktionen verhindern die – grundsätzlich nicht gestörte – Überleitung der normal ablaufenden Vorhoferregung in die Kammern. Da sich das Purkinje-System immer auf **einen** Ort der tertiären Reizbildung einigt, sind die Kammerkomplexe monomorph (von gleicher Form).

Kammerersatzrhythmus

Da sich intraventrikuläre Reizbildung intramural ausbreitet und nicht längs der schnell leitenden Tawara-Schenkel, sind die Kammerkomplexe und die Nachschwankung **immer** schenkelblockartig deformiert.

Ein Kammerersatzrhythmus ist am häufigsten Folge einer Unterbrechung der Reizleitung im His-Bündel (AV-Block 3. Grades). Dabei ist die Funktion des Sinusknotens in der Regel intakt. Das EKG zeigt also **regelmäßige P-Wellen** mit **normaler Frequenz** und **normalem Vektor** sowie **regelmäßige, monomorphe, schenkelblockartig deformierte Kammerkomplexe** mit einer **Frequenz um 25/min.** Vorhöfe und Kammern werden unabhängig voneinander erregt, die **PQ-Intervalle** sind **nicht konstant** (▸ Abb. 14.5).

Kammertachykardie

Man erkennt sie an **regelmäßigen, monomorphen, schenkelblockartig deformierten Kammerkomplexen mit Frequenzen bis 200/min.** Vor allem bei hohen Frequenzen sind P-Wellen nicht immer zu erkennen (▸ Abb. 14.6).

Sie ist von einer supraventrikulären Tachykardie mit aberranter Konduktion durch einen Schenkelblock nur schwer zu unterscheiden! Bei dieser schwierigen Differenzialdiagnose helfen die sog. **Brugada-Kriterien.**

Es handelt sich um eine VT, wenn **eines** der folgenden Kriterien vorliegt:

- In **allen** Brustwandableitungen monophasisch positive oder negative Ausschläge also keine RS-Konfiguration der Kammerkomplexe.
- Kammerkomplexe breiter als 0,15 s.
- das Intervall vom Beginn der R-Zacke bis zum tiefsten Punkt der S-Zacke in **irgendeiner** Brustwandableitung länger als 0,10 s.
- Extreme Abweichung der Herzachse („no man's land").

- Erkennbarkeit von P-Wellen ohne Bezug zu den Kammerkomplexen (AV-Dissoziation)
- Capture beat (Einfangschlag), d. h., einmalig gelingt eine regelrechte Überleitung einer Sinusknotenaktion auf die Kammern, der Kammerkomplex ist daher schlank.
- Morphologische Kriterien einer VT (regelmäßige, schenkelblocktypische Kammerkomplexe) sowohl in den Abl. V_1/V_2 als auch in Abl. V_6.

Fehlen **alle** genannten Kriterien, handelt es sich in 99 % der Fälle um eine SVT.
Wegen der erheblichen therapeutischen Konsequenzen (Verapamil ist bei einer VT kontraindiziert!), muss man bei einer regelmäßigen Tachykardie mit breiten Kammerkomplexen im Zweifelsfall von einer VT ausgehen.

Klinische Bedeutung von Kammerrhythmen

Der **Kammerersatzrhythmus** wird im Zusammenhang mit dem AV-Block 3. Grades behandelt. Eine **Kammertachykardie** ist eine akut lebensbedrohliche Rhythmusstörung, auch wenn sie gelegentlich über Stunden toleriert wird. Bei Kreislaufinstabilität ist umgehende elektrische Kardioversion angezeigt. Unter kontrollierten Bedingungen (Reanimationsbereitschaft) ist sie sicherer als ein medikamentöser Therapieversuch. Bei Kreislaufstabilität kann ein Versuch mit Amiodaron oder Ajmalin gemacht werden. **Verapamil ist kontraindiziert!**

Klinik

Weder die klinische Symptomatik noch die Vitalparameter oder die Kammerfrequenz sind ein verlässliches Unterscheidungskriterium zwischen monomorpher ventrikulärer Tachykardie (VT) und supraventrikulärer Tachykardie mit aberranter Leitung. Da der Reentry-Mechanismus, der einer VT zugrunde liegt, am häufigsten auf dem Boden einer morphologischen Veränderung (v. a. Narbe nach Myokardinfarkt!) entsteht, ist eine entsprechende Eigen-/Fremdanamnese hilfreich (bekannte KHK? Z. n. Myokardinfarkt? sichtbare Sternotomienarbe?). Im Zweifelsfall gilt das Prinzip „treat the worst".

Von erheblicher klinischer Bedeutung sind, vor allem auf Monitorableitungen, **Bewegungsartefakte,** die eine Kammertachykardie vortäuschen können (► Abb. 14.7). Rasche Klärung bringt die Palpation des Radialispulses.

Zusammenfassung

Kammerersatzrhythmus

- Regelmäßige P-Wellen, keine konstanten PQ-Intervalle.
- Regelmäßige, schenkelblockartig deformierte Kammerkomplexe niedriger Frequenz um 25/min

Kammertachykardie

- P-Wellen – ohne Bezug zu den Kammerkomplexen – gelegentlich zu erkennen (AV-Dissoziation).
- Regelmäßige, schenkelblockartig deformierte Kammerkomplexe hoher Frequenz.
- Differenzialdiagnosen: AV-Knoten-Tachykardie mit aberranter Konduktion bei RSB oder LSB (Brugada-Kriterien); antidrome WPW-Tachykardie

14.1.2.3 Extrasystolen

Wie schon der Name sagt, handelt es sich um Extraschläge, die den normalen Herzrhythmus unterbrechen. Der **vorzeitige Einfall** ist das Kardinalmerkmal aller Extrasystolen. Der Abstand von Normalschlag zu Extrasystole ist also immer kürzer als der Abstand zweier Normalschläge. Davon zu unterscheiden sind **Ersatzsystolen.** Hierbei ist der Abstand von Normalschlag zu Ersatzsystole länger als der Abstand zweier Normalschläge.
Nach dem Ort der Reizbildung unterscheidet man supraventrikuläre (SVES) und ventrikuläre (VES) Extrasystolen.

SVES

Liegt der Ort der pathologischen Reizbildung irgendwo im oder oberhalb des AV-Knotens, verläuft die antegrade Leitung in die Ventrikel wie bei einem Normalschlag. **Der Kammerkomplex einer SVES ist deshalb immer identisch mit dem Kammerkomplex der Normalschläge.** Ist die intraventrikuläre Erregungsleitung ungestört, hat auch die SVES einen schlanken Kammerkomplex (► Abb. 14.8).
Bei vorbestehendem Schenkelblock zeigt auch die SVES das Bild des Schenkelblocks (► Abb. 14.9 und ► Abb. 14.10).
Bezüglich der Sichtbarkeit einer P-Welle kommt es darauf an, wo und wann die zusätzliche Reizbildung stattfindet. Ist eine P-Welle in der einen oder anderen Ableitung zu sehen, weil die pathologische Reizbildung im Vorhof stattfindet, wird sie sich in der Form und der PQ-Zeit von der normalen P-Welle unterscheiden. **Die Sichtbarkeit einer**

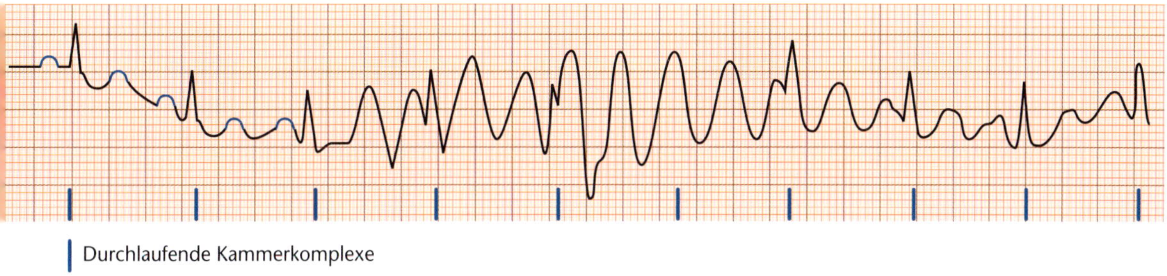

Abb. 14.7 Artefakt (Muskelpotenziale bei M. Parkinson, Original-Monitorstreifen 25 mm/s).

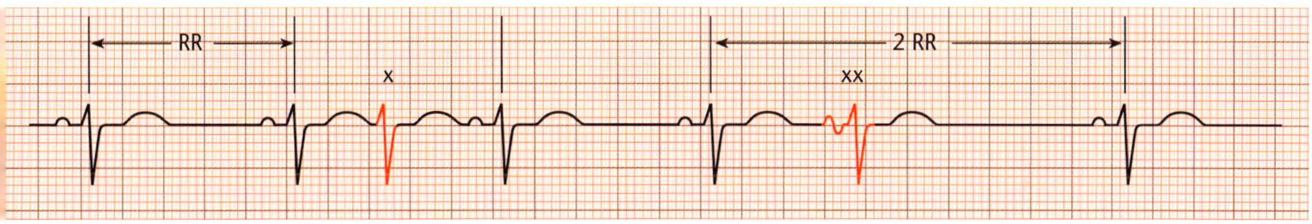

Abb. 14.8 SVES bei ungestörter linksventrikulärer Erregungsausbreitung. x interponiert, P-Welle nicht zu erkennen; xx mit kompensatorischer Pause: ektope P-Welle, durch die Refraktärphase der SVES blockierte normale Kammererregung.

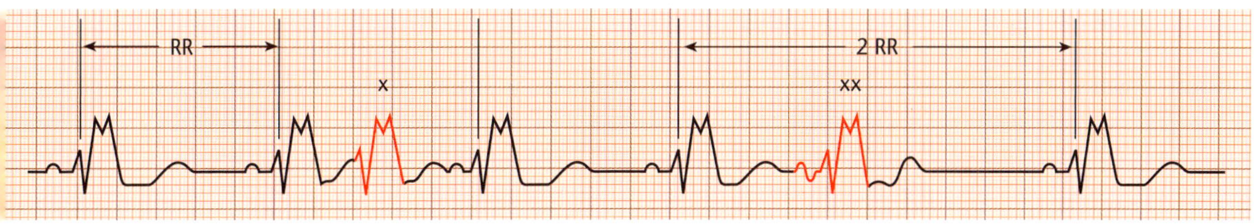

Abb. 14.9 SVES bei RSB. x interponiert, P-Welle nicht zu erkennen; xx mit kompensatorischer Pause: ektope P-Welle, durch die Refraktärphase der SVES blockierte normale Kammererregung.

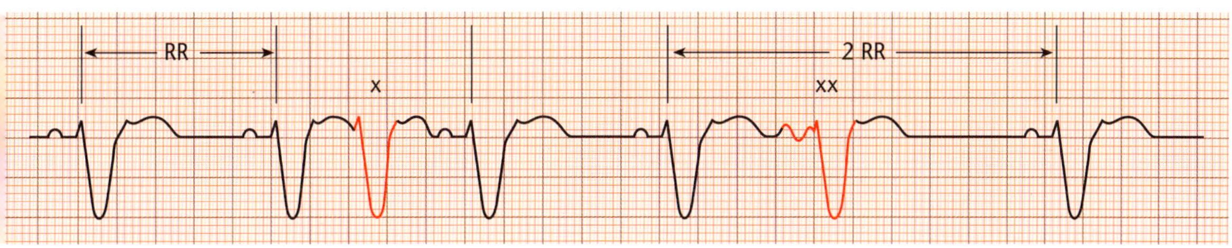

Abb. 14.10 SVES bei LSB. x interponiert, P-Welle nicht zu erkennen; xx mit kompensatorischer Pause: ektope P-Welle, durch die Refraktärphase der SVES blockierte normale Kammererregung.

P-Welle ist also kein notwendiges Kriterium einer SVES! Entscheidend ist nur die Gleichförmigkeit der Kammerkomplexe von Normalschlag und Extrasystole.

Nach einer SVES oder, noch häufiger, VES fällt der nächste Normalschlag in die Refraktärphase der Extrasystole. Man spricht von einer **kompensatorischen** Pause bis zum nächsten Normalschlag. Fehlt

die kompensatorische Pause, spricht man von **interponierter** Extrasystole.
Von einem **Bigeminus** (Zwilling) spricht man, wenn auf jeden Normalschlag mit fester zeitlicher Koppelung eine Extrasystole folgt (► Abb. 14.12). Sinngemäß spricht man von **Trigeminus,** wenn auf jeden Normalschlag regelmäßig zwei Extrasystolen folgen. Dagegen nennt man eine regelmäßige Abfolge von zwei Normalschlägen mit einer Extrasystole eine 2 : 1-Extrasystolie.

VES

Da bei einer VES die pathologische Reizbildung in der Ventrikelmuskulatur liegt, breitet sich die Erregung intramural aus. Eine VES hat deswegen **immer** einen breiten, schenkelblockartig deformierten Kammerkomplex mit diskordanter Nachschwankung und unterscheidet sich deutlich vom Normalschlag. Man kann aus der Form der VES auf den Ort der pathologischen Reizbildung schließen.
Sind die VES von gleicher Form (monomorph), ist auch der Ort der Reizbildung der gleiche (monotope VES, ► Abb. 14.11 und ► Abb. 14.12). Sind die VES von unterschiedlicher Form (polymorph), geschieht die Reizbildung an unterschiedlichen Stellen (polytope VES, ► Abb. 14.13 und ► Abb. 14.14).
Liegt der Ort der Reizbildung im linken Ventrikel (Erregungsausbreitung Richtung V_1), imitiert die VES das Bild eines RSB; liegt der Ort der Reizbildung im rechten Ventrikel (Erregungsausbreitung Richtung V_6), imitiert die VES das Bild eines LSB (► Abb. 14.15).

Differenzialdiagnose der VES Differenzialdiagnostisch kommen ein intermittierender Schenkelblock oder ein intermittierendes WPW-Syndrom infrage (► Abb. 14.16).

- Intermittierender Schenkelblock:
  a. Kein vorzeitiger Einfall.
  b. P-Welle und PQ-Zeit unverändert.
- Intermittierendes WPW-Syndrom:
  a. Verkürztes PQ (Delta)-Intervall.
  b. Vorzeitig ist nur die Deltawelle; das Ende des WPW-Schlags ist nicht vorzeitig.

Klinische Bedeutung der Extrasystolen

SVES SVES gelten als eher harmlos. Treten sie sehr häufig (mehr als 30/h) auf, ist eine kardiologische Diagnostik indiziert. Als Ursache kommen dann z. B. eine Myokarditis oder eine koronare Herzerkrankung in Frage.
VES Einzelne VES sind ebenfalls meistens harmlos. Der amerikanische Kardiologe Bernard Lown hat bereits in den 1970er-Jahren bestimmte Formen von VES als Risiko maligner Rhythmusstörungen erkannt. Er entwickelte die nach ihm benannte „Lown-Klassifikation von VES“ (► Abb. 14.17).
Diese Klassifikation gibt einen gewissen Hinweis, dass mit steigender Ordnungszahl das Risiko maligner Rhythmusstörungen zunimmt. Da jedoch nahezu alle Antiarrhythmika selbst arrhythmogen sein können, wird die Indikation zur medikamentösen Therapie wesentlich von der Schwere der zugrunde liegenden Herzerkrankung bestimmt.

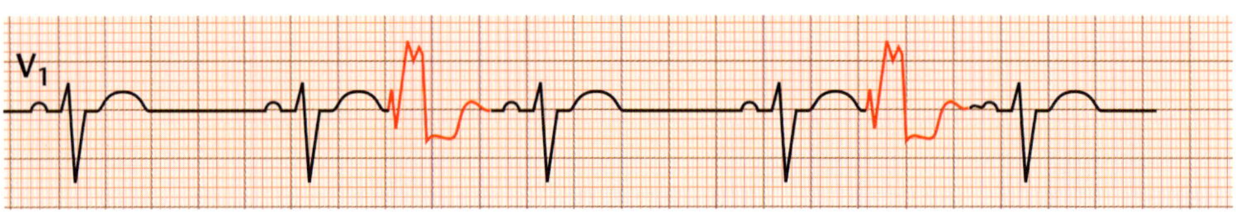

Abb. 14.11 Monotope, interponierte, linksventrikuläre VES.

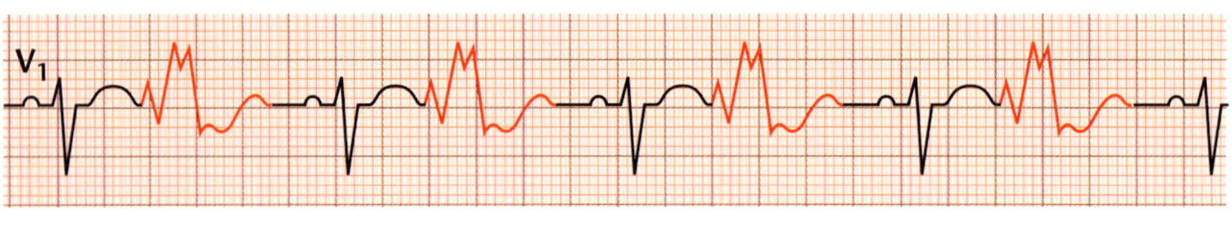

Abb. 14.12 Linksventrikulärer Bigeminus.

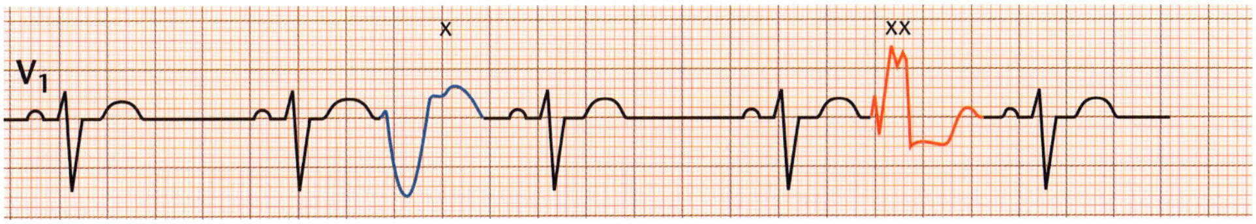

Abb. 14.13 Polytope interponierte rechtsventrikuläre (x) und linksventrikuläre (xx) VES.

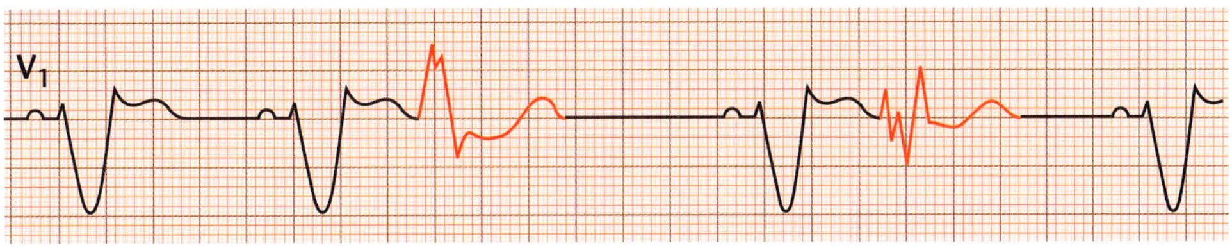

Abb. 14.14 Polytope VES mit kompensatorischer Pause bei LSB.

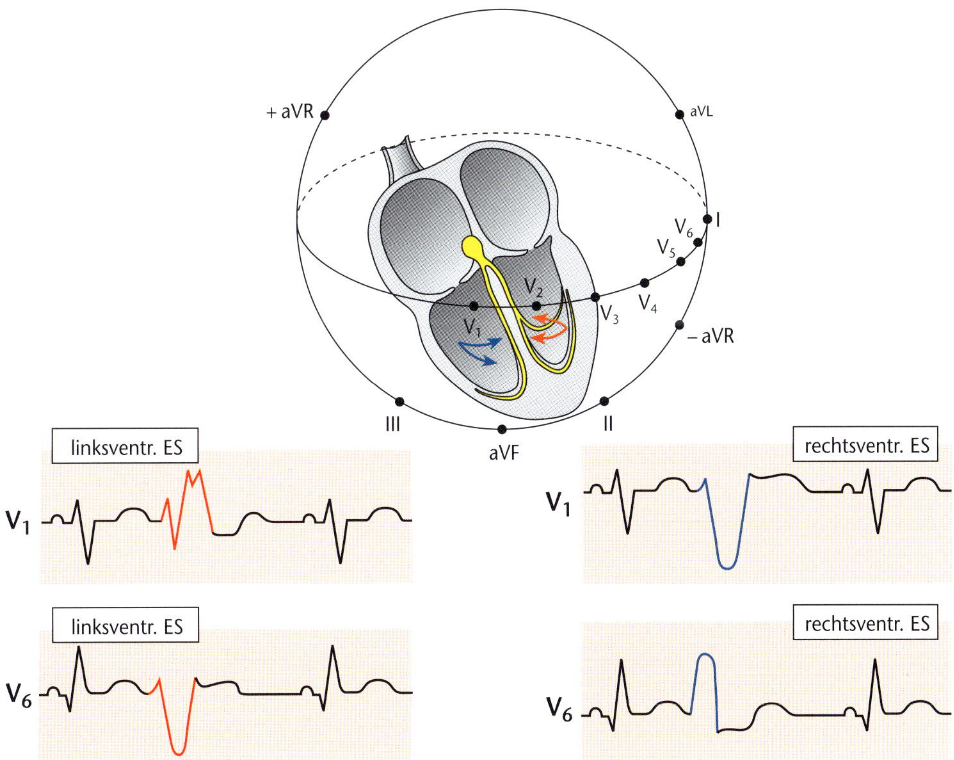

Abb. 14.15 Topodiagnostik von VES.

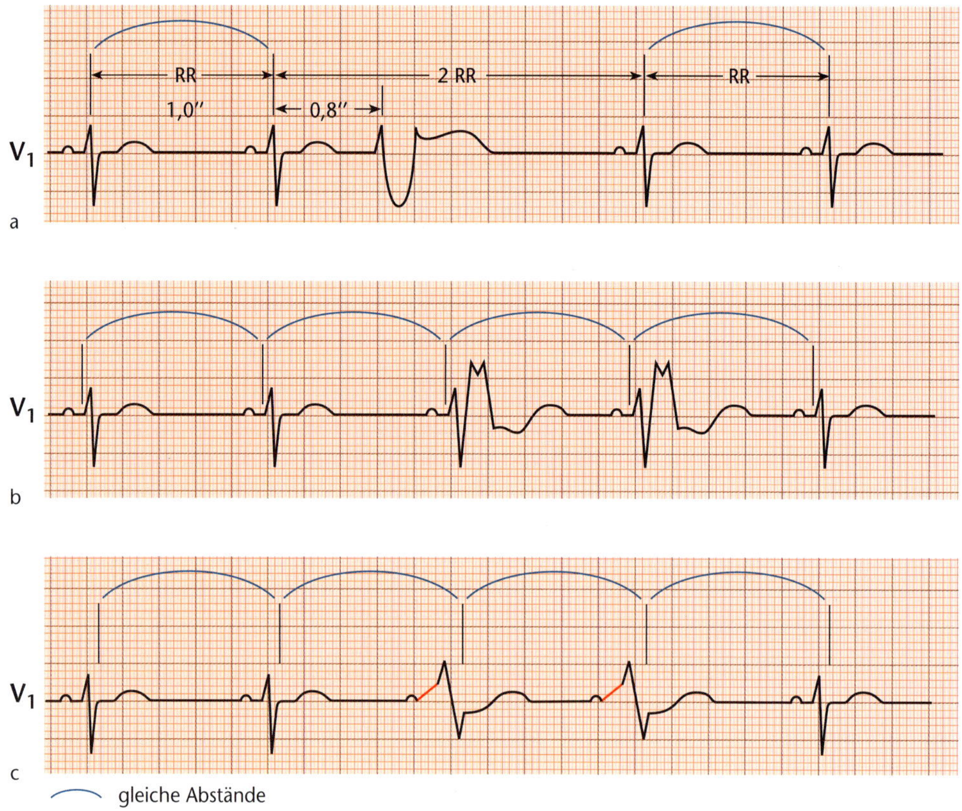

Abb. 14.16 Differenzialdiagnose ventrikulärer Extrasystolen (Rhythmusstreifen, 25 mm/s).
a Rechtsventrikuläre ES mit kompensatorischer Pause.
b Intermittierender (Rechts-)Schenkelblock.
c Intermittierendes (sternal-positives) WPW-Syndrom.

Dies mindert die Bedeutung dieses genialen Kardiologen in keiner Weise. Vor allem seine Beobachtung, dass gewisse Formen früh einfallender VES (R-auf-T-Phänomen) Vorläufer von Kammerflimmern bei Patienten z. B. mit akutem Myokardinfarkt sein können, hatte weitreichende Folgen. Da er gleichzeitig die Entwicklung der elektrischen Defibrillation entscheidend vorangetrieben und als Konsequenz das kontinuierliche EKG-Monitoring von Infarktpatienten auf speziell ausgerüsteten Stationen gefordert hat, kann man Bernard Lown als einen Geburtshelfer der gesamten internistischen Intensivmedizin bezeichnen. Dieser Entwicklung haben unzählige Infarktpatienten ihr Überleben zu verdanken.

Zusammenfassung

SVES

- Vorzeitiger Einfall
- Kammerkomplex immer identisch mit dem Normalschlag
- P-Welle
  a. nicht immer sichtbar
  b. wenn sichtbar, sind Form und PQ-Zeit nicht normal

VES

- Vorzeitiger Einfall
- Kammerkomplex nicht identisch mit dem Normalschlag
- Immer verbreitert und schenkelblockartig deformiert
- Monomorph bei gleichem Ort der Reizbildung
- Polymorph bei wechselndem Ort der Reizbildung

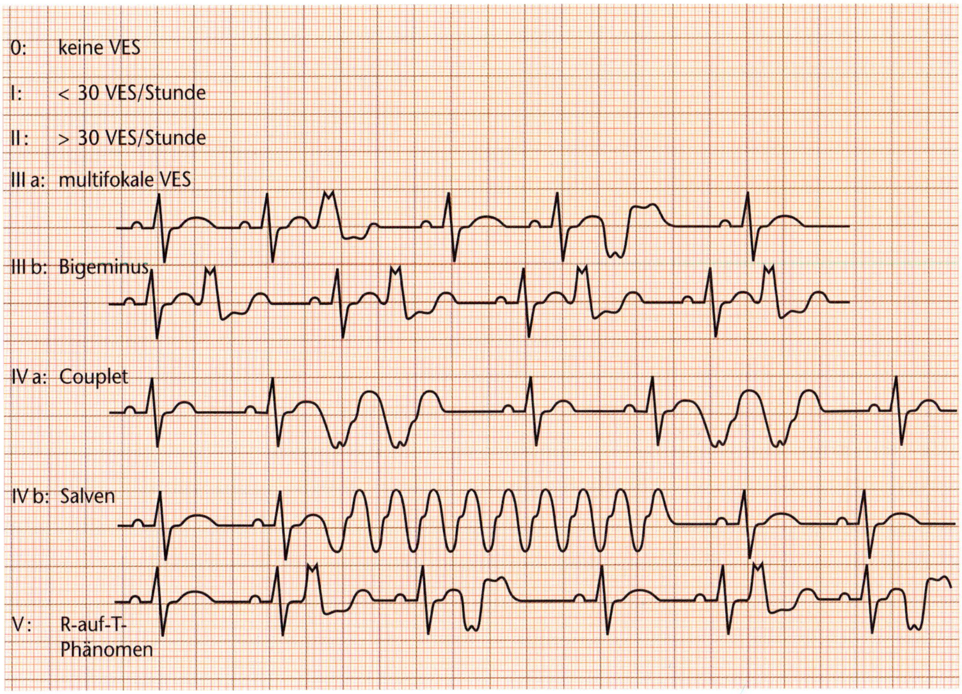

Abb. 14.17 Klassifikation ventrikulärer Extrasystolen nach Lown.

- Differenzialdiagnosen
  a. intermittierender Schenkelblock
  b. intermittierendes WPW-Syndrom

14.1.2.4 Vorhofflimmern

Zu Vorhofflimmern kommt es, wenn im Bereich der Vorhöfe an vielen Stellen pathologische, rasche, unkoordinierte Reizbildung stattfindet. In diesem Reizbildungschaos haben Sinusknoten oder AV-Knoten keine Chance zu normaler Reizbildung. Dies hat zur Folge, dass auch keine koordinierte Kontraktion der Vorhöfe erfolgt (hämodynamische Vorhofasystolie). Die Resultante der vielen Partialdepolarisationen ist eine ungerichtete, kreisende Erregung in den Vorhöfen. Aus der Sicht eines Beobachters stellen sich die Vorhoferregungen als hochfrequente P-Wellen niedriger und – wegen der ständig wechselnden Richtung des Vorhofvektors – unterschiedlicher Amplitude dar.

Wie und wann kommt es bei Vorhofflimmern zu einer Überleitung in die Kammern? Hierbei spielt der AV-Knoten die entscheidende Rolle. Man kann sich seine Funktion als die eines Kondensators mit einer bestimmten Kapazität (Refraktärzeit) vorstellen: Auf die proximale, vorhofnahe „Kondensatorplatte" treffen in unregelmäßiger Folge und unregelmäßiger Stärke Vorhoferregungen. Erst wenn die Kapazität des Kondensators erreicht ist, springt der „Funke" auf die distale, ventrikelnahe „Kondensatorplatte" über und wird in die Ventrikel weitergeleitet. Wegen der absoluten Unregelmäßigkeit der vom Vorhof eintreffenden Impulse geschieht auch die Überleitung in die Kammer absolut unregelmäßig. Vorhofflimmern hat also so gut wie immer eine **absolute Arrhythmie der Ventrikel** zur Folge (Ausnahme ▸ Abb. 14.20). Die Frequenz der Überleitung wird von der „Kapazität" des AV-Knotens bestimmt:

- Niedrige Kapazität (kurze Refraktärzeit): **Tachyarrhythmia absoluta.**
- Hohe Kapazität (lange Refraktärzeit): **Bradyarrhythmia absoluta.**

Die Form der Kammerkomplexe wird bestimmt vom intraventrikulären Reizleitungssystem: Bei ungestörter intraventrikulärer Erregungsausbreitung sieht man eine absolute Arrhythmie mit schlanken Kammerkomplexen (▸ Abb. 14.18).

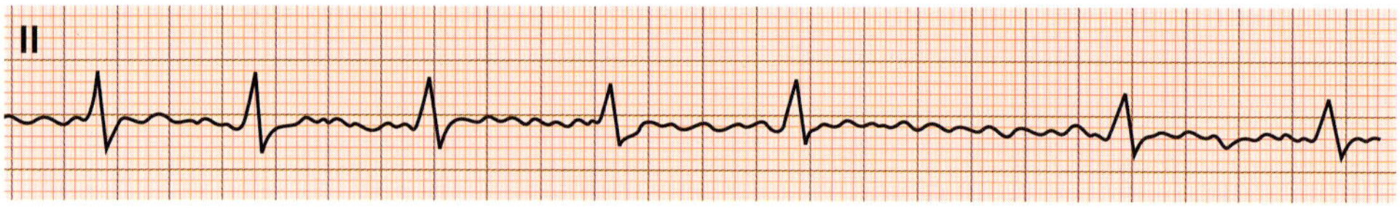

Abb. 14.18 Vorhofflimmern mit absoluter Arrhythmie und schlanken Kammerkomplexen.

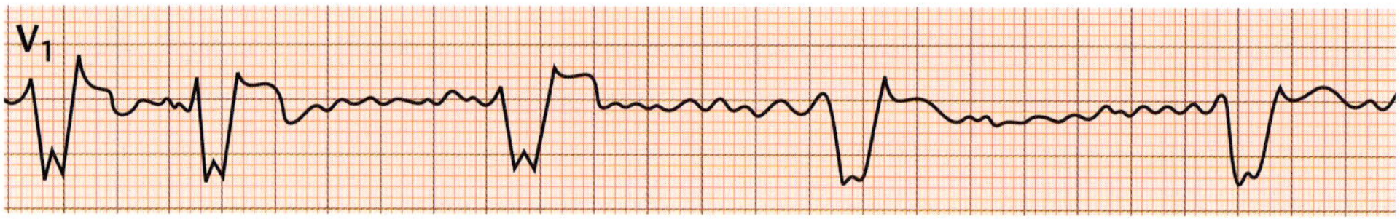

Abb. 14.19 Vorhofflimmern mit breitem Kammerkomplex bei LSB.

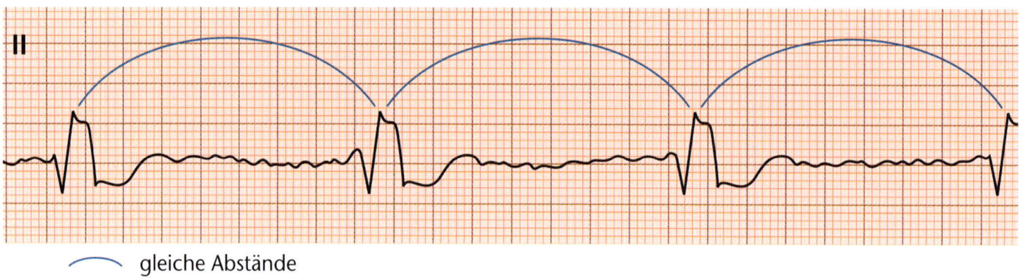

Abb. 14.20 Vorhofflimmern mit regelmäßigen Kammerkomplexen (Kammerersatzrhythmus bei AV-Block 3. Grades).

Liegt ein RSB oder LSB vor, sieht man eine absolute Arrhythmie mit breiten Kammerkomplexen (► Abb. 14.19).

Zeigt das EKG Vorhofflimmern mit Bradykardie und **regelmäßige** (meist breite) Kammerkomplexe, besteht neben dem Vorhofflimmern eine AV-Blockierung 3. Grades mit meist ventrikulärem Ersatzrhythmus (► Abb. 14.20). Dies ist keineswegs sehr selten und von erheblicher klinischer Bedeutung, da hier die Indikation zur Schrittmacherimplantation besteht.

Ursachen von Vorhofflimmern Die häufigste Ursache von Vorhofflimmern ist eine Überdehnung der Vorhöfe bei Mitralvitien, Hypertonus, (diastolischer) Herzinsuffizienz. Bei 20–30 % der Fälle ist eine koronare Herzerkrankung ursächlich. Weitere mögliche Ursachen sind Hyperthyreose, COPD, Schlafapnoe-Syndrom, chronische Niereninsuffizienz. Aber auch Alkohol wirkt kardiotoxisch. Als „Monday-Morning-Kardiomyopathie" wird im angelsächsischen Schrifttum das Vorhofflimmern nach Alkoholabusus bezeichnet. Auch ein Stromschlag kann Vorhofflimmern auslösen. Vorhofflimmern ohne erkennbare Grundkrankheit nennt man „Lone Atrial Fibrillation".

Klinische Bedeutung von Vorhofflimmern Vorhofflimmern ist eine der häufigsten Rhythmusstörungen vor allem älterer Patienten. Seine klinische Bedeutung besteht in der Bildung von Thromben im Bereich der Vorhöfe, die die Quelle von Embolien sein können. Vor allem Hirnembolien sind eine gefürchtete Komplikation von Vorhofflimmern. Außerdem fällt die koordinierte Vorhofkontraktion weg, wodurch sich das Schlagvolumen der Ventrikel um etwa 30 % vermindert. Vor allem in Verbindung mit unphysiologisch schneller Überleitung (Tachyarrhythmia absoluta) resultiert eine Linksherzinsuffizienz. Während chronisches Vorhofflimmern bei vielen Patienten mit der Zeit erstaunlich gut toleriert wird, leiden Patienten mit intermittierendem Vorhofflimmern erheblich unter den Episoden plötzlich auftretender Linksherzinsuffizienz.

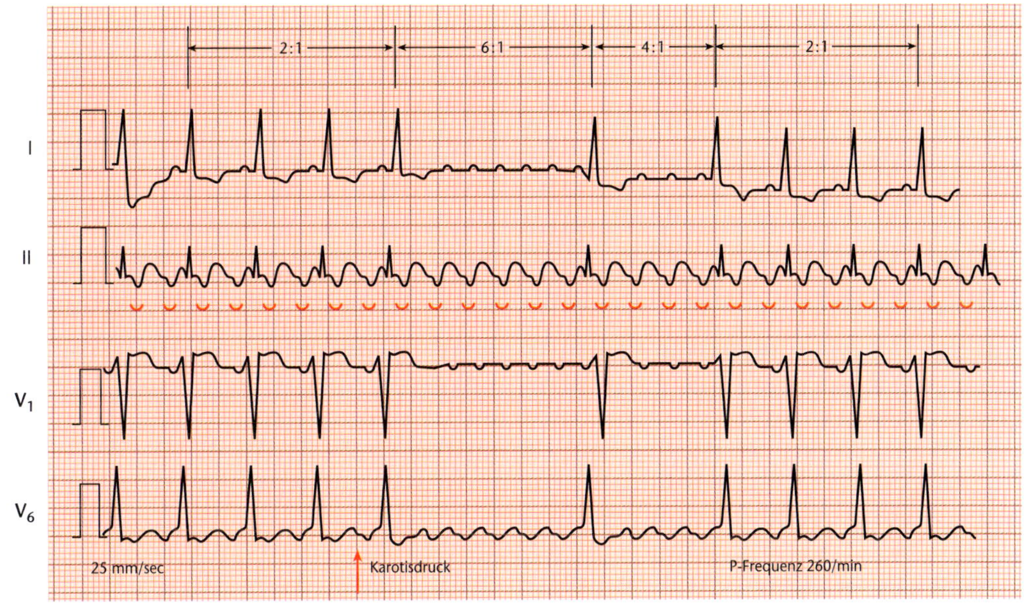

Abb. 14.21 Vorhofflattern Typ I mit wechselnder Überleitung.

Zur Therapie von Vorhofflimmern Man kann Vorhofflimmern durch elektrische Kardioversion mit einer primären Erfolgsquote von etwa 90 % wieder in Sinusrhythmus überführen. Auch eine medikamentöse Kardioversion mit Antiarrhythmika (u. a. Flecainid, Propafenon, Amiodaron) ist im Einzelfall möglich, die primäre Erfolgsrate ist allerdings geringer. Als interventionelles Verfahren steht die kathetergeführte Pulmonalvenenablation zur Verfügung. Wie lange der Sinusrhythmus nach Kardioversion jeweils bestehen bleibt, hängt von vielen Faktoren ab, z. B. von der Dauer und Ursache des Vorhofflimmerns oder der Vorhofgröße. Gelingt die (dauerhafte) Überführung in einen Sinusrhythmus nicht, sollte einerseits eine medikamentöse Frequenzkontrolle und andererseits evtl. eine Antikoagulation erfolgen, um die Gefahr von Embolien zu reduzieren.

14.1.2.5 Vorhofflattern

Während bei Vorhofflimmern elektrisches Chaos auf Vorhofebene besteht, hat sich bei Vorhofflattern ein pathologischer, aber **immer gleicher** Depolarisationszirkel etabliert. Aus anatomischen Gründen hat die kreisende Vorhoferregung eine Frequenz um 280/min. Bei höheren Frequenzen trifft die folgende Vorhoferregung auf die Refraktärphase der vorangehenden. Pro Zeiteinheit trifft also immer die gleiche Zahl an Vorhofimpulsen den proximalen Teil des AV-Knotens. Bei gleich bleibender „Kapazität" (Refraktärzeit) des AV-Knotens verursacht die immer gleiche Zahl an Vorhofaktionen eine Überleitung in die Kammern: 2:1-Überleitung bei kurzer Refraktärzeit, 3:1- oder 4:1- etc. Überleitung bei längerer Refraktärzeit. Im EKG sieht man **regelmäßige** monomorphe „sägezahnförmige" P-Wellen ohne isoelektrische Linie und – solange der Überleitungsmodus gleich bleibt – **regelmäßige** Kammeraktionen.

Bei dem häufigeren Typ I bzw. „typischen/isthmusabhängigen Vorhofflattern" (Makro-Reentry-Kreis im Bereich des rechten Vorhofs um den Trikuspidalklappenring herum mit Passage des Isthmus zwischen Trikuspidalklappenanulus und V. cava inferior) entstehen die Flatterwellen meistens durch retrograde Vorhoferregung („counter clockwise") und sind daher in den Abl. II, aVF und III überwiegend negativ (► Abb. 14.21). Seltener verläuft die Erregung entgegengesetzt („clockwise").

Bei dem selteneren Typ II bzw. „atypischen/isthmusunabhängigen Vorhofflattern" können die Flatterwellen sowohl rechts- wie auch linksatrial

entstehen (► Abb. 14.22). Ursache sind meist atriale Narben, die durch vorangegangene Operationen (ASD-Verschluss, Anschluss einer Herz-Lungen-Maschine) oder Interventionen (Ablation von Vorhofflimmern) entstanden.
Häufig genügen zwei Vorhofaktionen um eine Kammeraktion auszulösen (2:1-Überleitung). Dann zeigt das EKG eine regelmäßige Tachykardie mit einer Frequenz um 140/min. Von den zwei Vorhofflatterwellen zwischen den Kammerkomplexen ist häufig nur die erste – vor dem Kammerkomplex – gut zu erkennen, während die zweite vom Kammerkomplex überlagert ist. Das erklärt, warum eine 2:1-Tachykardie bei Vorhofflattern häufig als Sinustachykardie verkannt wird.

Merke

Eine regelmäßige Tachykardie um 140/min gilt so lange als 2 : 1-Tachykardie bei Vorhofflattern, bis das Gegenteil bewiesen ist.

Man kann die Diagnose klären, indem man die Refraktärzeit des AV-Knotens durch Gabe von Verapamil, Adenosin oder durch vorsichtige Karotissinusmassage für kurze Zeit verlängert. Dadurch wird aus der 2:1-Überleitung eine 3:1- oder 4:1-Überleitung, sodass die typischen Vorhofflatternwellen deutlich erkennbar werden (► Abb. 14.21). Meist lässt der Effekt rasch nach und es kommt wieder zur 2:1-Überleitung.

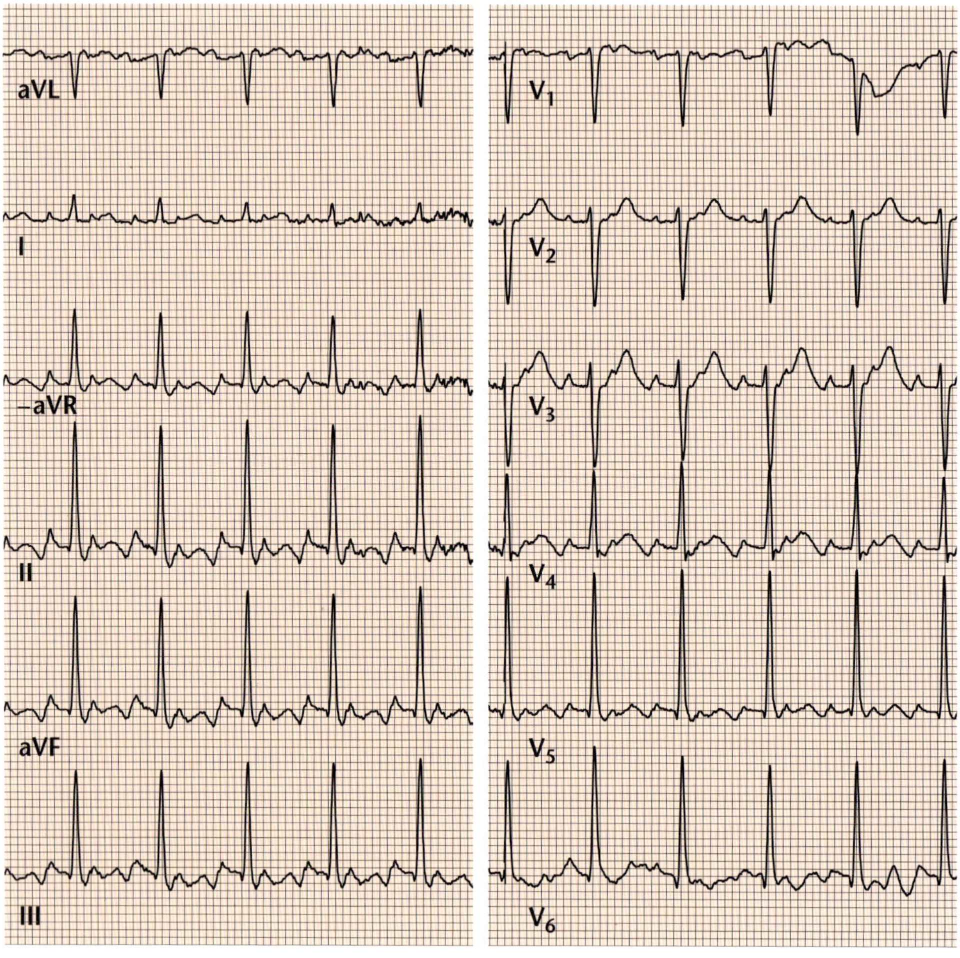

Abb. 14.22 Atypisches Vorhofflattern mit 2 : 1-Überleitung.

Ursachen von Vorhofflattern Die häufigsten Ursachen von Vorhofflattern entsprechen denen von Vorhofflimmern.

Zur klinischen Bedeutung von Vorhofflattern Das Embolierisiko ist bei lang bestehendem Vorhofflattern ähnlich hoch wie bei Vorhofflimmern. Die Minderung des Schlagvolumens ist dagegen bei Vorhofflattern nicht so ausgeprägt wie bei Vorhofflimmern, da die Vorhofkontraktionen hämodynamisch halbwegs effizient sind.

Die 2:1-Tachykardie bei Vorhofflattern gehört zu den am häufigsten verkannten Rhythmusstörungen.

Zur Therapie von Vorhofflattern Verapamil eignet sich gut zur Frequenzkontrolle. Chinidin, das früher zur medikamentösen Kardioversion eingesetzt wurde, ist kontraindiziert, da es die Refraktärzeit des AV-Knotens verkürzt und damit eine 1:1-Überleitung verursachen kann.

Die Überführung in normalen Sinusrhythmus gelingt meist nur durch elektrische Kardioversion. Bei Typ I kann elektrische Überstimulation der Vorhöfe mittels Herzkatheter erfolgreich sein. Rezidivierendes Vorhofflattern kann heute durch die Ablation atrialer Leitungsbahnen behandelt werden.

14.1.2.6 Kammerflimmern

Elektrophysiologisch gleichen sich Vorhof- und Kammerflimmern: Es besteht eine gesteigerte idioventrikuläre Erregbarkeit, viele Areale der Ventrikelmuskulatur geben unkoordiniert Impulse ab. Es herrscht elektrisches Chaos. Der Summationsvektor aller Depolarisationen hat eine niedrige Amplitude und wechselt ständig seine Richtung. Im EKG sieht man hochfrequente Wellen niedriger und wechselnder Amplitude. Natürlich fehlen koordinierte Kammerkomplexe oder P-Wellen (▶ Abb. 14.23).

Ursachen von Kammerflimmern

- Koronare Herzerkrankung, insbesondere akuter Myokardinfarkt
- Kardiomyopathien
- Kaliummangel
- Verlängerung der QT-Zeit z. B. durch Medikamente oder genetisch (▶ Kap. 13.6).
- Vorhofflimmern bei WPW-Syndrom

Klinische Bedeutung und Therapie von Kammerflimmern Kammerflimmern bedeutet hämodynamisch Asystolie mit den entsprechenden klinischen Folgen: Bewusstlosigkeit innerhalb weniger Sekunden, gefolgt von Atemstillstand, gelegentlich eingeleitet von einem durch die zerebrale Hypoxie ausgelösten Krampfanfall. Es bleiben nur wenige Minuten, um durch kardiopulmonale Reanimationsmaßnahmen inkl. elektrischer Defibrillation den Tod oder eine hypoxische Hirnschädigung zu verhindern. Kammerflimmern ist die häufigste fatale Komplikation eines akuten Myokardinfarkts. Unter optimalen Bedingungen kann Kammerflimmern durch rechtzeitige Reanimationsmaßnahmen folgenlos überlebt werden. Das sog. „Wachkoma“ ist in der Mehrzahl der Fälle Folge zu spät eingeleiteter Wiederbelebungsmaßnahmen bei Kammerflimmern.

14.1.2.7 Kammerflattern und Torsade de pointes

Ähnlich wie bei Vorhofflattern hat sich bei **Kammerflattern** ein rascher, immer gleicher Depolarisationskreis etabliert. Im EKG sieht man schnelle, monomorphe („haarnadelförmige“) Kammerkomplexe, zwischen denen keine isoelektrische Linie zu erkennen ist (▶ Abb. 14.23). Im Gegensatz zur Kammertachykardie ist beim Kammerflattern eine Abgrenzung von Depolarisation und Repolarisation nicht mehr möglich (▶ Abb. 14.24).

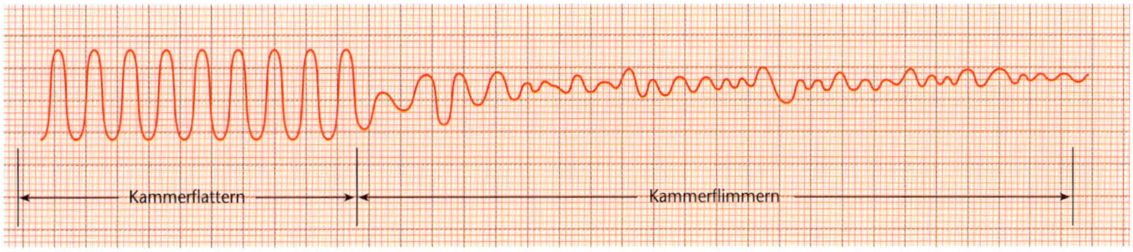

Abb. 14.23 Kammerflattern mit Übergang in Kammerflimmern (Original-Monitorstreifen 25 mm/s).

Bei der **Torsade de pointes** dreht sich die kreisende Erregung langsam um einen Punkt. Der Vektor der Kammererregung ändert also langsam seine Richtung. Aus **einer** Richtung betrachtet, nimmt die Amplitude der Flatterwellen langsam bis zu einem Maximum zu, um anschließend wieder abzunehmen (► Abb. 14.25).

Ursachen von Kammerflattern und Torsade de pointes

- Koronare Herzerkrankung, insbesondere akuter Myokardinfarkt.
- Kardiomyopathien.
- Elektrolytstörungen (v. a. Hypomagnesiämie, Hypokaliämie).
- Antiarrhythmika.
- Vor allem für die Torsade de pointes hat das Long-QT-Syndrom große Bedeutung (► Kap. 13.6).

Klinische Bedeutung von Kammerflattern und Torsade de pointes Im Gegensatz zu Kammerflimmern sind diese Formen ventrikulärer Tachykardien nicht gleichbedeutend mit hämodynamischem Herzstillstand. Das Schlagvolumen ist zwar stark reduziert, aber nicht null. Bei Torsade de pointes sieht man nicht selten sogar spontane Limitierung (► Abb. 14.25). Wegen der drastischen Verminderung der Herzleistung und dem drohenden Übergang in Kammerflimmern gehören Kammerflattern und Torsade de pointes jedoch zu den akut lebensbedrohlichen Rhythmusstörungen (► Abb. 14.26).

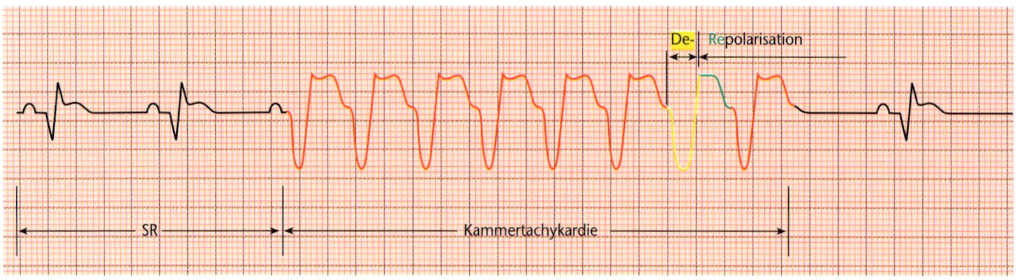

Abb. 14.24 Kammertachykardie (Original-Monitorstreifen 25 mm/s).

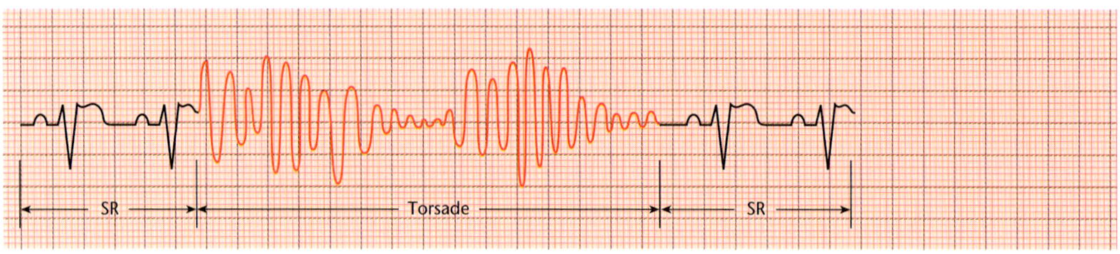

Abb. 14.25 Torsade de pointes, selbstlimitierend (Original-Monitorstreifen 25 mm/s).

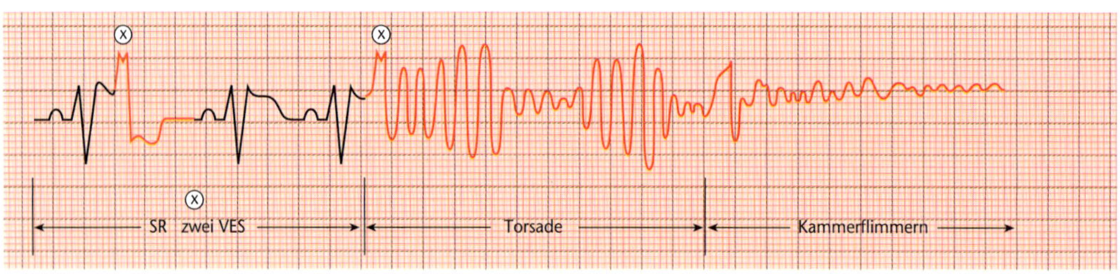

Abb. 14.26 Torsade de pointes mit Übergang in Kammerflimmern (Original-Monitorstreifen 25 mm/s).

Zur Therapie von Kammerflattern und Torsade de pointes Während Kammerflattern umgehende elektrische Kardioversion verlangt, hat man bei Torsade de pointes wegen der Neigung zu vorübergehenden Spontanremissionen etwas mehr Zeit. Häufig reicht die (i. v.) Gabe von Magnesium zur Normalisierung des Herzrhythmus. Obligat sind das Absetzen aller Medikamente, die die QT-Zeit verlängern, und die Korrektur von Elektrolytstörungen.

14.2 Reizleitungsstörungen

Man unterscheidet Störung der Reizleitung vom Sinusknoten auf den (rechten) Vorhof (sinuaurikulärer Block) und Störung der Reizleitung vom AV-Knoten in die Kammern (atrioventrikulärer Block). Aus didaktischen Gründen beginnen wir mit den atrioventrikulären Blockierungen.

14.2.1 Atrioventrikuläre Blockierung (AV-Block)

Man unterscheidet AV-Blockierungen 1. Grades, 2. Grades und 3. Grades.

14.2.1.1 AV-Block 1. Grades

Es handelt sich hierbei nicht um einen „Block" im eigentlichen Sinn des Wortes, sondern um eine Verzögerung der Reizüberleitung von den Vorhöfen in die Ventrikel.

Das EKG zeigt alle Kriterien eines Sinusrhythmus, aber eine **konstante Verlängerung der PQ-Zeit** (besser: AV-Zeit) **über 0,20 s** (► Abb. 14.27).

Sie erinnern sich an die Regel: Alle Herzzeitwerte werden in der Ableitung gemessen, in der sie am längsten sind (► Kap. 5.2). Für die Messung der AV-Zeit eignen sich deshalb vor allem die Ableitungen II, aVF und III, denn hier erfassen wir am besten den Beginn der P-Welle mit der **rechtsatrialen** Depolarisation. Die Ableitungen aVL oder I sehen den ersten, rechtsatrialen Anteil der P-Welle gelegentlich isoelektrisch, während – vor allem beim P-mitrale – der zweite, linksatriale Anteil besonders gut sichtbar ist, was zu falsch kurzer Messung der AV-Zeit verleitet.

14.2.1.2 AV-Block 2. Grades

Hierbei werden nicht alle Vorhofaktionen vom AV-Knoten in die Ventrikel übergeleitet. Dies kann auf unterschiedliche Weise geschehen. Dabei ist wichtig zu wissen, dass das atrioventrikuläre Leitungssystem elektrophysiologisch in zwei Bereiche unterteilt werden kann: den AV-Knoten und das His-Purkinje-System.

Typ I (Wenckebach oder Mobitz I)

Es kommt zu einer **kontinuierlichen Verzögerung der AV-Überleitung bis zur Blockierung einer Überleitung (dekrementale Leitung).** Die anschließende Pause ist kürzer als zwei normale RR-Intervalle. Man nennt dies eine „Wenckebach-Periode". Im klassischen Fall reihen sich mehrere, in sich gleiche Perioden aneinander (► Abb. 14.28a).

Am häufigsten sieht man eine 3:2-Wenckebach-Periode: Von 3 P-Wellen werden nur zwei übergeleitet. Bei längerer Periodendauer (z. B. 4 P-Wellen führen zu 3 Überleitungen) beobachtet man eine **Verkürzung der RR-Abstände!** Das ist schwer zu verstehen. Die Erklärung dieses „Wenckebach-Paradox" ist das von Schlag zu Schlag „abnehmende Inkrement": Zwar verlängert sich das PQ-Intervall von Erregung zu Erregung, aber das Ausmaß der Verlängerung nimmt von Erregung zu Erregung ab (► Abb. 14.28b). Die PP-Abstände bleiben gleich (= ungestörte Erregung durch den Sinusknoten).

Klinik

Die zunehmende Verlängerung der AV-Überleitungszeit ist häufig sehr gering ausgeprägt und daher für das bloße Auge kaum erkennbar. Eindeutig erkennbar sind die unterschiedlichen PQ-Zeiten, wenn Sie Ihren Blick auf die Blockierung lenken: die PQ-Zeit nach einer blockierten P-Welle ist die kürzeste, die davor ist die längste, wodurch sich die dekrementale Leitung eindeutig identifizieren lässt.

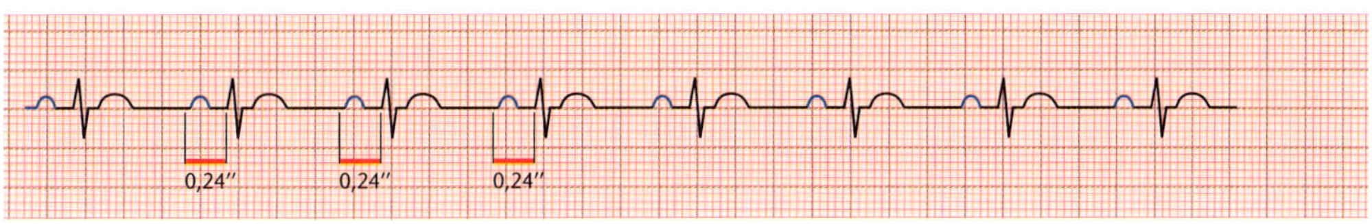

Abb. 14.27 AV-Block 1. Grades. Jede P-Welle wird übergeleitet, aber mit konstant verlängerter PQ Zeit (hier 0,24 s).

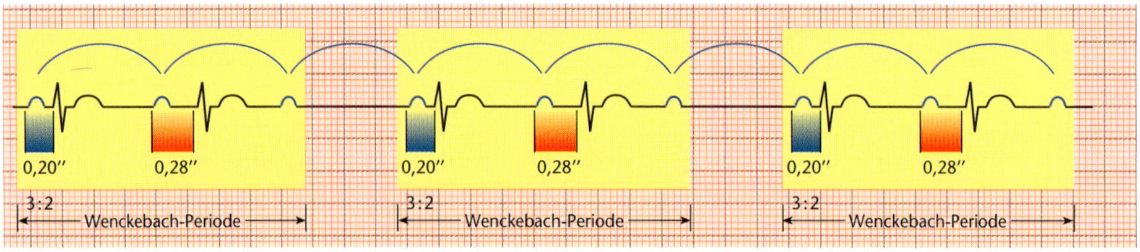

Abb. 14.28a AV-Block 2. Grades Typ Wenckebach (3:2-Blockierung).

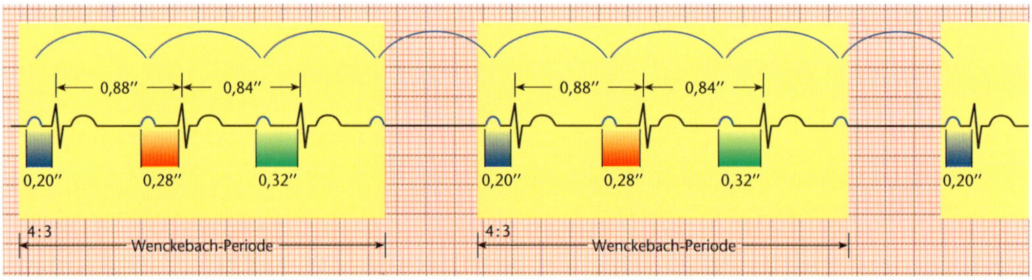

Abb. 14.28b AV-Block 2. Grades Typ Wenckebach (4:3-Blockierung). Die PQ-Zeiten verlängern sich bis zum Ausfall einer Überleitung. Ist die Überleitung nach mehr als 3 P-Wellen blockiert, nehmen die RR-Abstände (durch das abnehmende Inkrement) kontinuierlich ab! In unserem Beispiel: Die Zunahme der PQ-Zeit beträgt von der ersten zur zweiten Überleitung 0,08 s; von der zweiten zur dritten Überleitung jedoch nur 0,04 s. Dadurch verkürzen sich die RR-Intervalle von 0,88 s auf 0,84 s!

Anatomisch ist die Blockierung fast immer im AV-Knoten lokalisiert und hat daher eine gute Prognose, da ein Ersatzrhythmus im gesunden Gewebe (His-Bündel, Purkinje-Fasern) möglich ist. Der AV-Block 2. Grades Typ Wenckebach tritt häufig bei Herzgesunden mit ausgeprägtem Vagotonus auf (Sportler, nachts). Auch Herzerkrankungen (KHK, Myokarditis) können einen AV-Block II Typ Wenckebach verursachen. Da die Prognose gut ist, ist eine Schrittmacherimplantation meist nicht erforderlich.

Typ II (Mobitz oder Mobitz II)

Hier kommt es zu einem plötzlichen Überleitungsausfall einer oder mehrerer Vorhofaktionen. Die übrigen Vorhofaktionen werden mit normalem oder konstant verlängertem PQ-Intervall übergeleitet. Die Blockierung kann im AV-Knoten oder im His-Purkinje-System lokalisiert sein.

Bei Blockierung im AV-Knoten ist die intraventrikuläre Leitung ungestört, die QRS-Komplexe sind daher schlank. Diese Blockierung ist relativ benigne und führt nur selten zu Synkopen. Sie kann durch Medikamente (z. B. Digitalis, β-Blocker, Kalziumantagonisten) oder passagere Ischämie verursacht sein.

Bei einer Blockade im His-Purkinje-System ist häufig eine Verbreiterung des QRS-Komplexes als Ausdruck einer bereits bestehenden Schenkelblockierung zu sehen. Die Blockade der Vorhofaktion entspricht dann einem intermittierenden trifaszikulären Block und ist immer hochpathologisch mit ernster Prognose.

Oft hat sich ein **festes Verhältnis zwischen Vorhofaktionen und blockierter Überleitung** eingestellt. Man spricht von 2:1-, 3:1-… Blockierung. (Es wird nur jede 2., 3., … Vorhoferregung übergeleitet.) Eine echte AV-Blockierung II Typ Mobitz kann nur dann zweifelsfrei diagnostiziert werden, wenn mindestens zwei konsekutive P-Wellen mit gleicher PQ-Zeit übergeleitet werden, bevor ein Sinusimpuls ausfällt und die anschließend wieder regulär übergeleitete P-Welle das gleiche PQ-Intervall aufweist wie die übergeleiteten Schläge vor der Pause. Die Länge der Pause nach der blockierten P-Welle entspricht exakt zwei PP-Abständen (► Abb. 14.30). Es handelt sich um eine absolute Schrittmacherindikation, auch wenn (noch) keine klinischen Symptome vorliegen, da es sich immer um eine schwere organische Herzerkrankung handelt, bei der das intraventrikuläre Leitungssystem

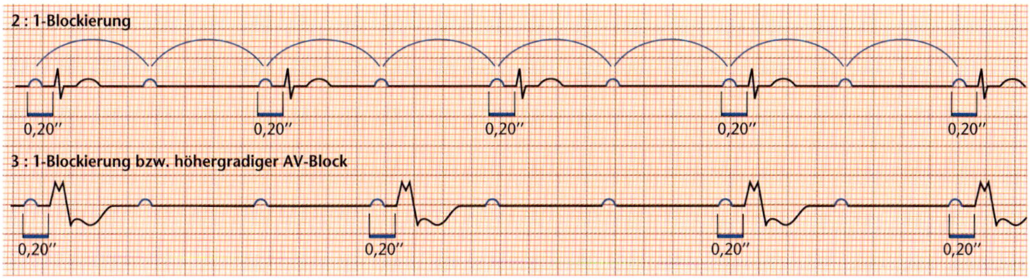

Abb. 14.29 2:1-AV-Block 2. Grades und höhergradiger AV-Block 2. Grades. Die PQ-Zeiten sind bei allen übergeleiteten P-Wellen entweder normal oder verlängert, aber immer konstant, hier 0,20 s.

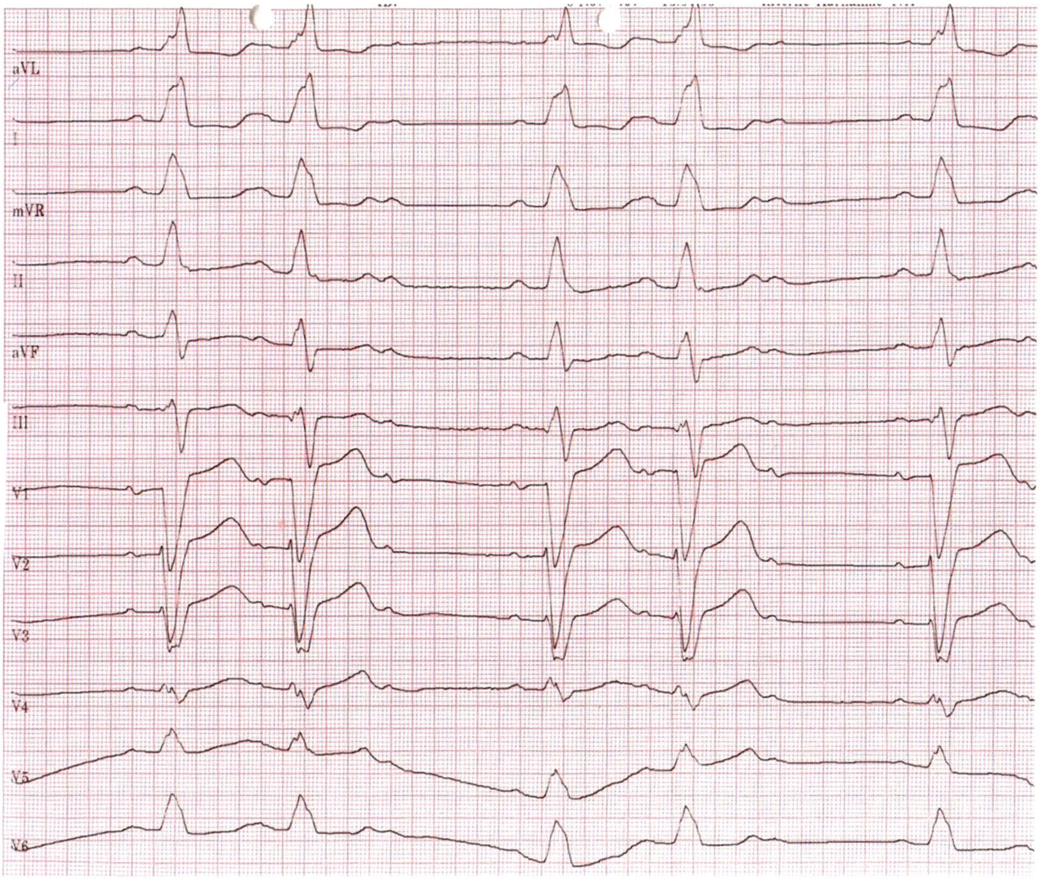

Abb. 14.30 AV-Block 2. Grades Typ Mobitz. Zwei P-Wellen mit gleicher PQ-Zeit werden übergleitet, dann fällt die Überleitung einer P-Welle aus. Die nächste P-Welle wird wieder übergeleitet, die PQ-Zeit ist konstant. Zusätzlich verbreiterter Kammerkomplex als Hinweis für Blockade im His-Purkinje-System (Original-EKG verkleinert, 50 mm/s).

erkrankt ist. Die Wirkung von Medikamenten (Digitalis, β-Blocker, Kalziumantagonisten etc.) spielt keine Rolle.

Bei einem fixen 2:1-Block mit schlankem Kammerkomplex kann zunächst nicht unterschieden werden, ob es sich um den Wenckebach- oder den Mobitz-Typ handelt. Die P-Welle nach einer ausgefallenen Überleitung ist gleichzeitig die P-Welle vor einer ausgefallenen Überleitung, das PQ-Intervall ist identisch (► Abb. 14.29). Die Unterscheidung, ob die Blockierung im AV-Knoten oder im His-Purkinje-System sitzt, kann gelegentlich durch Aufzeichnung eines langen Rhythmusstreifens getroffen werden, wenn im Verlauf die 2:1-Blockade in den Typ I (Wenckebach) oder den Typ II (Mobitz) übergeht. Darüber hinhaus kann ein Versuch mit Karotissinusdruck unternommen werden. Bei Blockierung im AV-Knoten nimmt der Blockierungsgrad zu (aus 2:1 wird 3:1 oder 4:1), bei Blockierung im His-Purkinje-System kann vorübergehend durch Senkung der Sinusfrequenz wieder eine 1:1-Überleitung entstehen. Eine weitere Differenzierungsmöglichkeit besteht durch Atropininjektion oder körperliche Belastung: Bei Blockierung im AV-Knoten wird die Überleitung verbessert und es kann wieder eine 1:1-Überleitung herbeigeführt werden. Bei Blockade im His-Purkinje-System wird die Überleitung schlechter und es entsteht ein 3:1- oder 4:1-Block bzw. höhergradiger AV-Block.

14.2.1.3 AV-Block 3. Grades

Dabei ist die Überleitung der Vorhofaktionen in die Kammern komplett unterbrochen. Zu Kammeraktionen kommt es nur, wenn rechtzeitig ein sekundäres oder tertiäres Reizbildungszentrum als Schrittmacher einspringt. Im EKG sieht man **regelmäßige,** normal konfigurierte **P-Wellen, inkonstante, scheinbare AV-Zeiten** und **regelmäßige Kammerkomplexe. Vorhöfe und Kammern schlagen völlig unabhängig voneinander** (► Abb. 14.31).

Oft bereitet die Erkennung der Regelmäßigkeit der P-Wellen Schwierigkeiten, da sie immer wieder von Kammerkomplexen und T-Wellen überlagert werden.

Aus Form und Frequenz der Kammerkomplexe kann man auf die Lage des (Ersatz-)Reizbildungszentrums schließen:

- Schlanke Kammerkomplexe mit einer Frequenz um 45/min sprechen für eine proximale Läsion und eine Reizbildung im Bereich des AV-Knotens.
- Breite, schenkelblockartig deformierte Kammerkomplexe mit einer Frequenz um 25/min sprechen für eine distale Läsion und Reizbildung im Purkinje-System der Ventrikelmuskulatur.

14.2.1.4 Ursachen für AV-Blockierungen

Ursachen für akute AV-Blockierungen

- Akutes Koronarsyndrom, insbesondere bei akutem Hinterwandinfarkt wegen der gleichen Gefäßversorgung von Hinterwand und AV-Knoten
- Endokarditis
- Myokarditis, insbesondere bei Lyme-Borreliose!
- Hyperkaliämie (► Kap. 13.4.1.1)
- Medikamente: Digitalis, Antiarrhythmika, trizyklische Antidepressiva

Ursachen für chronische AV-Blockierungen

- Koronare Herzerkrankung
- Kardiomyopathien
- Systemerkrankungen wie Sarkoidose, Amyloidose, systemischer Lupus
- Kongenital

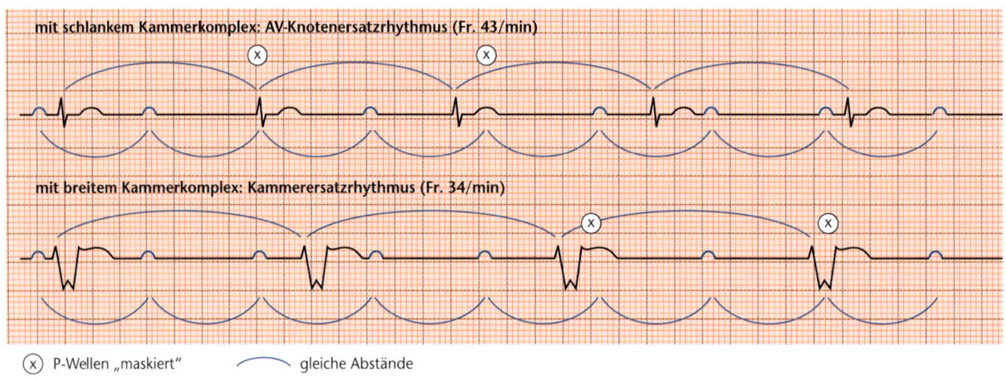

Abb. 14.31 AV-Block 3. Grades. Hier sind sowohl die PP-Intervalle wie die RR-Intervalle regelmäßig, aber die P-QRS-Abstände unregelmäßig. Beachte die gelegentliche Maskierung der P-Wellen!

14.2.1.5 Klinische Bedeutung und Therapie der AV-Blockierungen

AV-Block 1. Grades Er ist gelegentlich auch bei Herzgesunden zu beobachten und bedarf keiner Therapie. Klinisch bedeutsam ist die Kombination mit einem bifaszikulären Block (LAH + RSB). Hier ist der Übergang in höhergradige Blockierungen bis zum Adams-Stokes-Syndrom zu befürchten. Hier kann Schrittmacherindikation bestehen!

AV-Blockierungen 2. Grades Akute Blockierungen werden bei unbeeinträchtigter Herzleistung gut vertragen und sind durch Therapie der Ursachen häufig voll reversibel. Bei eingeschränkter Pumpleistung sind akute Blockierungen von Schwindel, Atemnot etc. begleitet. Sympathikomimetika eignen sich zur vorübergehenden Anhebung der Pulsfrequenz.

Chronische Blockierungen sind bei entsprechender Klinik eine klassische Indikation zur Schrittmachertherapie. Bei AV-Block II Typ 2 (Mobitz) ist auch ohne klinische Symptome eine Schrittmacherimplantation zu empfehlen.

AV-Blockierung 3. Grades Als Faustregel kann gelten, dass proximale Blockierungen (Ersatzrhythmus mit schlanken Kammerkomplexen) eine günstigere Prognose haben als distale Blockierungen (Ersatzrhythmus mit breiten Kammerkomplexen). Entscheidend für die Beurteilung ist jedoch nicht allein der EKG-Befund, sondern auch hier das klinische Bild: Schwindelattacken oder Synkopen im Zusammenhang mit AV-Blockierung 3. Grades sind so gut wie immer eine Indikation zur Schrittmachertherapie.

Bei der Kombination von Vorhofflimmern und AV-Blockierung 3. Grades sollte auch dann die Indikation zur Schrittmachertherapie geklärt werden, wenn Blockierungen nur kurzzeitig zu beobachten sind und (noch) keine neurologische Symptomatik besteht.

Zusammenfassung

Kriterien der AV-Blockierungen

- **AV-Block 1. Grades:** Regelmäßige P-Wellen; AV-Intervalle konstant und > 0,20 s; regelmäßige Kammerkomplexe.
- **AV-Block 2. Grades Typ Wenckebach:** Regelmäßige P-Wellen; kontinuierliche Zunahme der AV-Intervalle bis zum Ausfall einer Überleitung; dadurch unregelmäßige RR-Abstände. Innerhalb einer Periode nehmen die RR-Intervalle ab!
- **AV-Block 2. Grades Typ Mobitz** Regelmäßige P-Wellen; AV-Intervalle konstant; Ausfall der AV-Überleitung einzelner Sinusaktionen oder im fixierten Modus (2 : 1, 3 : 1 etc.); regelmäßige Kammerkomplexe (solange der Blockierungsmodus konstant bleibt).
- AV-Block 3. Grades (kompletter AV-Block) Regelmäßige P-Wellen, regelmäßige Kammerkomplexe, wechselnde Intervalle zwischen P-Wellen und Kammerkomplexen.

Vor allem bei akuten AV-Blockierungen beobachtet man häufig fließende Übergänge aller möglichen Blockierungsgrade in kurzer Zeit!

14.2.2 Sinuaurikuläre Blockierung (SA-Block)

Hierbei ist die Überleitung der Erregung vom Sinusknoten in das Myokard des rechten Vorhofs gestört. Wie bei den AV-Blockierungen kann man zwischen SA-Block 1. Grades, 2. Grades (Typ Wenckebach und Typ Mobitz) sowie 3. Grades unterscheiden.

Da im konventionellen EKG die Impulse des Sinusknotens nicht zu sehen sind, ist die Erkennung von SA-Blockierungen schwierig und oftmals nur durch intrakardiale EKG-Ableitung zu verifizieren.

14.2.2.1 SA-Block 1. Grades

Ein SA-Block 1. Grades ist im Oberflächen-EKG nicht zu erkennen.

14.2.2.2 SA-Block 2. Grades Typ Wenckebach oder Mobitz I

Hier zeigt sich eine progrediente Verkürzung der PP-Intervalle, gefolgt von einer Pause, die weniger als das Doppelte des vorangehenden PP-Intervalls beträgt. Das EKG gleicht einer ausgeprägten Sinusarrhythmie (▸ Abb. 14.32).

Die progrediente Verkürzung der PP-Intervalle ist schwer zu verstehen. Sie wird erklärt durch eine „Abnahme des Inkrements“: Zwar nimmt die Verzögerung der sinuatrialen Überleitung von Impuls zu Impuls zu, das **Ausmaß** der Verzögerung nimmt jedoch von Impuls zu Impuls ab.

14.2.2.3 SA-Block 2. Grades Typ Mobitz oder Mobitz II

Je nach Blockierungsmodus kommt es plötzlich zu Halbierung (2 : 1-Block) oder Drittelung (3 : 1-Block) der Frequenz. Es führt also nur jeder 2., 3. Sinusim-

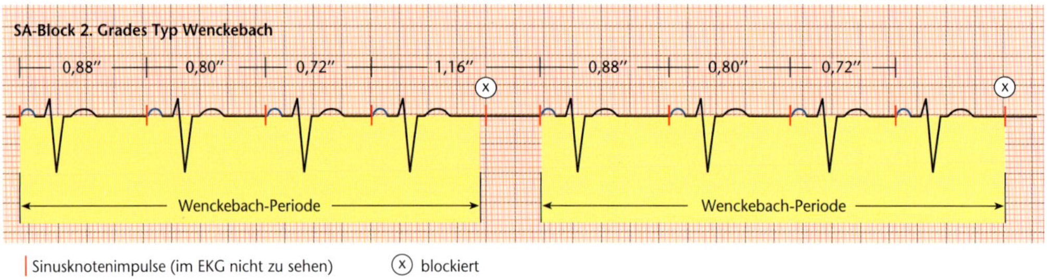

Abb. 14.32 SA-Block 2. Grades Typ Wenckebach (Kopie nach Originalkurve 25 mm/s). DD: Sinusarrhythmie. Bei progredienter Verkürzung der PP-Intervalle bleiben die PQ-Zeiten konstant! Wegen der SA-Blockierung fehlt die fünfte P-Welle. Von einer Sinusarrhythmie unterscheidet sich die SA-Blockierung Typ Wenckebach nur durch das zyklische Auftreten gleicher Wenckebach-Perioden (gelb).

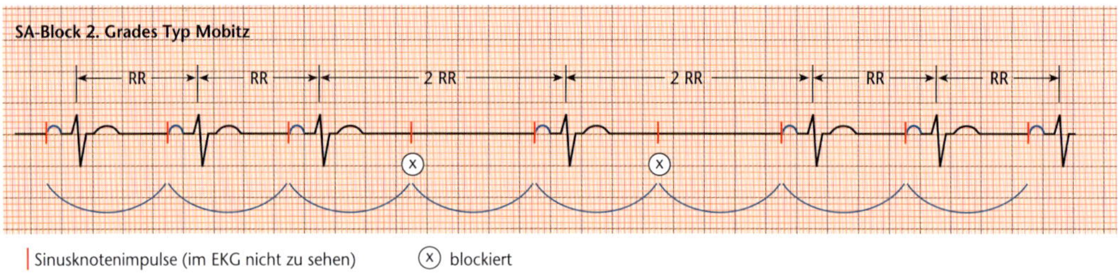

Abb. 14.33 SA-Block 2. Grades Typ Mobitz (2 : 1-SA-Blockierung). Bei den ersten drei Schlägen erfolgt normale Überleitung des Sinusimpulses auf den Vorhof. Dann ist zweimal die Überleitung des Sinusimpulses blockiert, was vorübergehend zu einer Halbierung der Frequenz führt. Auch hier sind die PQ-Zeiten gleich lang.

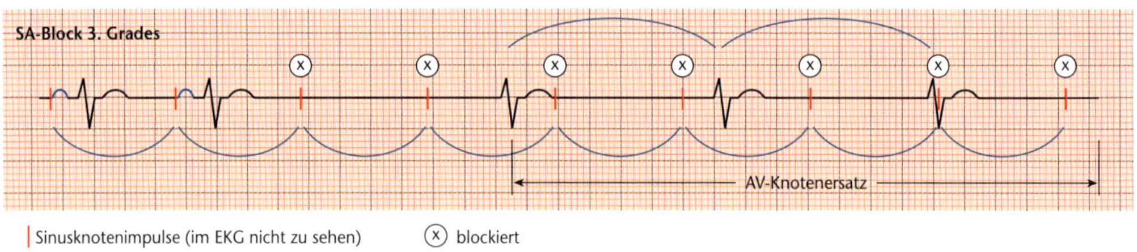

Abb. 14.34 SA-Block 3. Grades. Plötzliche SA-Blockierung 3. Grades. Nach einer „präautomatischen Pause" setzt mit regelmäßigen, schlanken Kammerkomplexen AV-Knoten-Ersatzrhythmus ein (hier ohne erkennbare retrograde P-Erregung).

puls zu einer Vorhoferregung. Im EKG zu erkennen ist dies nur, wenn die Blockierung intermittierend auftritt. Konstante SA-Blockierungen 2. Grades Typ Mobitz und gleich bleibender Überleitungsmodus imponieren im EKG wie eine Sinusbradykardie (► Abb. 14.33).

14.2.2.4 SA-Block 3. Grades

Im Oberflächen-EKG nicht zu unterscheiden von einem Sinusknoten-Stillstand. Bei plötzlich einsetzendem AV-Knotenersatzrhythmus mit oder ohne retrograder Vorhoferregung muss an eine SA-Blockierung 3. Grades oder einen Sinusknoten-Stillstand gedacht werden (► Abb. 14.34).

14.2.2.5 Klinische Bedeutung der SA-Blockierungen

SA-Blockierungen 1. Grades und 2. Grades Typ Wenckebach spielen klinisch schon wegen der diagnostischen Schwierigkeiten nur eine untergeordnete Rolle. Dagegen sind SA-Blockierungen 2. Grades Typ Mobitz und vor allem komplette SA-Blockierungen mit erheblicher klinischer Symptomatik verbunden: Bei ausgeprägter „Sinusbradykardie" oder „Sinusbradyarrhythmie" mit gelegentlichen Synkopen muss man an ein „Syndrom des kranken Sinusknotens" („Sick-Sinus-Syndrom") denken. Dies gilt vor allem dann, wenn neben bradykarden Phasen tachykarde Episoden (Sinustachykardien und/oder Vorhofflimmern mit schneller Überleitung) auftreten. Man spricht dann von einem „Bradykardie-Tachykardie-Syndrom", das häufig eine Indikation zur Schrittmachertherapie darstellt.

14.2.2.6 Ursachen und Therapie der SA-Blockierungen

Alle vagusstimulierenden Manöver (Intubation, Bronchoskopie, Erbrechen etc.) können auch bei Herzgesunden zu passagerer SA-Blockierung auch höheren Grades bis zu Asystolie führen. Hier ist Atropin das therapeutische Mittel der Wahl.

Ursachen von persistierenden SA-Blockierungen können eine Überdosierung von Verapamil, Betablockern, Amiodaron sein, eine chronisch ischämische Herzerkrankung oder ein akuter Hinterwandinfarkt. Die Schrittmacherindikation richtet sich nach dem klinischen Beschwerdebild.

14.3 Schlussbemerkung

Die Herzrhythmusstörungen und ihre Therapie sind zu einem Spezialgebiet der Kardiologie geworden. Wir haben uns auf die Darstellung der häufigsten, klinisch bedeutsamsten Rhythmusstörungen beschränkt.

Von der Theorie zur Praxis

Wollen Sie Ihr neues Wissen gleich ausprobieren? Dann nehmen Sie sich die Übungs-EKGs Nr. 5, 7, 8, 22, 25–38, 43, 44 und 50 vor.

Das Schrittmacher-EKG

15

15.1 **Einkammersystem** 111
15.1.1 Regelrechte Schrittmacherfunktion 111
15.1.2 Fehlfunktionen 112

15.2 **Zweikammersystem** 113
15.2.1 Regelrechte Schrittmacherfunktion 113
15.2.2 Fehlfunktionen des Zweikammersystems 113

15.3 **Nomenklatur der Funktionsarten** 113

Seit der ersten Implantation eines Schrittmachers in der Mitte des vorigen Jahrhunderts hat die technische Entwicklung auf diesem Gebiet eine Komplexität und Perfektion erreicht, die die Schrittmachertherapie zu einem Spezialgebiet innerhalb der Kardiologie gemacht hat. Die richtige Interpretation von Schrittmacher-EKGs setzt mitunter genaue Kenntnis der Programmierung voraus. Bei der heute üblichen bipolaren Stimulation haben die im EKG erkennbaren Schrittmacherimpulse eine sehr niedrige Amplitude und sind deshalb nicht in allen Ableitungen eindeutig zu erkennen! Das erschwert die Beurteilung von Schrittmacher-EKGs zusätzlich! Andererseits ist das Erkennen von Schrittmacherfehlfunktionen von großer klinischer Bedeutung. Deshalb sollte jeder, der EKGs beurteilt, über die wichtigsten Grundkenntnisse auch eines Schrittmacher-EKG verfügen.

Die **Hauptindikationen** zur Implantation eines Herzschrittmachers sind alle Formen bradykarder Rhythmusstörungen, also sowohl Reizleitungs- wie Reizbildungsstörungen.

Je nach Indikation werden Einkammer- oder Zweikammersysteme implantiert. Der Begriff „Kammer" wird dabei sowohl für den **rechten** Ventrikel wie für den **rechten** Vorhof verwendet. Das **Schrittmacheraggregat** enthält in einem gewebeverträglichen Gehäuse, das etwa die Dimensionen einer Taschenuhr hat, die Batterie und die über einen aufgelegten Magnet von extern programmierbare Elektronik. Die Schrittmachersonden übermitteln die elektrischen Impulse vom Aggregat in das Myokard und – bei Eigenaktionen – vom Myokard an das Aggregat.

15.1 Einkammersystem

Einkammersysteme werden heute vor allem bei Vorhofflimmern mit zu langsamer Überleitung (Bradyarrhythmie) verwendet.

Das Schrittmacheraggregat wird in der Regel unterhalb des rechten Schlüsselbeins implantiert. Von dort wird die Schrittmachersonde über die V. subclavia und die obere Hohlvene durch den rechten Vorhof und die Trikuspidalklappe in den rechten Ventrikel eingeführt und dort verankert (► Abb. 15.1). Das Aggregat verfügt über drei Funktionen:

- **Stimulation (Pacing):** Ein elektrischer Impuls wird über die Sonde in den rechten Ventrikel geleitet und löst dort eine Depolarisation aus. Dem Schrittmacherimpuls folgt unmittelbar ein breiter, **immer** linksschenkelblockartig deformierter Kammerkomplex. Der Schrittmacher löst sozusagen regelmäßige rechtsventrikuläre Extra- bzw. Ersatzsystolen aus. Die Frequenz und die Stromstärke der Impulse sind programmierbar.
- **Wahrnehmung (Sensing):** Mit programmierbarer Empfindlichkeit werden ventrikuläre Aktionspotenziale erkannt.
- **Unterdrückung (Inhibition):** Wenn das ventrikuläre Aktionspotenzial einer Eigenaktion erkannt wurde, wird der Schrittmacherimpuls unterdrückt. Die Stimulation erfolgt also nur bei Bedarf, andernfalls wird sie inhibiert.

15.1.1 Regelrechte Schrittmacherfunktion

Die im rechten Ventrikel liegende Schrittmachersonde registriert ventrikuläre Eigenaktionen **(Wahr-**

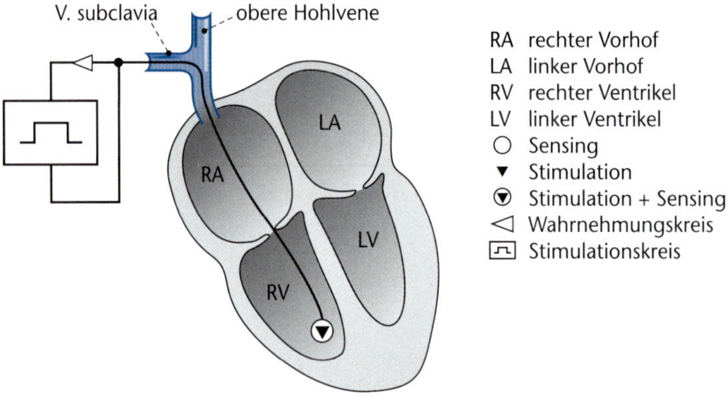

Abb. 15.1 Funktionsschema eines Einkammerschrittmachers.

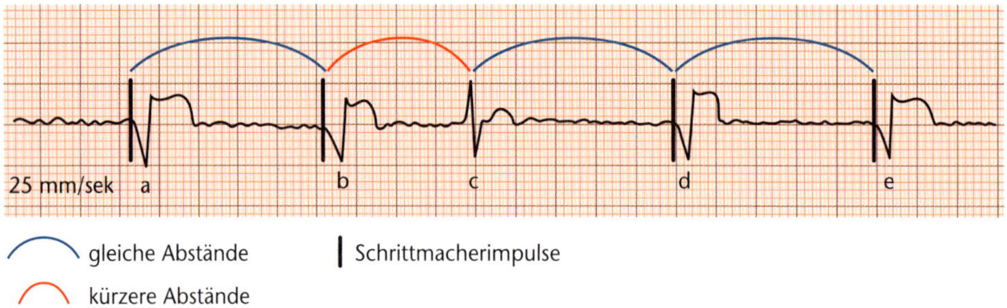

Abb. 15.2 Regelrechte Funktion (VVI Modus) bei Vorhofflimmern.
a + b Schrittmacherfunktion mit regelrechter ventrikulärer Reizbeantwortung.
c Ungestörte Überleitung; Schrittmacheraktion inhibiert.
d + e Wiedereinsetzen von Schrittmacheraktionen wegen fehlender rechtzeitiger normaler Überleitung.
Die Abstände ab, cd und de sind gleich lang. Der Abstand bc ist kürzer als ab, cd und de.

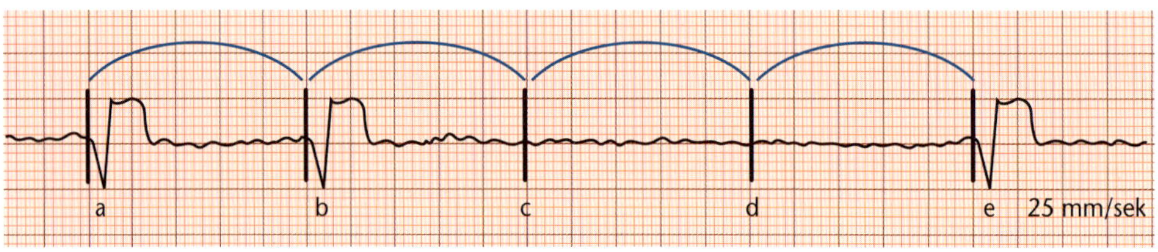

Abb. 15.3 Fehlfunktion „exit-Block" (VVI-Modus) bei Vorhofflimmern.
a + b + e Schrittmacherimpulse mit regelrechter Reizbeantwortung.
c + d Schrittmacherimpulse ohne Reizbeantwortung („exit-Block").

nehmung). Solange die Frequenz der Eigenaktionen der Programmierung entspricht, gibt das Aggregat keine Impulse ab **(Unterdrückung).** Erkennt das Aggregat keine Eigenaktion in der programmierten Zeit, erfolgt **Stimulation** (► Abb. 15.2).

15.1.2 Fehlfunktionen

Fehlfunktionen des Einkammerschrittmachers können sowohl die Stimulation (Pacing) als auch die Wahrnehmung (Sensing) betreffen.
Einen Stimulationsdefekt („exit block") erkennt man im EKG an Schrittmacherspikes ohne Reiz-

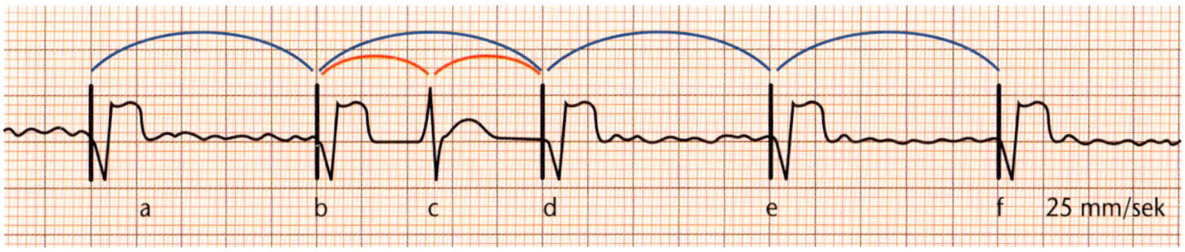

Abb. 15.4 Fehlfunktion „Sensingdefekt" des VVI-Modus bei Vorhofflimmern.
a + b + e + f Regelrechte Schrittmacheraktion mit regelrechter Reizantwort.
c Normale Überleitung, die nicht wahrgenommen wird (Sensingdefekt).
d Pathologische Schrittmacheraktion wegen Sensingdefekt.

antwort, d.h., die Stimulation ist ineffektiv. Als Ursachen kommt z.B. zu geringe Stromstärke des Impulses oder schlechter Kontakt der Sonde zum Myokard in Frage (▶ Abb. 15.3).
Einen Sensingdefekt erkennt man im EKG an vorzeitigen Schrittmacheraktionen nach ventrikulären Eigenaktionen (▶ Abb. 15.4). Anders ausgedrückt: Die ventrikuläre Eigenaktion (c) wird als Signal zur Inhibition nicht wahrgenommen, die Schrittmacheraktion (d) erfolgt in der programmierten Stimulationszykluszeit. Als Ursache kommt z.B. eine zu hoch programmierte Sensingschwelle in Frage.

15.2 Zweikammersystem

Die klassische **Indikation** für die Implantation eines Zweikammersystems ist der AV-Block 3. Grades, wenn also normale Vorhofaktionen nicht in die Kammern übergeleitet werden.
Das Schrittmacheraggregat wird ebenfalls unter dem rechten Schlüsselbein implantiert. Von dort aus werden eine Sonde im rechten Vorhof und eine zweite Sonde im rechten Ventrikel fixiert. Deshalb spricht man vom „Zweikammerschrittmacher" (▶ Abb. 15.5).

15.2.1 Regelrechte Schrittmacherfunktion

Zusätzlich zu den drei Funktionen des Einkammersystems verfügt das Zweikammersystem über die Funktion der Triggerung: Eine normal vom Sinusknoten ausgelöste Vorhoferregung „triggert" eine Ventrikeldepolarisation über die Ventrikelsonde, wenn keine Ventrikeleigenaktion in programmierter AV-Zeit erfolgt. Über die beiden Sonden kann das Aggregat also seine vier Funktionen – Stimulation, Sensing, Inhibition und Triggerung – nach Bedarf sowohl im rechten Vorhof wie im rechten Ventrikel ausüben. Das Zweikammersystem hat den großen Vorteil, dass eine **bedarfsgerechte Frequenz** der Ventrikelstimulation möglich ist: Steigt die Sinusknotenfrequenz z.B. bei körperlicher Belastung, erfolgt die Ventrikelstimulation – von der normalen Vorhofaktion getriggert – mit der gleichen Frequenz. Sinkt die Vorhoffrequenz unter einen vorgegebenen Wert – z.B. bei sinuaurikulärer Blockierung – erfolgt Vorhofstimulation mit der programmierten Frequenz (▶ Abb. 15.6).

15.2.2 Fehlfunktionen des Zweikammersystems

Bei der Erkennung von Fehlfunktionen eines Zweikammersystems geht man prinzipiell so vor, wie beim Einkammersystem beschrieben: Einen **Stimulationsdefekt** erkennt man an Schrittmacherspikes ohne Reizantwort also ohne nachfolgende P-Welle oder ohne nachfolgenden Kammerkomplex. Einen **Sensingdefekt** erkennt man an Schrittmacherspikes unmittelbar nach einer normalen P-Welle bzw. nach einer normal übergeleiteten Kammeraktion oder einer VES.

15.3 Nomenklatur der Funktionsarten

Nach internationaler Übereinkunft stehen dafür fünf Buchstaben in drei Positionen zur Verfügung:

- Position 1: Ort der Stimulation: V für Ventrikel, A für Atrium, D („Double") für Atrium und Ventrikel
- Position 2: Ort der Wahrnehmung: V, A oder D
- Position 3: Arbeitsweise: I für inhibiert, T für getriggert, D („Double") für sowohl getriggert als auch inhibiert

Bei **Einkammersystemen** wird am häufigsten der **VVI-Modus** programmiert: Stimulation und Wahr-

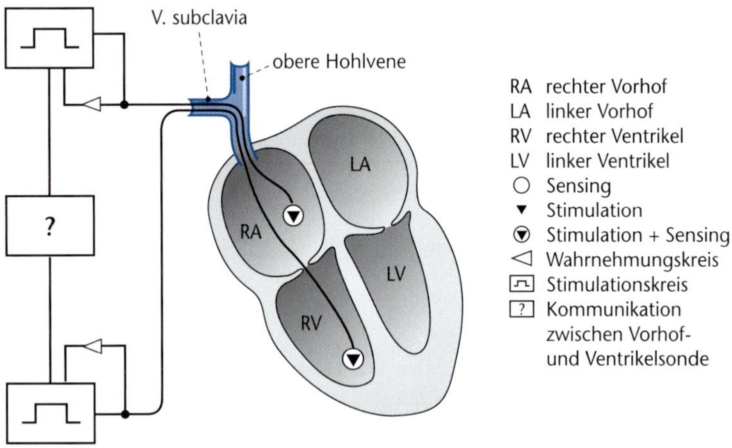

Abb. 15.5 Funktionsschema eines Zweikammerschrittmachers.

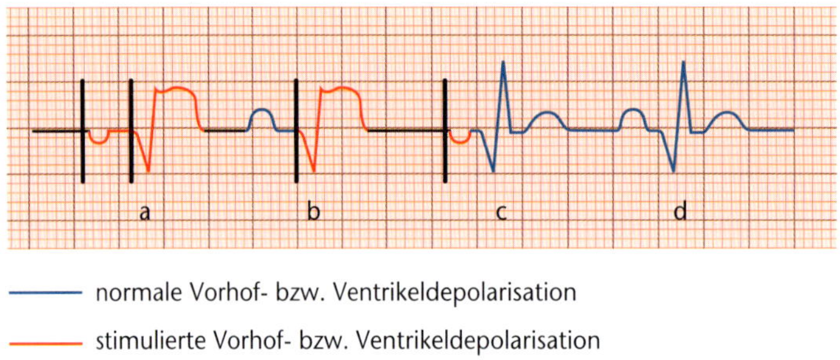

Abb. 15.6 Regelrechte Funktion (DDD-Modus) bei temporärem AV-Block.

a Die Vorhofsonde erkennt keine rechtzeitige Vorhofaktion → Stimulation des Vorhofs.
Die Ventrikelsonde erkennt keine rechtzeitige Überleitung → Stimulation des Ventrikels.

b Die Vorhofsonde erkennt eine rechtzeitige normale P-Welle → Inhibition der Vorhofstimulation.
Die Ventrikelsonde erkennt keine rechtzeitige Überleitung → Stimulation des Ventrikels (vom Vorhof getriggert!).

c Die Vorhofsonde erkennt keine rechtzeitige Vorhofaktion → Stimulation des Vorhofs.
Die Ventrikelsonde erkennt eine rechtzeitige Überleitung → Inhibition der Ventrikelstimulation.

d Die Vorhofsonde erkennt eine rechtzeitige normale P-Welle → Inhibition der Vorhofstimulation.
Die Ventrikelsonde erkennt eine rechtzeitige Überleitung → Inhibition der Ventrikelstimulation.

nehmung im Ventrikel; Arbeitsweise inhibiert (keine Stimulation bei Eigenaktion).

Bei **Zweikammersystemen** wird am häufigsten der **DDD-Modus** programmiert: Stimulation und Wahrnehmung sind sowohl im Vorhof wie in der Kammer möglich. Arbeitsweise sowohl getriggert wie inhibiert möglich.

Neben diesen zwei häufigsten Funktionsarten gibt es andere, selten indizierte Kombinationen, auf die einzugehen den Rahmen dieser Einführung sprengen würde. Moderne Aggregate können in nahezu allen Parametern programmiert und so dem individuellen Bedarf eines Patienten angepasst werden. Ist ein sog. „Mode Switch“ programmiert, wechselt das Aggregat bei Bedarf, z. B. bei plötzlichen Rhythmusstörungen, selbstständig in einen anderen, besser geeigneten Modus.

Neben der klassischen Indikation zur Implantation eines Ein- oder Zweikammerherzschrittmachers, der signifikanten bradykarden Herzrhythmusstörung, gibt es weitere implantierbare Schrittmacherarten, z. B. biventrikulärer bzw. Dreikammerherzschrittmacher zur Resynchronisationstherapie bei asynchroner linksventrikulärer Kontraktion, meist im Rahmen eines Linksschenkelblocks, mit schwerer Linksherzinsuffizienz oder implantierbarer Kardioverter/Defibrillator (ICD) zur automatischen Therapie tachykarder Herzrhythmusstörungen.

Wie Sie sehen, kann die Beurteilung eines Schrittmacher-EKG eine komplexe Angelegenheit sein, die Spezialkenntnisse verlangt. Im Zweifelsfall muss das EKG einem Kardiologen zur Beurteilung vorgelegt werden.

Von der Theorie zur Praxis

Wollen Sie Ihr neues Wissen gleich ausprobieren? Dann nehmen Sie sich die Übungs-EKGs Nr. 45–48 vor.

16 Das Wichtigste auf einen Blick

16.1 Elektrophysiologie 117
16.2 Elektroanatomie 117
16.3 Ableitungssysteme 117
16.3.1 Die Cabrera-Regeln 118
16.4 EKG-Registrierung 118
16.5 EKG-Befundung 118
16.6 Erregungsausbreitungsstörungen 118
16.6.1 Schenkelblöcke 118
16.6.2 WPW-Syndrom 118
16.7 Herzinfarkt 118
16.8 Herzrhythmusstörungen 118

16.1 Elektrophysiologie

- Erregter Muskelbezirk verhält sich gegenüber noch nicht erregtem Muskelbezirk elektro-negativ („bioelektrisches Grundgesetz").
- Die Richtung des Aktionsstroms weist immer vom bereits erregten (elektronegativen) zum noch nicht erregten (elektropositiven) Muskelbezirk.
- Der Betrag (die „Stärke") des Aktionsstroms ist abhängig von dem aktuellen Verhältnis bereits erregter (elektronegativer) Muskelmasse zu noch nicht erregter (elektropositiver) Muskelmasse. Deshalb ist der Betrag des Aktionsstroms vor Beginn der Erregung (homogene Elektropositivität) und nach Abschluss der Erregung (homogene Elektronegativität) „Null". Der Betrag des Aktionsstroms ist in dem Augenblick am größten, in dem gerade so viel Muskelmasse erregt wie (noch) nicht erregt ist.

16.2 Elektroanatomie

- Die Herzvorhöfe und die Herzkammern sind elektrisch vollkommen voneinander getrennt zu betrachten. Ausschließlich über den AV-Knoten treten Vorhöfe und Kammern elektrisch miteinander in Verbindung.
- Die Reizbildung erfolgt primär im Sinusknoten (an der Mündung der V. cava sup. in den rechten Vorhof); sekundäre Reizbildung ist im AV-Knoten, tertiäre Reizbildung in der Ventrikelmuskulatur (Purkinje-System) möglich.
- Die Reizleitung in die Ventrikel erfolgt über die Aschoff-Tawara-Bündel, wobei das Kammerseptum vom **linken** Tawara-Schenkel versorgt wird.

Daraus folgt: Der Aktionsstrom der Vorhöfe ist – im Augenblick seines größten Betrags – von hinten-rechts-oben nach vorne-links-unten gerichtet. Auf dem Cabrera-Kreis sitzen dort die „Beobachter" II und aVF.

Die Kammererregung beginnt von links im Septum mit einem (zunächst schwachen) Aktionsstrom in Richtung von links-hinten nach vorne-rechts-unten. Auf dem Cabrera-Kreis sitzen dort die „Beobachter" III (in der Frontalebene) und V1 (in der Horizontalebene).

Unter der „elektrischen Herzachse" (oder „Lagetyp") versteht man die Richtung der Kammererregung im Augenblick ihres größten Betrags in Projektion auf die Frontalebene.

16.3 Ableitungssysteme

- Jede Ableitung registriert die **Projektion** des Aktionsstromverlaufs auf eine Strecke (z. B. Ableitung I zwischen rechtem und linkem Handgelenk) in einer bestimmten Ebene (z. B. Frontalebene).
- Daraus folgt: Was in einer EKG-Ableitung zu sehen ist, hängt nicht zuletzt davon ab, wie gut oder schlecht sich der Aktionsstrom gerade auf diese Ableitungsstrecke projiziert. Wenn also in einer Ableitung ein Teil der EKG-Kurve (z. B. die P-Welle) nicht zu sehen ist, dann heißt dies nicht

notwendigerweise, dass dieses Teil nicht existiert, sondern heißt zunächst nur, dass es **in dieser Ableitung** nicht sichtbar ist.
- Nur die Betrachtung **aller** zwölf synchron registrierten Ableitungen gestattet eine seriöse Beurteilung des EKG.

16.3.1 Die Cabrera-Regeln

- Läuft der Aktionsstrom auf einen „Beobachter" zu, registriert dieser einen positiven Ausschlag.
- Läuft der Aktionsstrom von einem „Beobachter" weg, registriert dieser einen negativen Ausschlag.
- Läuft der Aktionsstrom direkt auf einen „Beobachter" zu bzw. von ihm weg, registriert dieser den größten (positiven oder negativen) Ausschlag.
- Läuft der Aktionsstrom senkrecht zur Verbindung von „Beobachter" und Kreismittelpunkt, registriert der „Beobachter" einen ±-Null-Ausschlag.

16.4 EKG-Registrierung

Wer die Saugelektroden für die Brustwandableitungen länger als unbedingt erforderlich platziert lässt, macht sich der fahrlässigen und mutwilligen Körperverletzung schuldig!

16.5 EKG-Befundung

- Der häufigste Grund für Fehlinterpretationen: Das Phänomen der „selektiven Wahrnehmung".
- Wichtigstes Gegenmittel: Systematik nach dem Prinzip „Eins nach dem Anderen".
- Beurteilung setzt Beschreibung voraus.
- Die Beurteilung muss die Grenzen der Methode respektieren: Nur wer die Grenzen einer Methode kennt, kann die Methode verantwortungsvoll anwenden!
- Erst durch den schriftlichen, leserlich signierten Befund wird das EKG zu einem Dokument.

16.6 Erregungsausbreitungsstörungen

16.6.1 Schenkelblöcke

- Allgemeine Kriterien: Verbreiterung des QRS-Komplexes über 0,12 s; Diskordanz der Nachschwankung zur Richtung des verspäteten Potenzials.
- Ob es sich um einen Rechts- oder Linksschenkelblock handelt, zeigt die Richtung, in die sich das verspätete Potenzial bewegt. V_1 zeigt dies am deutlichsten: rSR' = RSB; rS = LSB.

16.6.2 WPW-Syndrom

- Allgemeine Kriterien: Verbreiterung des QRS-Komplexes durch Auftreten einer Delta-Welle; Verkürzung der PQ-Zeit (bzw. P-Delta-Zeit); Diskordanz der Nachschwankung in Bezug auf die Richtung der Delta-Welle (positive Delta-Welle = Senkung der ST-Strecke; negative Delta-Welle = Hebung der ST-Strecke).

16.7 Herzinfarkt

Ein „normales" EKG schließt einen akuten Herzinfarkt **nicht** aus!
Die drei morphologischen Anomalien, die während des Infarktverlaufs von „direkten" Beobachtern registriert werden:
- ST-Elevation
- Pathologisches Q (R-Verlust)
- Terminale T-Negativierung

16.8 Herzrhythmusstörungen

- Die drei notwendigen Kriterien eines ungestörten Sinusrhythmus:
  a. Zwischen zwei QRS-Komplexen (nur) eine P-Welle.
  b. PQ-Zeiten konstant.
  c. Der P-Vektor weist nach vorne-links-unten (positives P in II, aVF).
- Die drei Kriterien für Vorhofflimmern:
  a. Ständig wechselnde Richtung des P-Vektors
  b. Polymorphie der P-Wellen
  c. Unregelmäßige RR-Abstände
- Die drei Kriterien für Vorhofflattern:
  a. Konstante Richtung des P-Vektors
  b. Monomorphie der P-Wellen
  c. Regelmäßige RR-Abstände und PQ-Zeiten (solange das Überleitungsverhältnis konstant ist)
- Vorhofflimmern in Verbindung mit einem WPW-Syndrom ist eine schwer zu erkennende, potenziell lebensbedrohliche Rhythmusstörung. Merke: Eine Tachyarrhythmie mit breitem QRS-Komplex („FBI" = Fast, Broad, Irregular) gilt so

lange als Vorhofflimmern + WPW (und wird auch so behandelt!), bis das Gegenteil bewiesen ist. Cave Digitalis, cave Verapamil!

- Vorhofflattern mit 2:1-Überleitung ist eine häufige, aber häufig übersehene Rhythmusstörung. Merke: Eine regelmäßige Tachykardie mit Frequenz um 140/min gilt so lange als 2:1-Überleitung bei Vorhofflattern, bis das Gegenteil bewiesen ist.
- AV-Blöcke:
  a. Alle Formen der AV-Blockierung weisen regelmäßige Abstände der P-Wellen auf.
  b. Bei einer konstanten AV-Blockierung 3. Grades sind die R-R-Abstände immer regelmäßig.

Merke

Ob Muskeln, Knochen oder Wissen: Alles, was nicht ständig benutzt wird, wird von der Natur als überflüssig behandelt und verschwindet über kurz oder lang. Und kaum etwas verschwindet so schnell wie mühsam erworbenes EKG-Wissen, wenn es nicht ständig benutzt wird.

Mein Tipp für Sie: Lehren ist für den Erwachsenen die beste Methode zu lernen. Wenn Sie glauben, das EKG im Wesentlichen begriffen zu haben, suchen Sie Gelegenheiten, es anderen zu erklären.

EKGs zum Üben

Nach der Theorie folgt nun die Praxis. Auf den folgenden Seiten finden Sie über 50 Übungs-EKGs. Damit können Sie sich selbst auf die Probe stellen. Alle EKGs sind wirklichkeitsgetreue Abbildungen. Aus drucktechnischen Gründen kann es zu minimalen Abweichungen kommen. Dies wird Ihnen bei Ihren Messungen jedoch nicht hinderlich sein.

Befunden Sie jedes EKG zunächst **schriftlich.** Nehmen Sie als Erstes die **Beschreibung** des EKGs in dieser Reihenfolge vor:

- P-Welle: P-Dauer, P-Vektor, Besonderheiten
- PQ: Dauer, Konstanz
- QT: Dauer
- QRS-Komplex: Dauer, Regelmäßigkeit, Frequenz, Lagetyp, Besonderheiten
- ST-T-Segment: Auffälligkeiten

Haben Sie dabei immer ein waches Auge auf Eichung, Papiervorschub und Filter. Erst wenn Sie die Beschreibung gewissenhaft und genau durchgeführt haben, wenden Sie sich der **Beurteilung** zu (Befundungsschema s. u.).

Die Reihenfolge der Übungen entspricht der Kapitelfolge des theoretischen Teils. Suchen Sie Beispiel-EKGs zu bestimmten Themen, so finden Sie am Ende des Übungsteils alle **Übungs-EKGs auf einen Blick.** Die EKGs sind überwiegend nach Cabrera geschaltet. In einigen Übungen wurde aus didaktischen Gründen die konventionelle Schaltung gewählt.

Im **Kommentar** wird Wichtiges aus dem theoretischen Teil wiederholt. Manches mag Ihnen redundant erscheinen, doch wird die Wiederholung Ihr Verständnis vertiefen. Sie sollen verstehen, warum die Beurteilung genauso und nicht anders sein kann.

Befundungsschema:

1. Rhythmus: alle Kriterien des Sinusrhythmus erfüllt?, Besonderheiten bei P-Welle(n)?
2. Frequenz
3. Lagetyp (elektrische Herzachse)
4. Herzzeitwerte: P-Welle, PQ-Zeit, QRS-Dauer, QT-Zeit
5. Erregungsausbreitung: P-Wellen-Morphologie, Deltawelle?, pathologisches Q/R-Verlust?, Hypertrophiezeichen?, Blockbilder?
6. Erregungsrückbildung: Ischämiezeichen?, Blockbilder?, Brugada-Syndrom?, ARVD?, Einflüsse von Medikamenten (z. B. Digitalis) oder Elektrolyten?
7. Beurteilung: z. B. Normalbefund (ungestörter normofrequenter Sinusrhythmus mit unauffälliger Erregungsausbreitung und -rückbildung) oder pathologischer Befund (z. B. Hinterwandinfarkt Stadium II, Vorhofflimmern mit Rechtsschenkelblock, AV-Block I etc.)
8. Unterschrift!

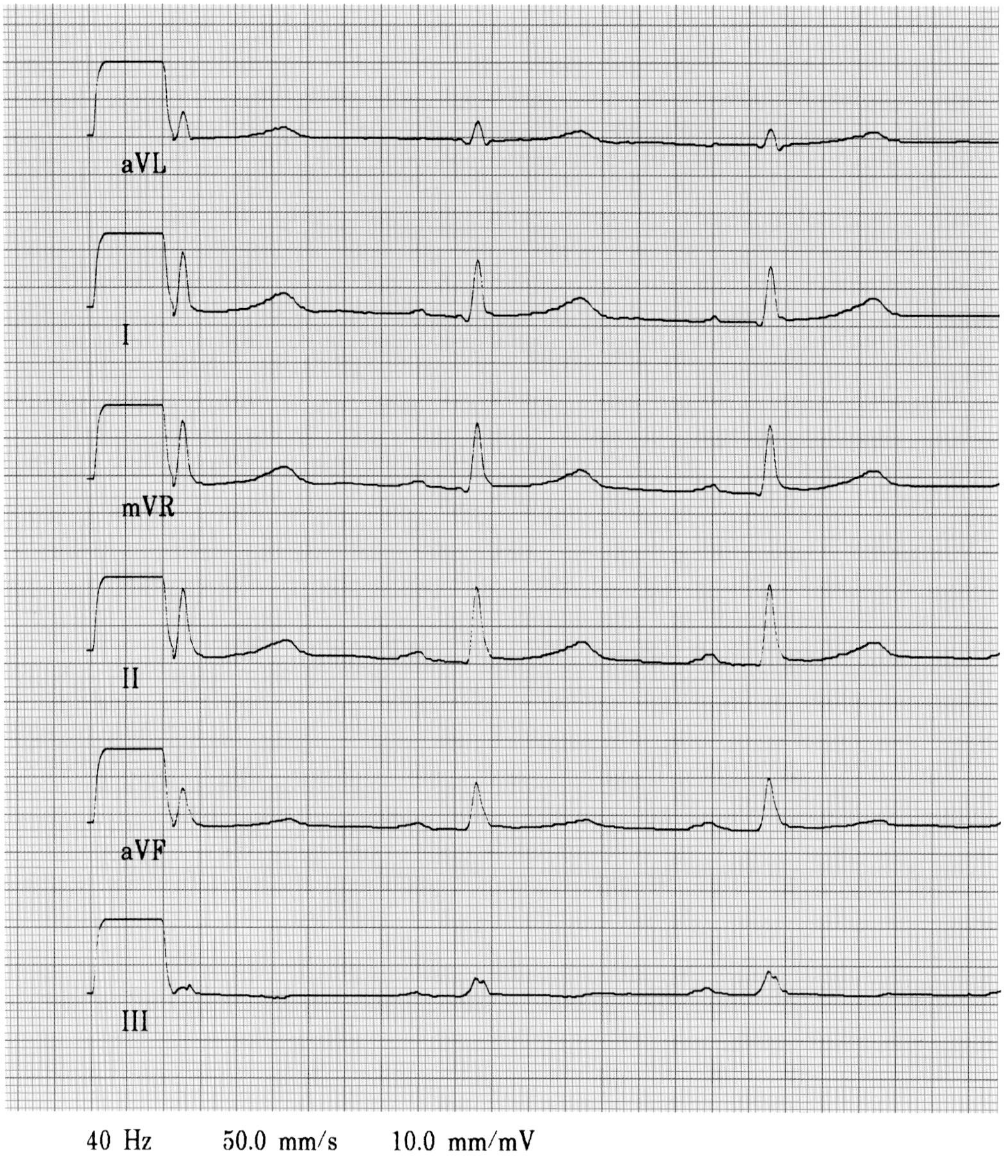

Übungs-EKG 1

P, PQ, QT: ______

QRS, Frequenz, Lagetyp: ______

ST-T: ______

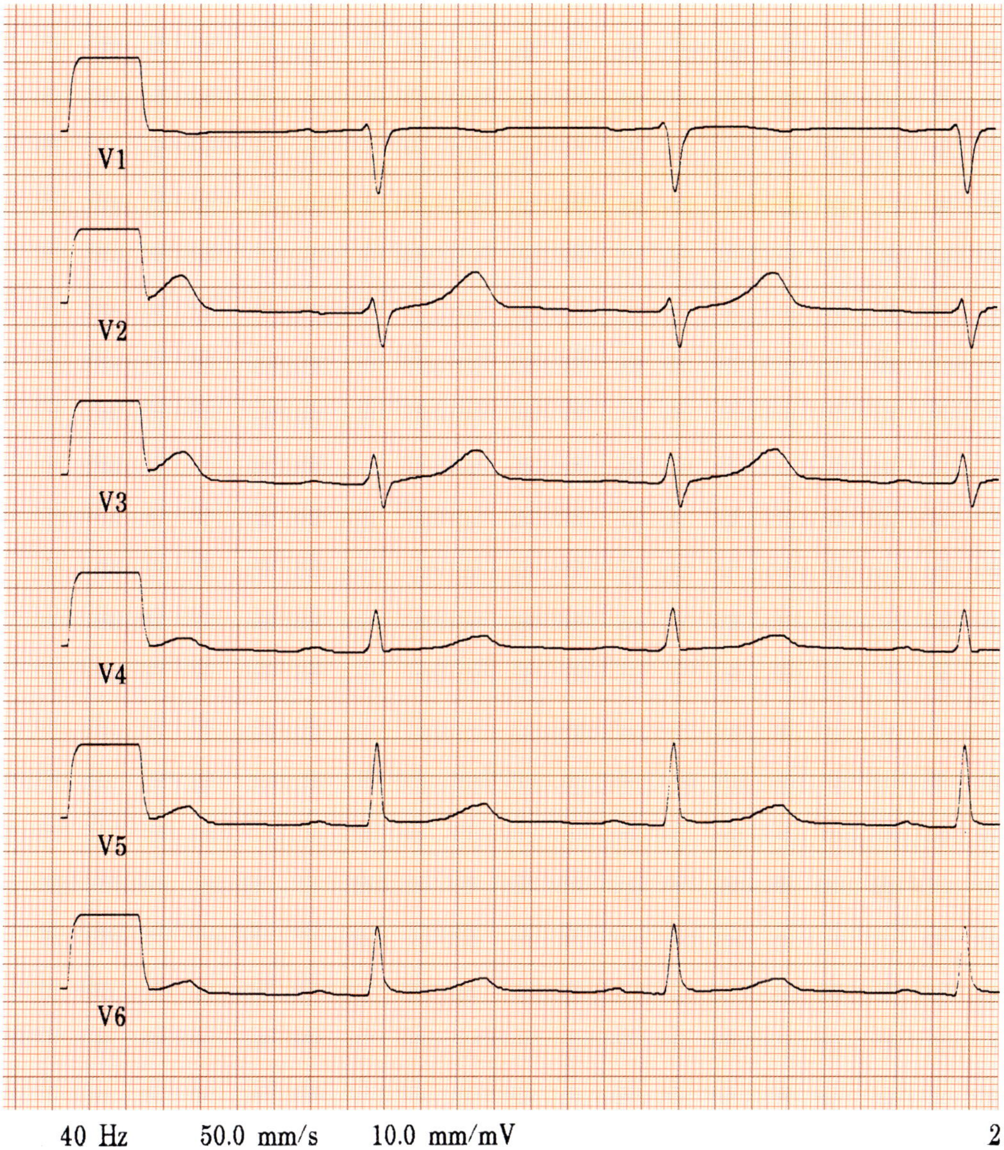

Beurteilung

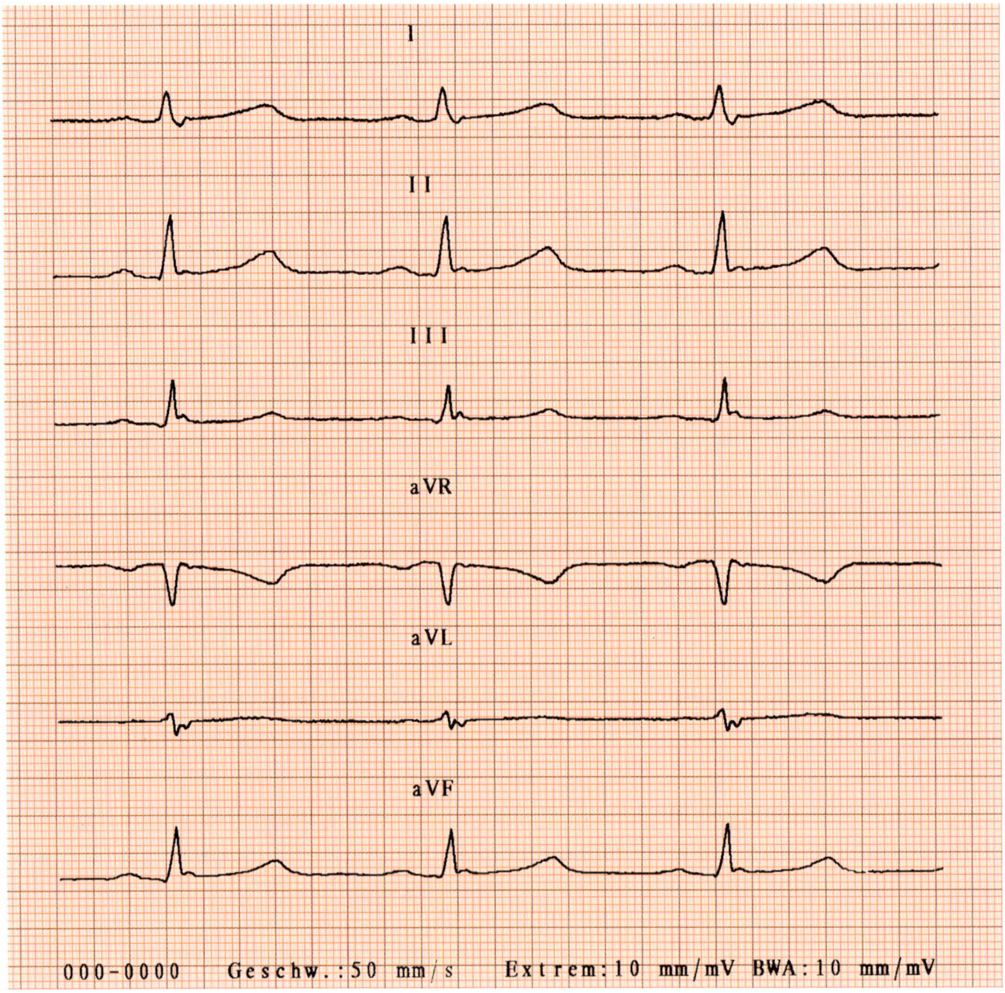

Übungs-EKG 2

P, PQ, QT: ______________________________

QRS, Lagetyp: ______________________________

ST-T: ______________________________

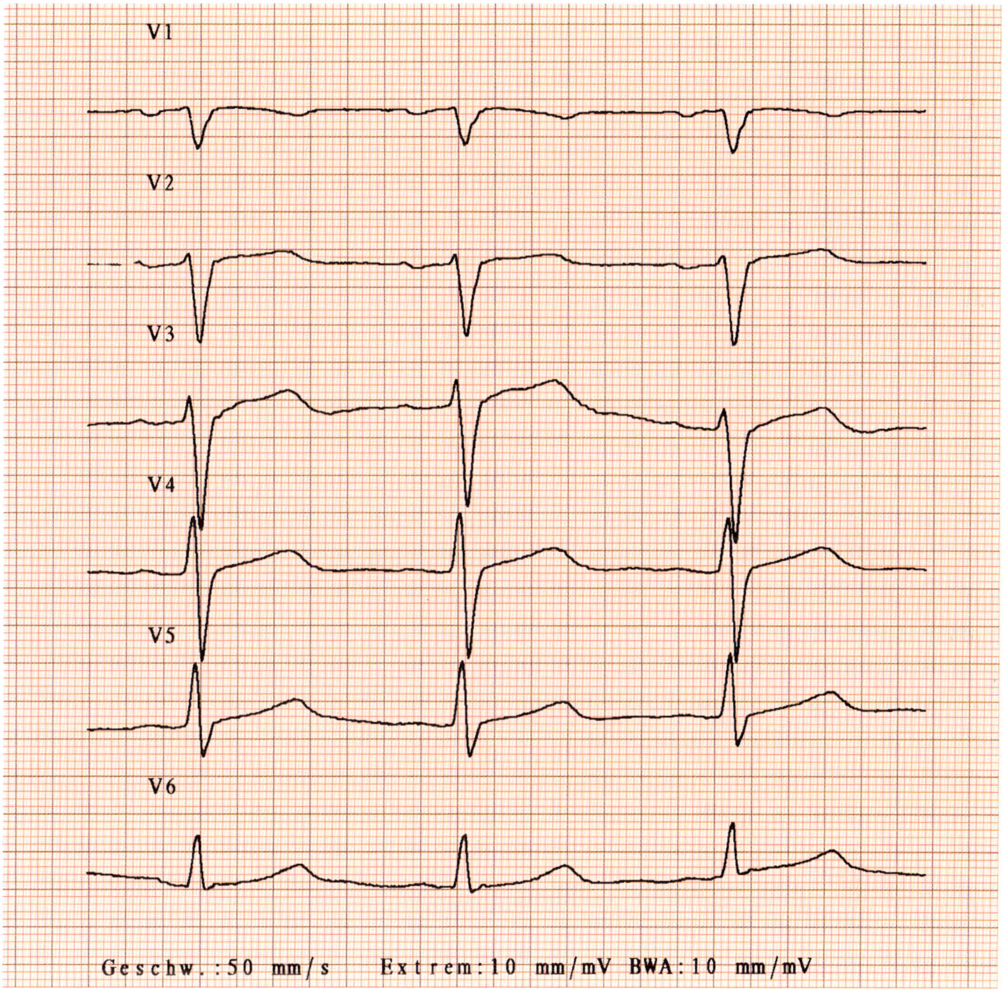

Beurteilung

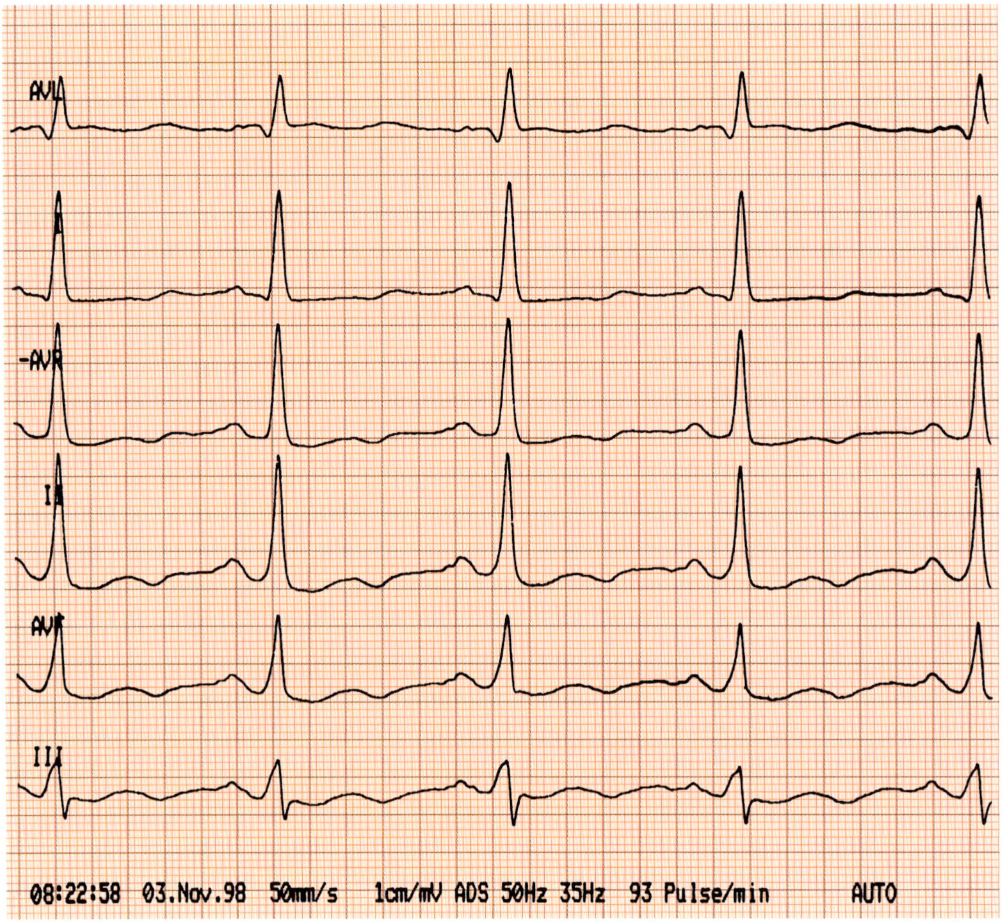

Übungs-EKG 3

P, PQ, QT: ______________________________

QRS, Lagetyp: ______________________________

ST-T: ______________________________

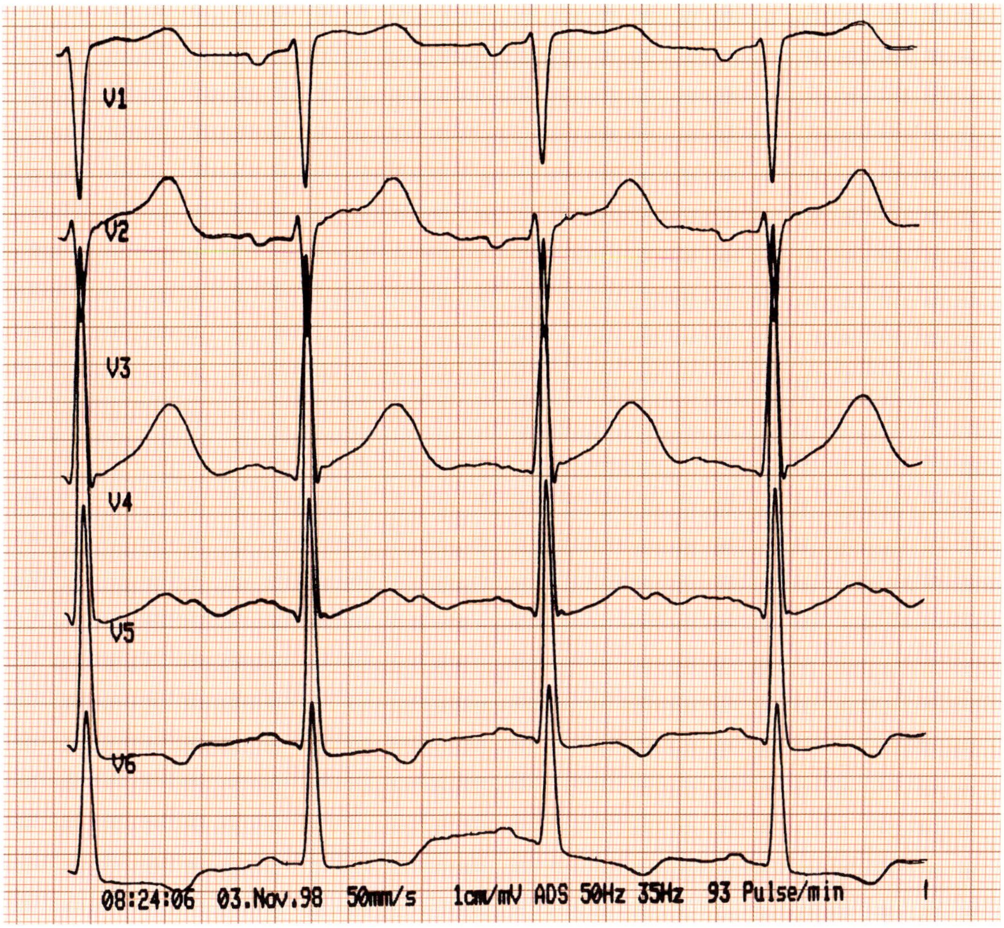

Beurteilung

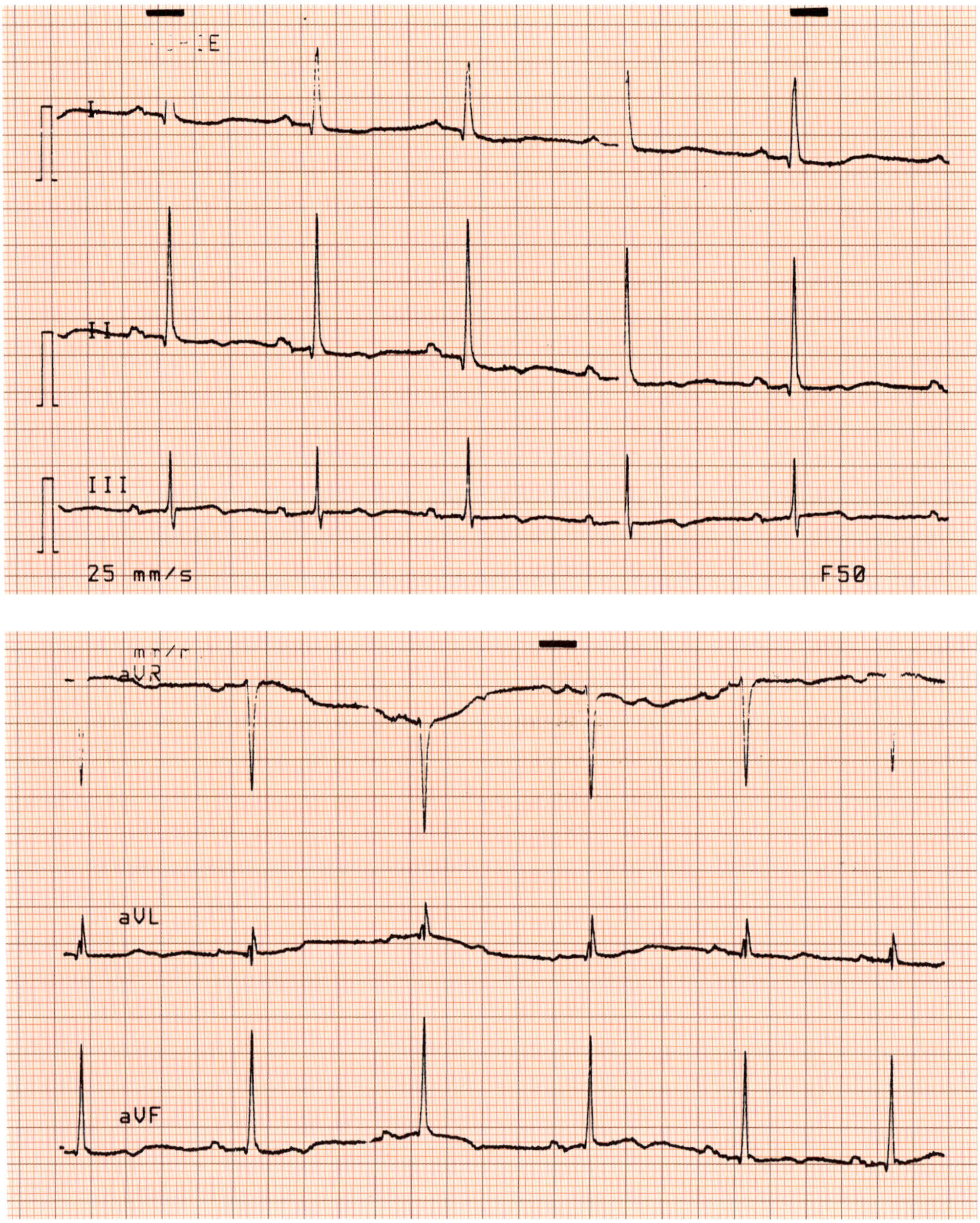

Übungs-EKG 4

P, PQ, QT: ______________________________

QRS, Lagetyp: ______________________________

ST-T: ______________________________

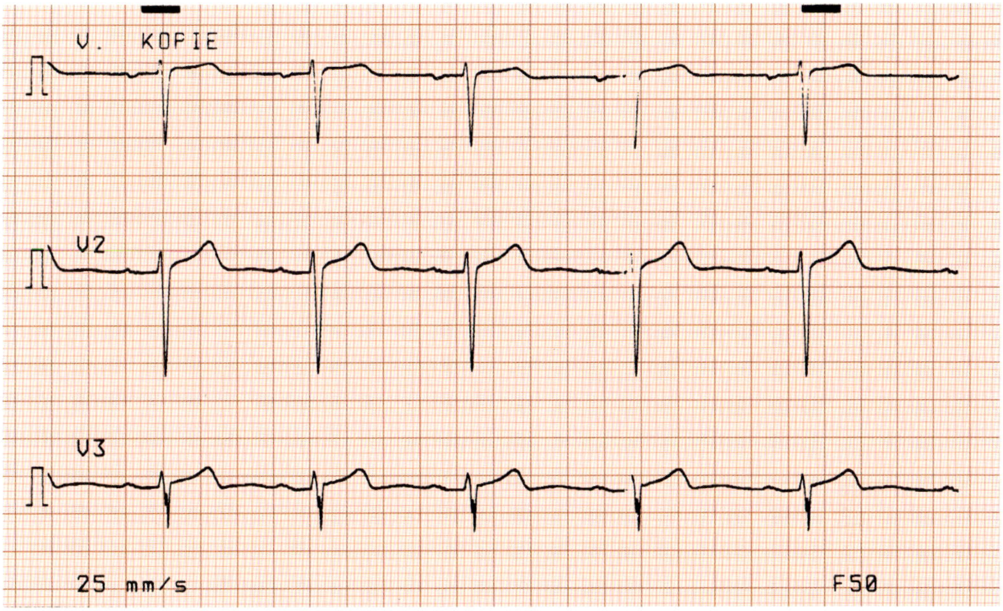

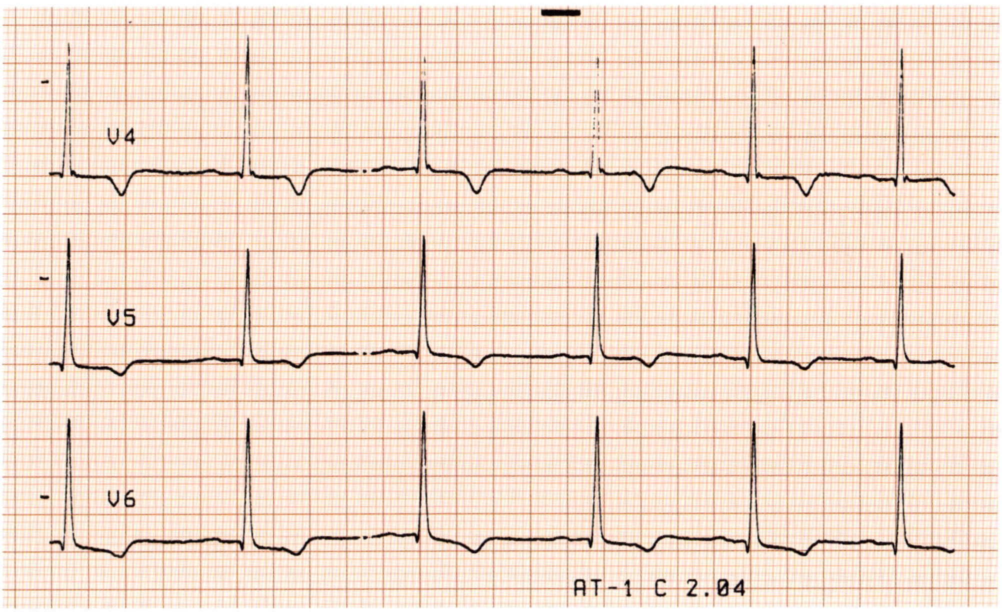

Beurteilung

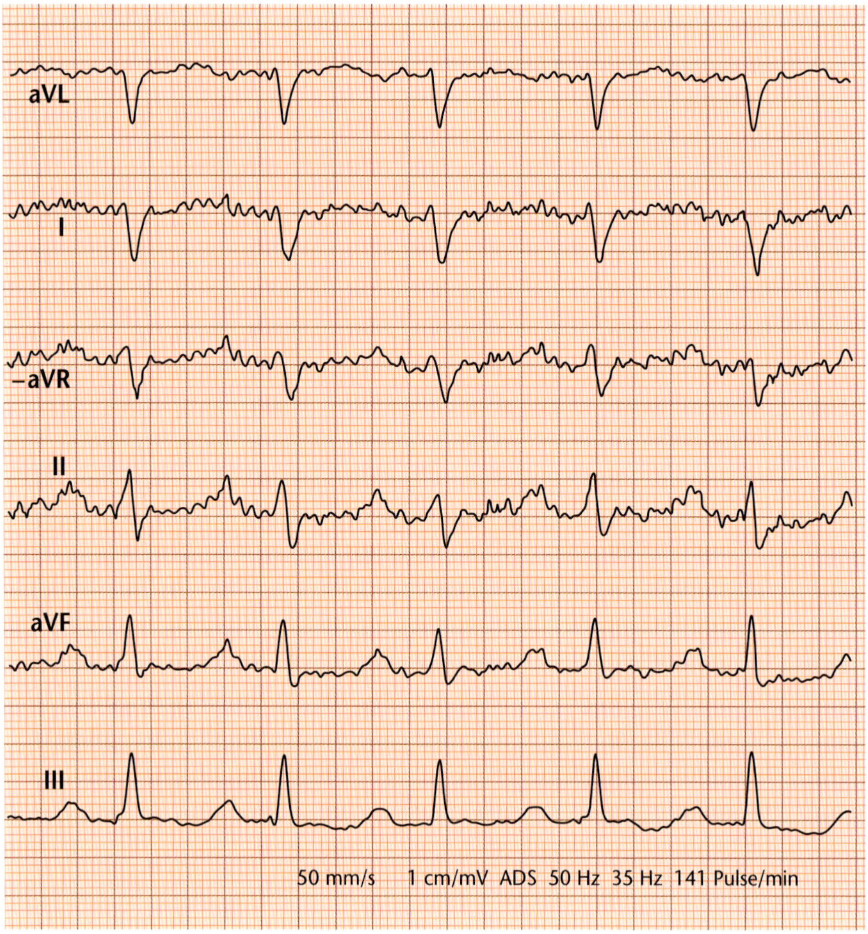

Übungs-EKG 5

P, PQ, QT: ______________________________

QRS, Lagetyp: ______________________________

ST-T: ______________________________

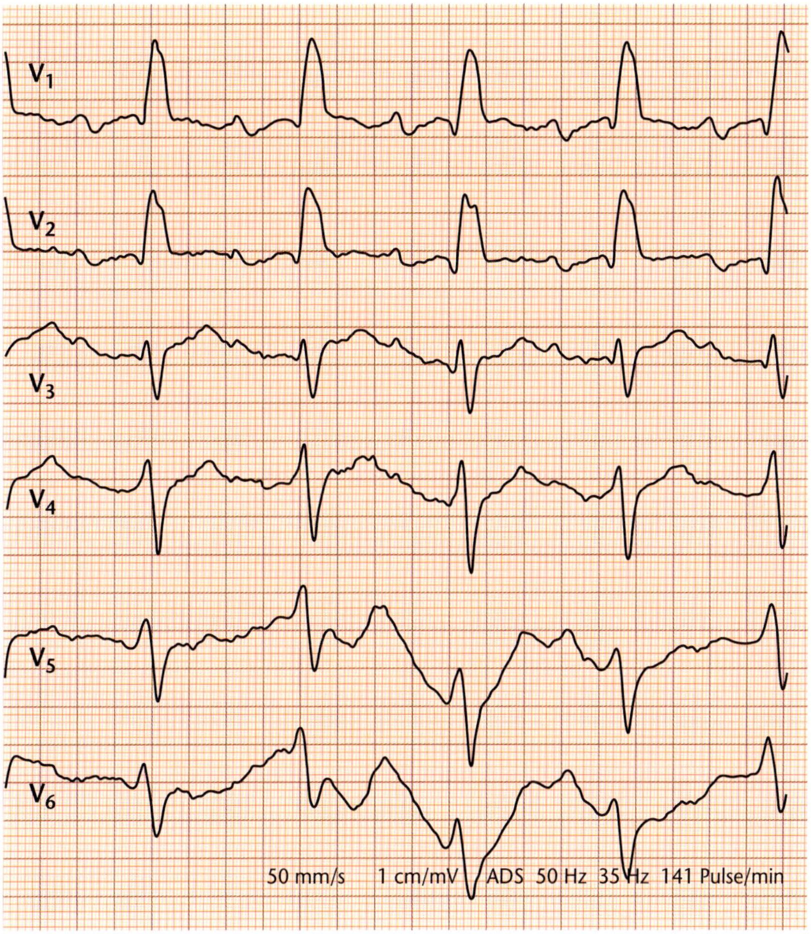

Beurteilung

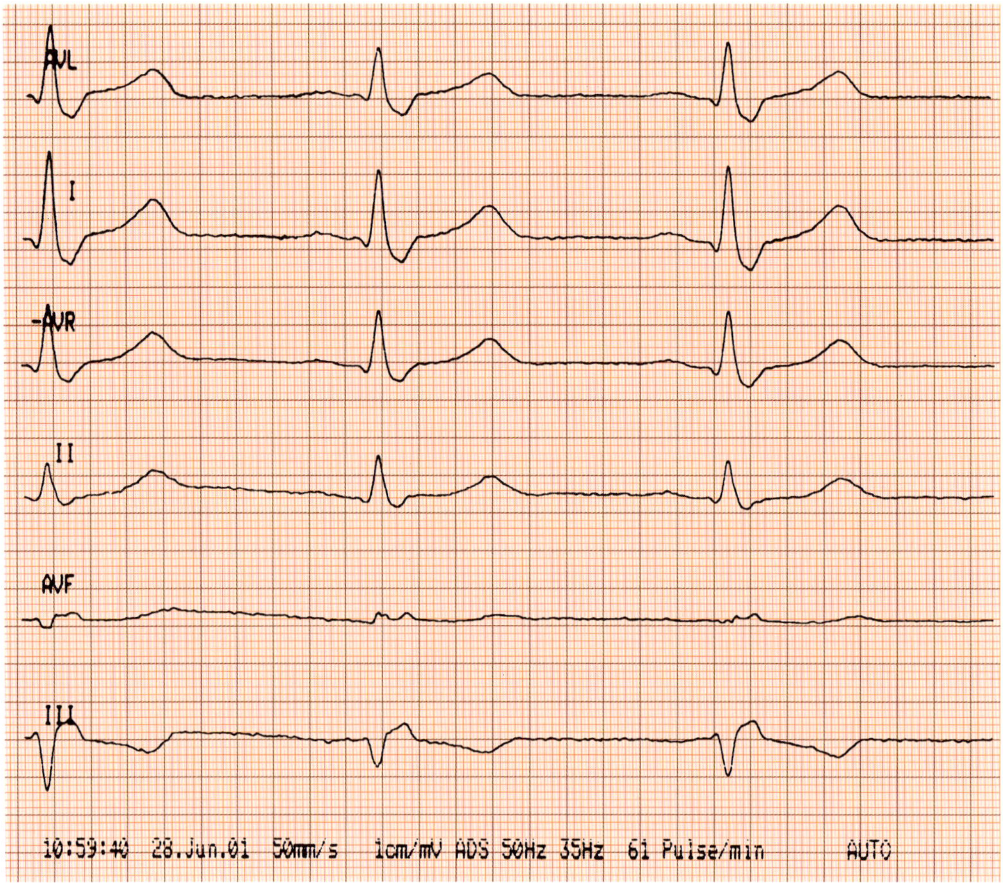

Übungs-EKG 6

P, PQ, QT: ______________________________

QRS, Lagetyp: ______________________________

ST-T: ______________________________

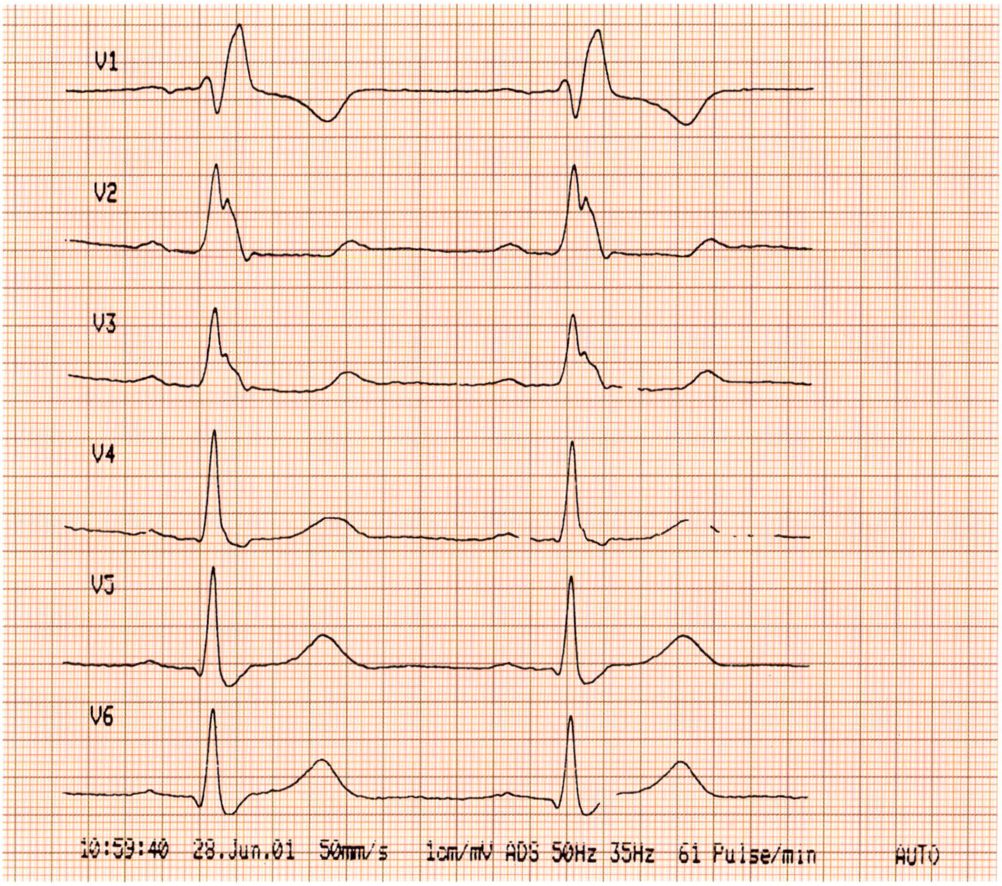

Beurteilung

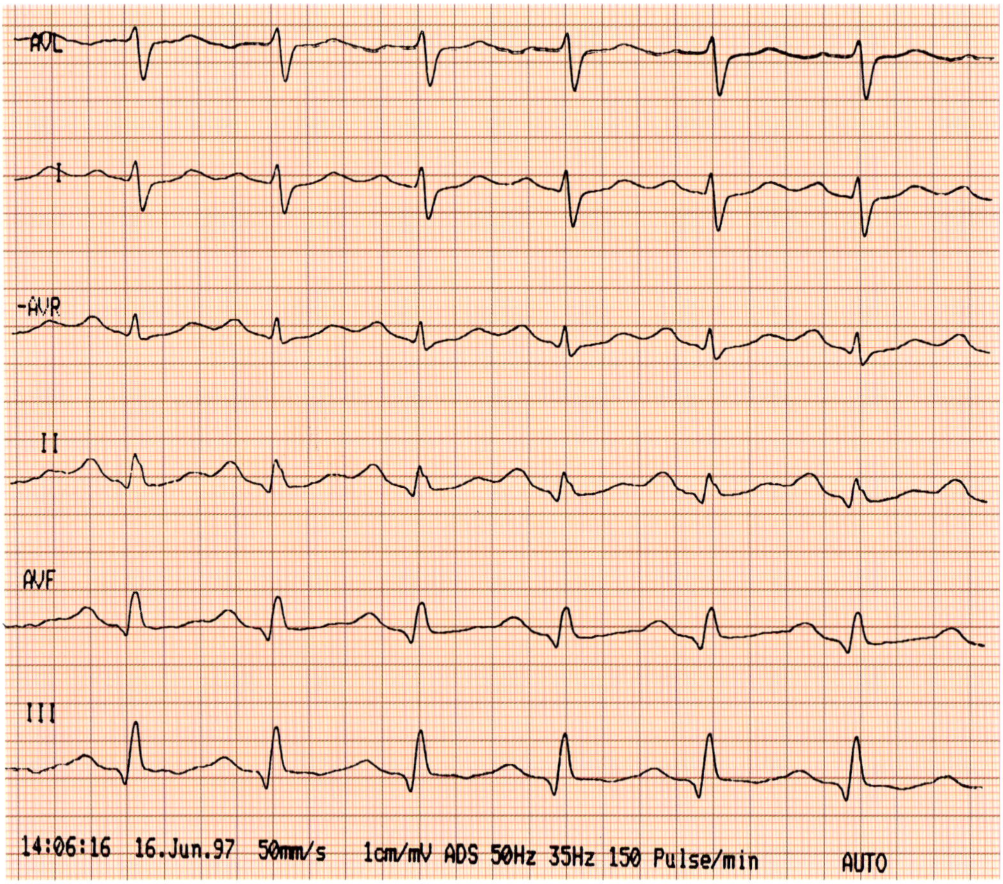

Übungs-EKG 7

P, PQ, QT: ______________________________

QRS, Lagetyp: ______________________________

ST-T: ______________________________

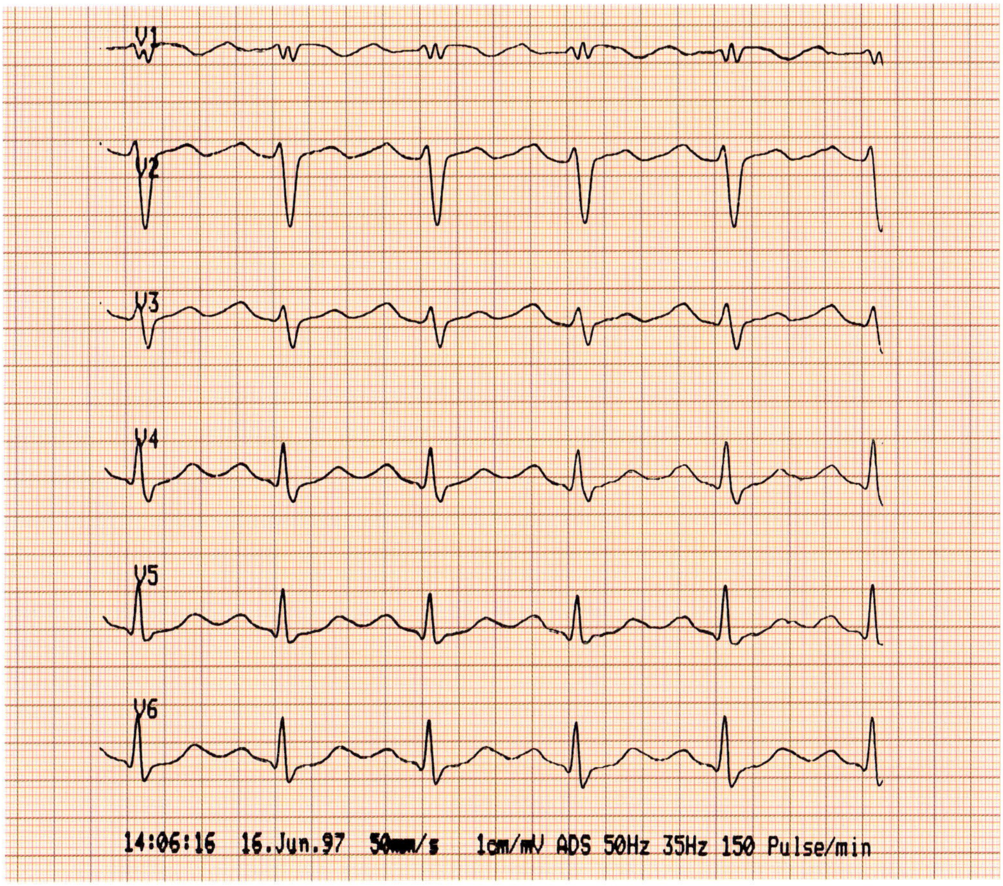

Beurteilung

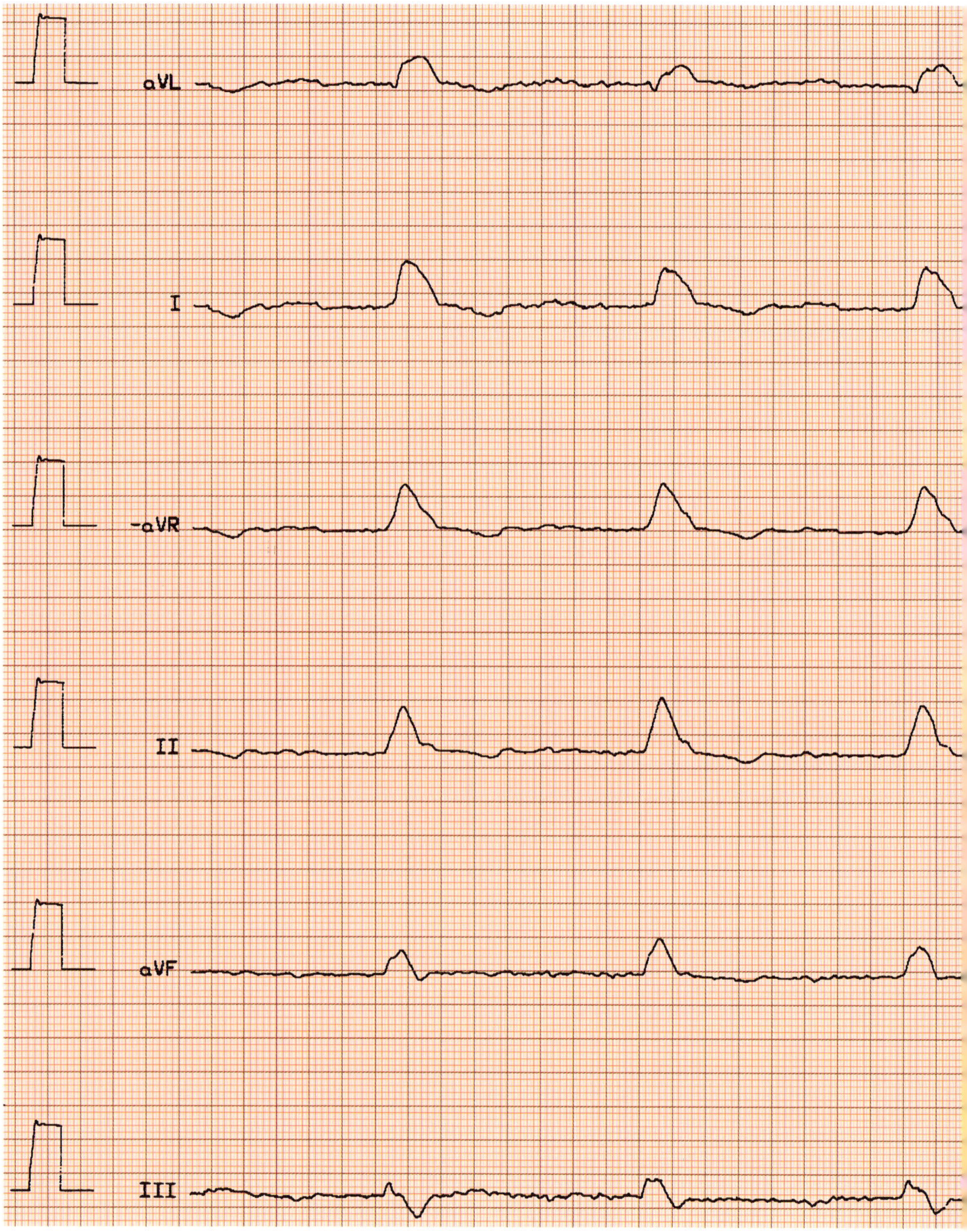

Übungs-EKG 8

P, PQ, QT: ______________________________

QRS, Lagetyp: ______________________________

ST-T: ______________________________

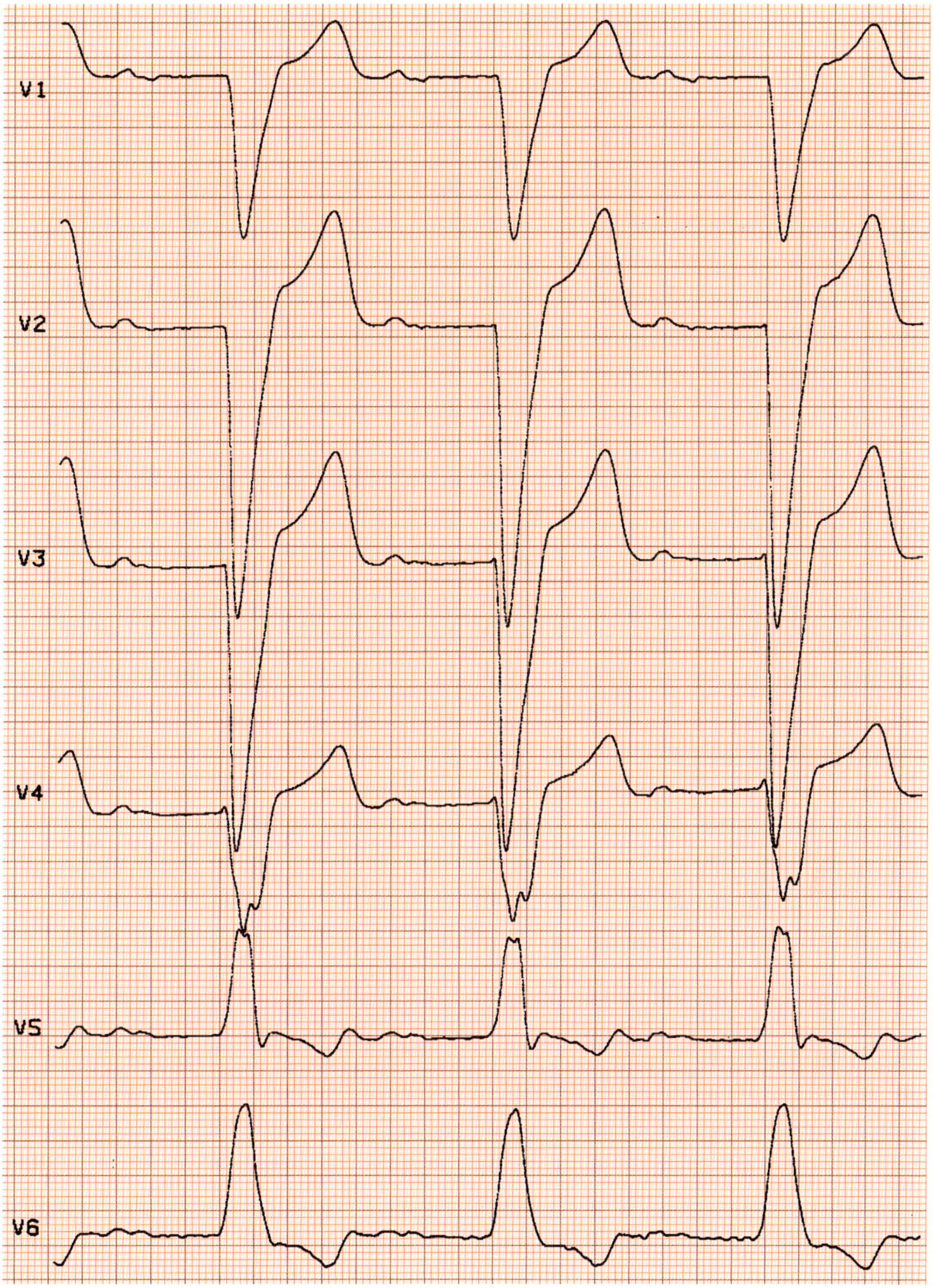

Beurteilung

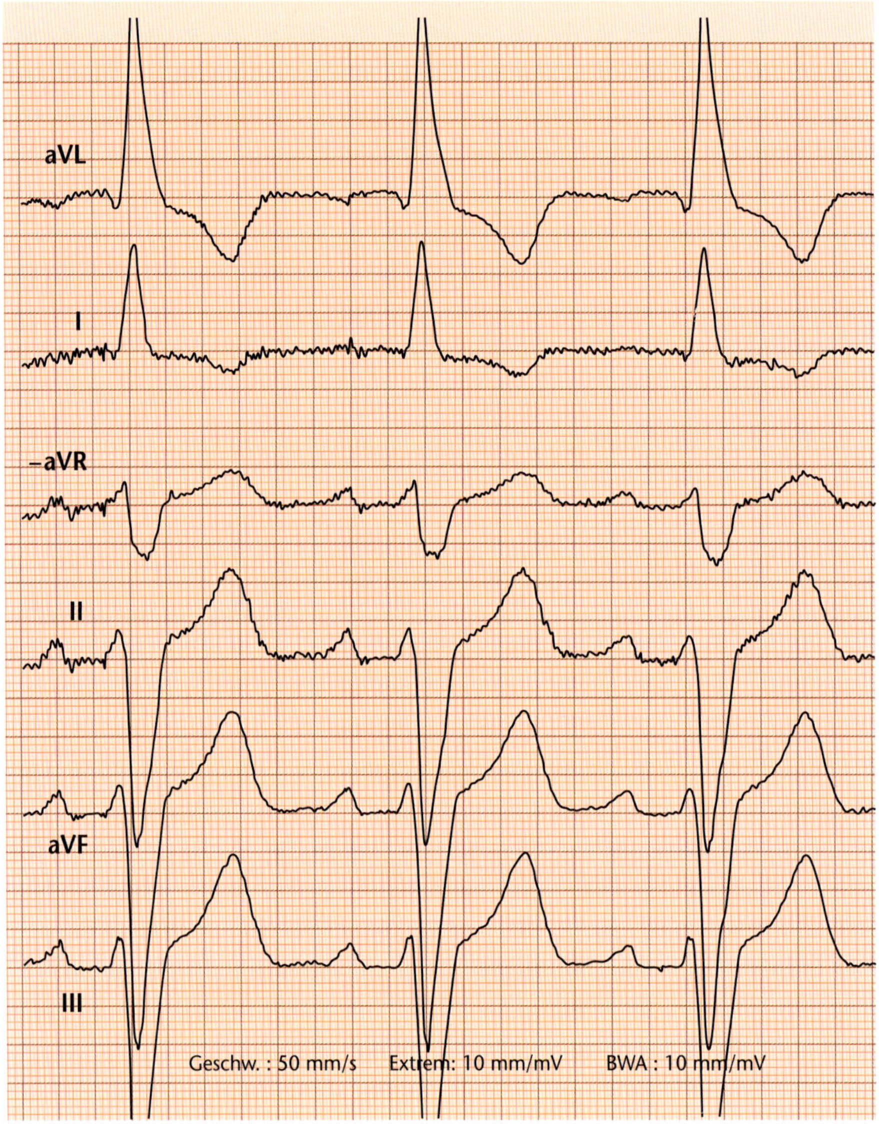

Übungs-EKG 9

P, PQ, QT: ______________________________

QRS, Lagetyp: ______________________________

ST-T: ______________________________

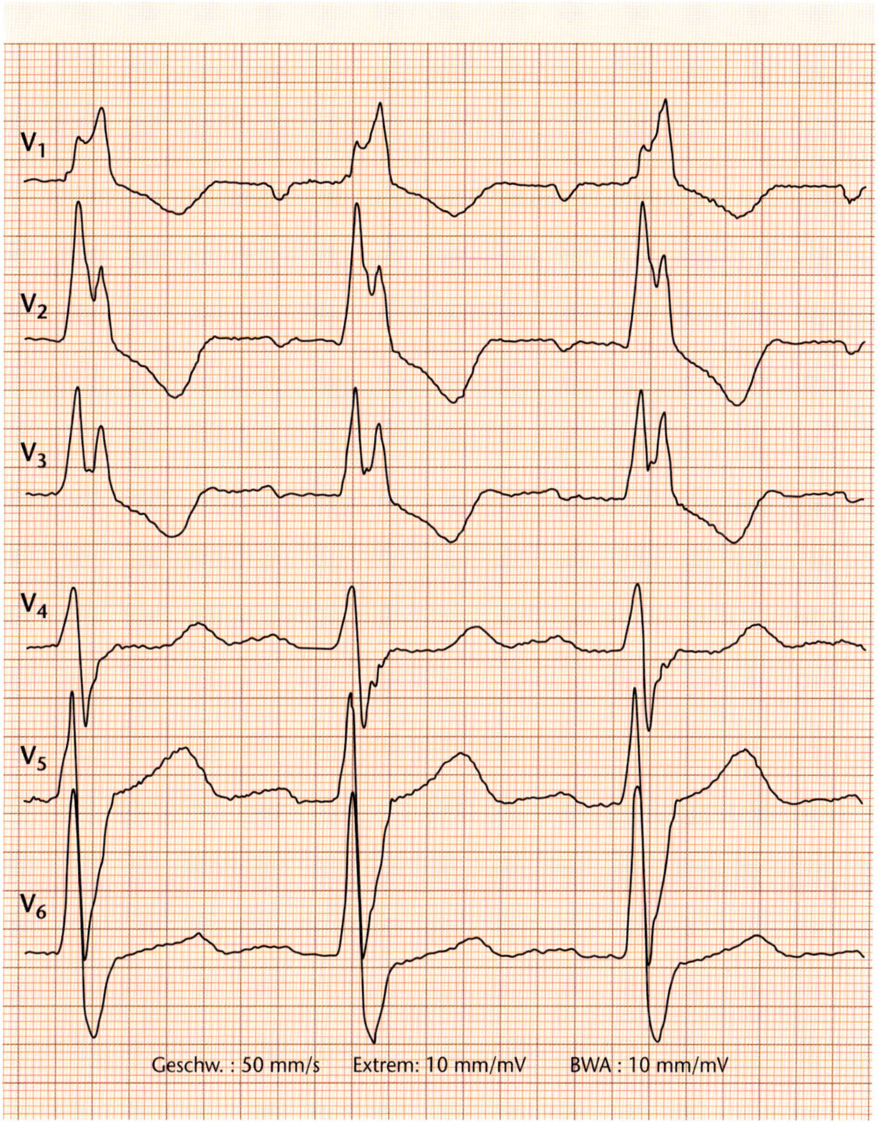

Beurteilung

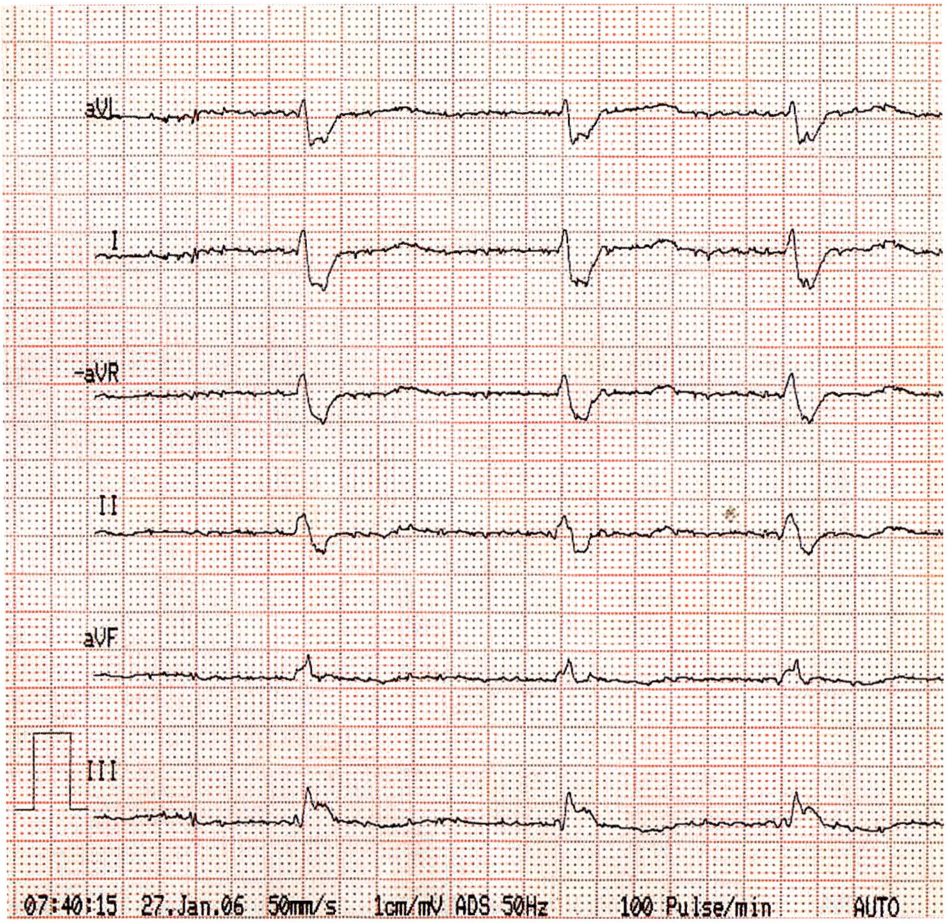

Übungs-EKG 10

P, PQ, QT: ______

QRS, Lagetyp: ______

ST-T: ______

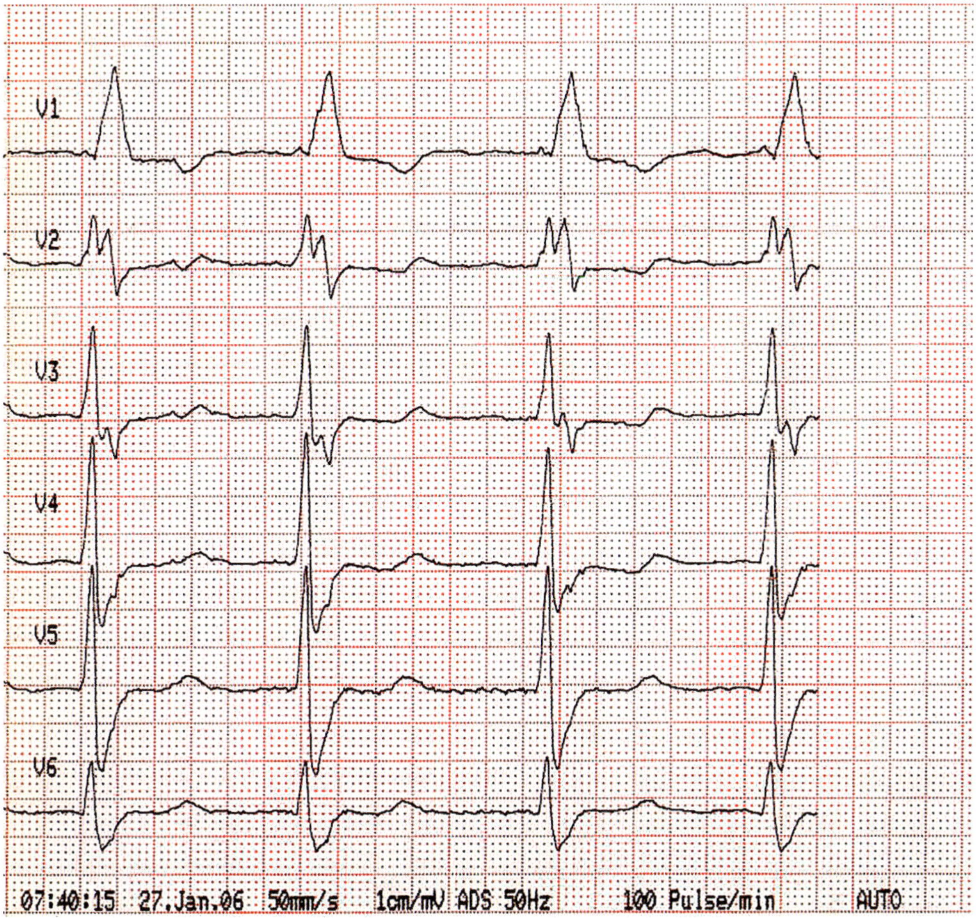

Beurteilung

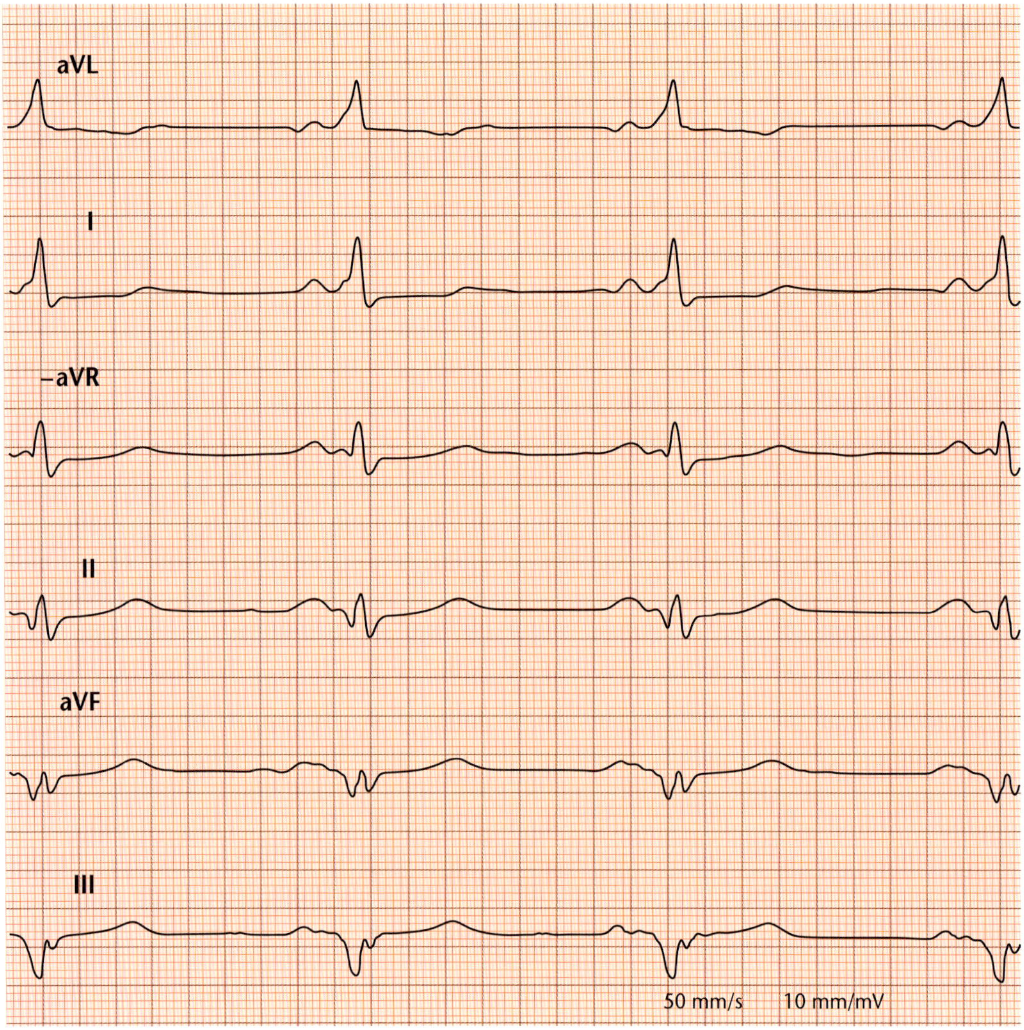

Übungs-EKG 11

P, PQ, QT: ____________________

QRS, Lagetyp: ____________________

ST-T: ____________________

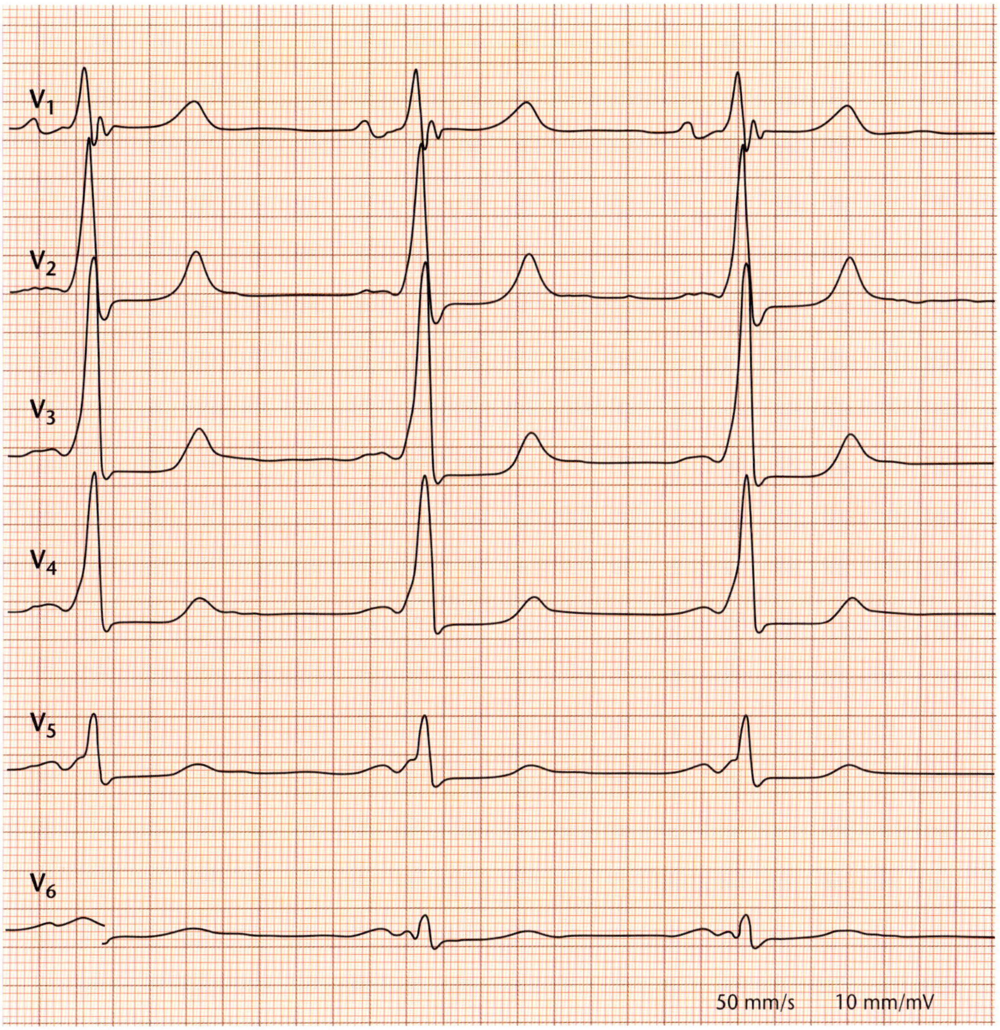

Beurteilung

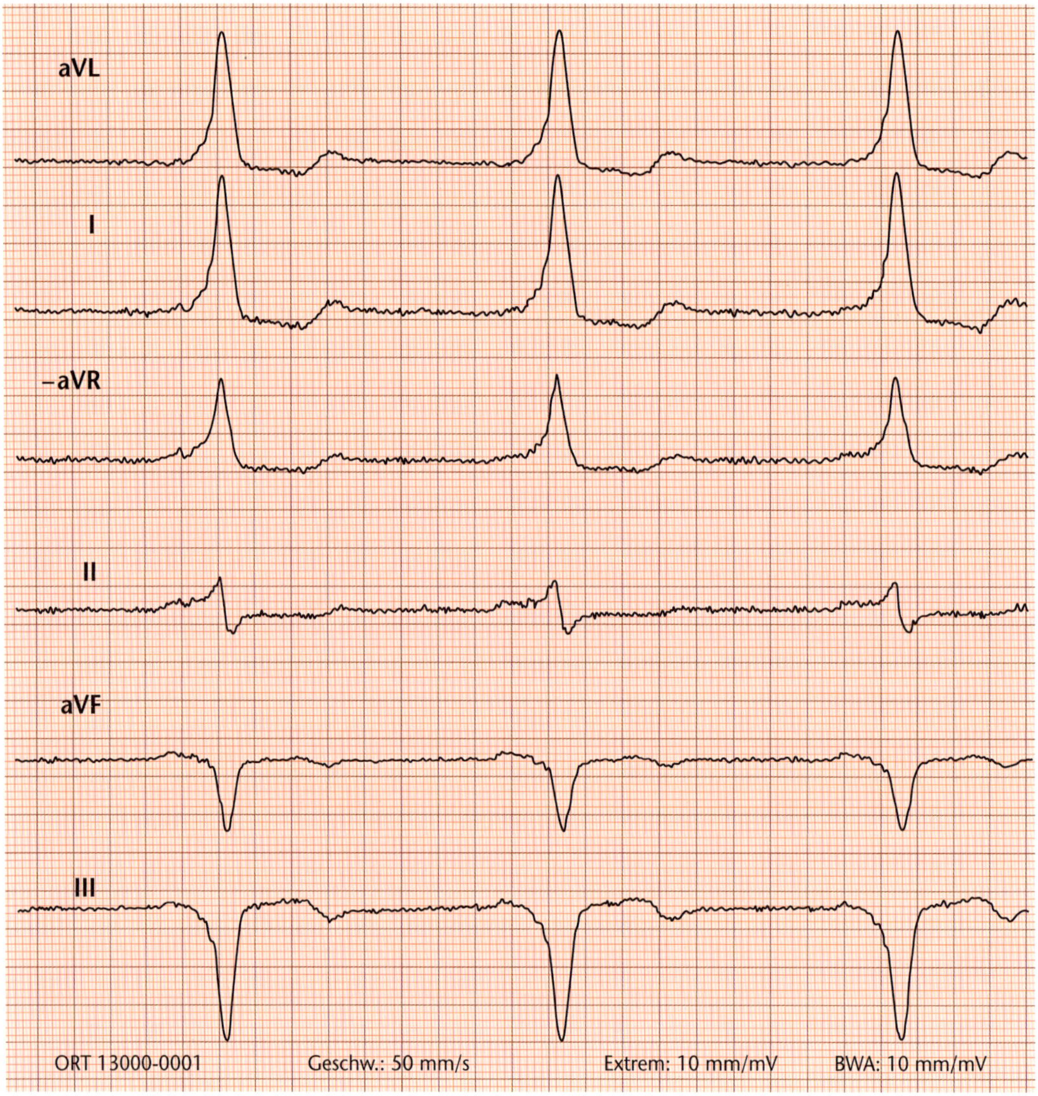

Übungs-EKG 12

P, PQ, QT: ____________________

QRS, Lagetyp: ____________________

ST-T: ____________________

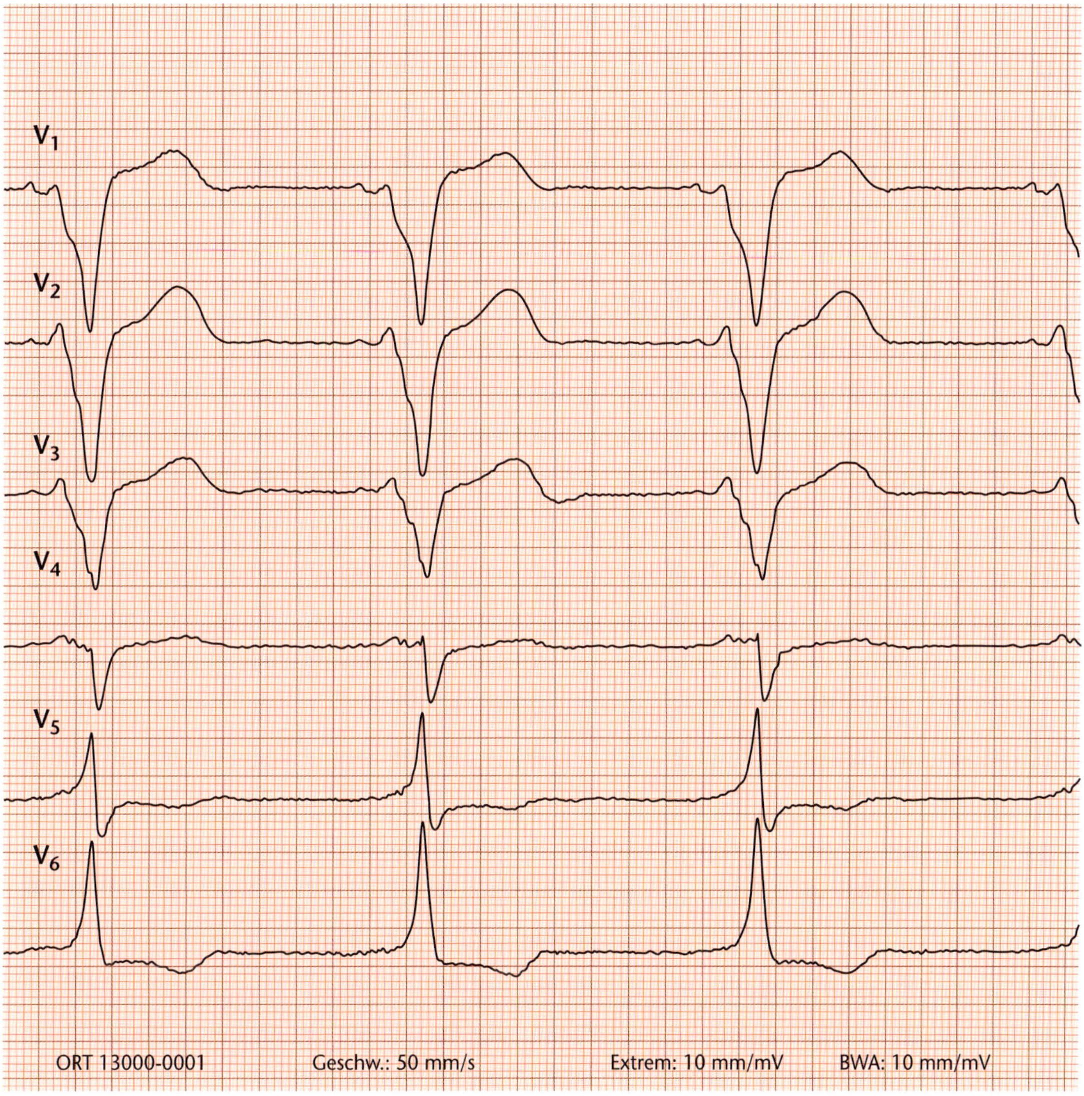

Beurteilung

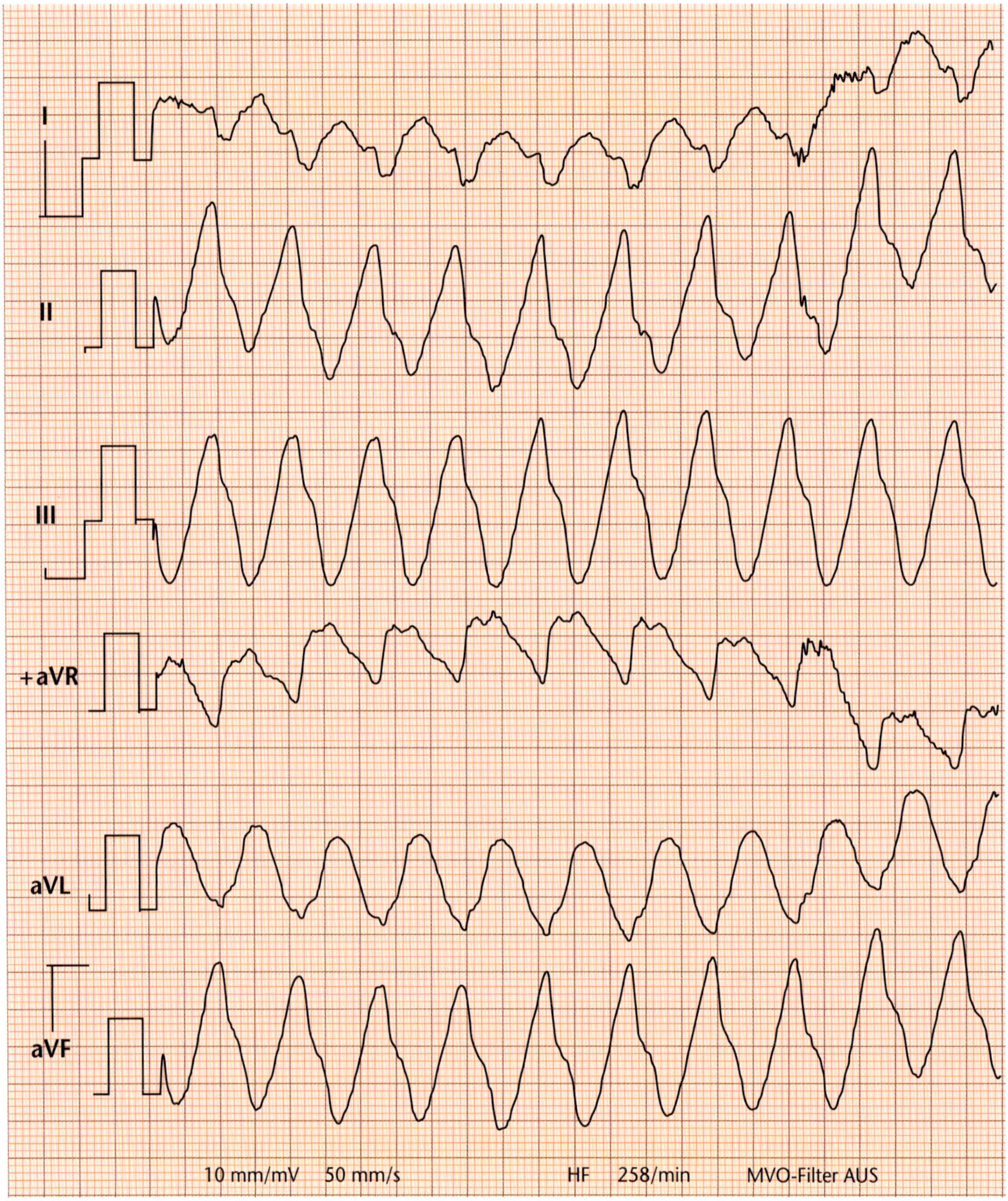

Übungs-EKG 13a

P, PQ, QT: ______________________________

QRS, Lagetyp: ______________________________

ST-T: ______________________________

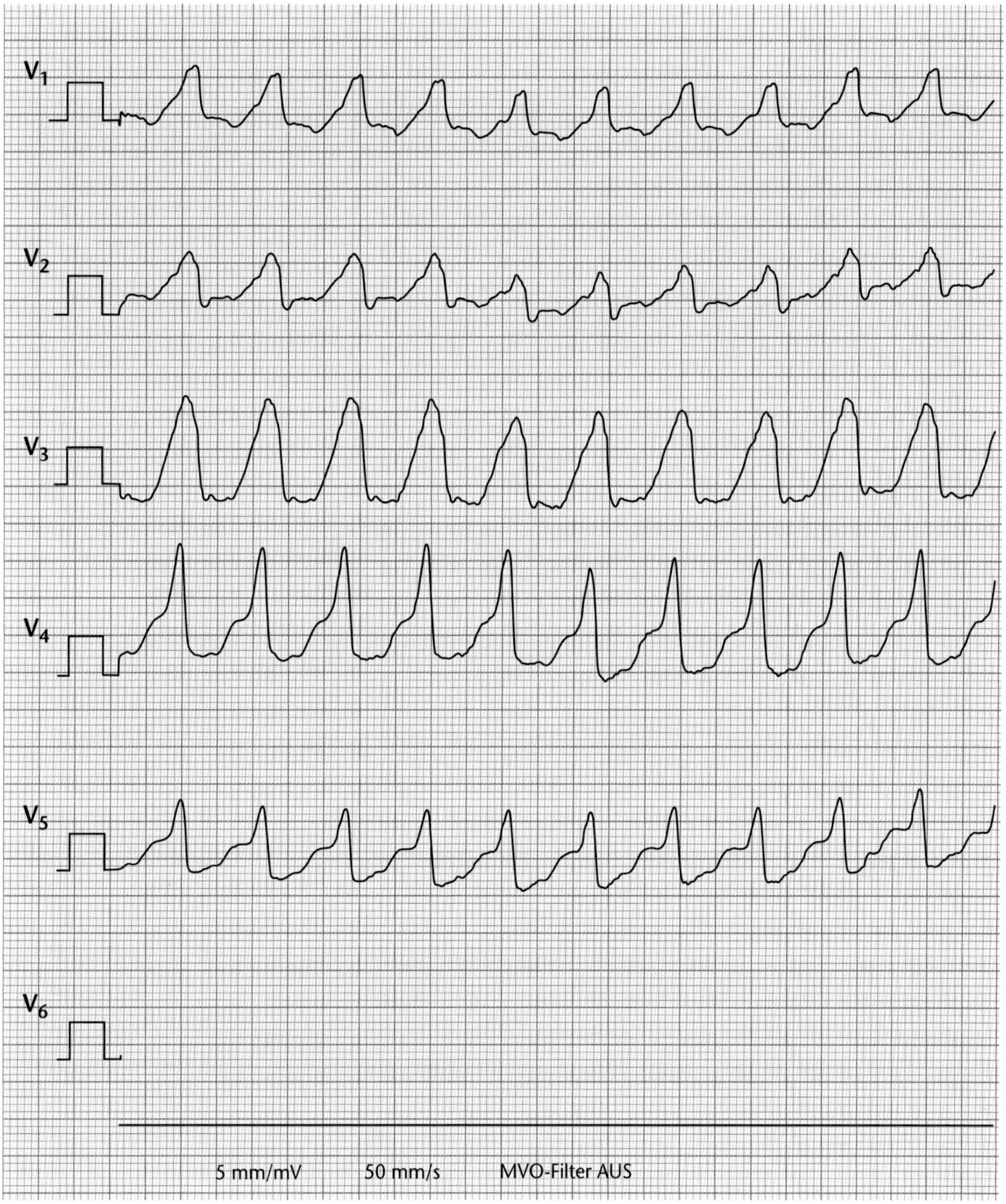

Beurteilung

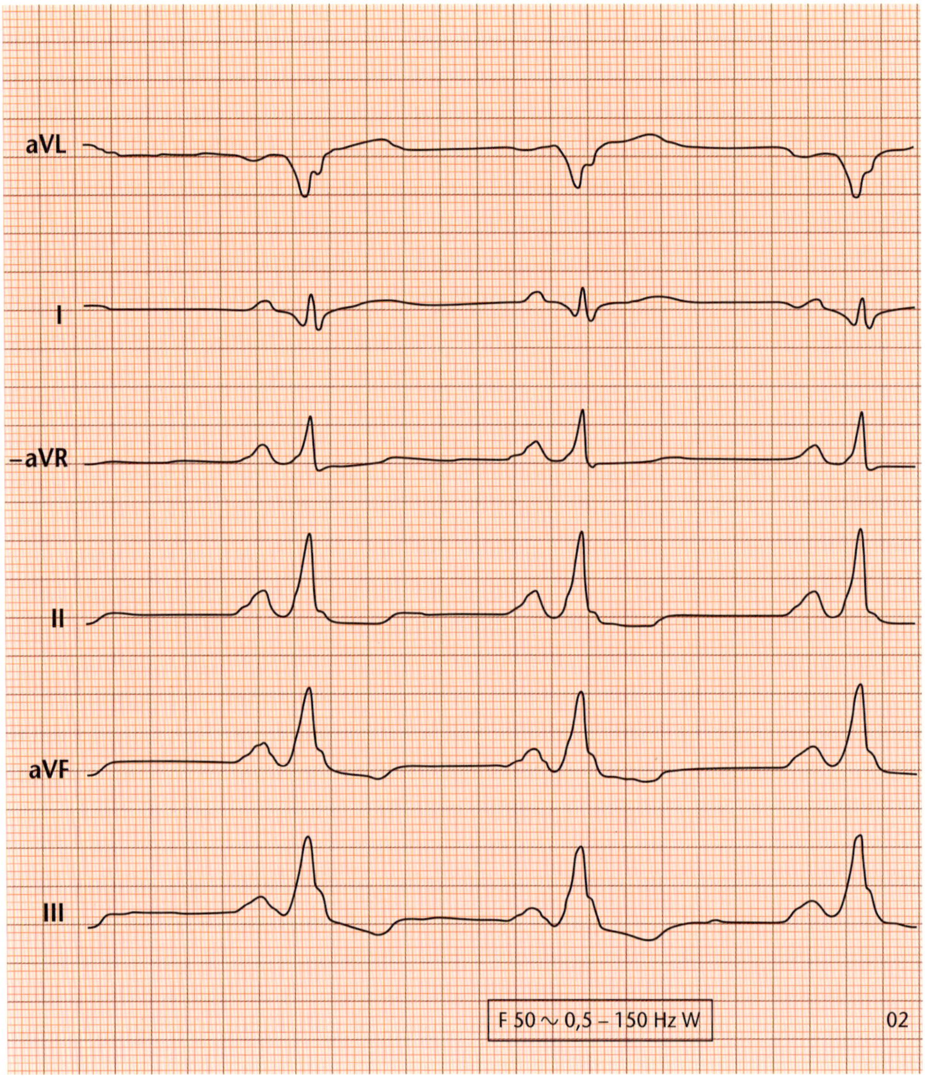

Übungs-EKG 13b

P, PQ, QT: ______________________________

QRS, Lagetyp: ______________________________

ST-T: ______________________________

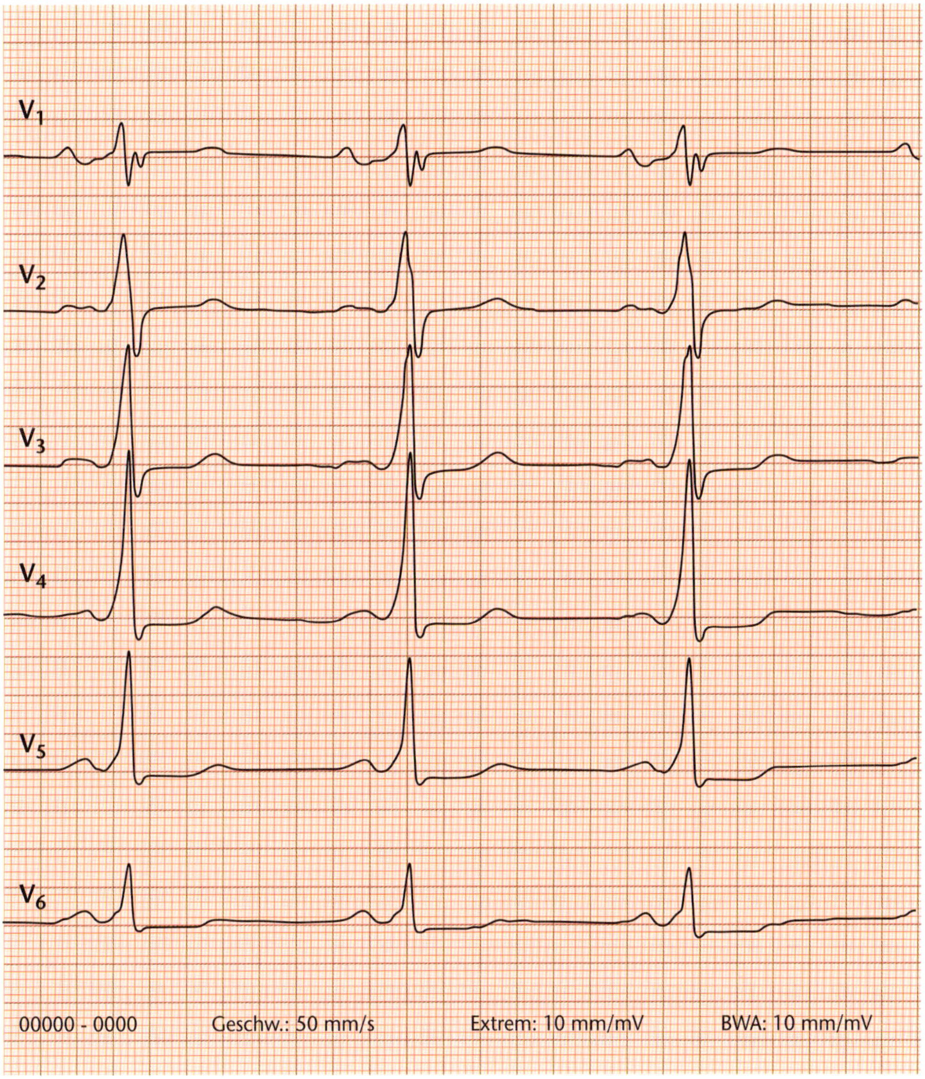

Beurteilung

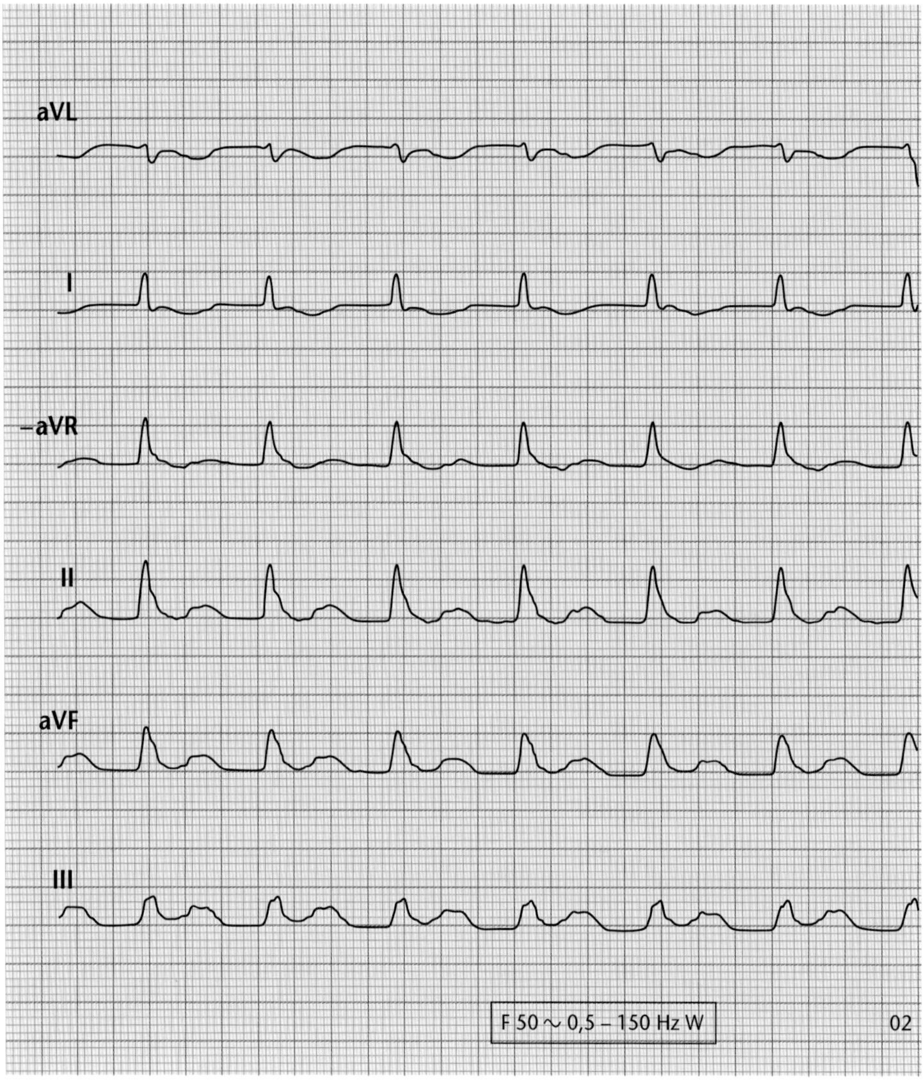

Übungs-EKG 13c

P, PQ, QT: ______

QRS, Lagetyp: ______

ST-T: ______

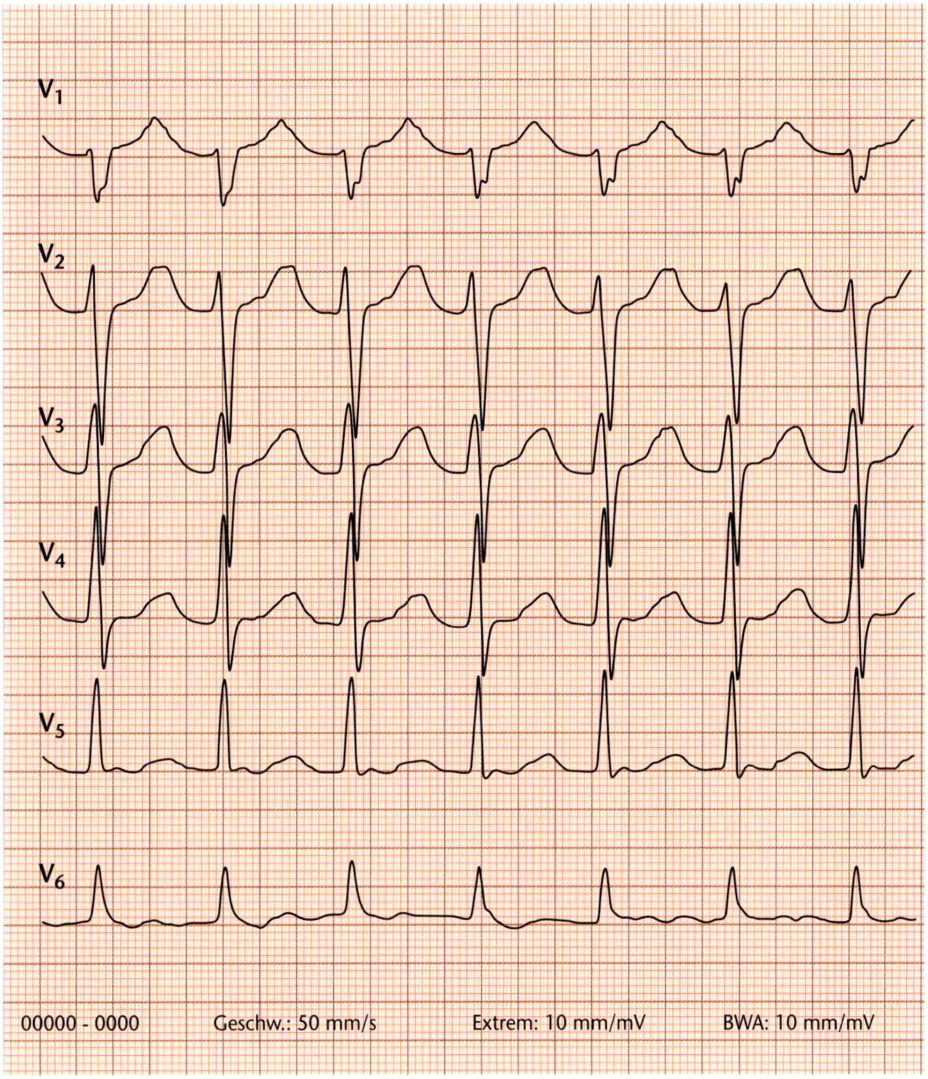

Beurteilung

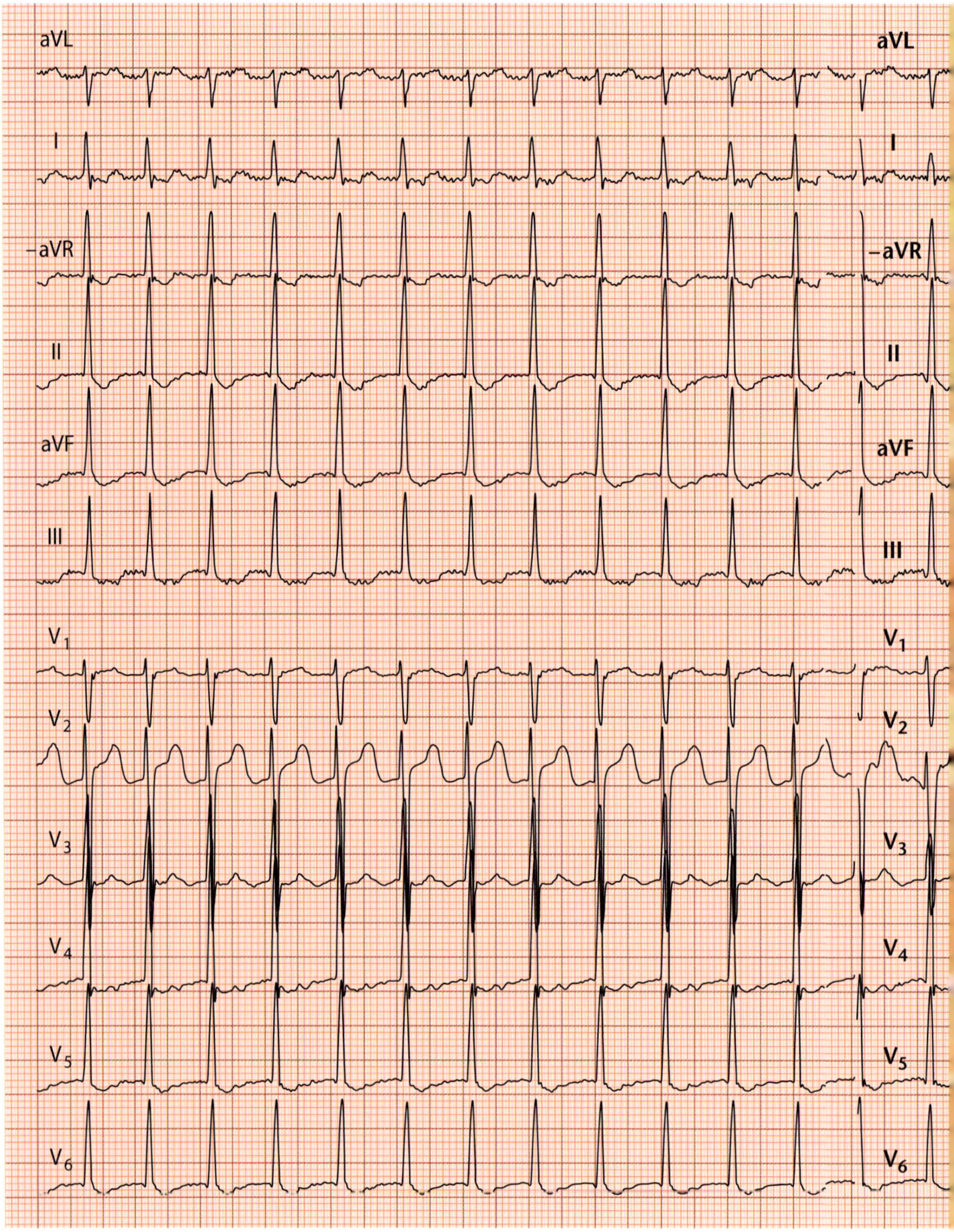
aVL
I
–aVR
II
aVF
III
V1
V2
V3
V4
V5
V6
aVL
I
–aVR
II
aVF
III
V1
V2
V3
V4
V5
V6

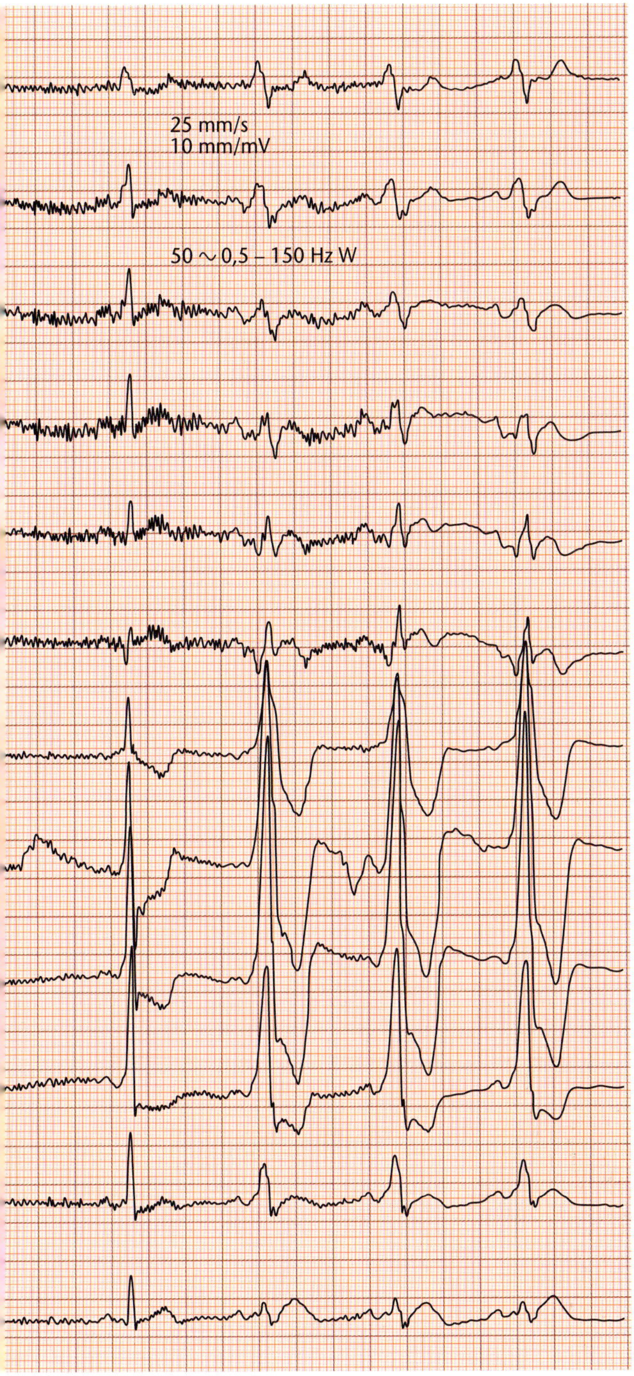

Übungs-EKG 14a

P, PQ, QT: ______________________

QRS, Lagetyp: ______________________

ST-T: ______________________

Beurteilung

____

____

____

____

____

____

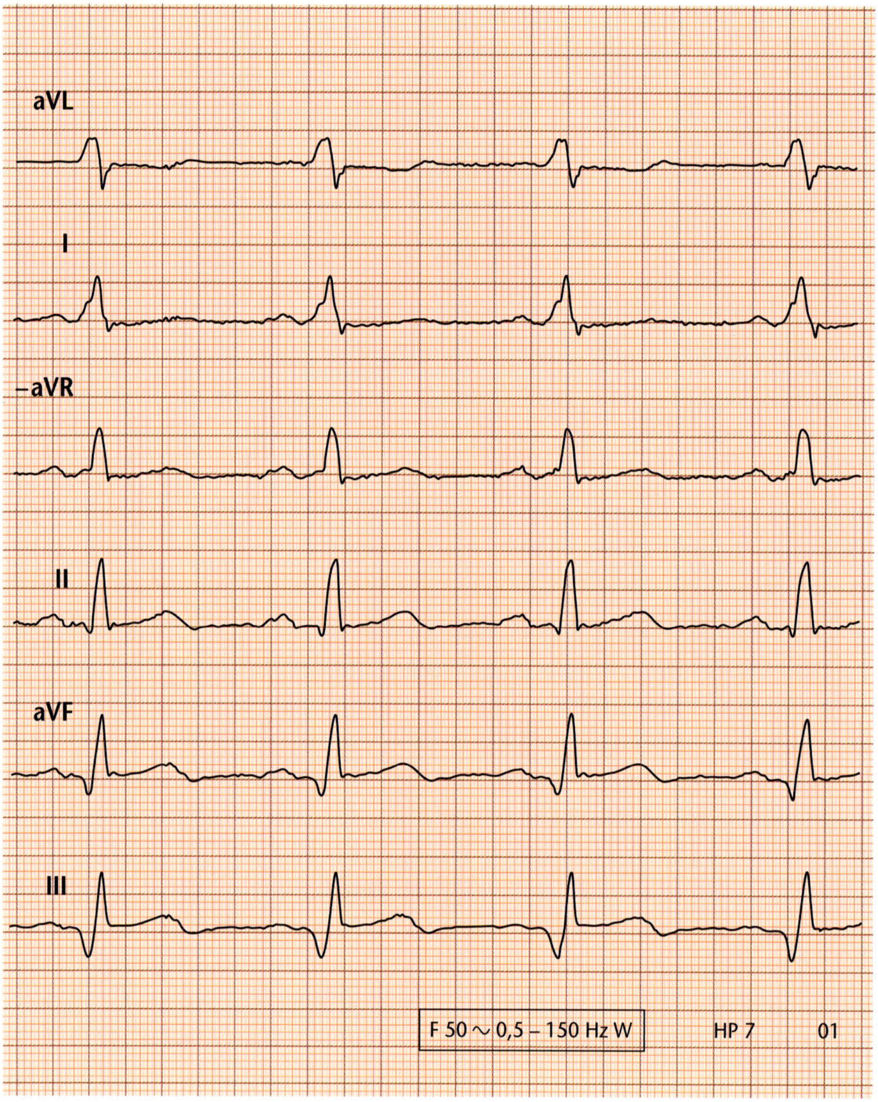

Übungs-EKG 14b

P, PQ, QT: ______________________________

QRS, Lagetyp: ______________________________

ST-T: ______________________________

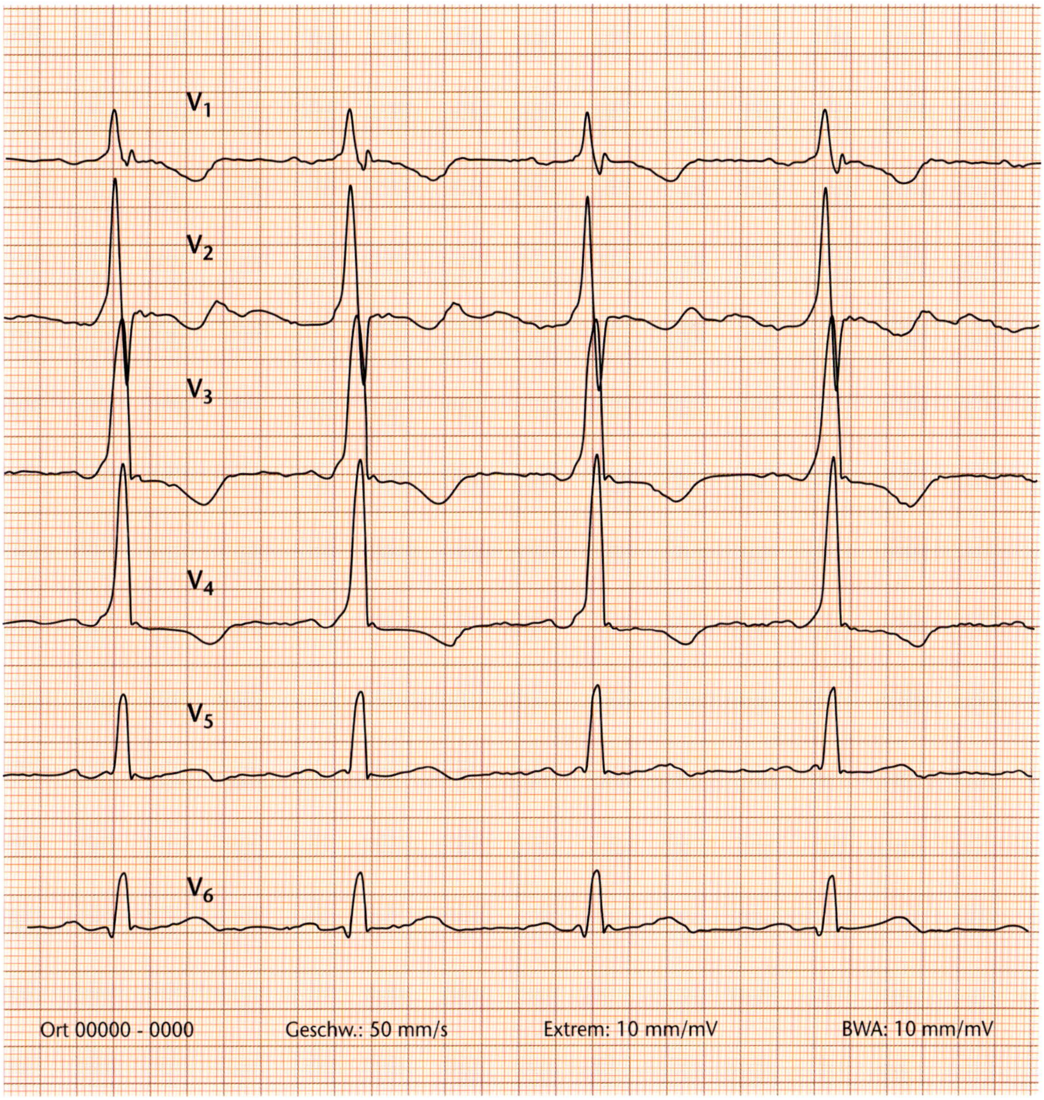

Beurteilung

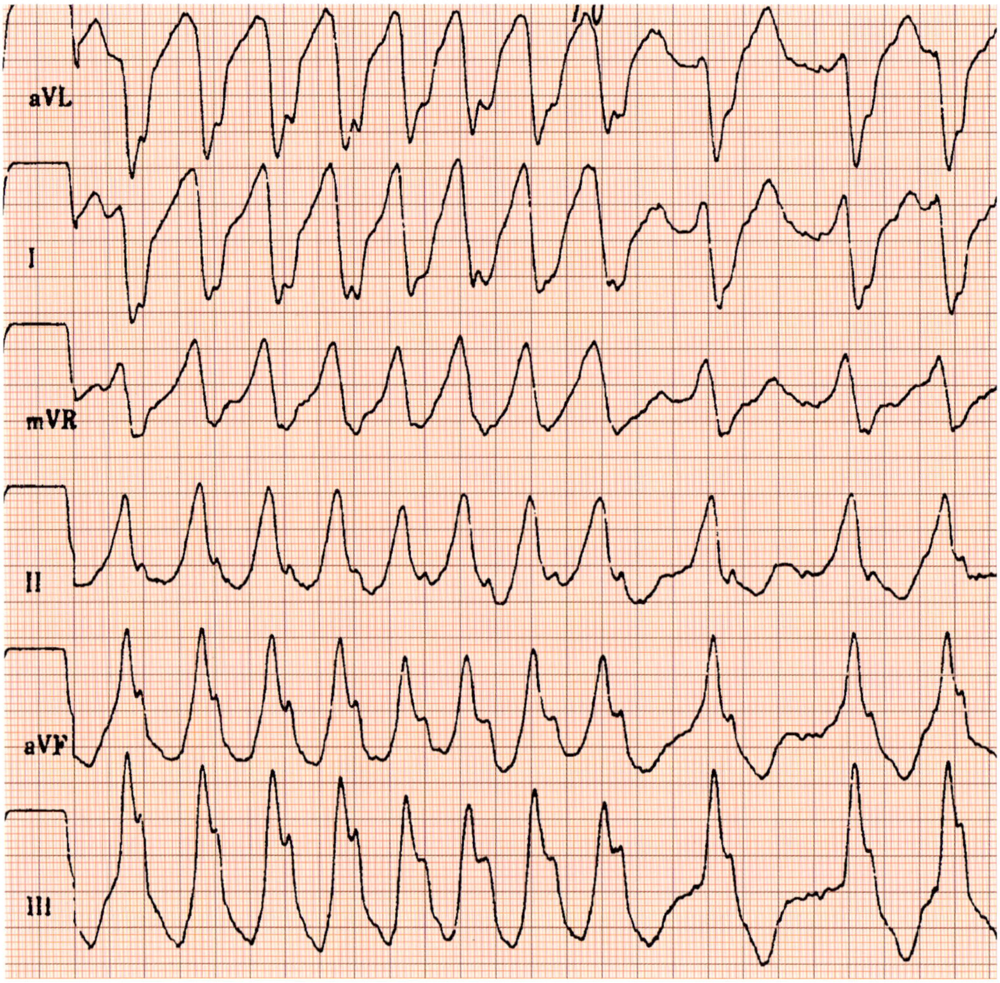

Übungs-EKG 15a

P, PQ, QT: ____

QRS, Lagetyp: ____

ST-T: ____

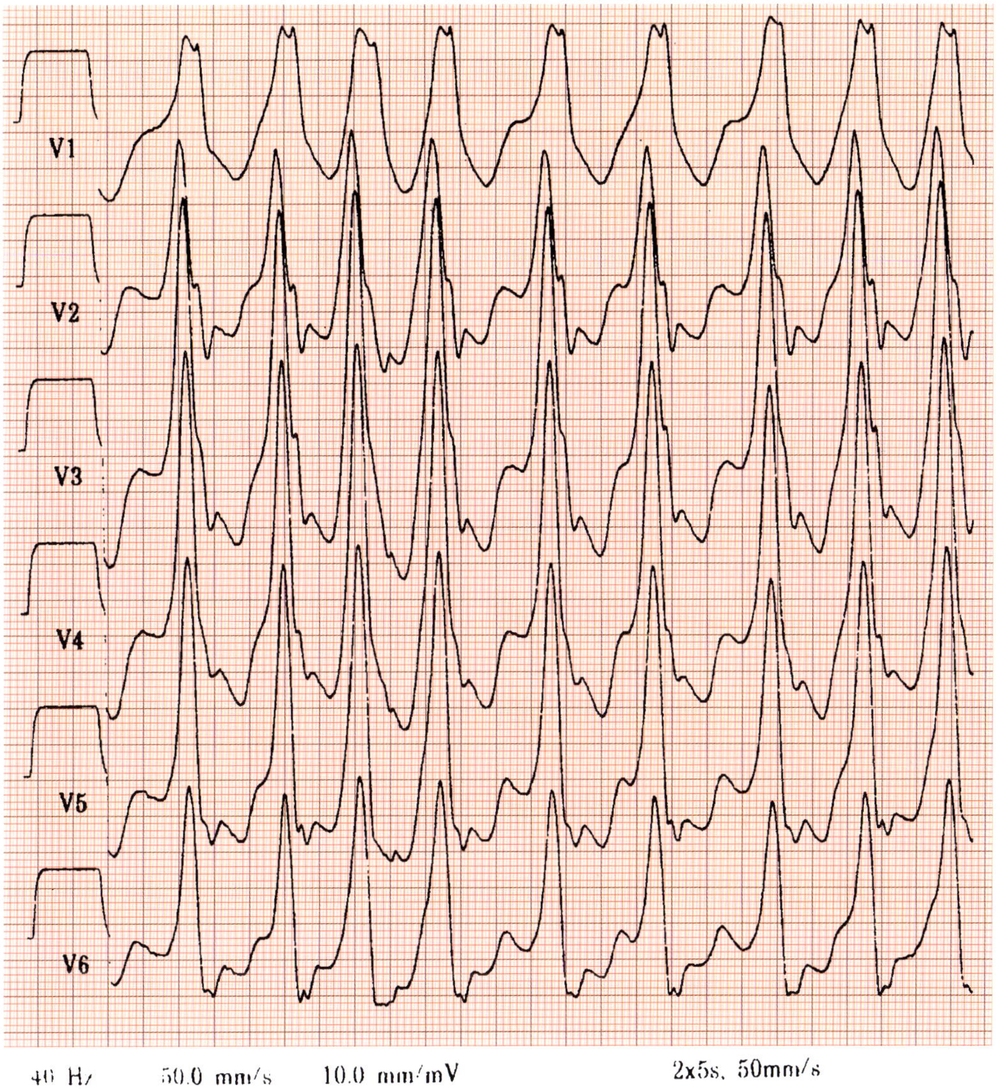

Beurteilung

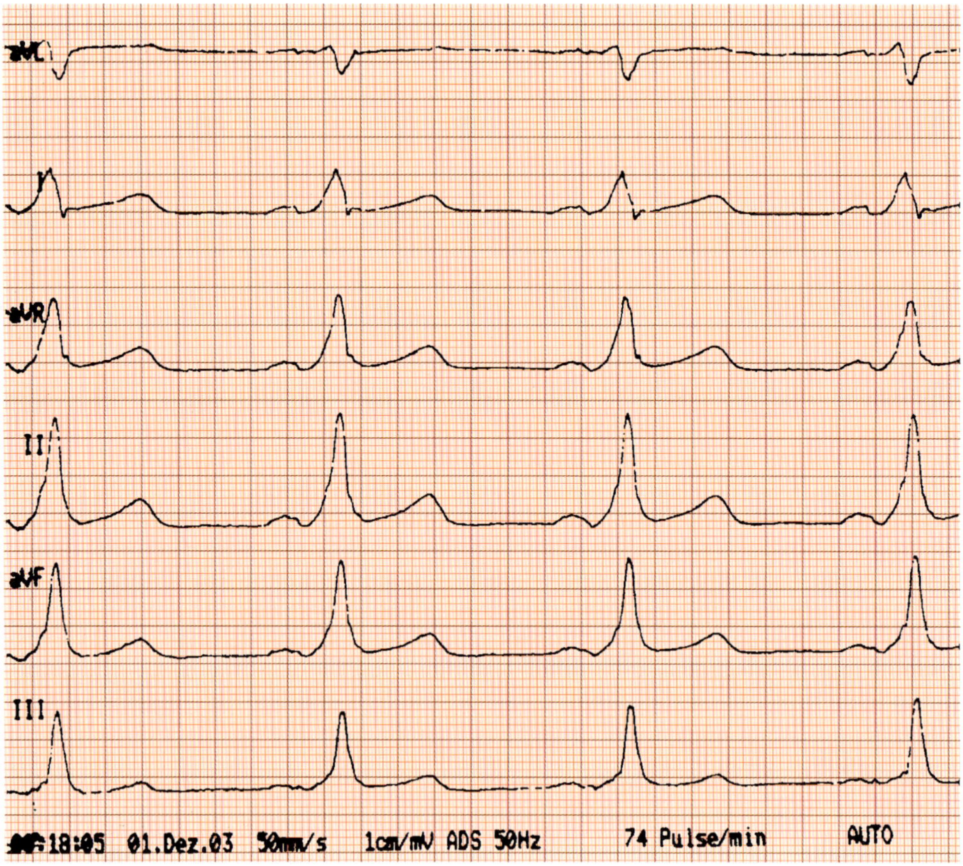

Übungs-EKG 15b

P, PQ, QT: ______________________________

QRS, Lagetyp: ______________________________

ST-T: ______________________________

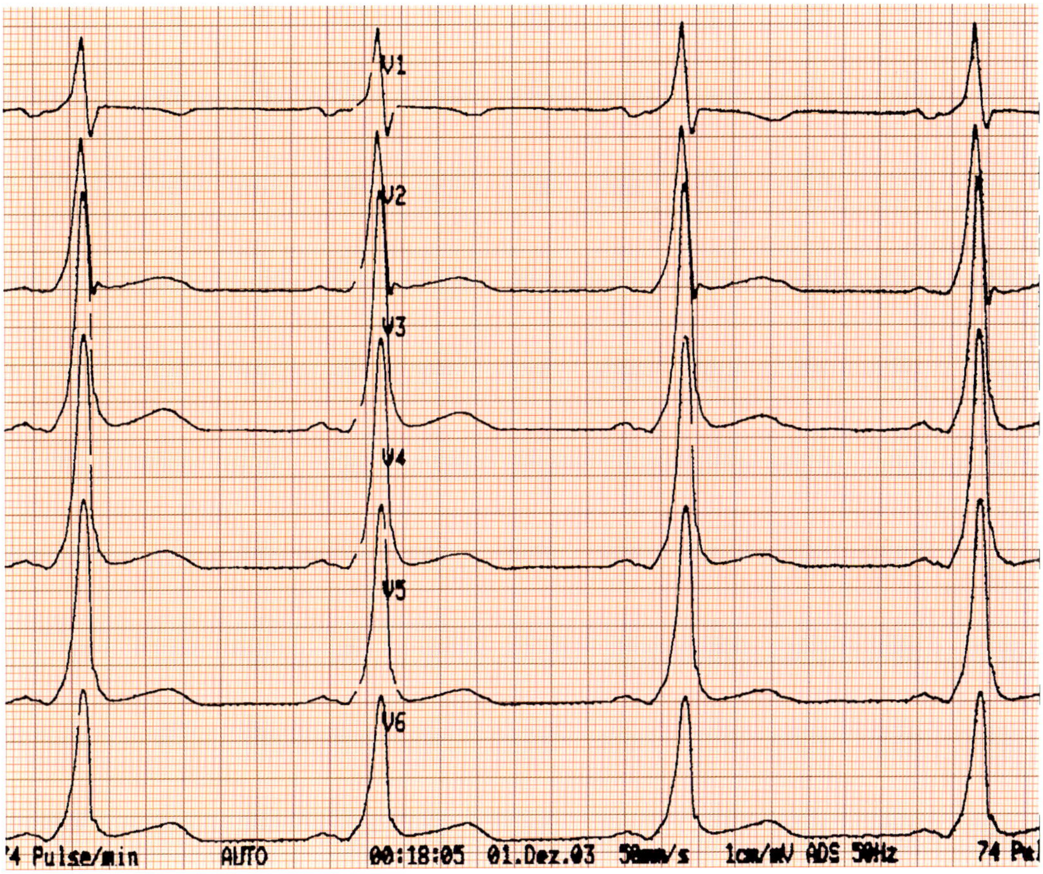

Beurteilung

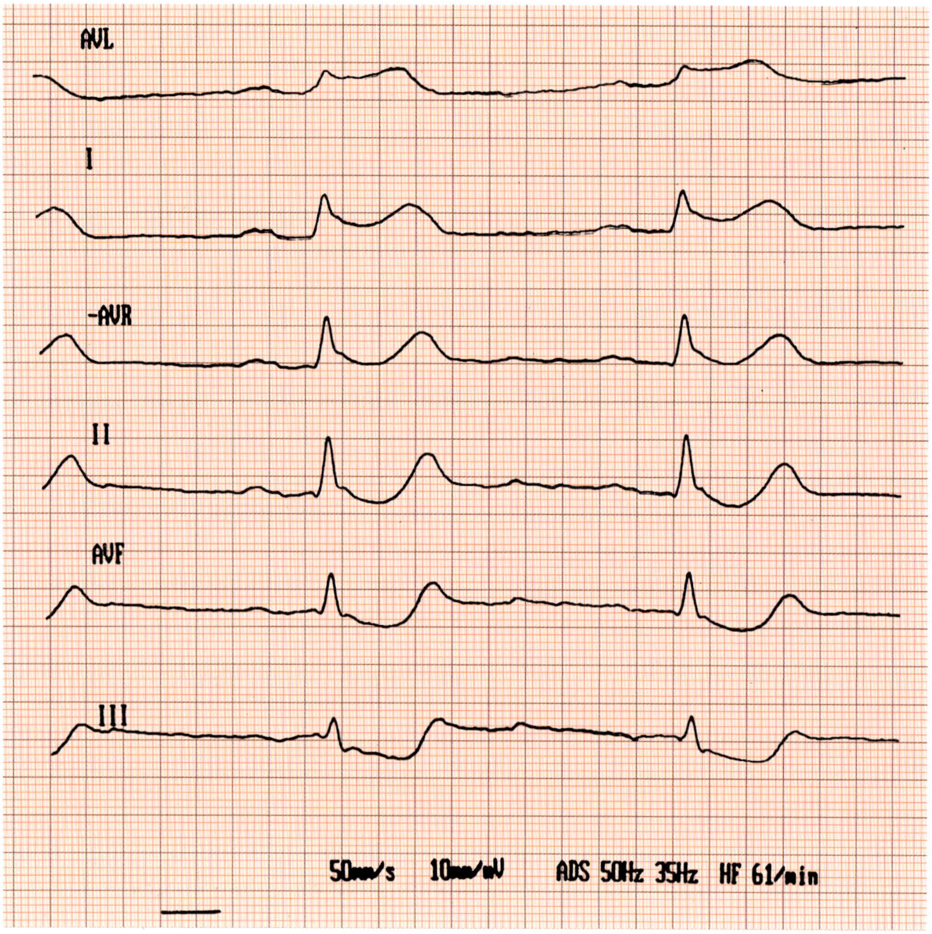

Übungs-EKG 16a

P, PQ, QT: ______________________________

QRS, Lagetyp: ______________________________

ST-T: ______________________________

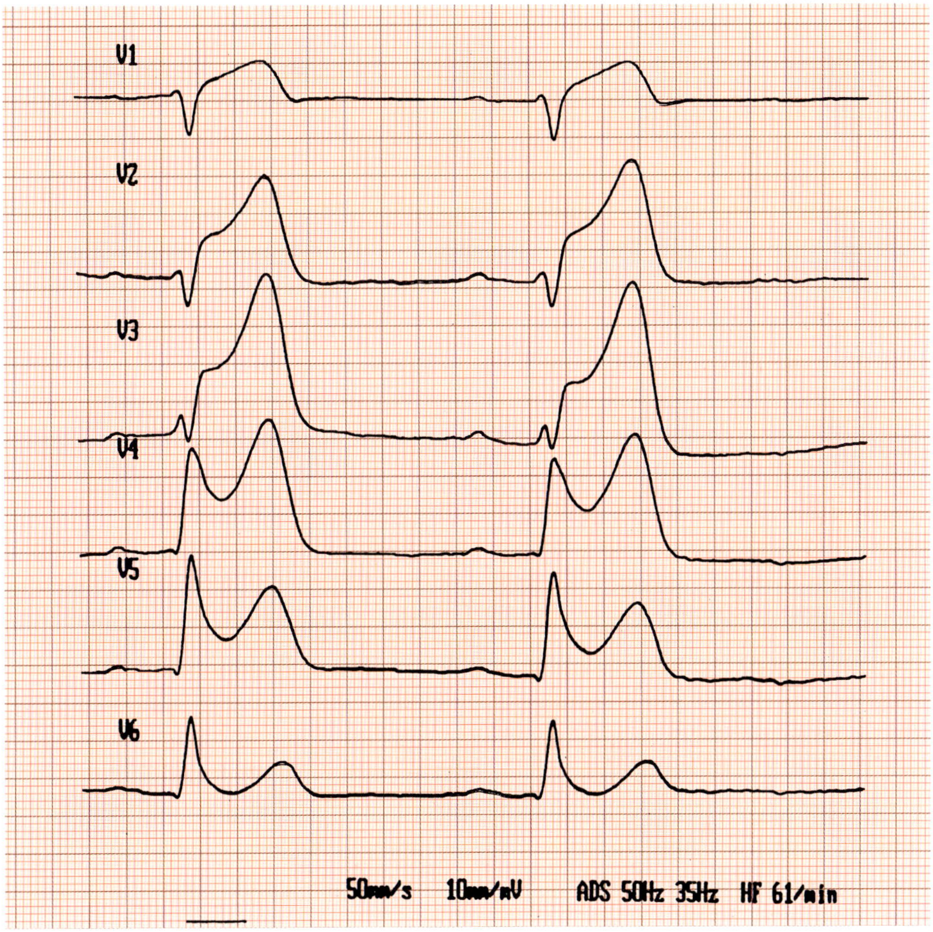

Beurteilung

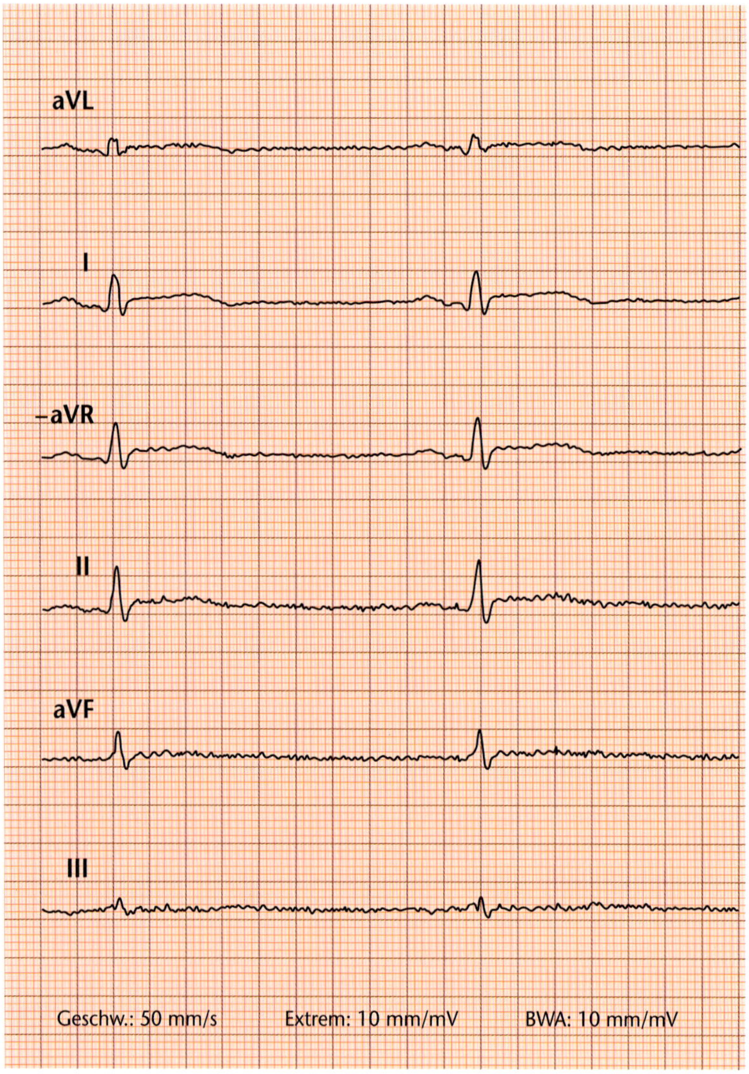

Übungs-EKG 16b

P, PQ, QT: ______________________________

QRS, Lagetyp: ______________________________

ST-T: ______________________________

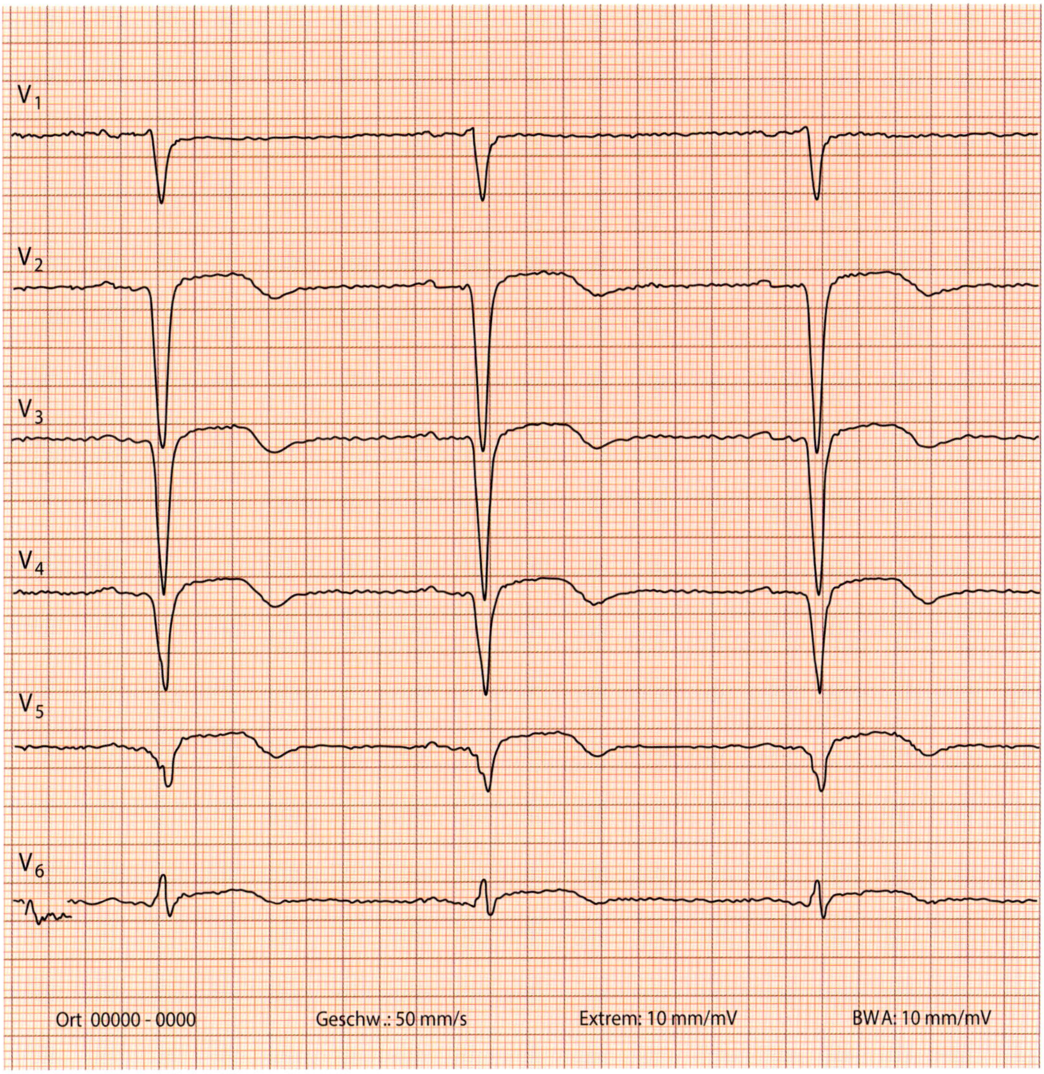

Beurteilung

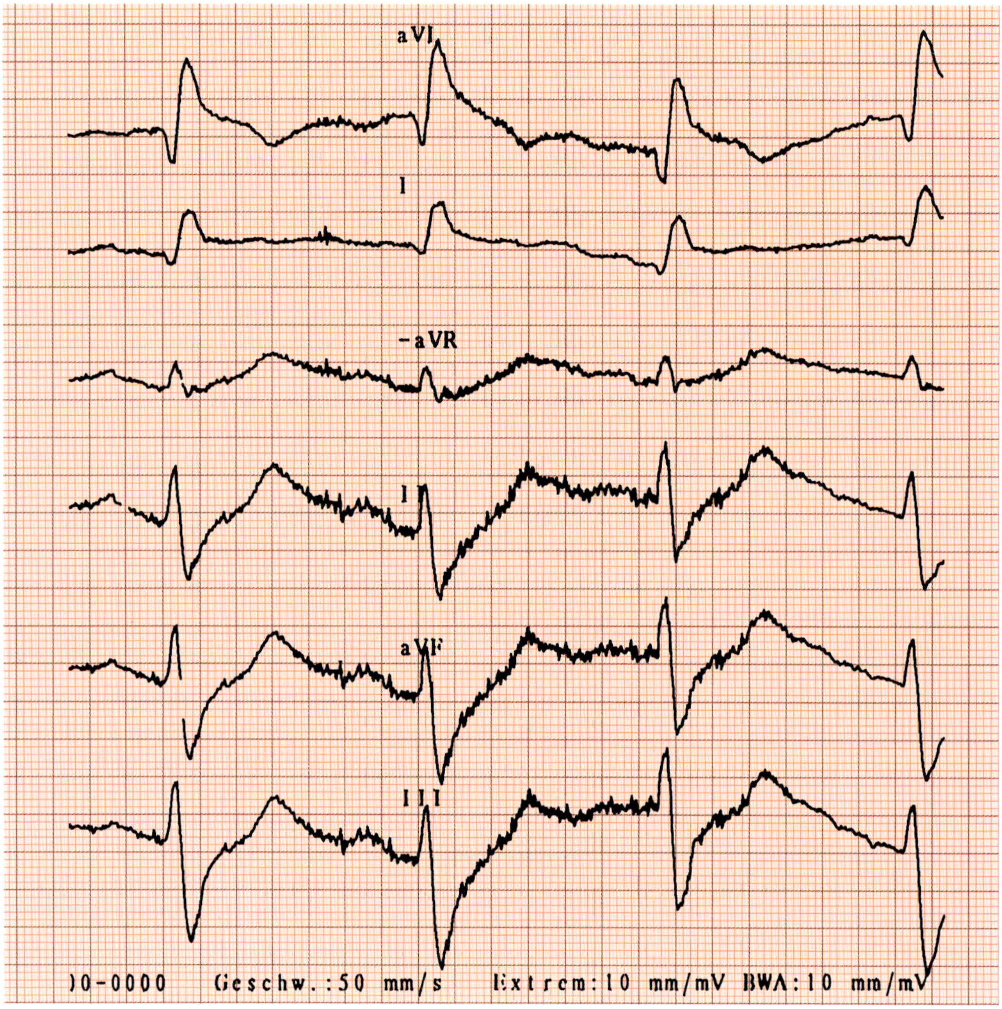

Übungs-EKG 17a

P, PQ, QT: ______________________________

QRS, Lagetyp: ______________________________

ST-T: ______________________________

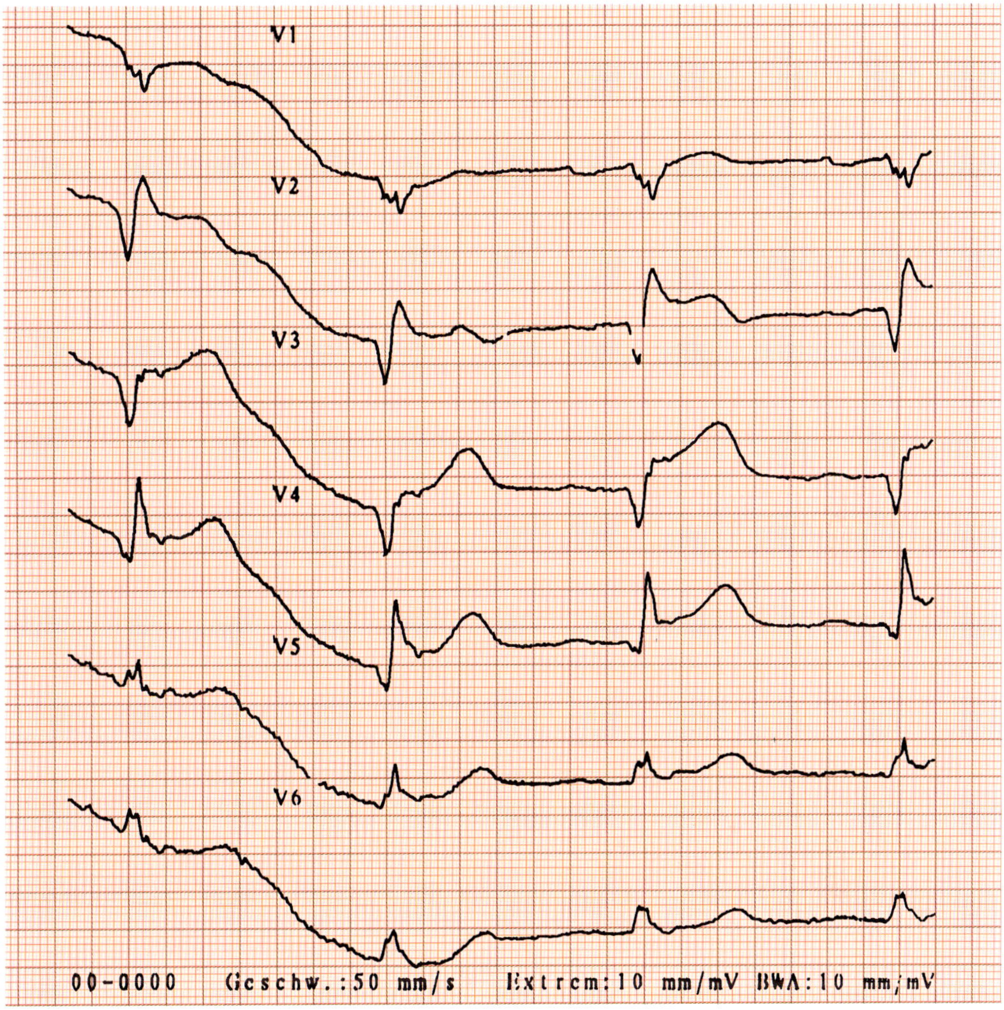

Beurteilung

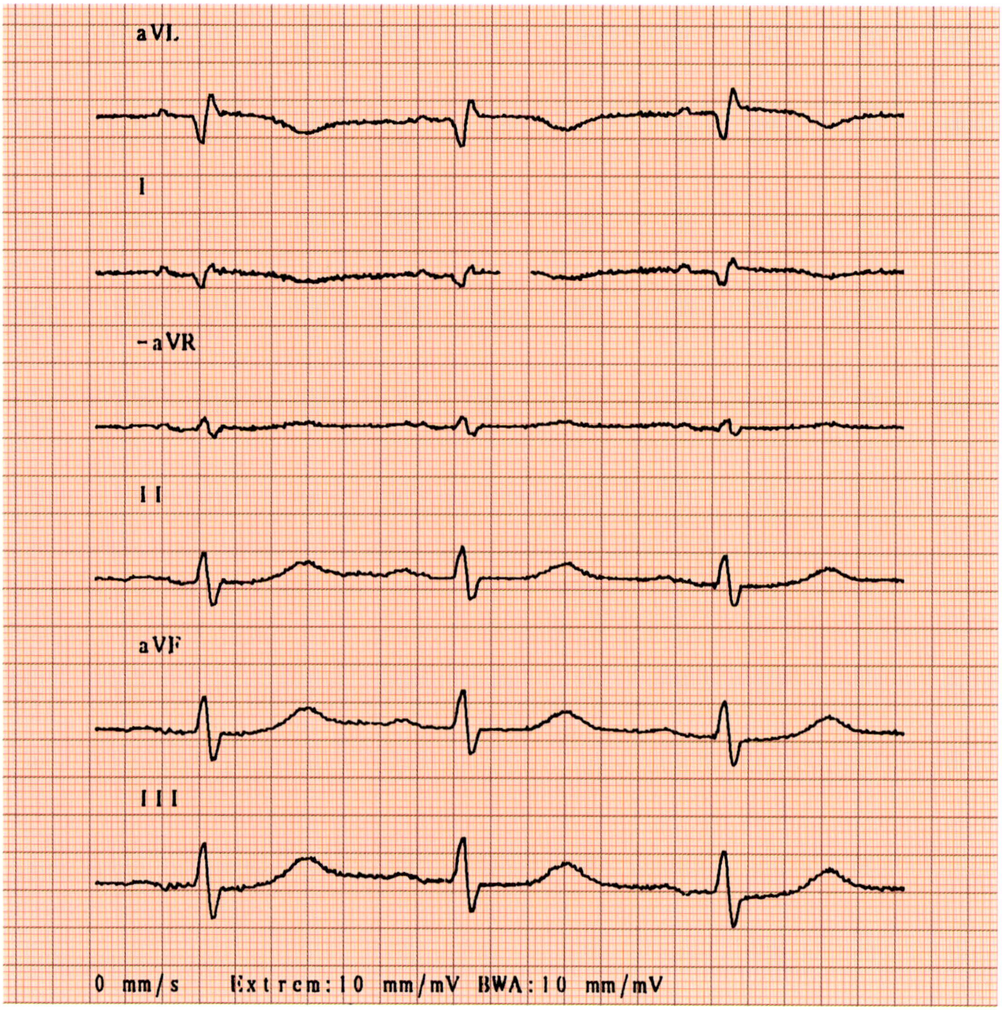

Übungs-EKG 17b

P, PQ, QT: ______________________________

QRS, Lagetyp: ______________________________

ST-T: ______________________________

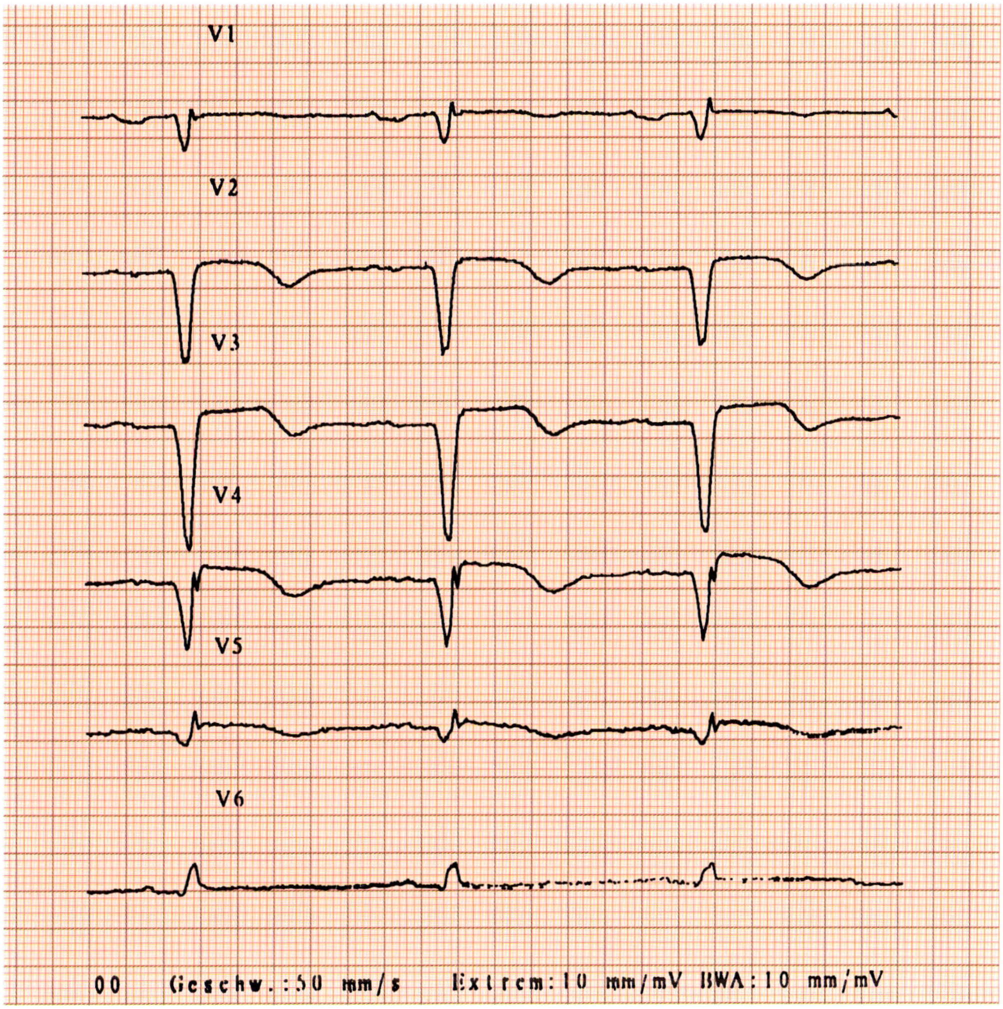

Beurteilung

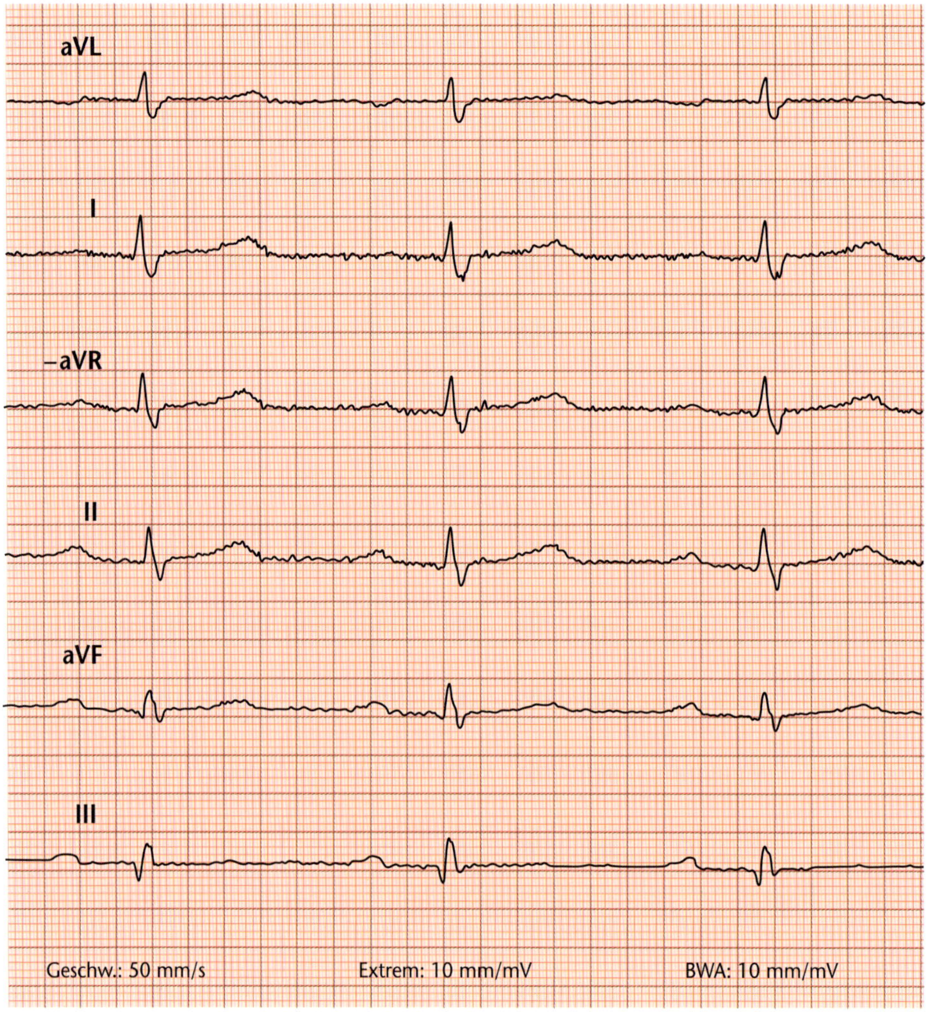

Übungs-EKG 18

P, PQ, QT: ______

QRS, Lagetyp: ______

ST-T: ______

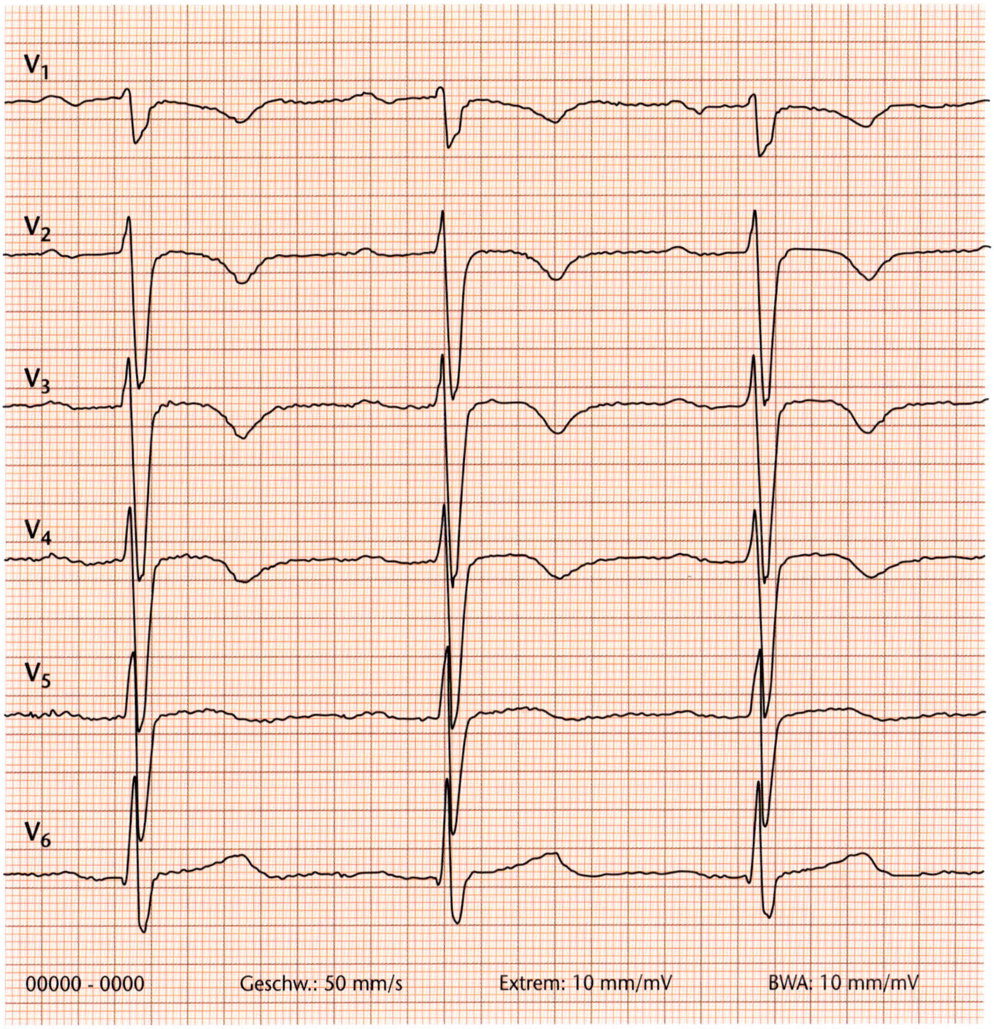

Beurteilung

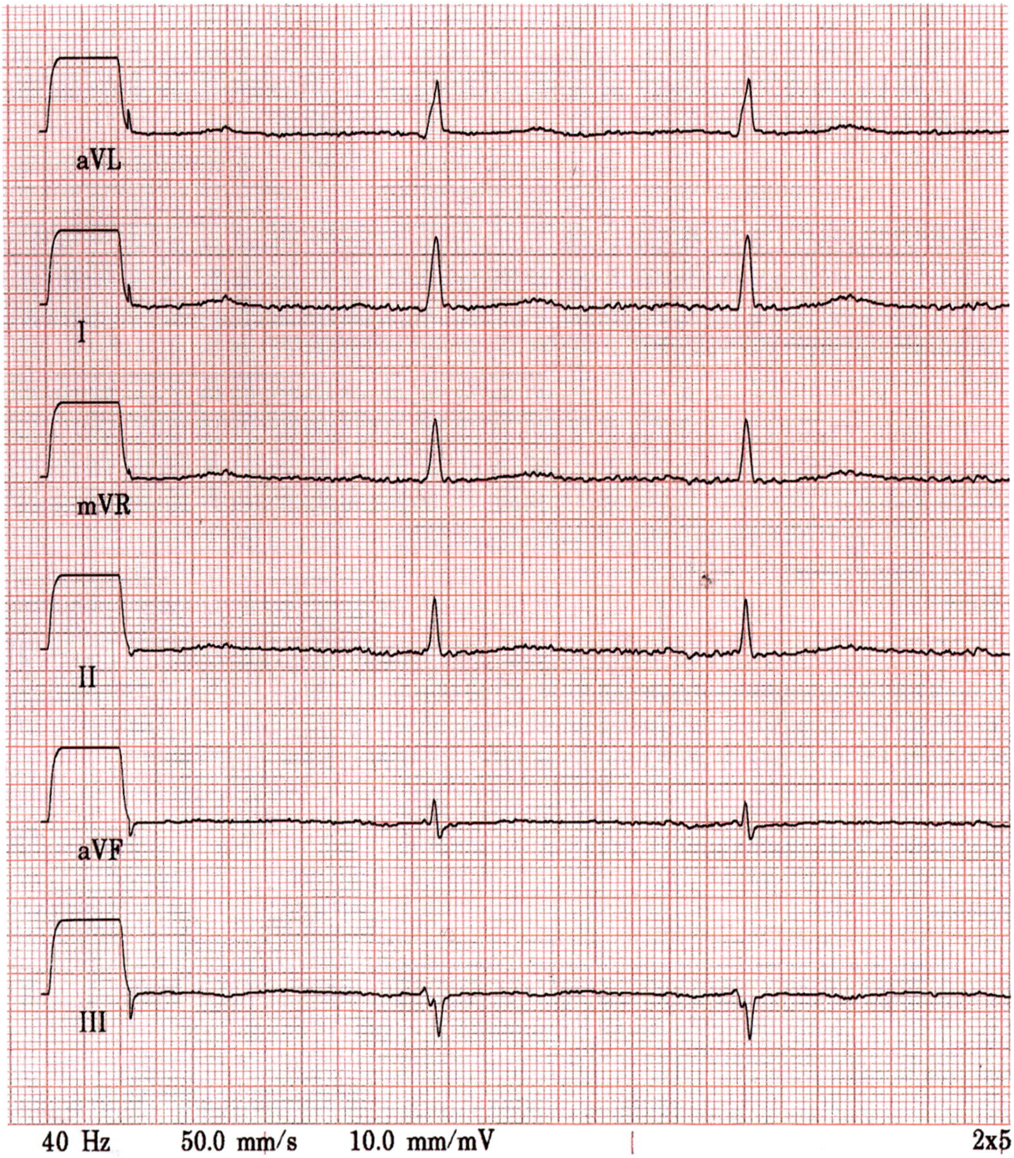

Übungs-EKG 19

P, PQ, QT: ______________________________

QRS, Lagetyp: ______________________________

ST-T: ______________________________

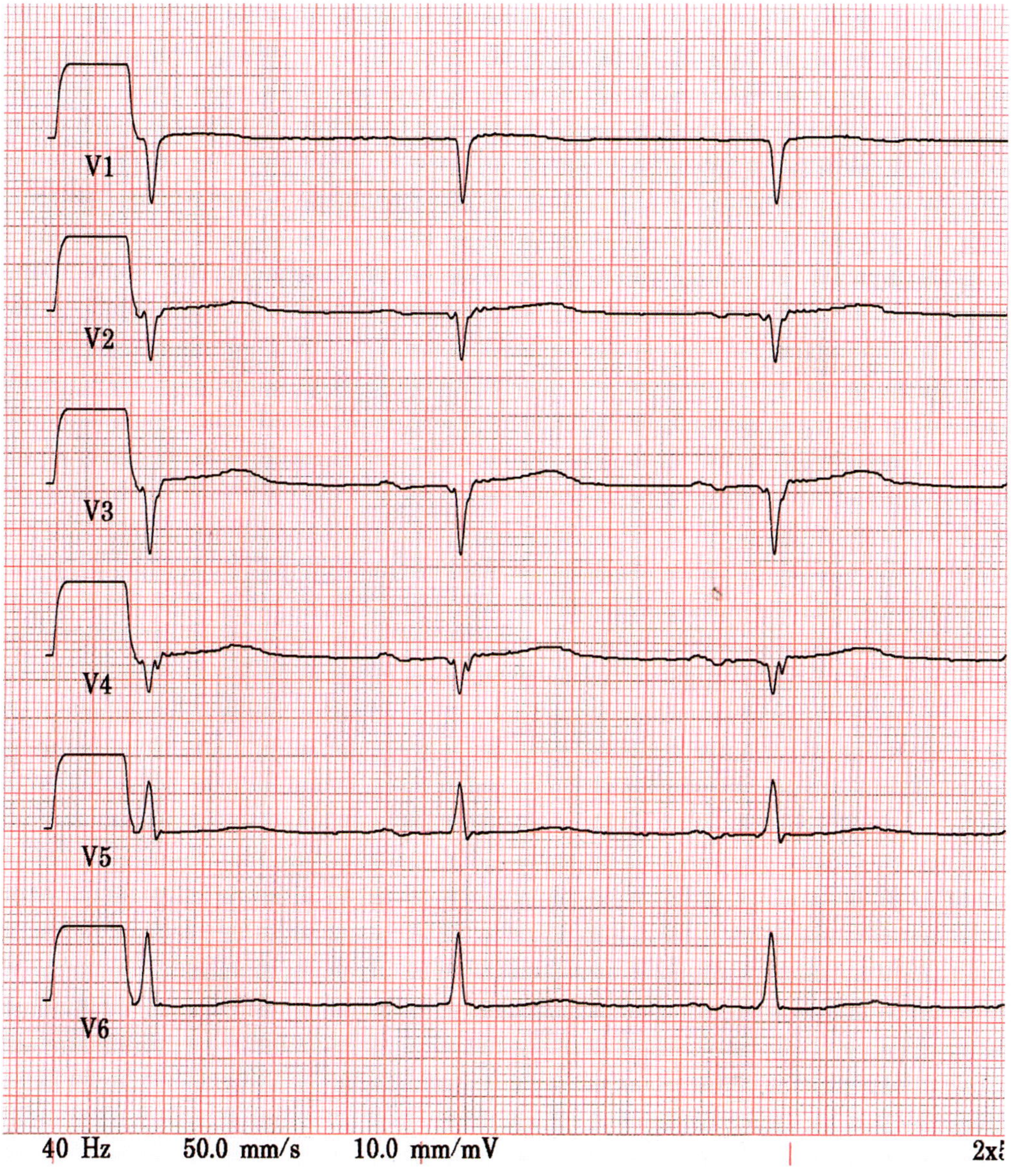

Beurteilung

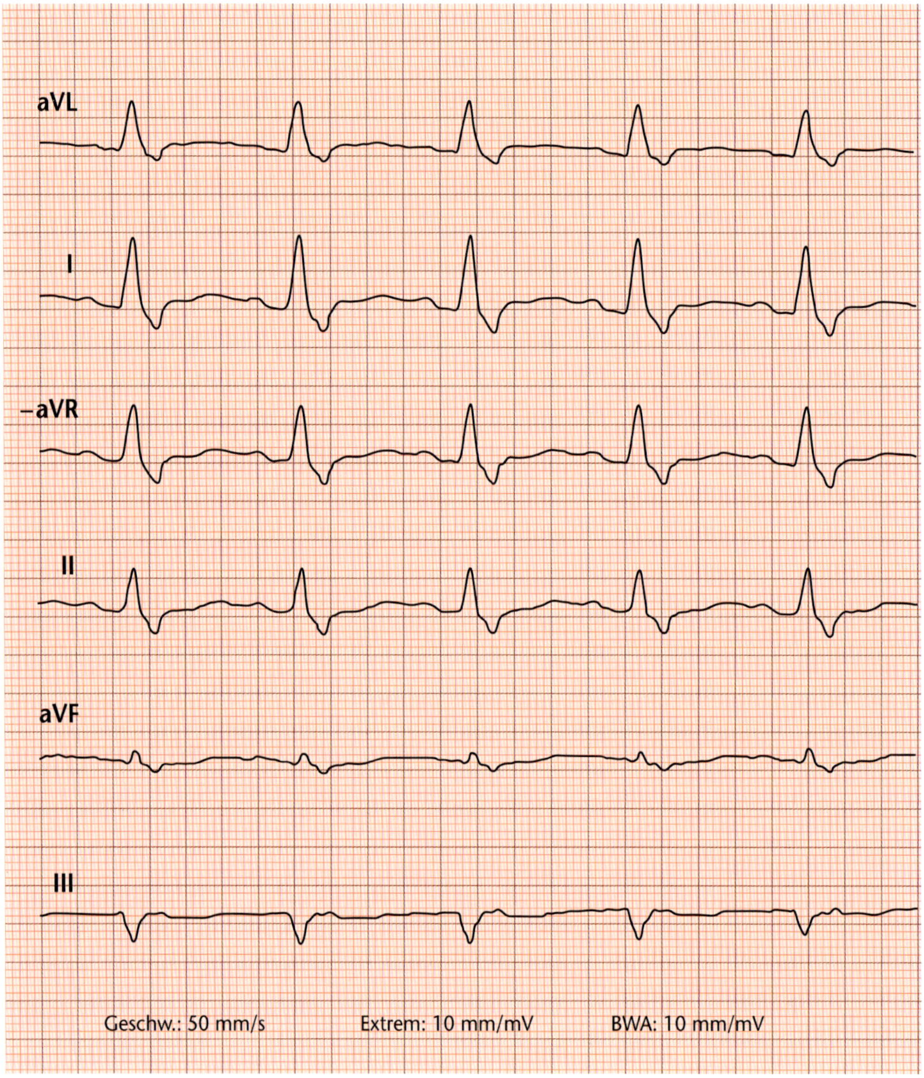

Übungs-EKG 20

P, PQ, QT: ______________________________

QRS, Lagetyp: ______________________________

ST-T: ______________________________

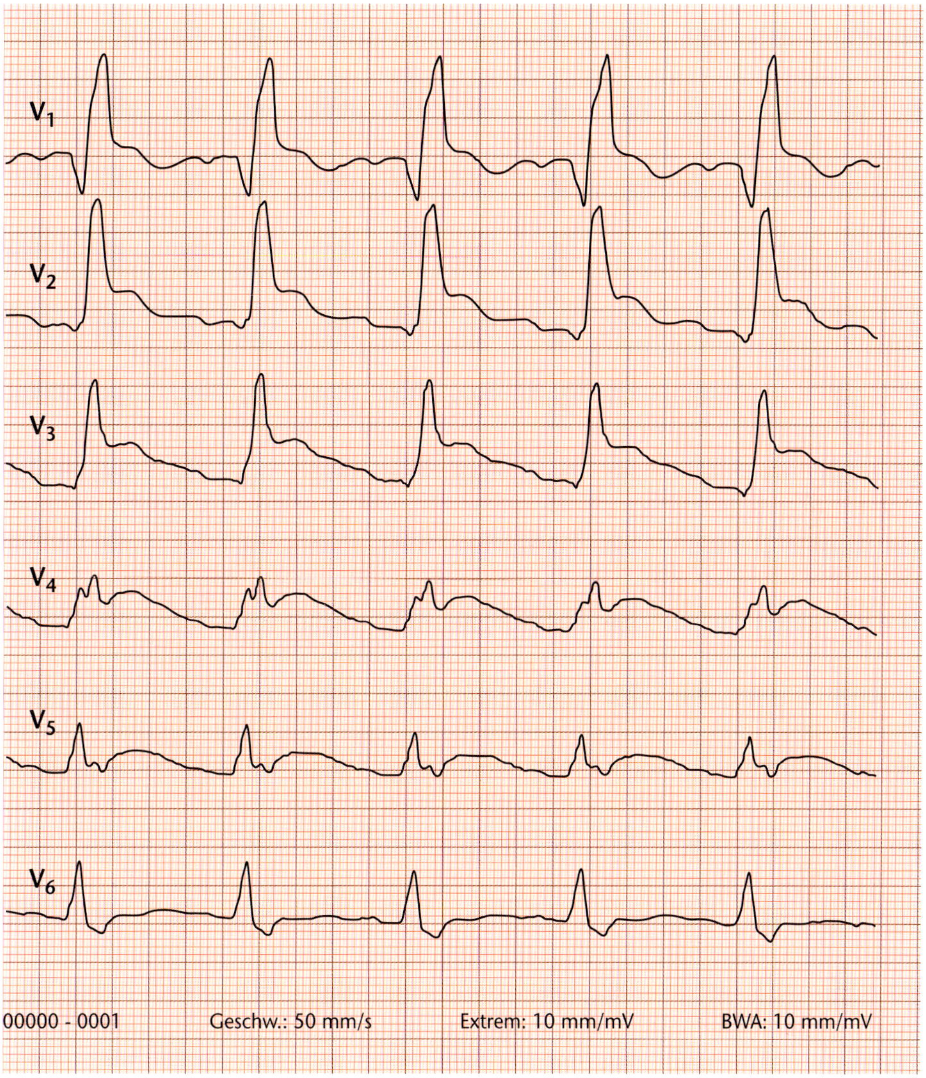

Beurteilung

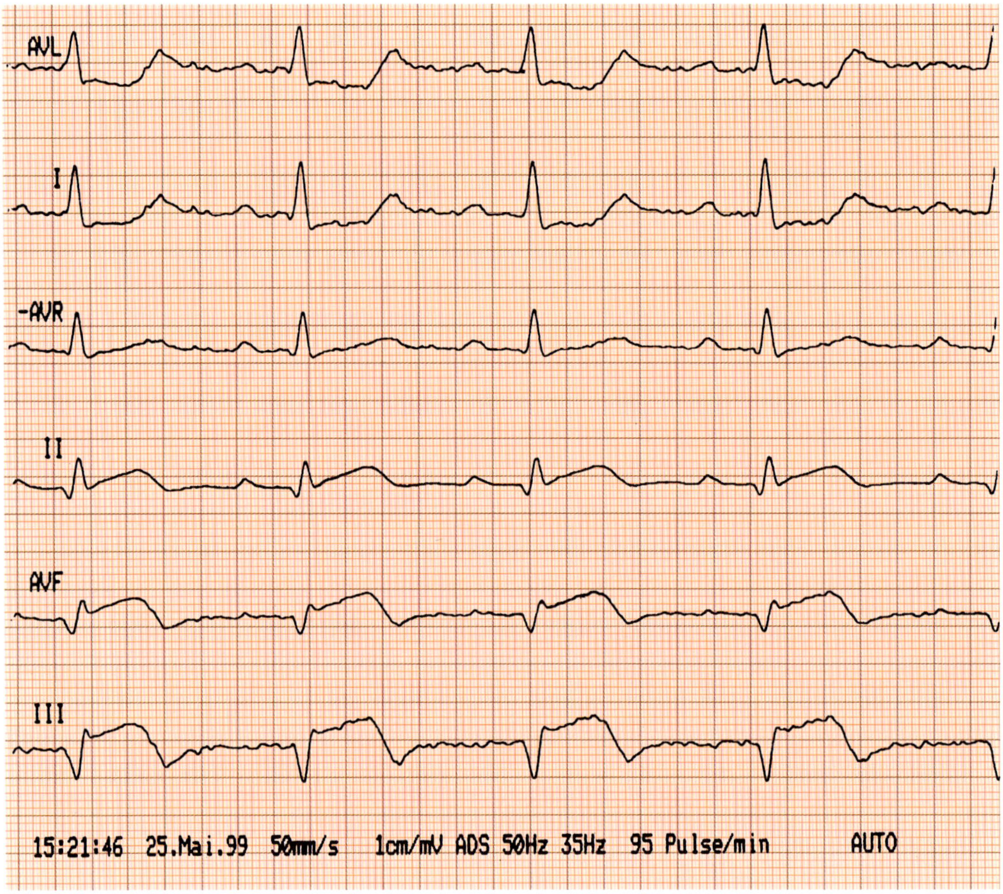

Übungs-EKG 21

P, PQ, QT: ______________________________

QRS, Lagetyp: ______________________________

ST-T: ______________________________

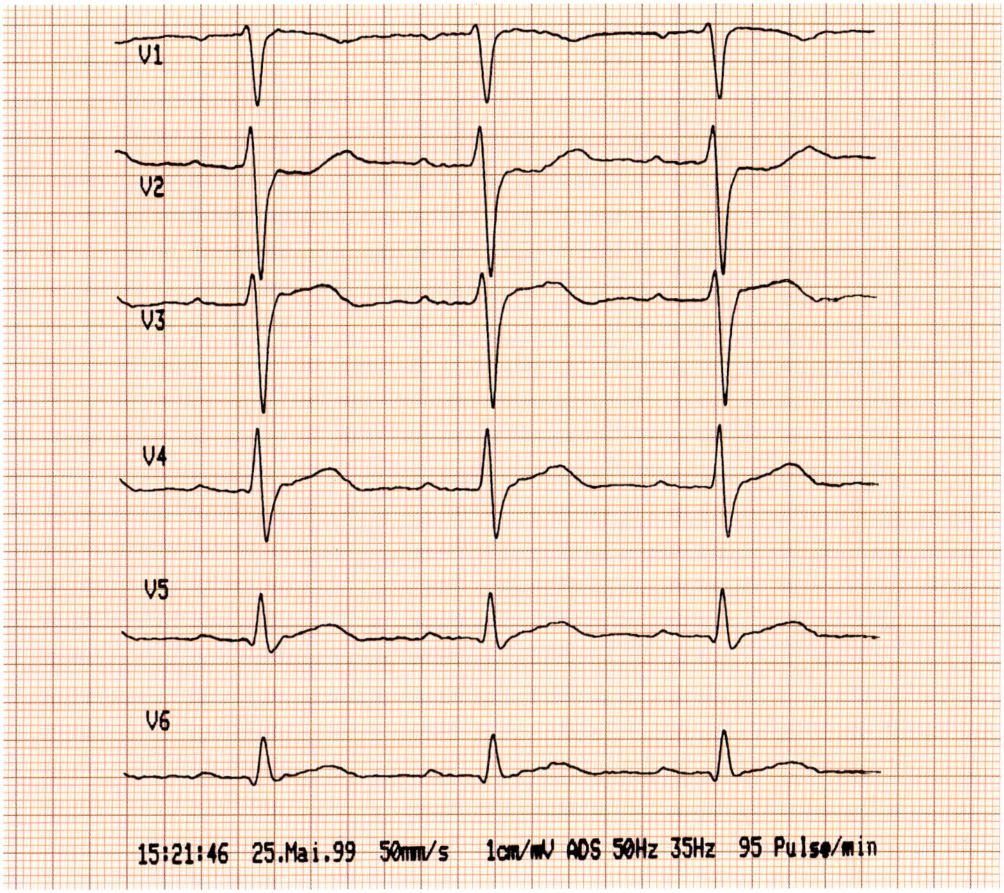

Beurteilung

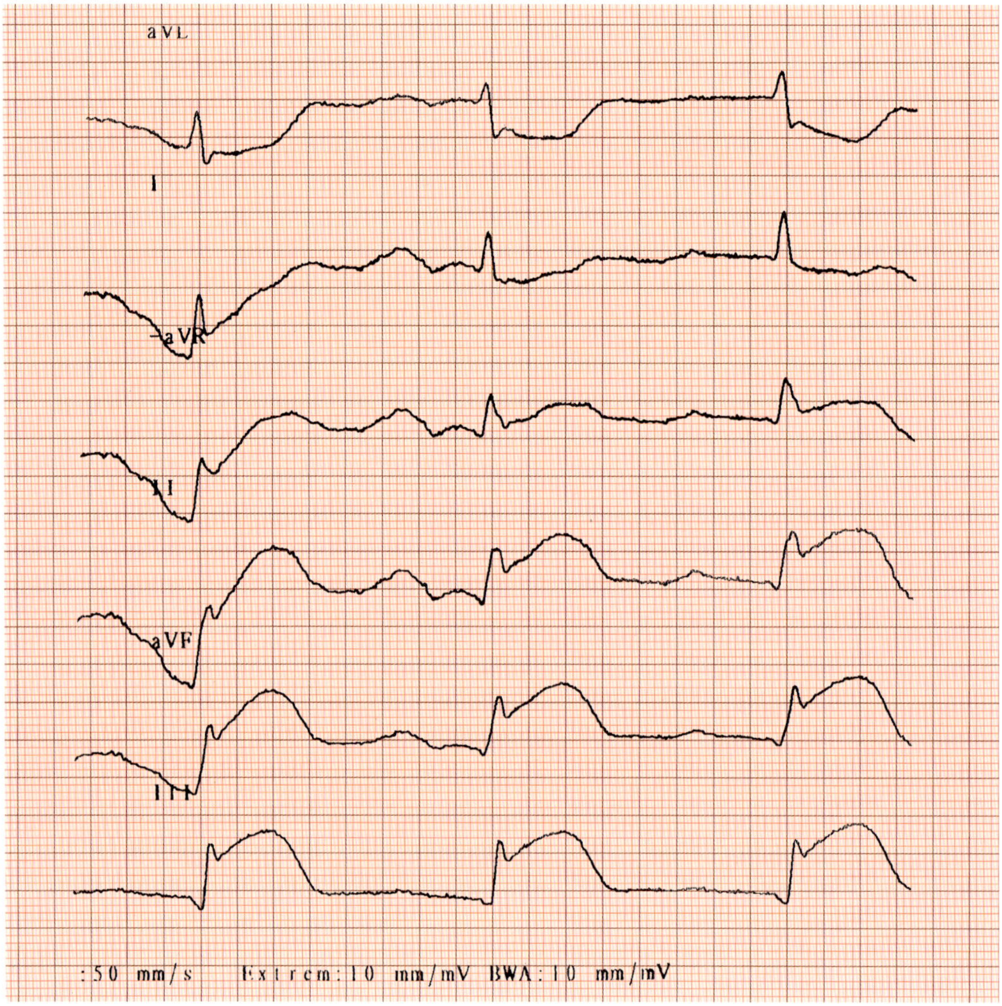

Übungs-EKG 22a

P, PQ, QT: ______________________________

QRS, Lagetyp: ______________________________

ST-T: ______________________________

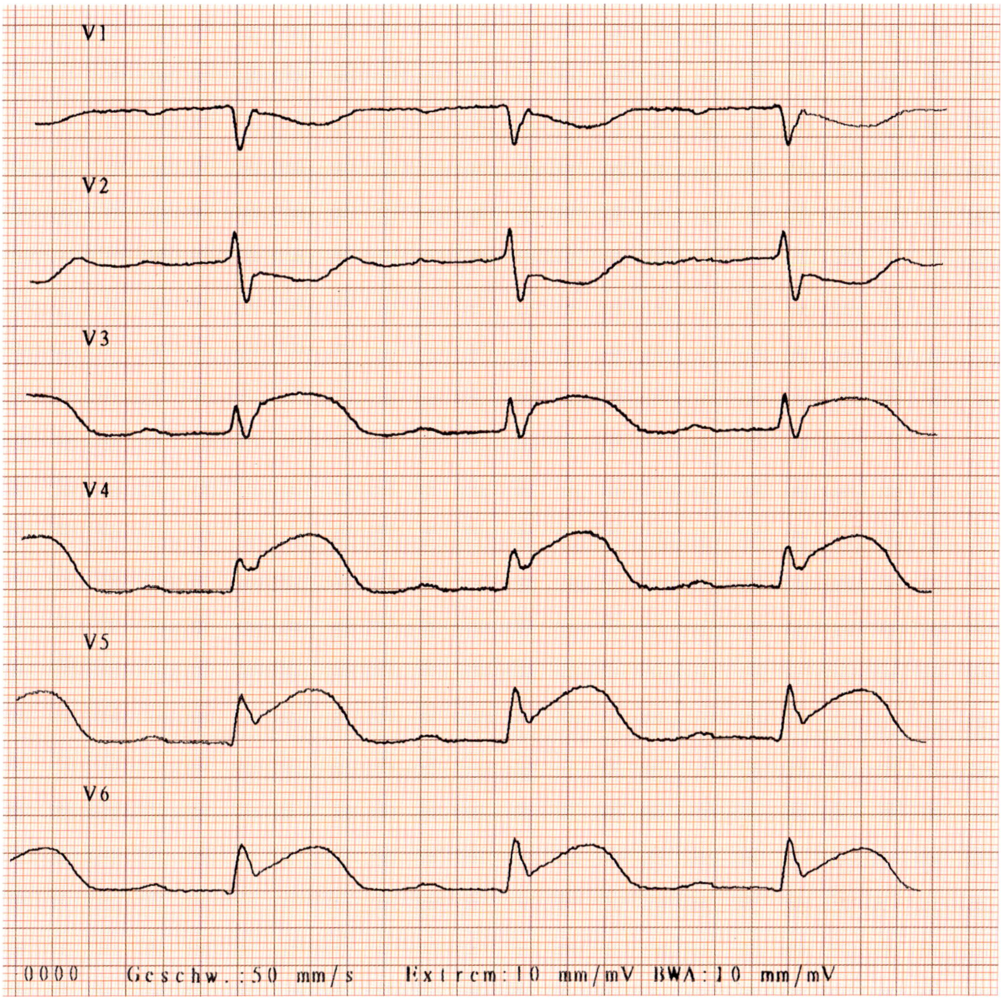

Beurteilung

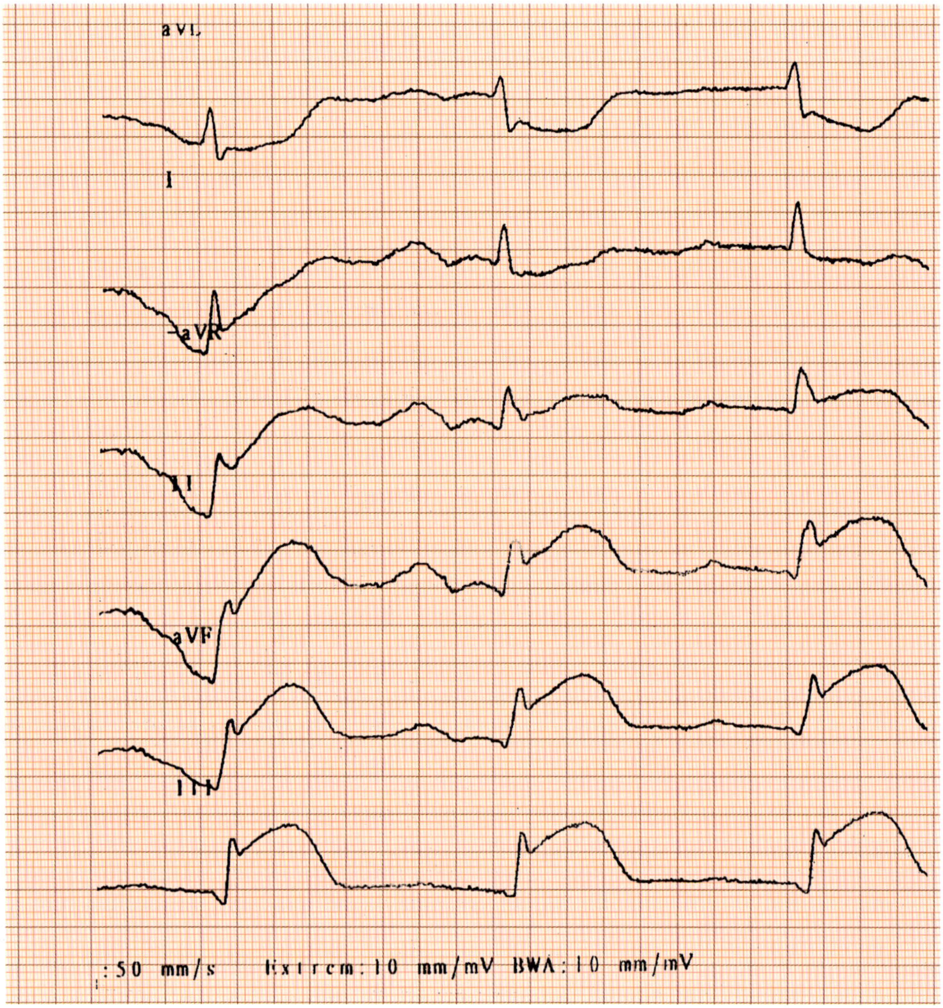

Übungs-EKG 22b

P, PQ, QT: ______________________________

QRS, Lagetyp: ______________________________

ST-T: ______________________________

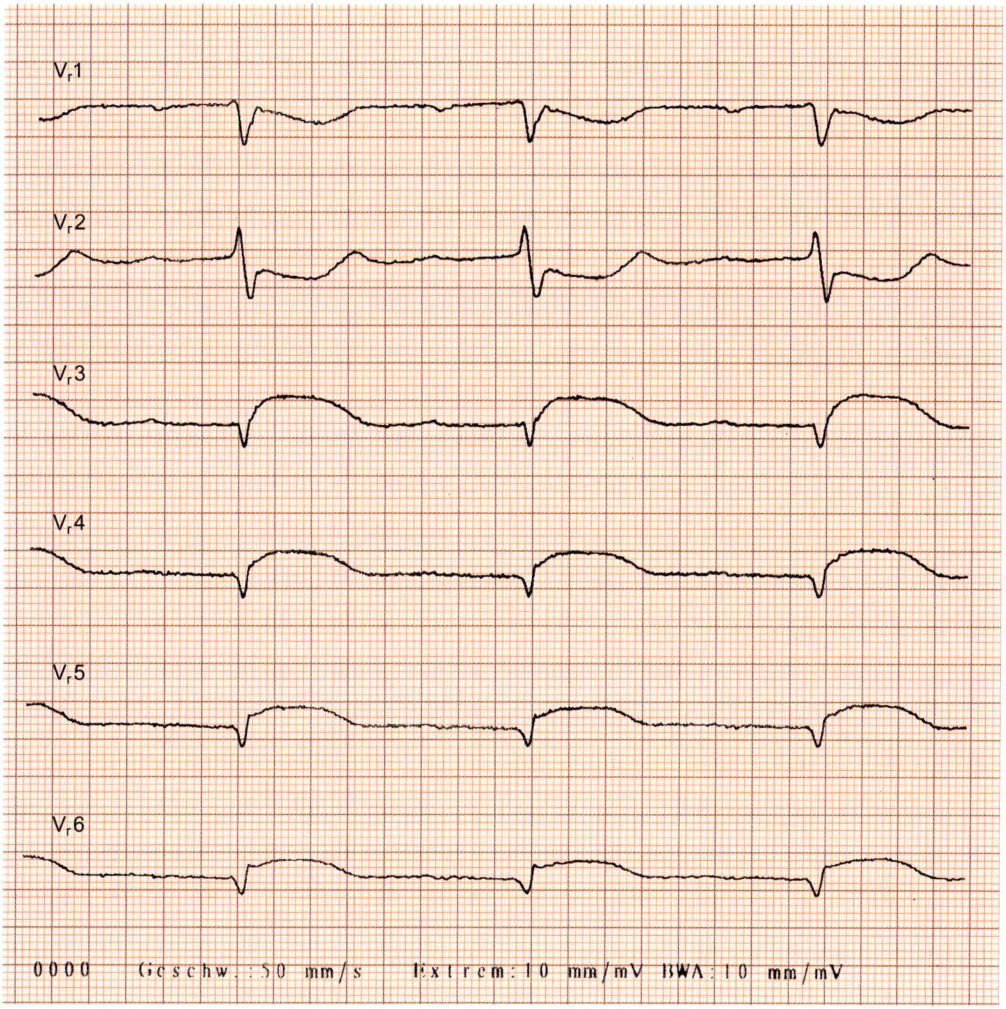

Beurteilung

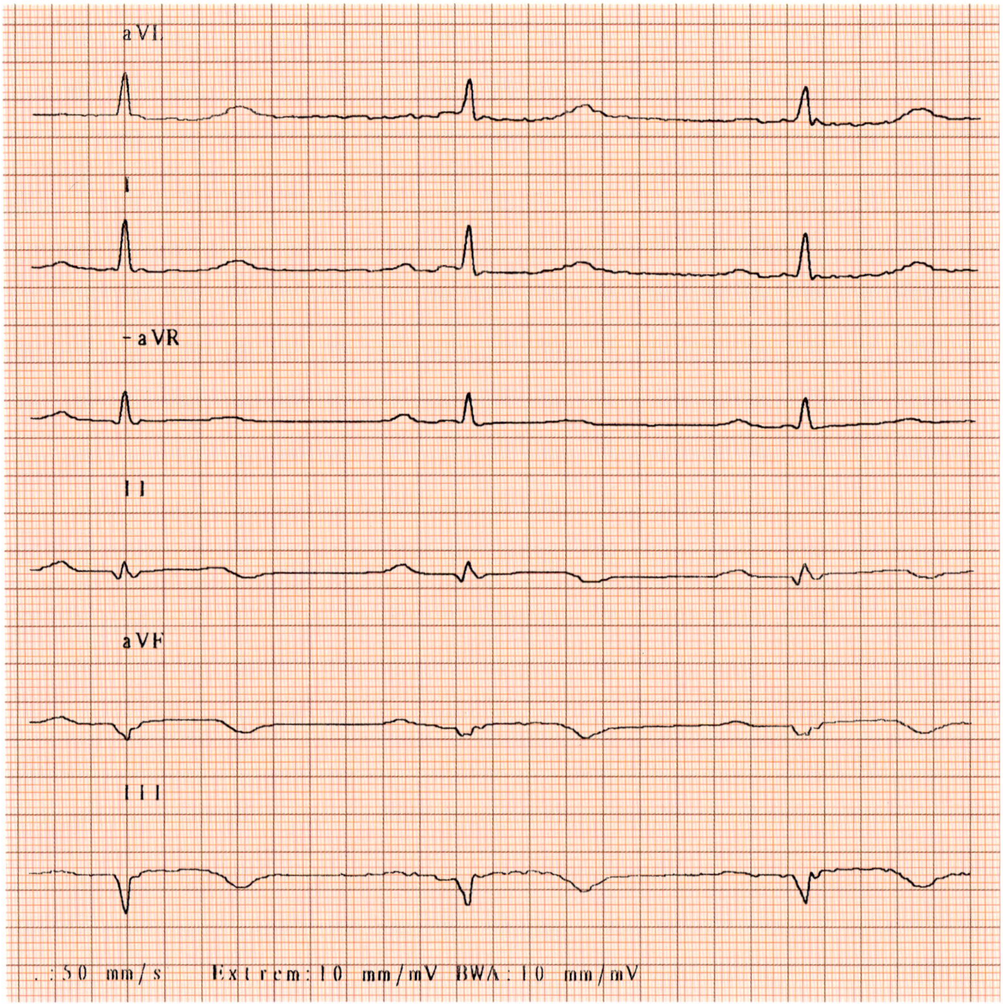

Übungs-EKG 22c

P, PQ, QT: ____________________

QRS, Lagetyp: ____________________

ST-T: ____________________

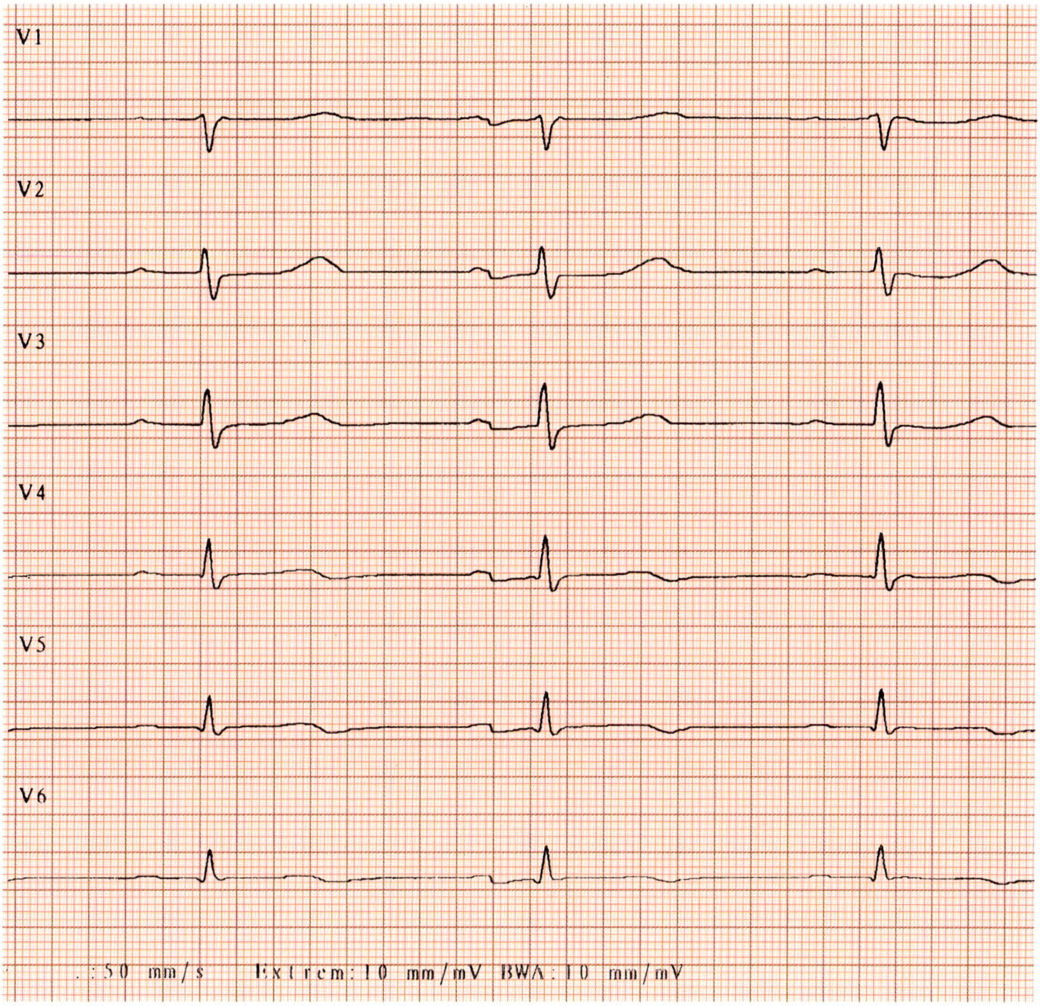

Beurteilung

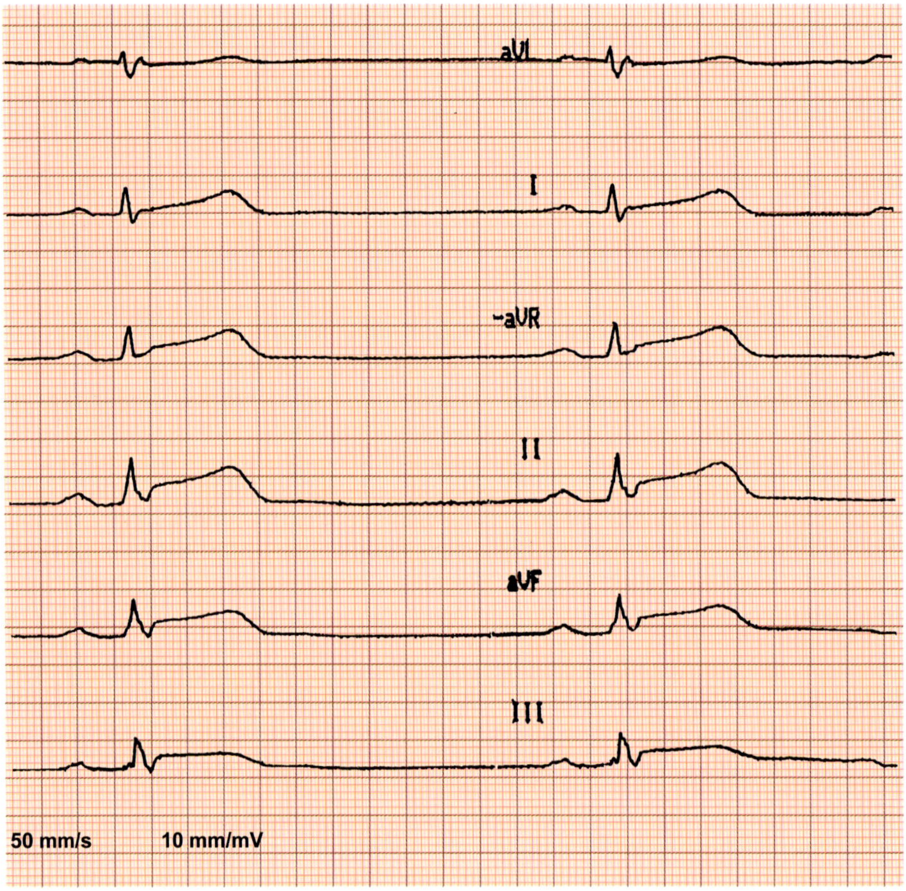

Übungs-EKG 23

P, PQ, QT: ______________________________

QRS, Lagetyp: ______________________________

ST-T: ______________________________

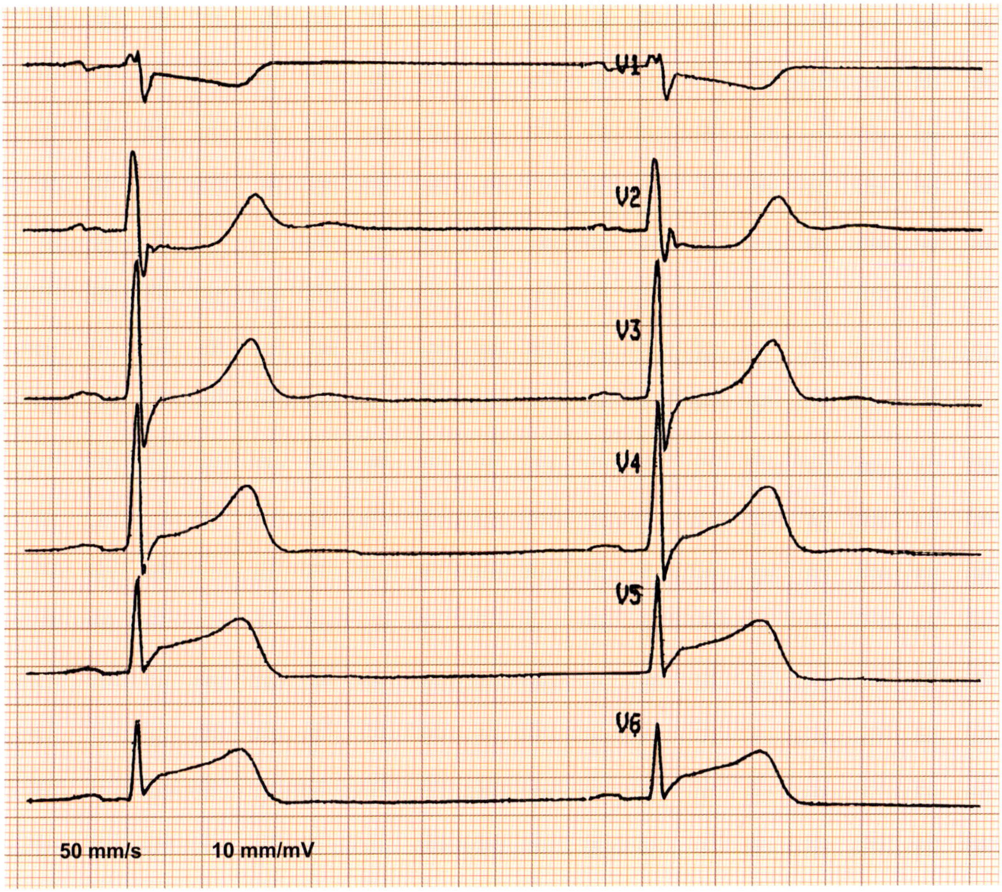

Beurteilung

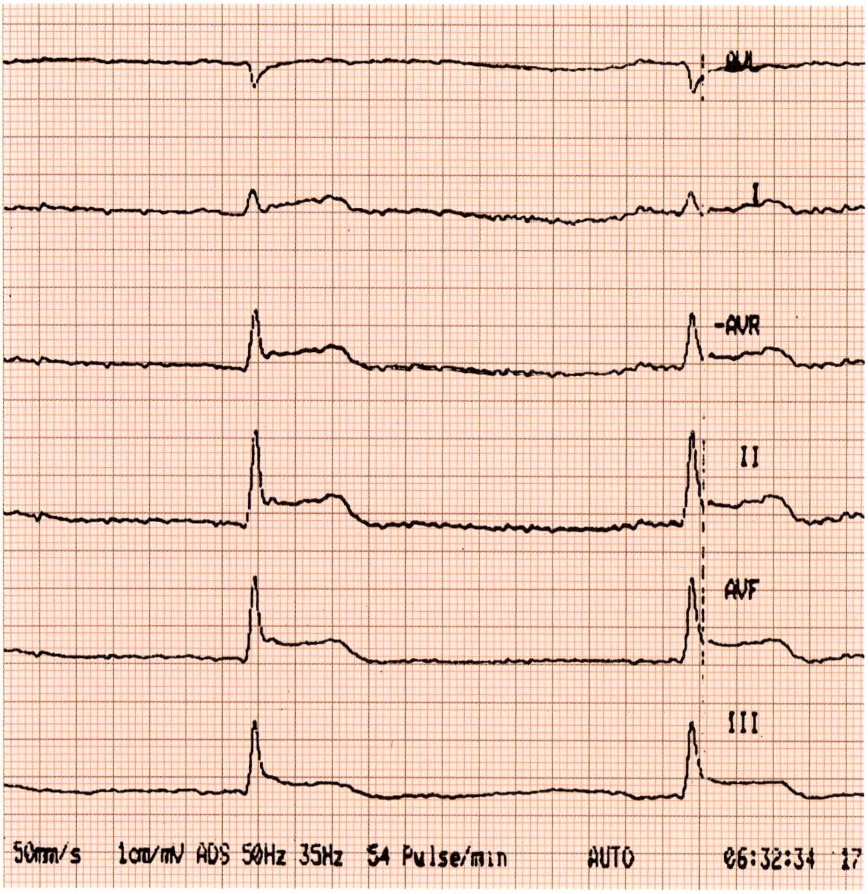

Übungs-EKG 24

P, PQ, QT: ______________________________

QRS, Lagetyp: ______________________________

ST-T: ______________________________

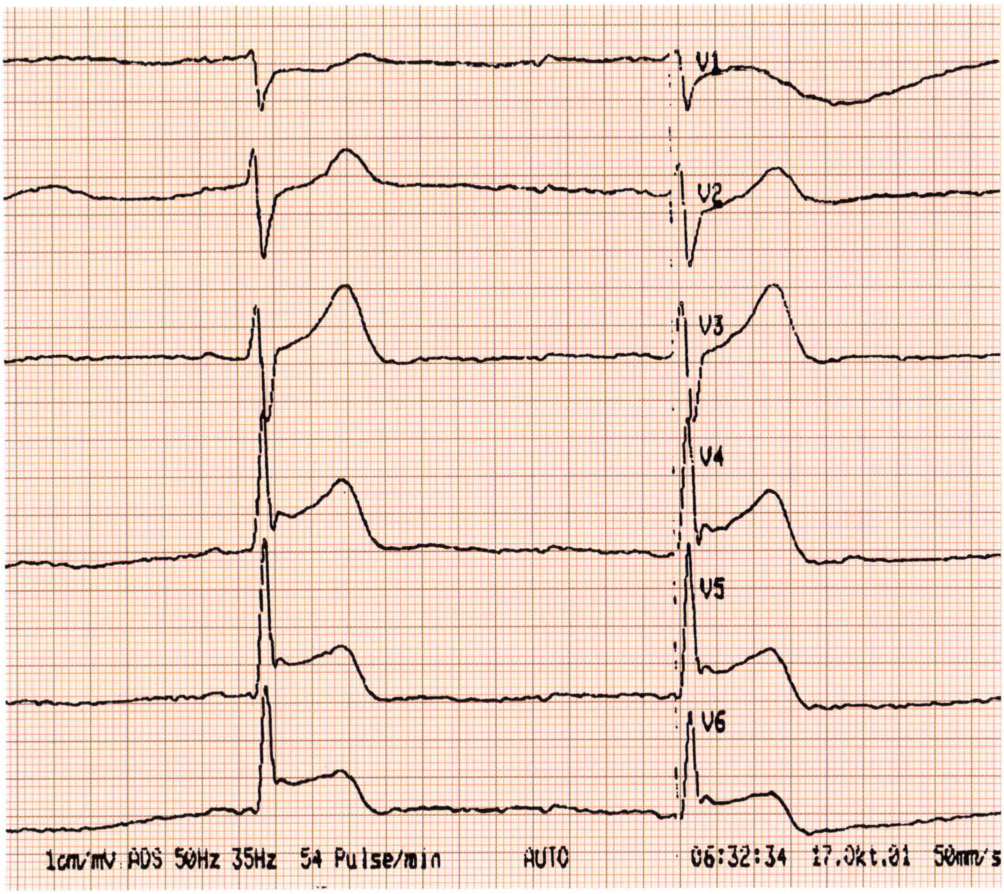

Beurteilung

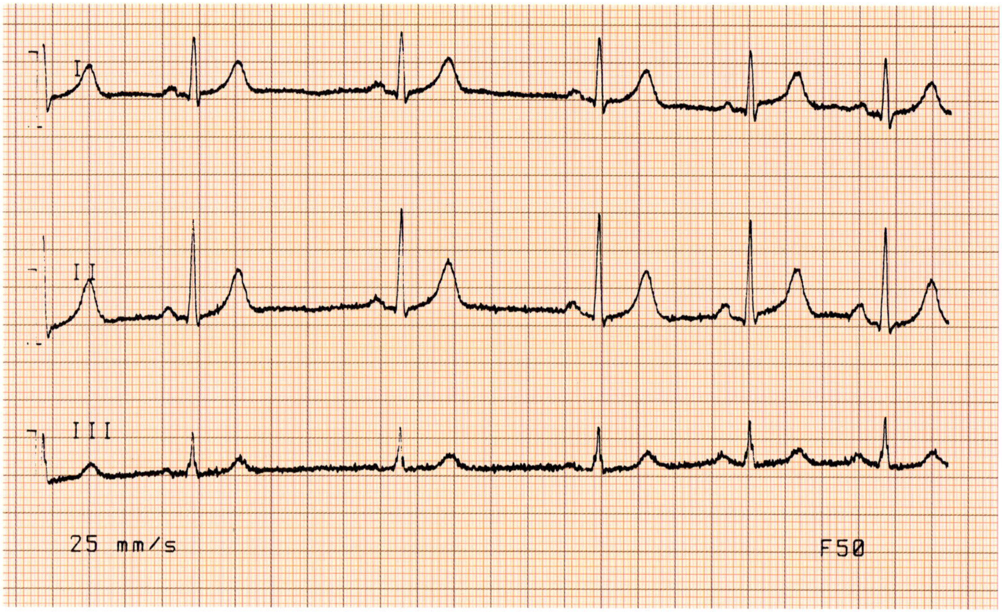

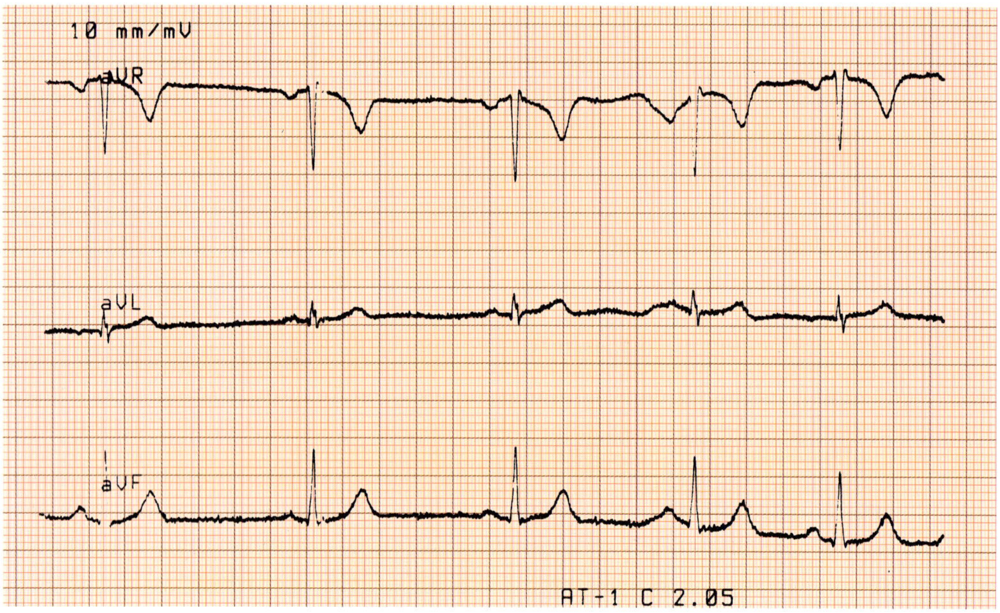

Übungs-EKG 25

P, PQ, QT: ____

QRS, Lagetyp: ______________________________________

ST-T: ____

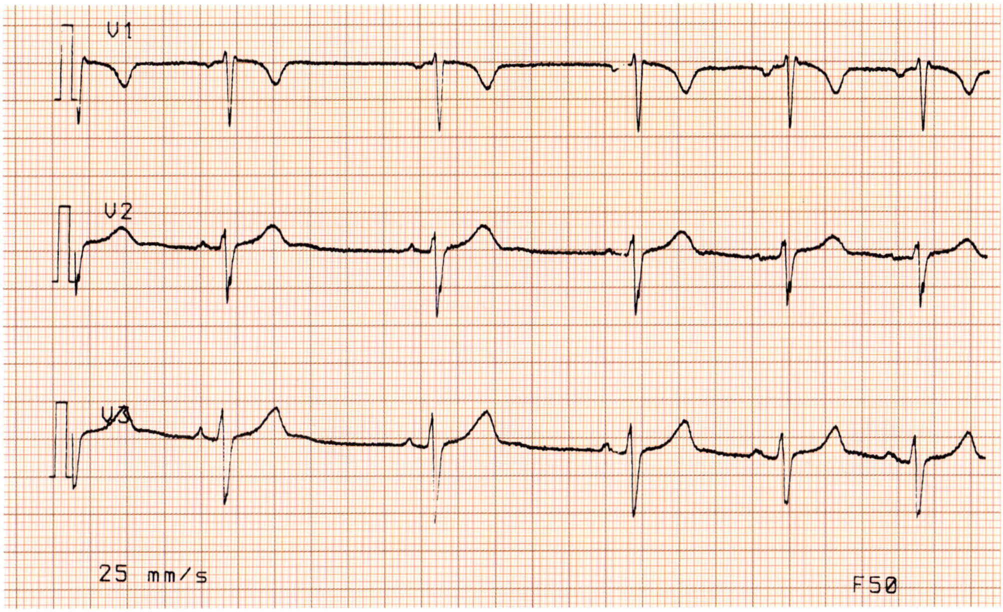

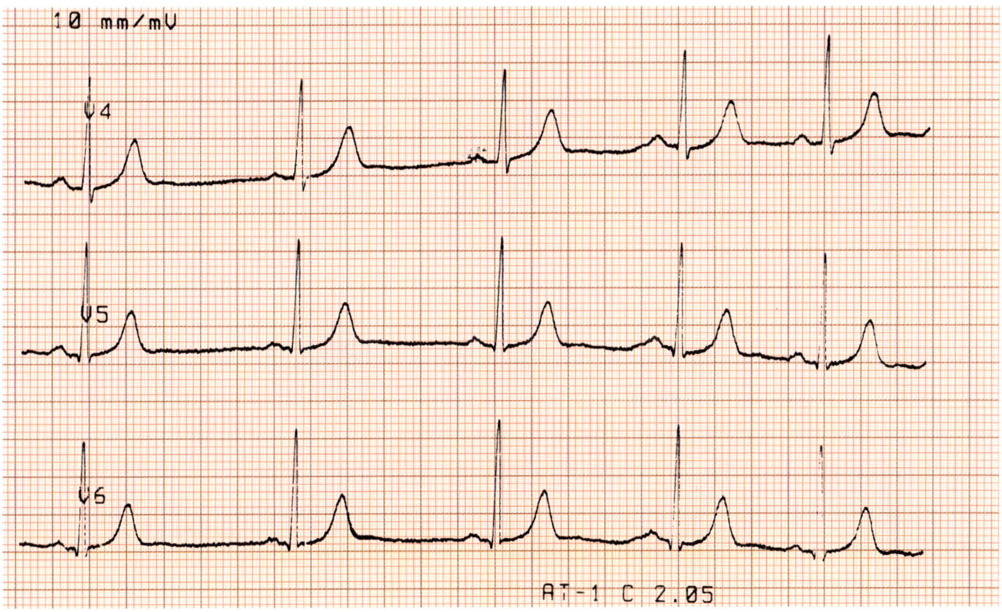

Beurteilung

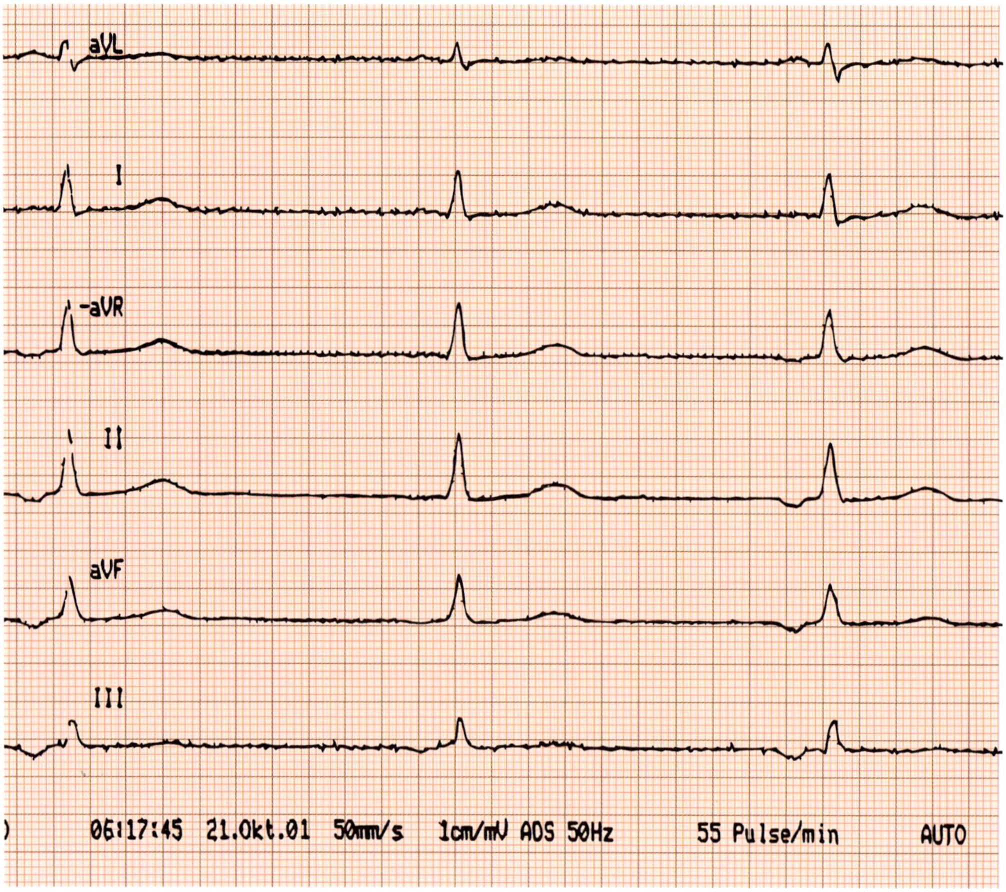

Übungs-EKG 26a

P, PQ, QT: ______________________________

QRS, Lagetyp: ______________________________

ST-T: ______________________________

Beurteilung

____

____

____

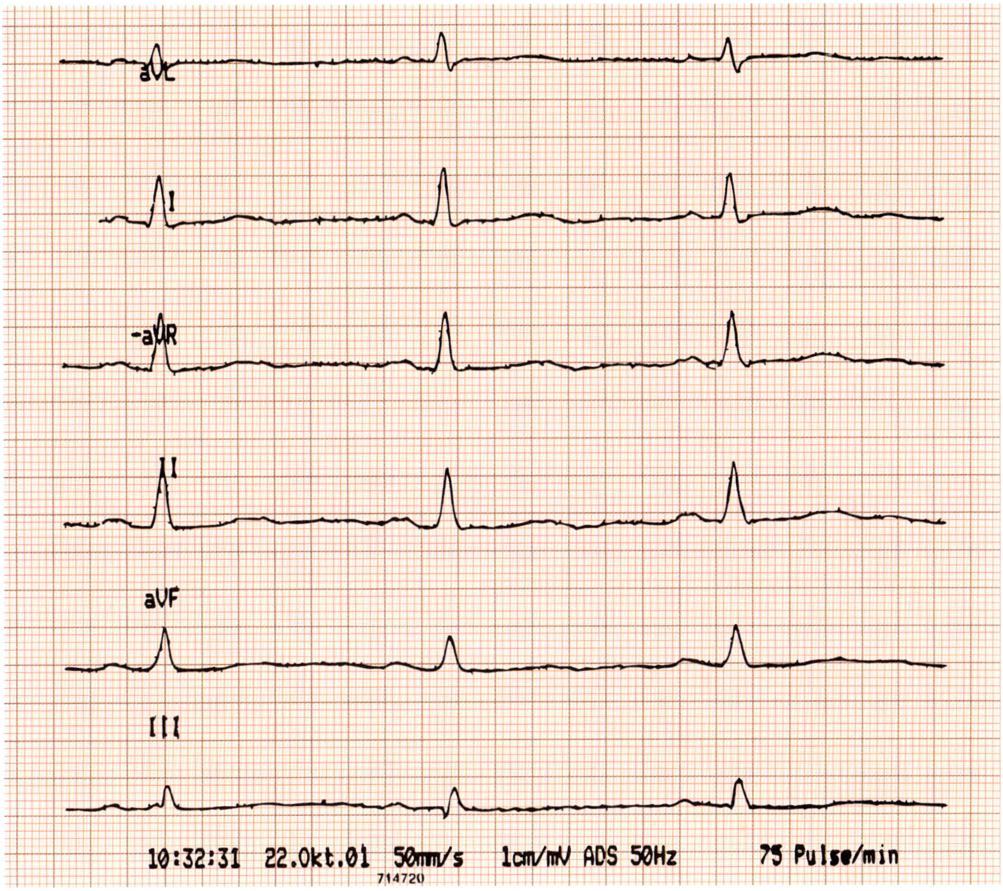

Übungs-EKG 26b

P, PQ, QT: ______

QRS, Lagetyp: ______

ST-T: ______

Beurteilung

______

______

______

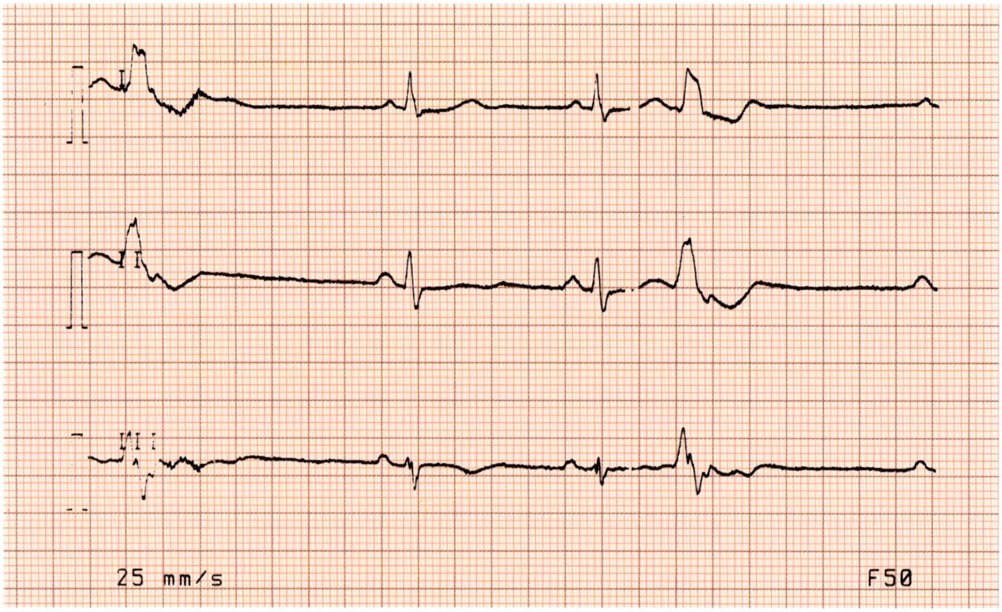

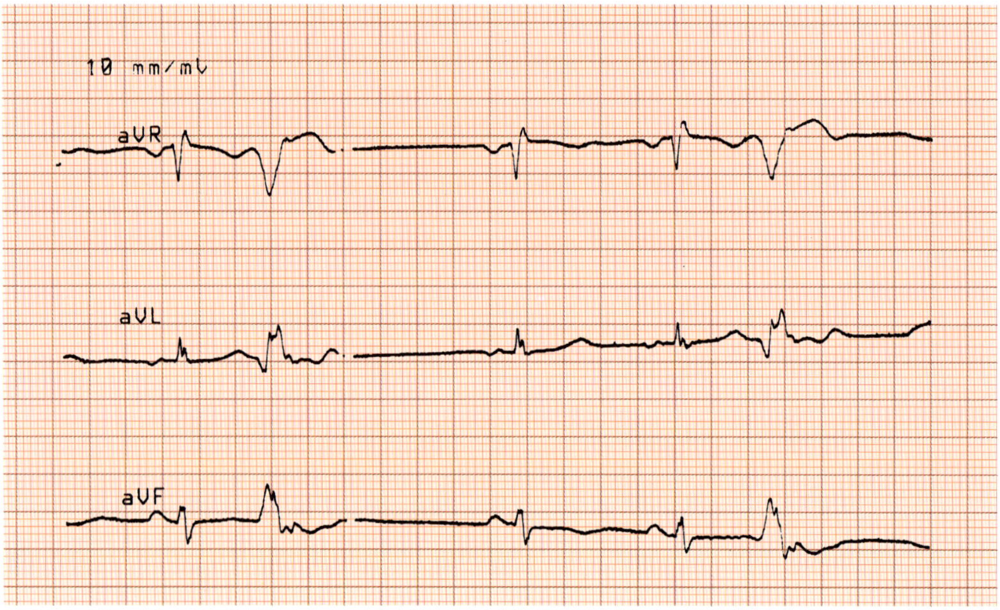

Übungs-EKG 27

P, PQ, QT: ______________________________

QRS, Lagetyp: ______________________________

ST-T: ______________________________

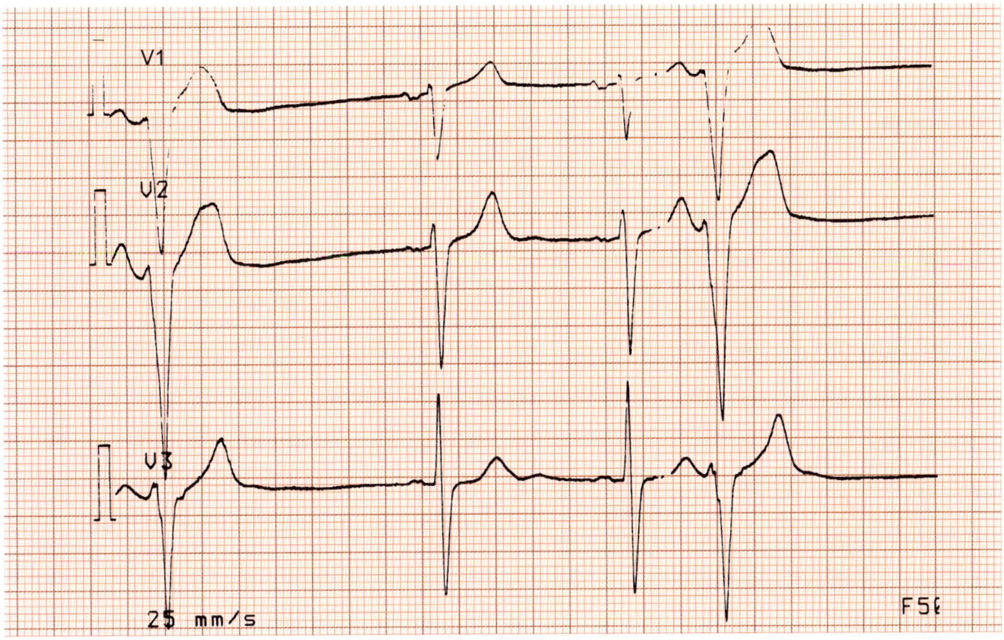

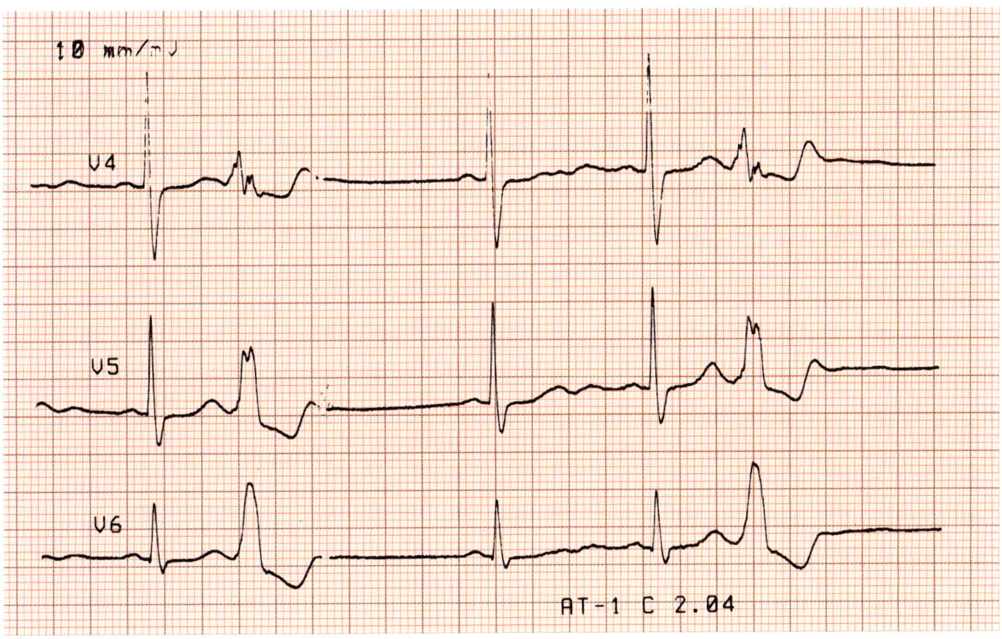

Beurteilung

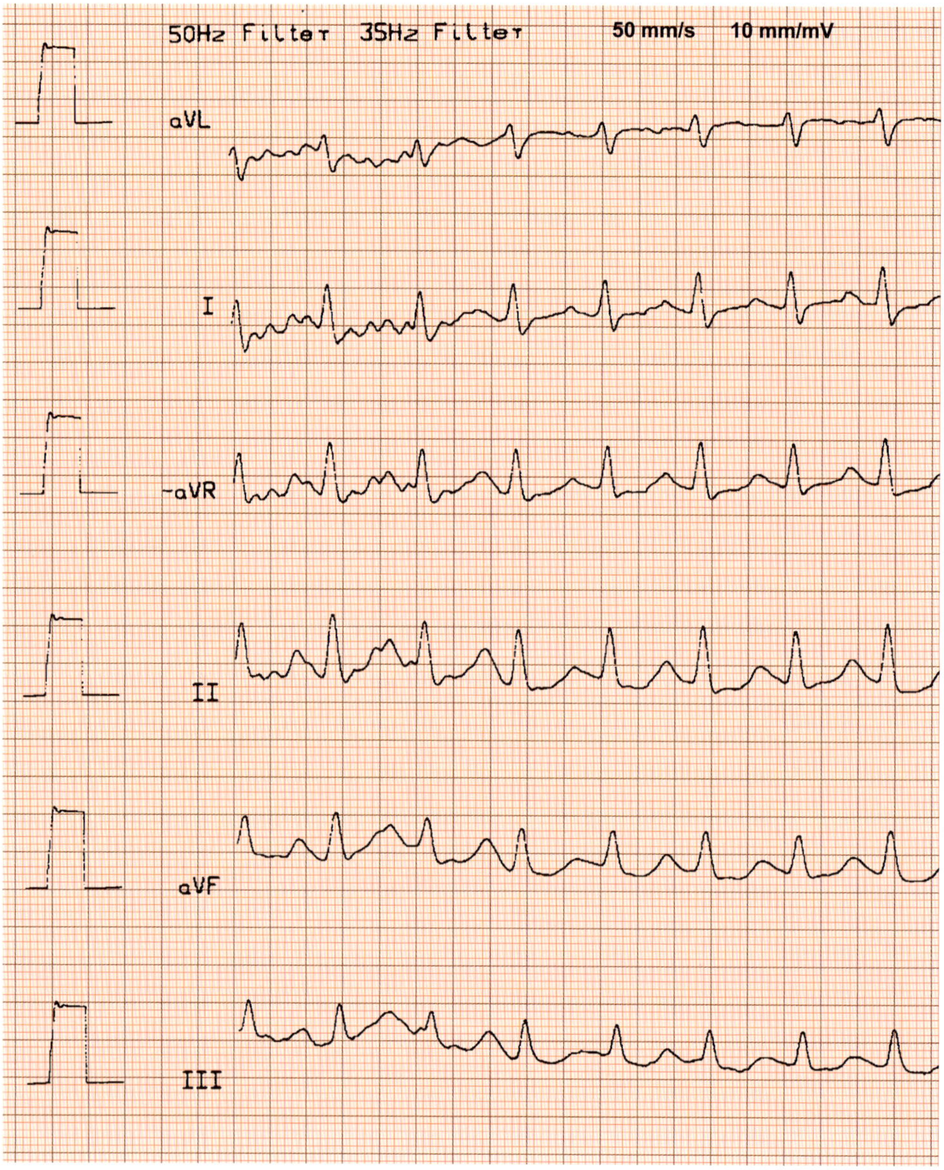

Übungs-EKG 28a

P, PQ, QT: ______

QRS, Lagetyp: ______

ST-T: ______

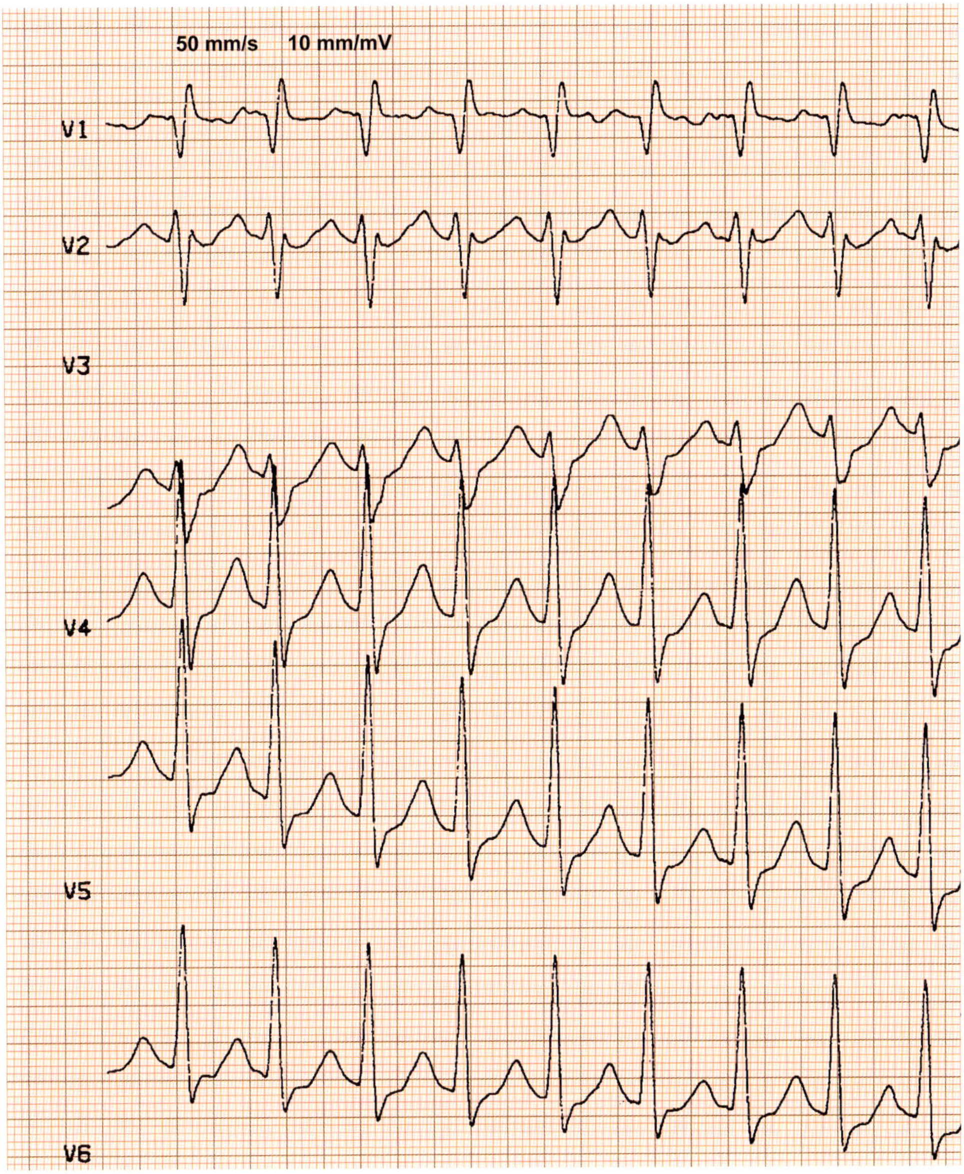

Beurteilung

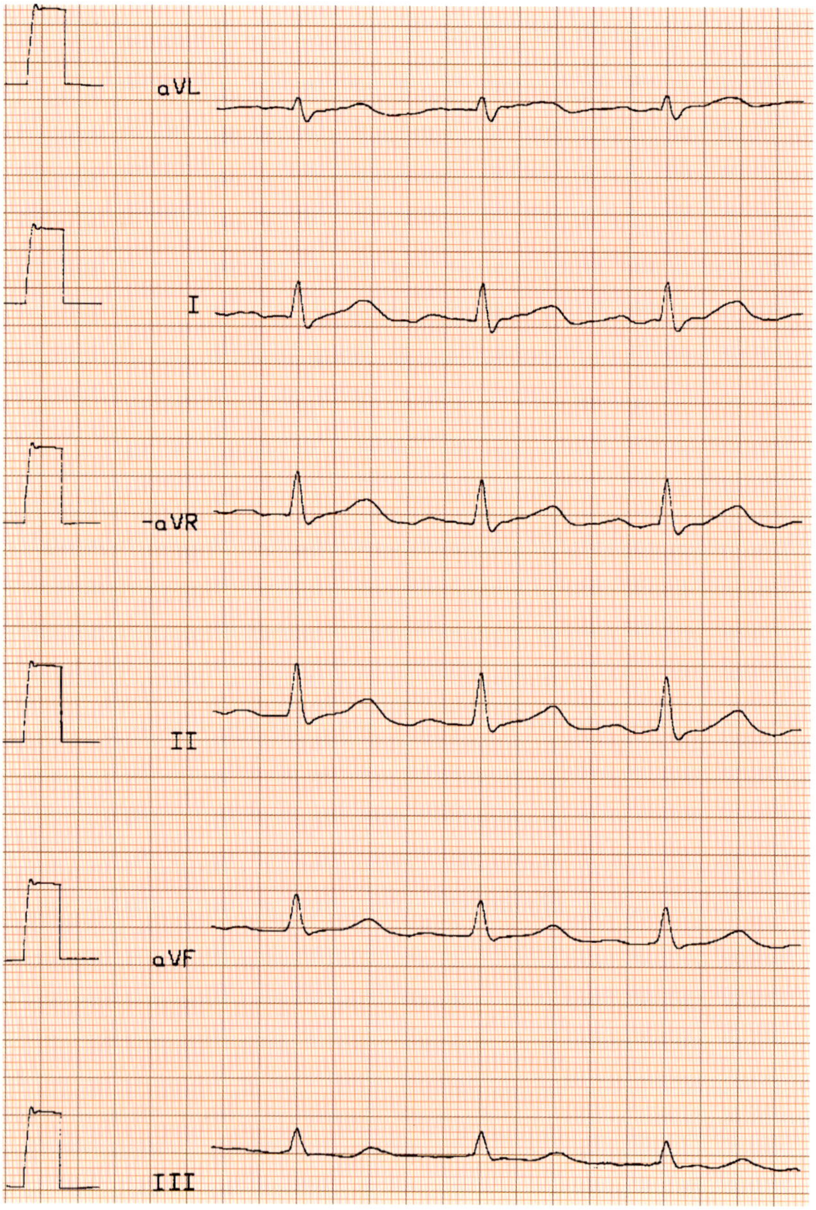

50 m m/s 10 mm/mV

Übungs-EKG 28b

P, PQ, QT: ______________________________

QRS, Lagetyp: ______________________________

ST-T: ______________________________

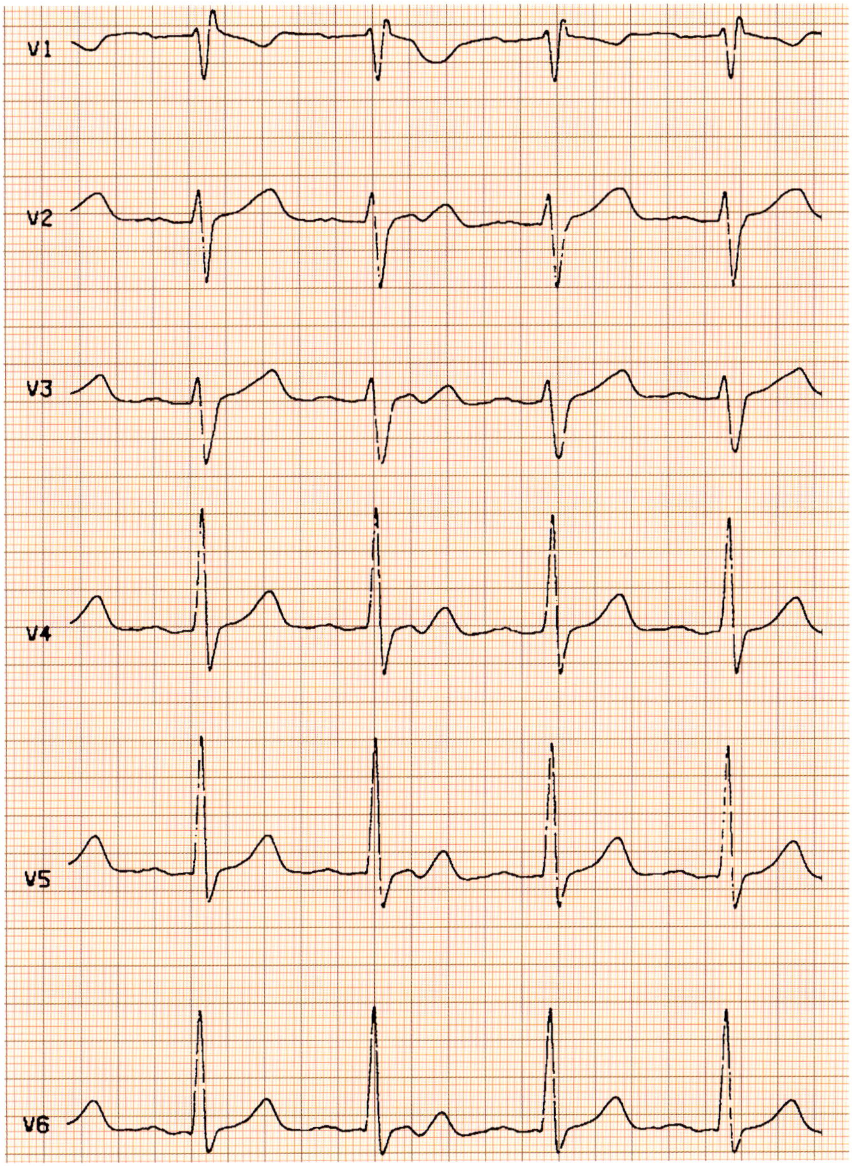

50 mm/s 10 mm/mV

Beurteilung

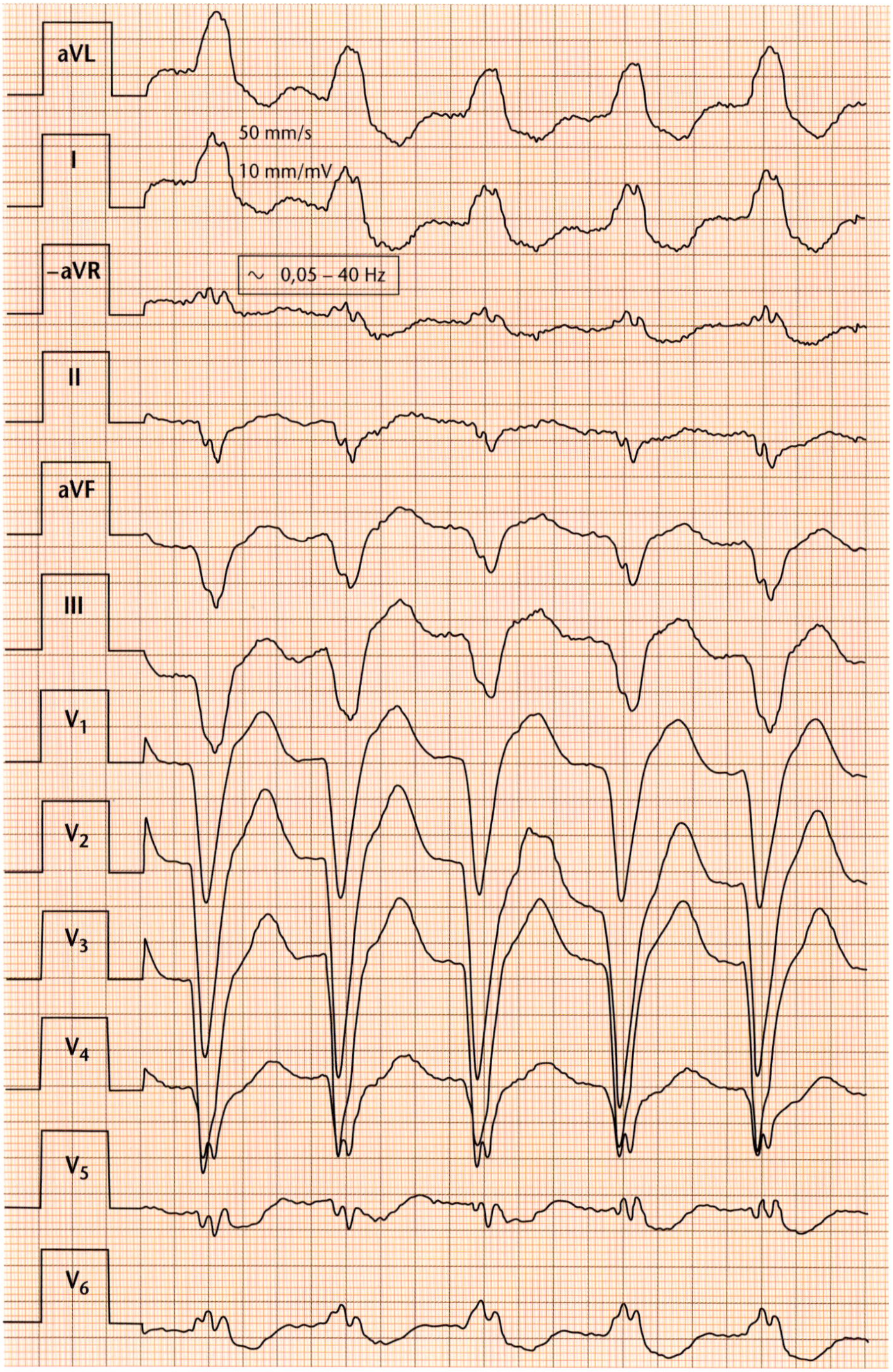

Übungs-EKG 29a

P, PQ, QT: ______________________

QRS, Lagetyp, ST-T: ______________________

____

Beurteilung

____

____

____

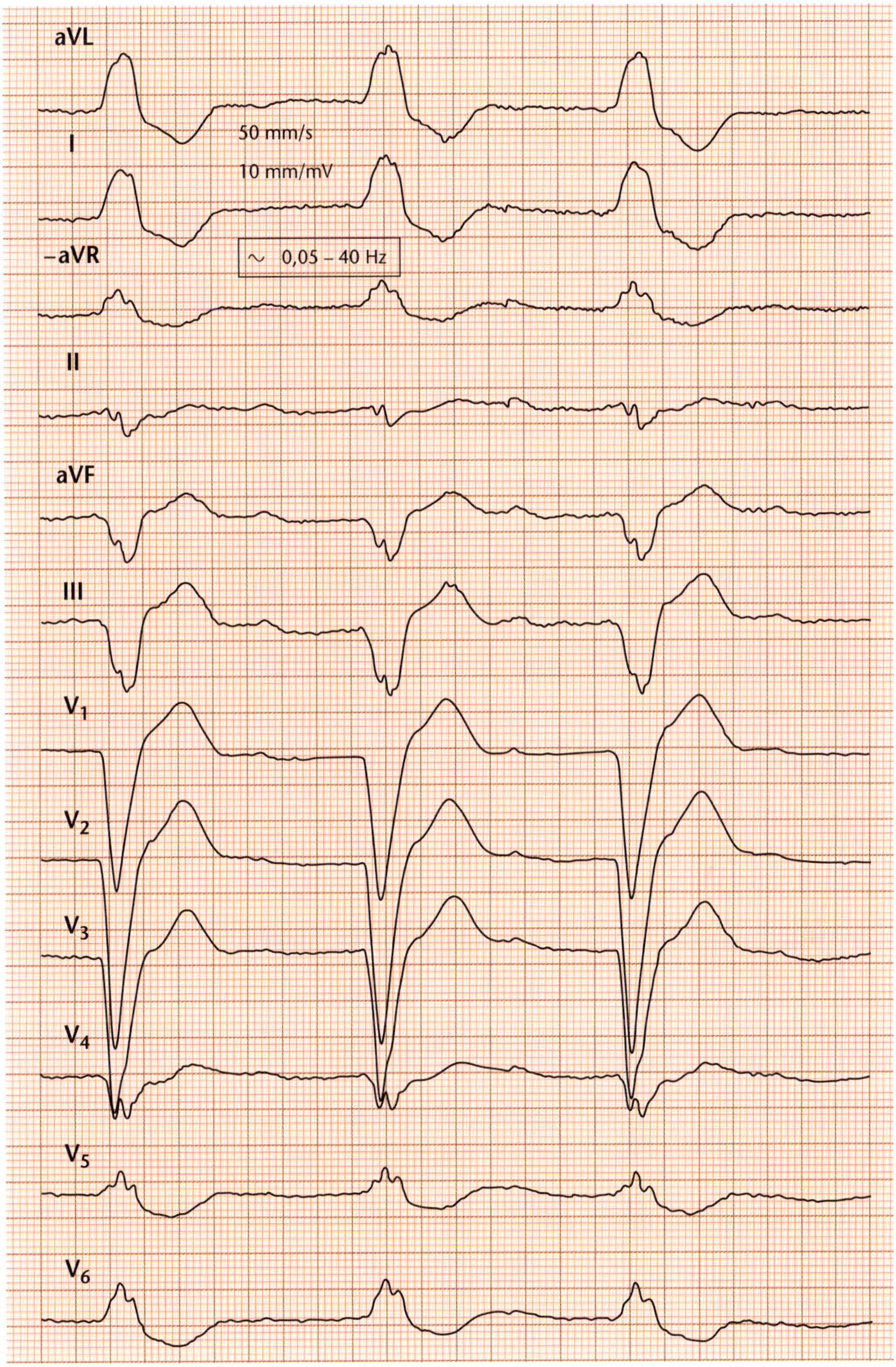

Übungs-EKG 29b

P, PQ, QT: ______________________________

QRS, Lagetyp, ST-T: ______________________________

____

Beurteilung

____

____

____

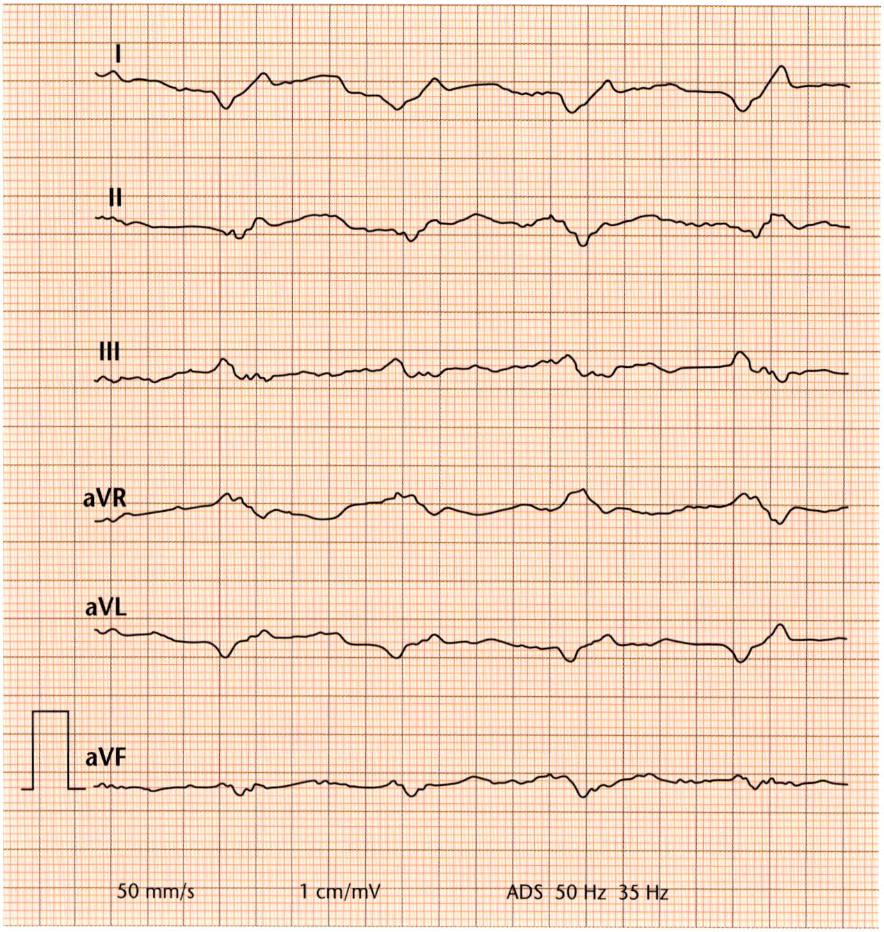

Übungs-EKG 30a

P, PQ, QT: ______________________________

QRS, Lagetyp: ______________________________

ST-T: ______________________________

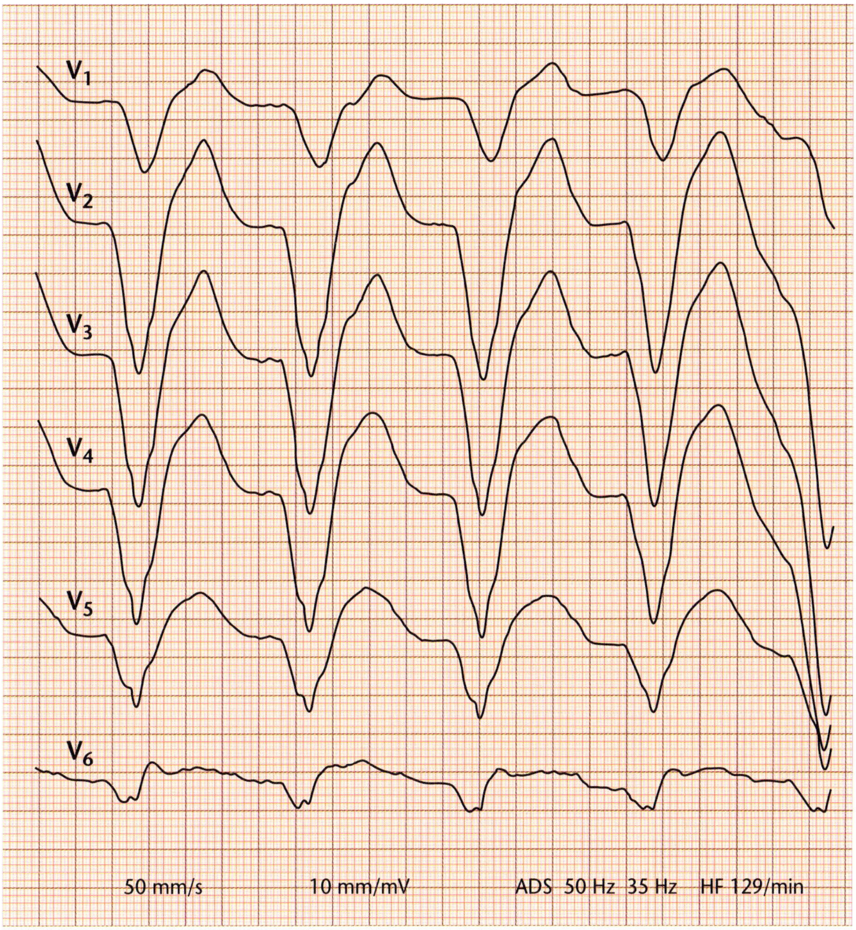

Beurteilung

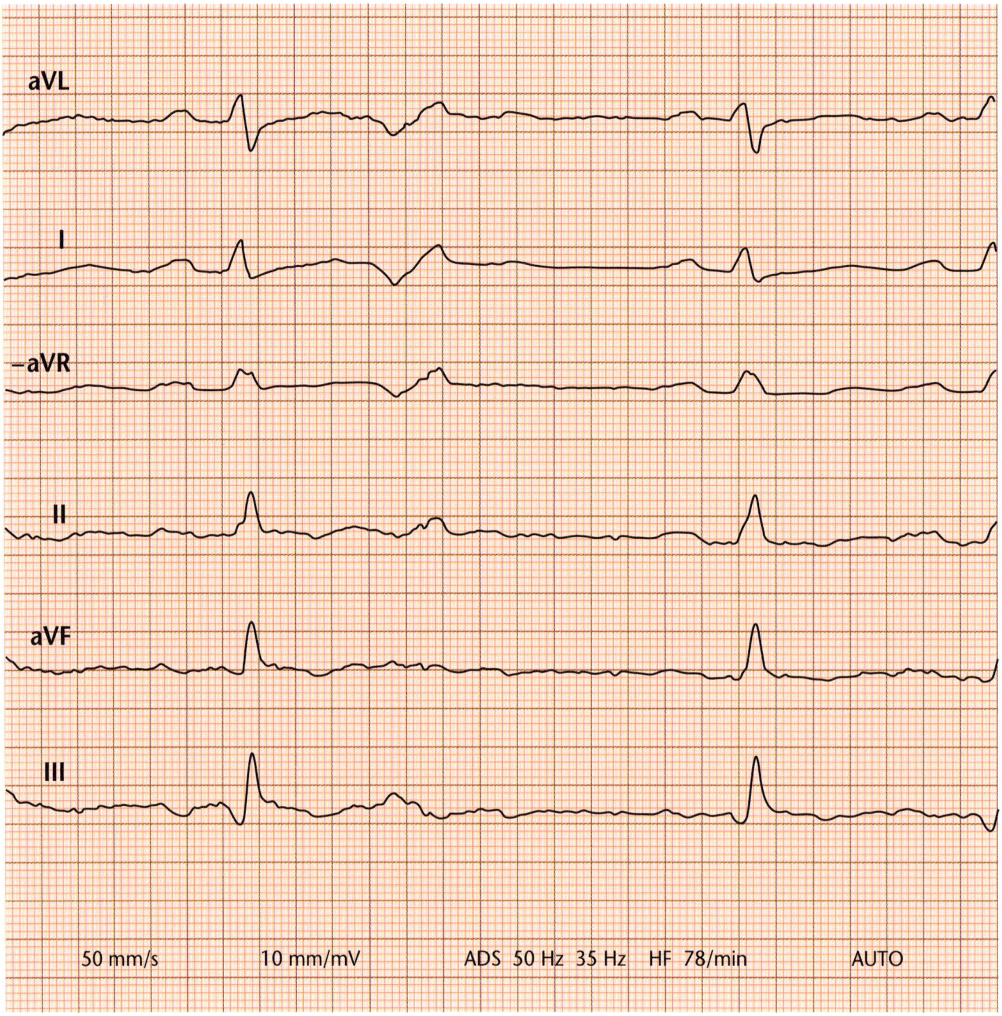

Übungs-EKG 30b

P, PQ, QT: ______________________________

QRS, Lagetyp: ______________________________

ST-T: ______________________________

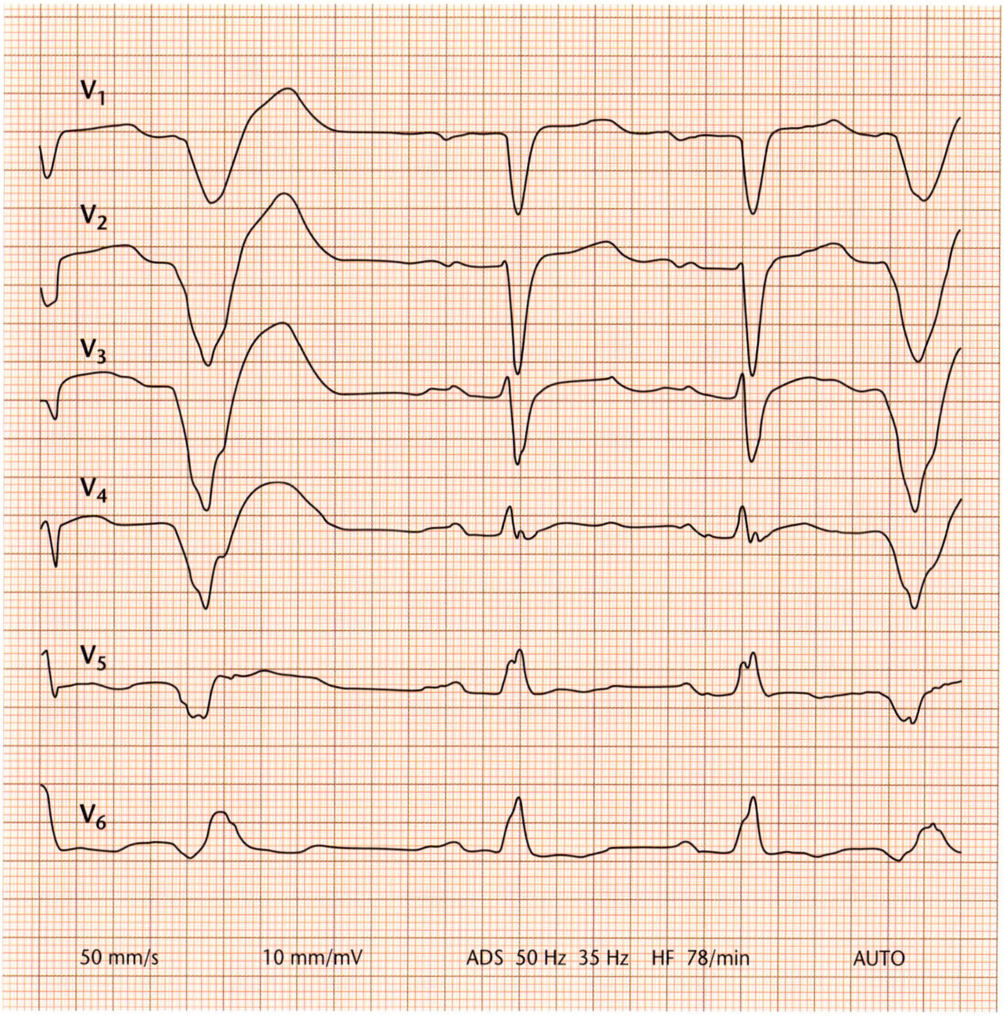

Beurteilung

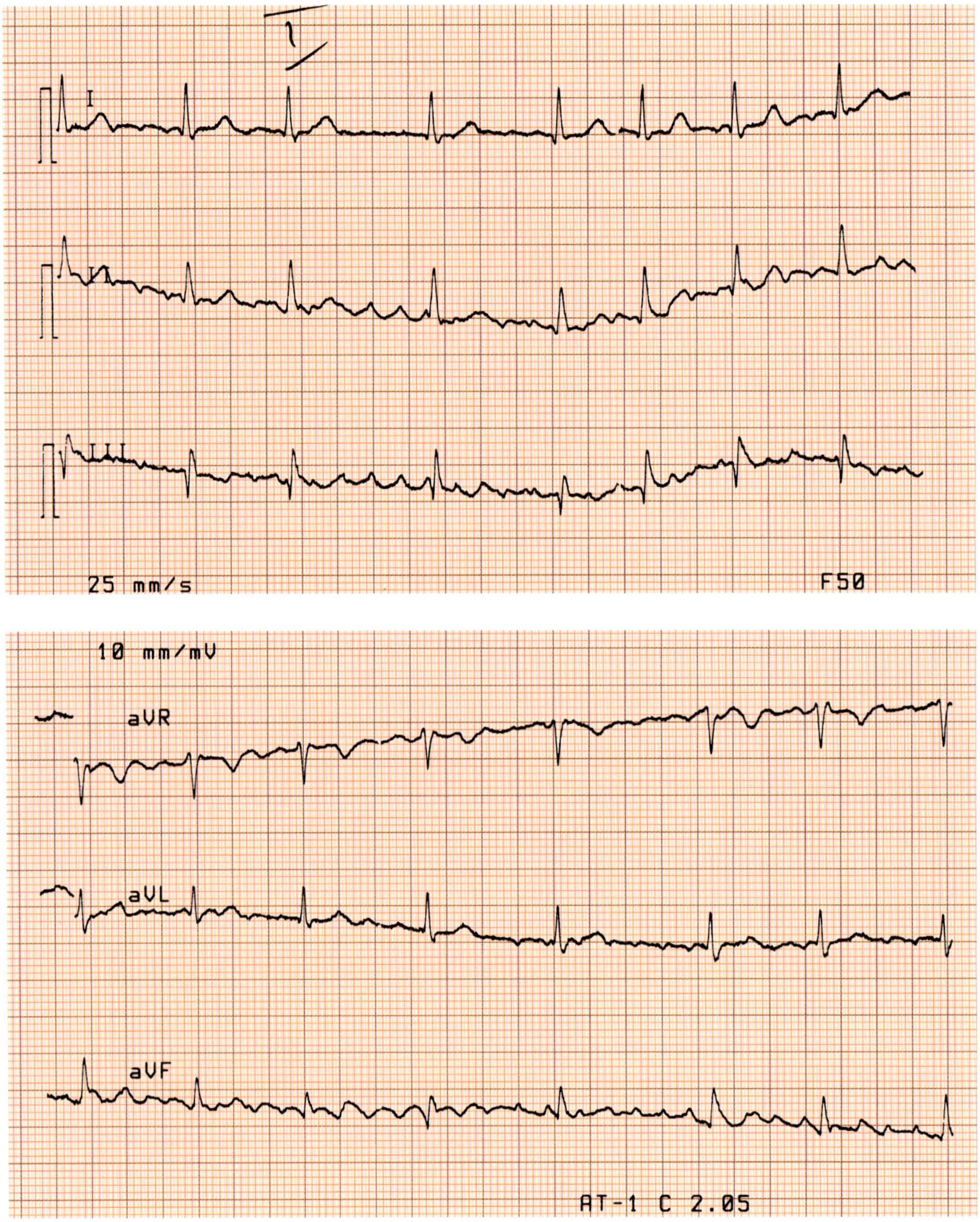

Übungs-EKG 31a

P, PQ, QT: ______________________________

QRS, Lagetyp: ______________________________

ST-T: ______________________________

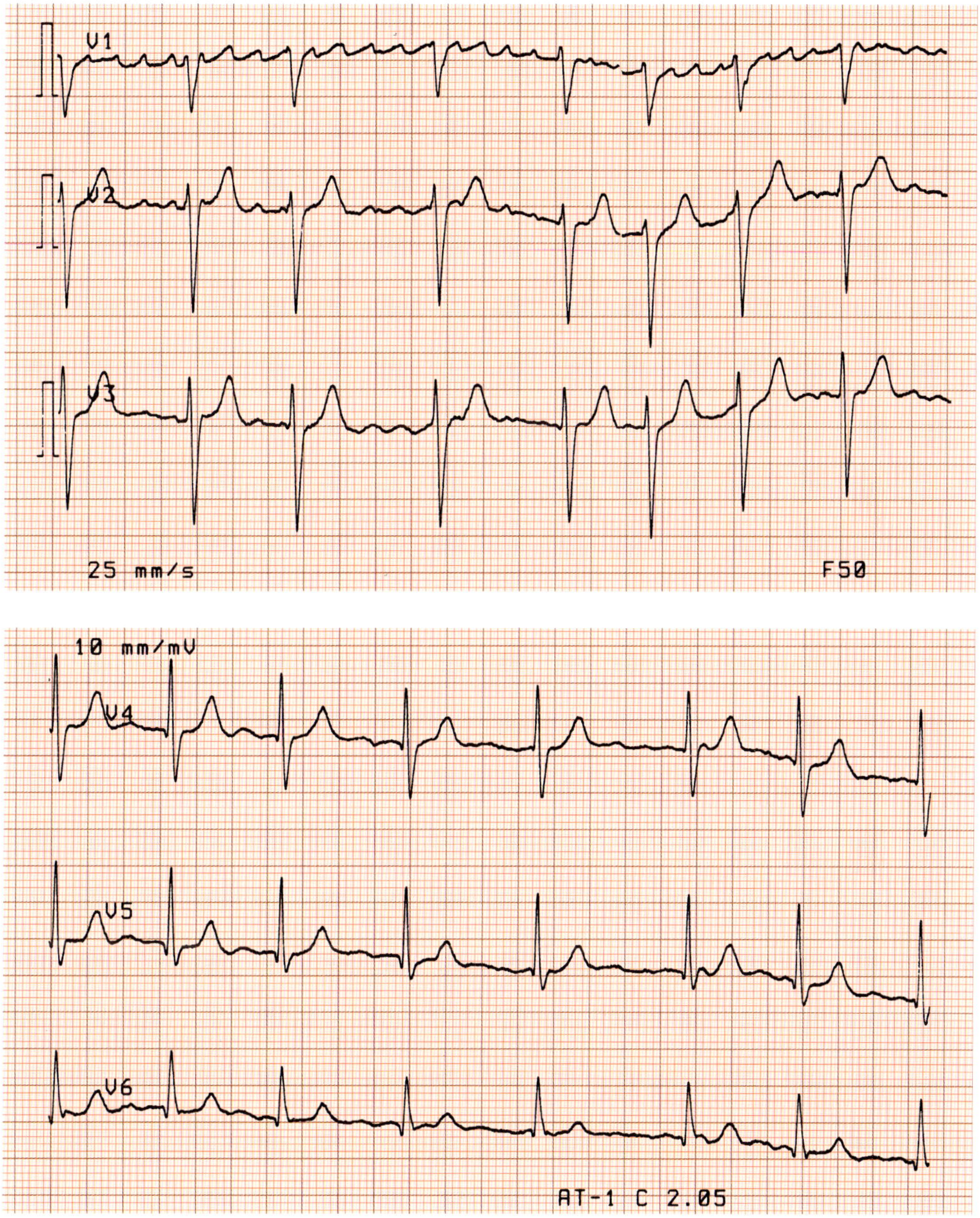

Beurteilung

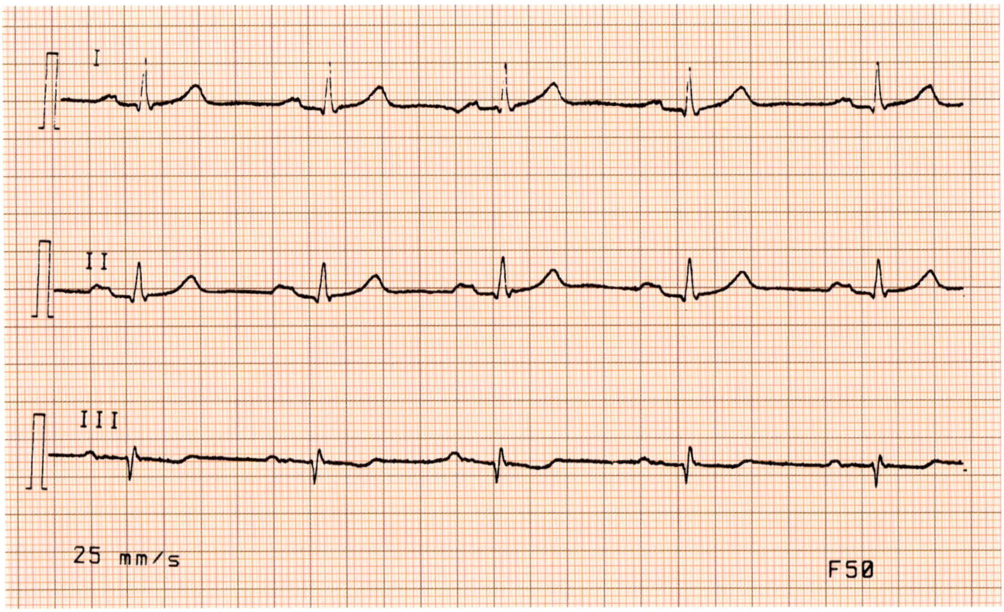

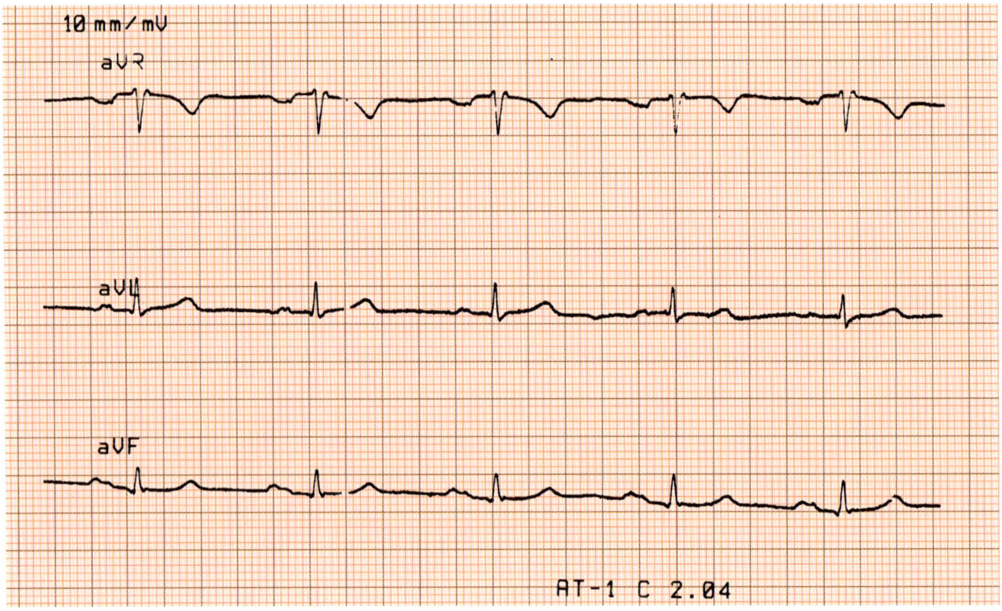

Übungs-EKG 31b

P, PQ, QT: ____________________

QRS, Lagetyp: ____________________

ST-T: ____________________

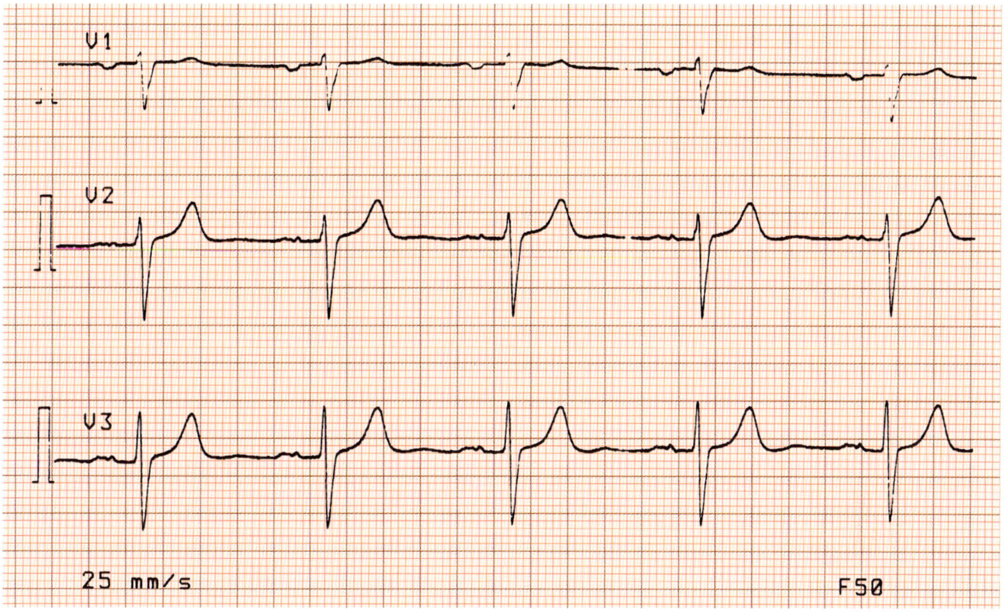

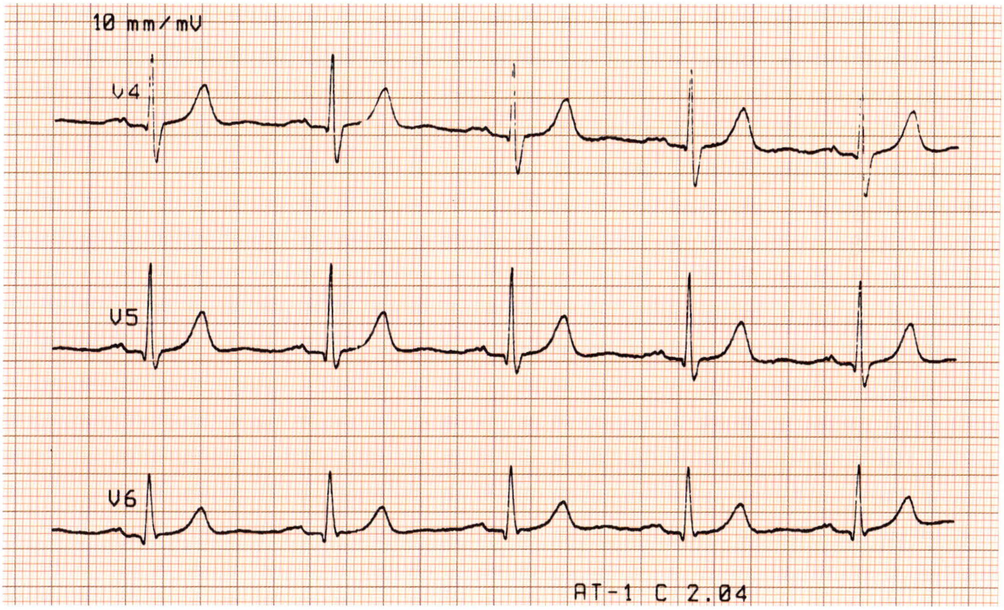

Beurteilung

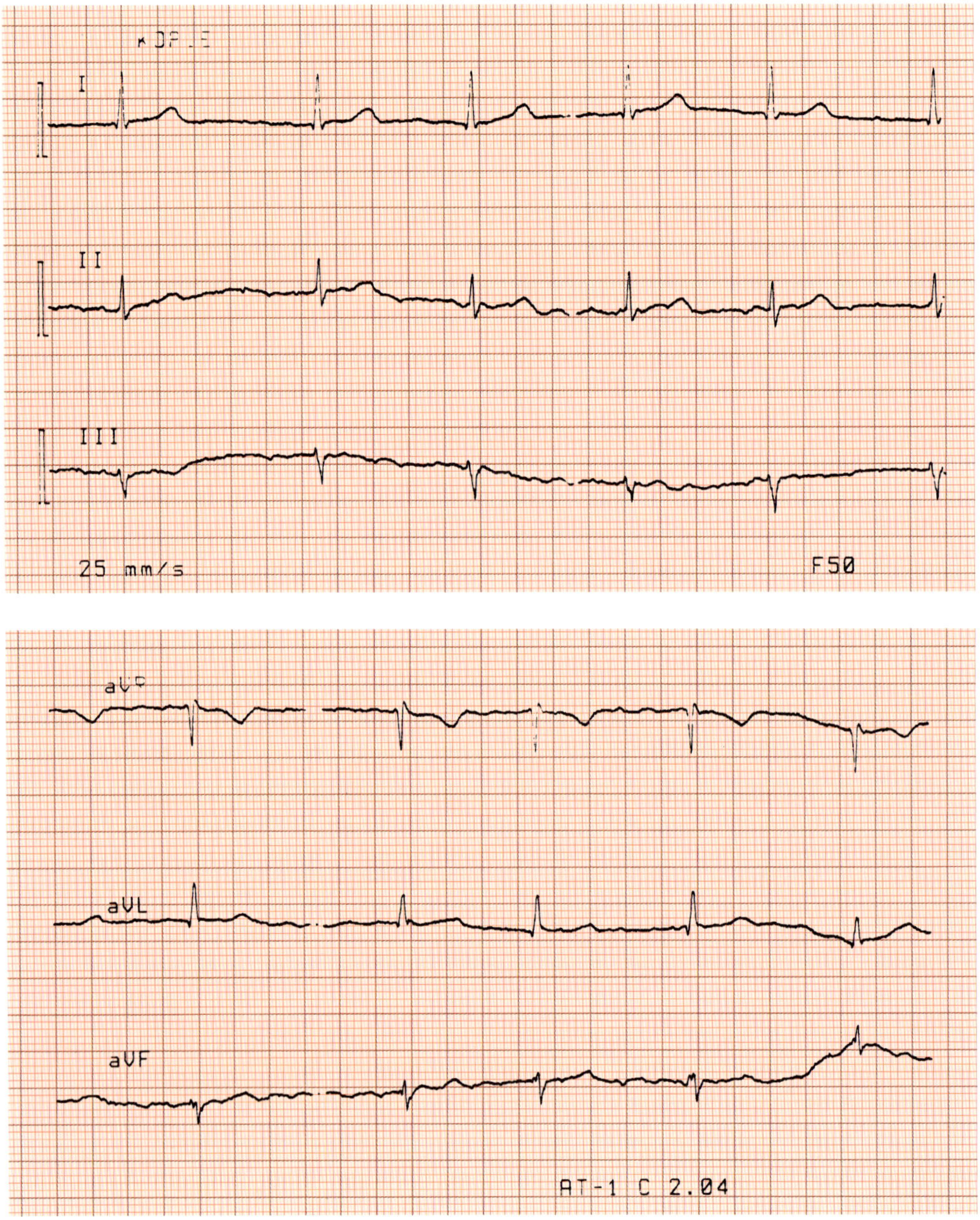

Übungs-EKG 32a

P, PQ, QT: ______________________________

QRS, Lagetyp: ______________________________

ST-T: ______________________________

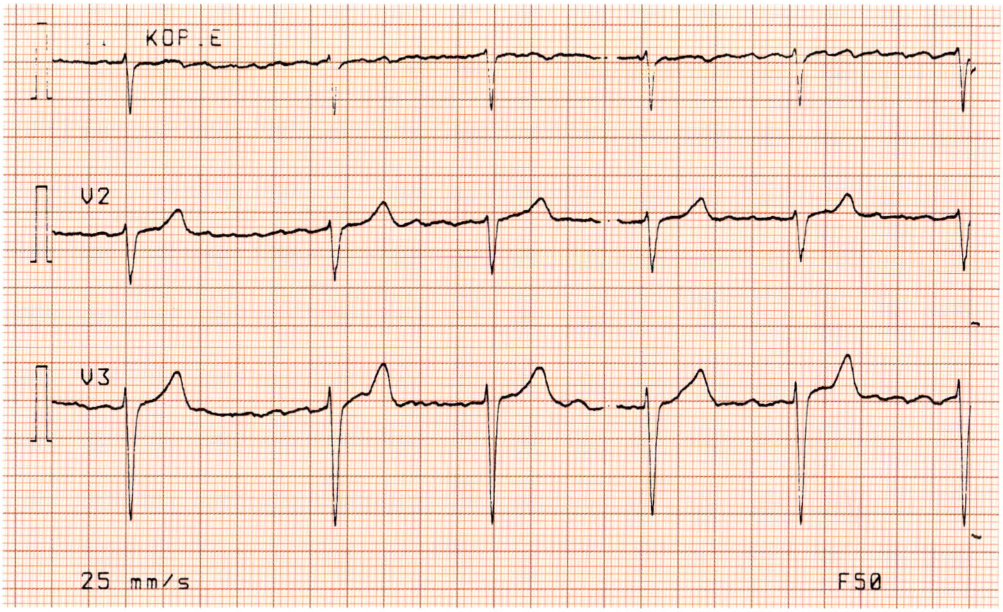

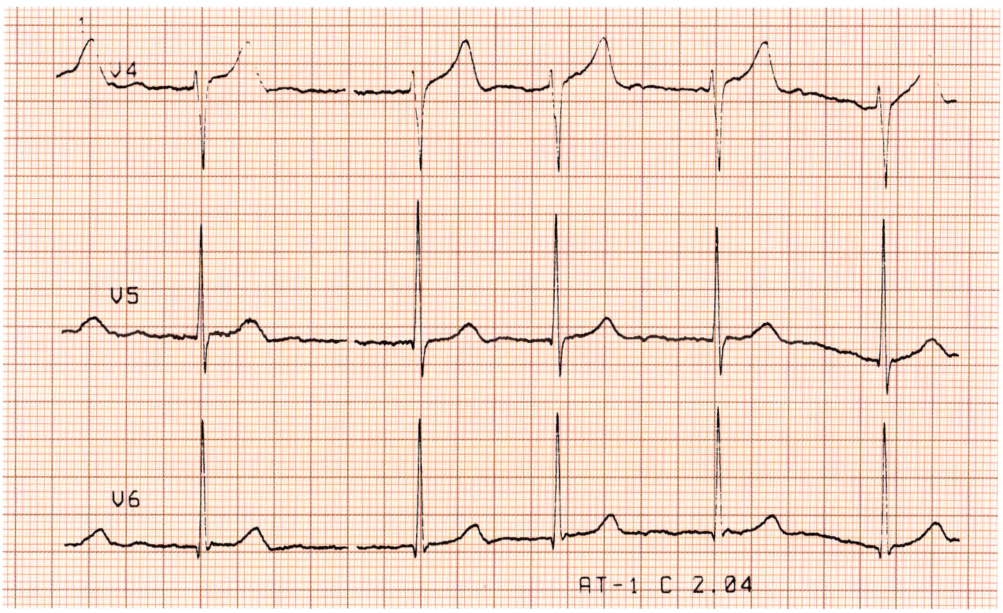

Beurteilung

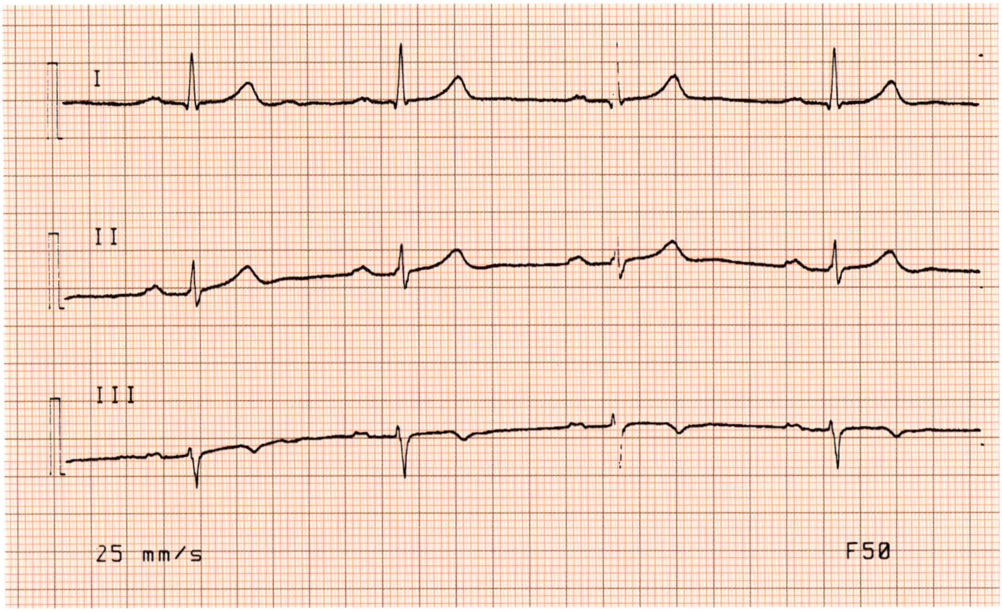

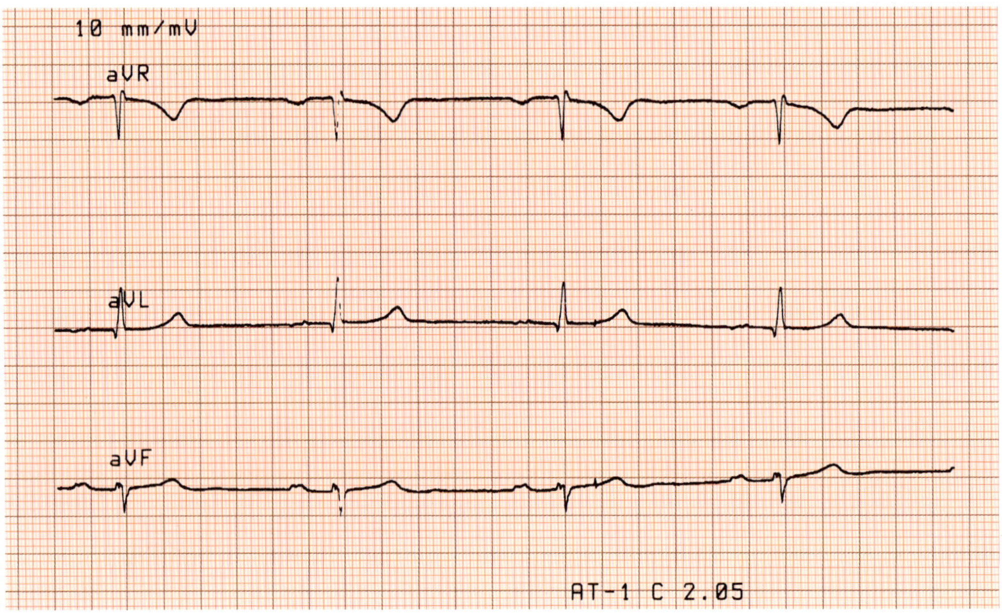

Übungs-EKG 32b

P, PQ, QT: ______________________________________

QRS, Lagetyp: ___________________________________

ST-T: ____

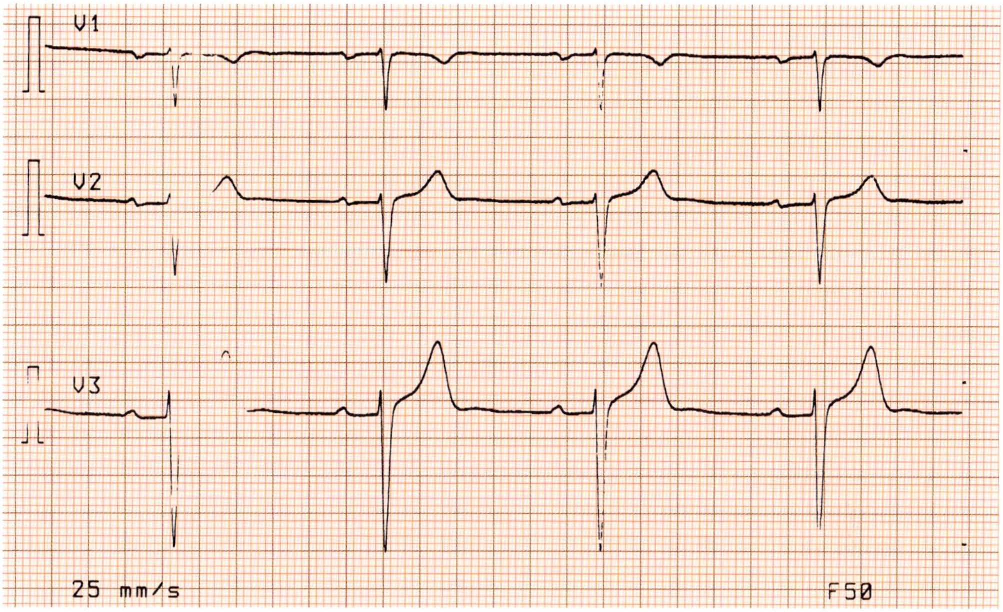

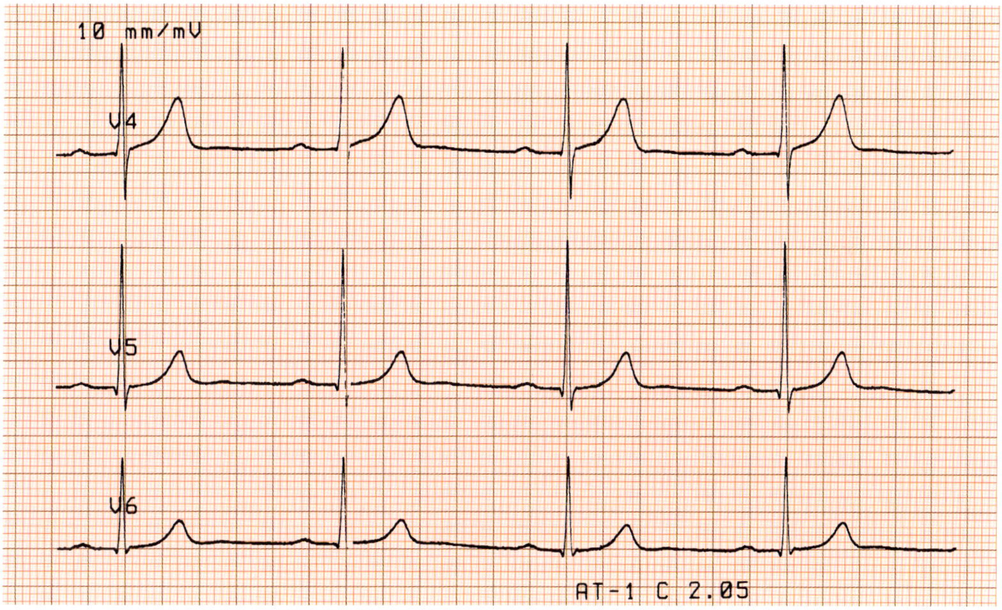

Beurteilung

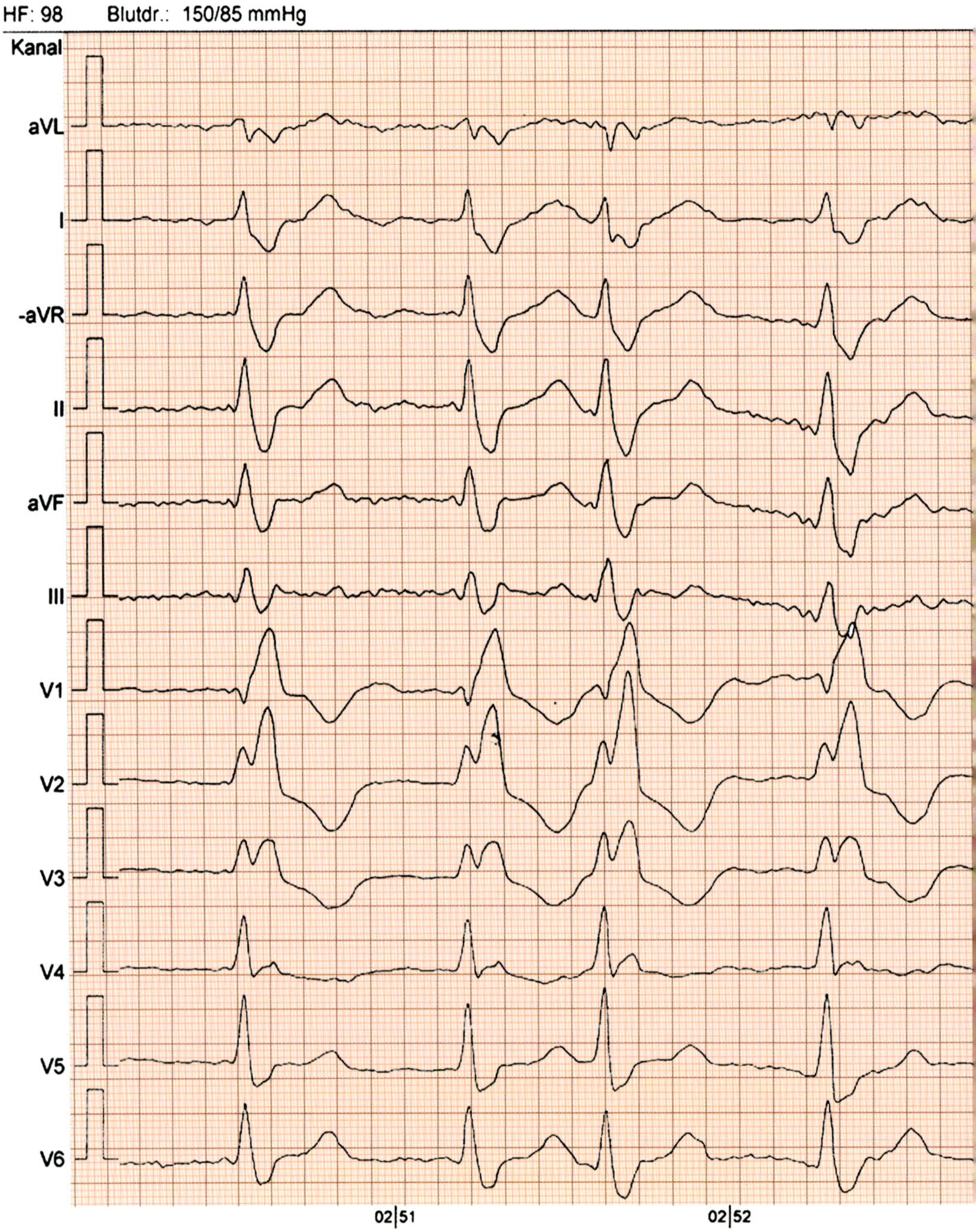
HF: 98
Blutdr.: 150/85 mmHg
Kanal
aVL
I
-aVR
II
aVF
III
V1
V2
V3
V4
V5
V6
02|51
02|52

(50 mm/s 10 mm/mV 2 Filter)

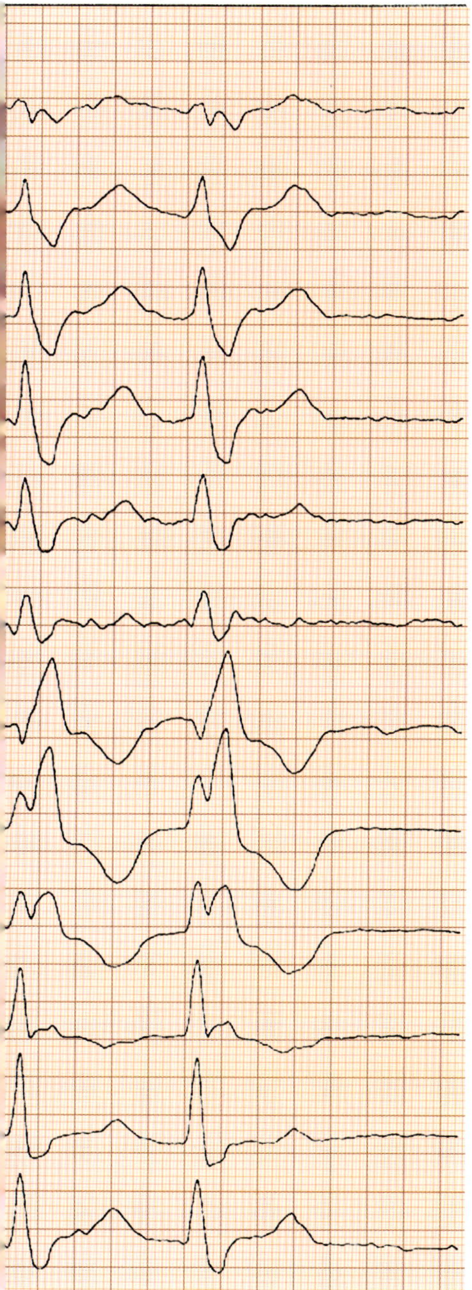

02|54

Übungs-EKG 33

P, PQ, QT: ______________________

____

____

QRS, Lagetyp: ______________________

____

____

ST-T: ______________________

____

____

Beurteilung

____

____

____

____

____

____

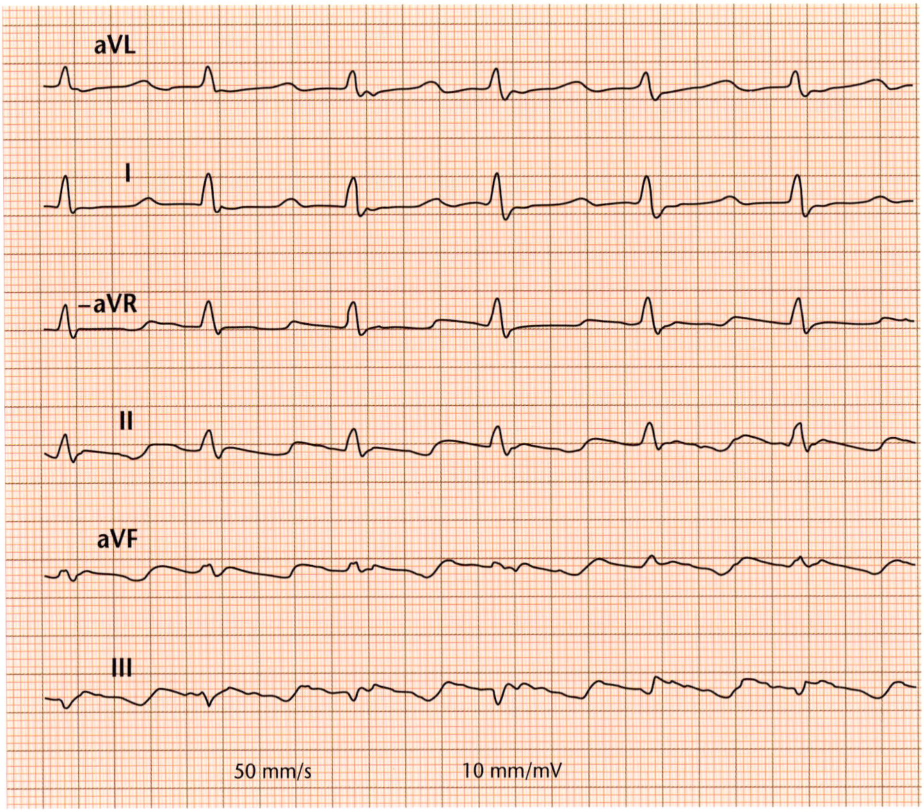

Übungs-EKG 34a

P, PQ, QT: ______________________________

QRS, Lagetyp: ______________________________

ST-T: ______________________________

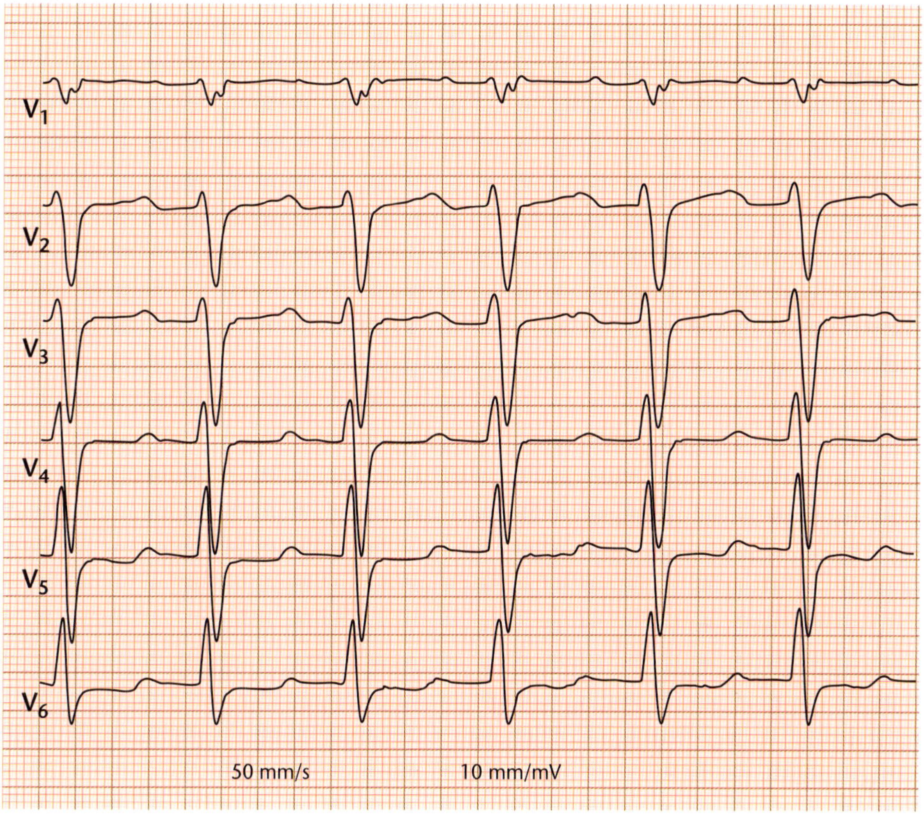

Beurteilung

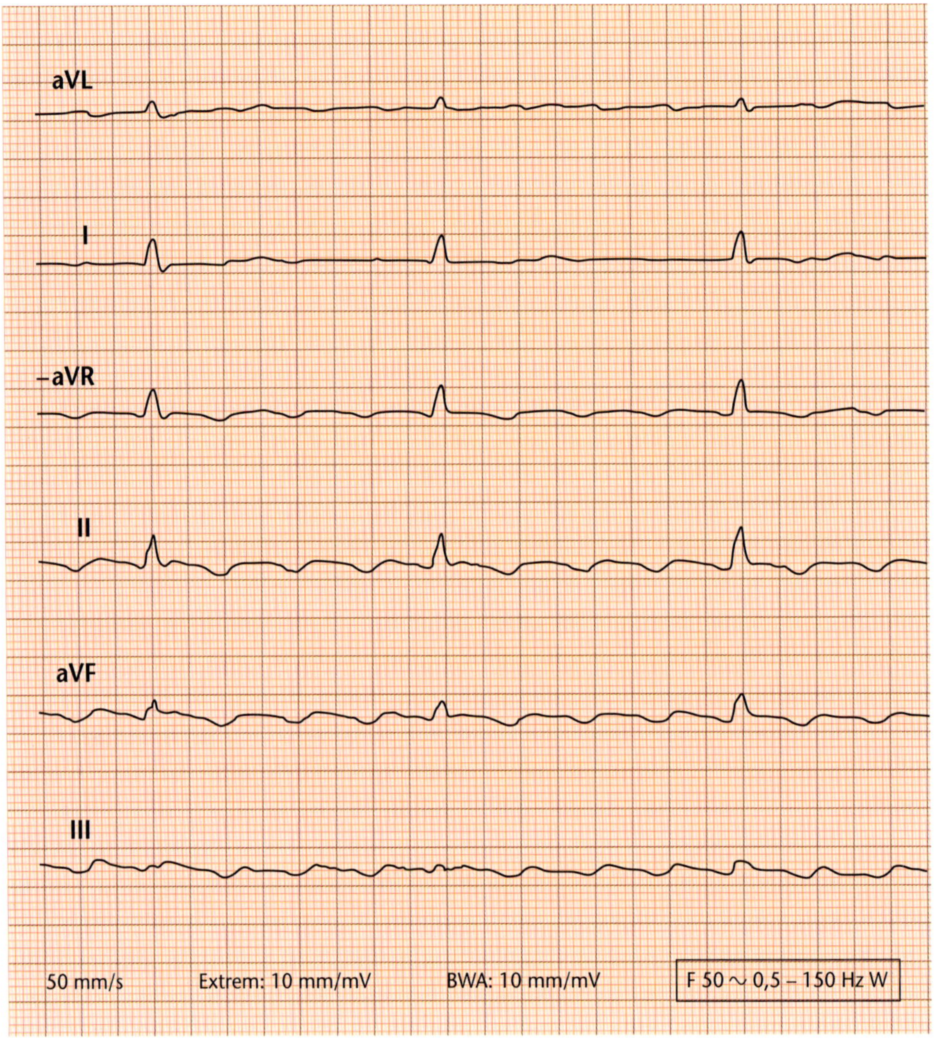

Übungs-EKG 34b

P, PQ, QT: ______

QRS, Lagetyp: ______

ST-T: ______

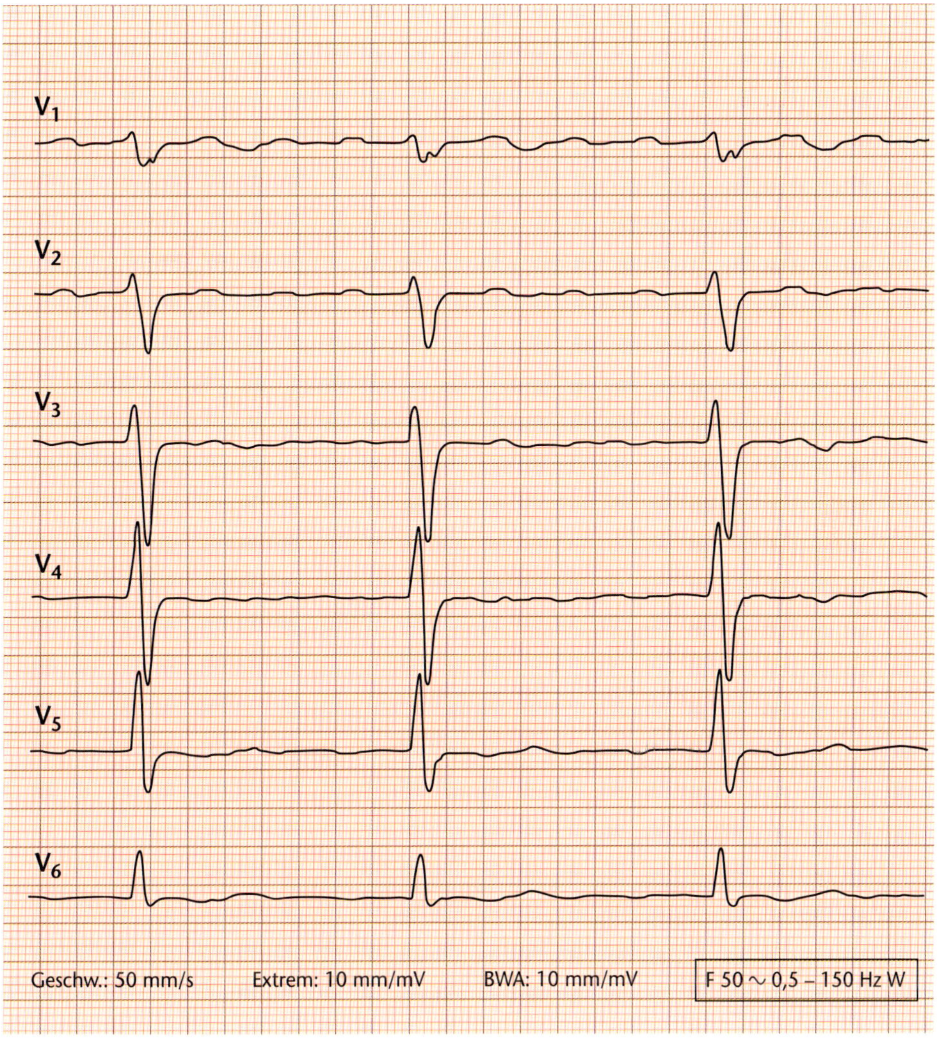

Beurteilung

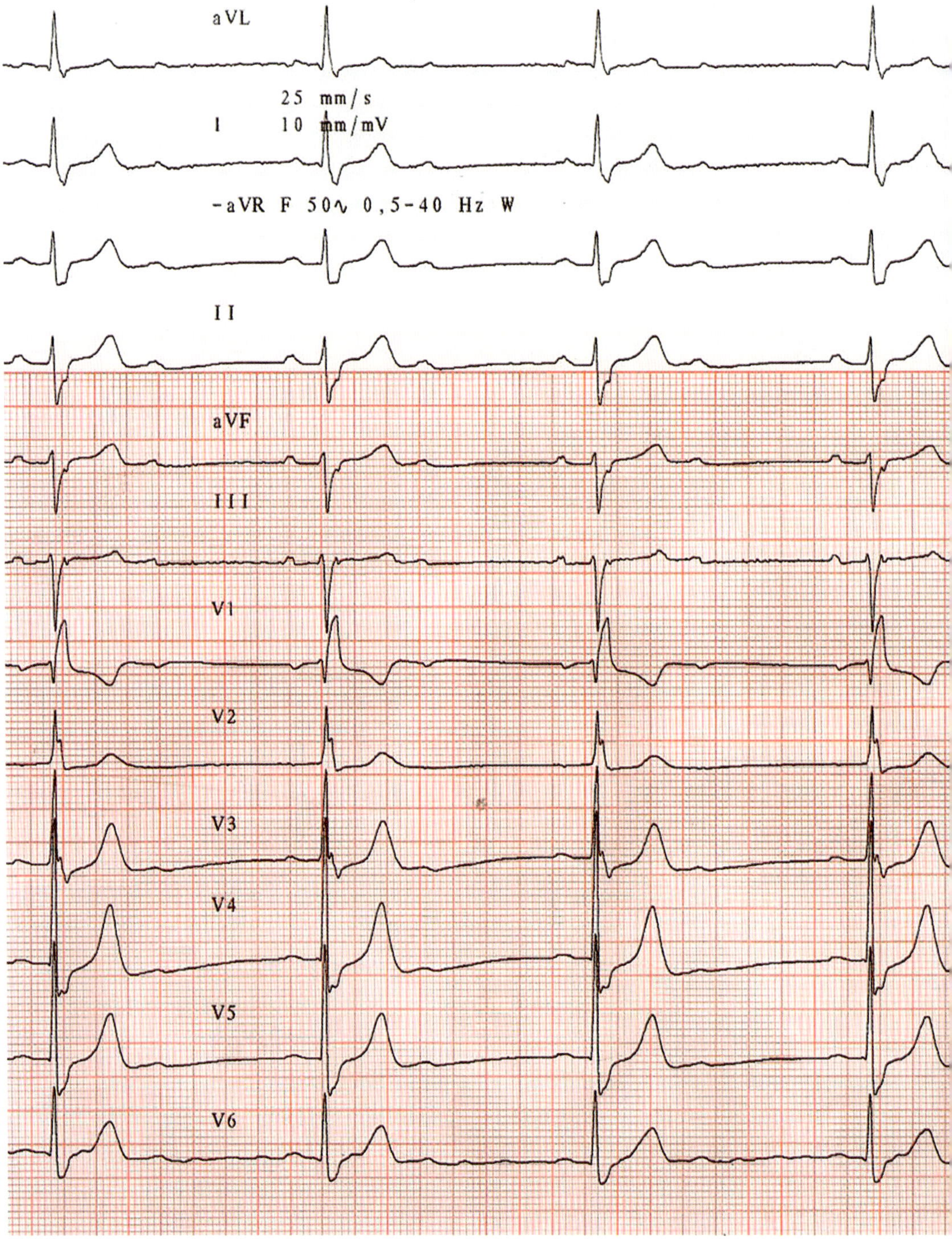
aVL
25 mm/s
I 10 mm/mV
-aVR F 50∿ 0,5-40 Hz W
II
aVF
III
V1
V2
V3
V4
V5
V6

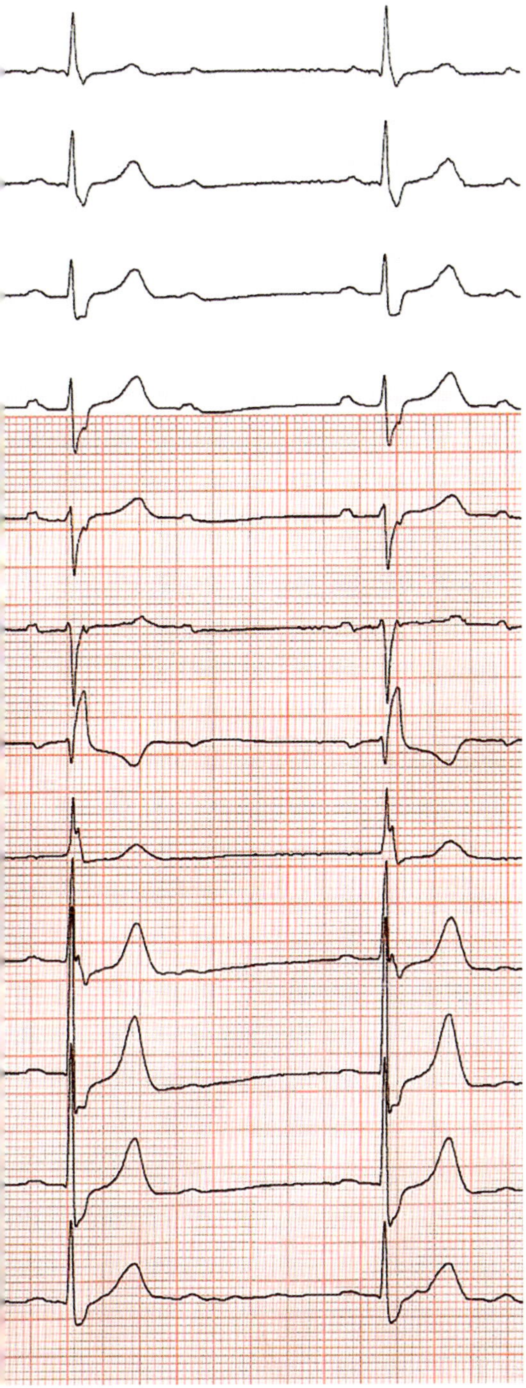

Übungs-EKG 35

P, PQ, QT: ______________________________

____

____

QRS, Lagetyp: ______________________________

____

____

ST-T: ______________________________

____

____

Beurteilung

____

____

____

____

____

____

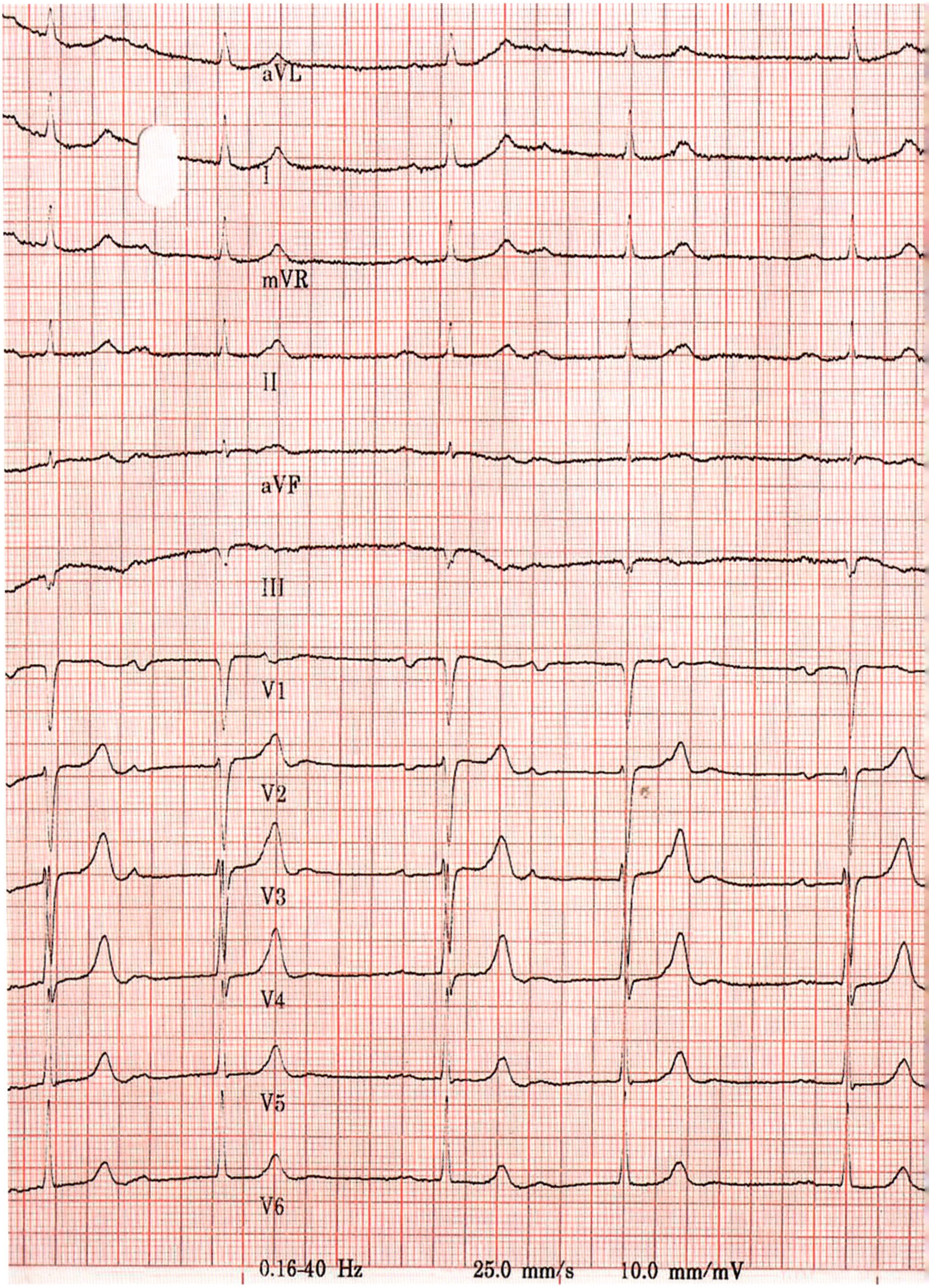
aVL
I
mVR
II
aVF
III
V1
V2
V3
V4
V5
V6
0.16-40 Hz
25.0 mm/s
10.0 mm/mV

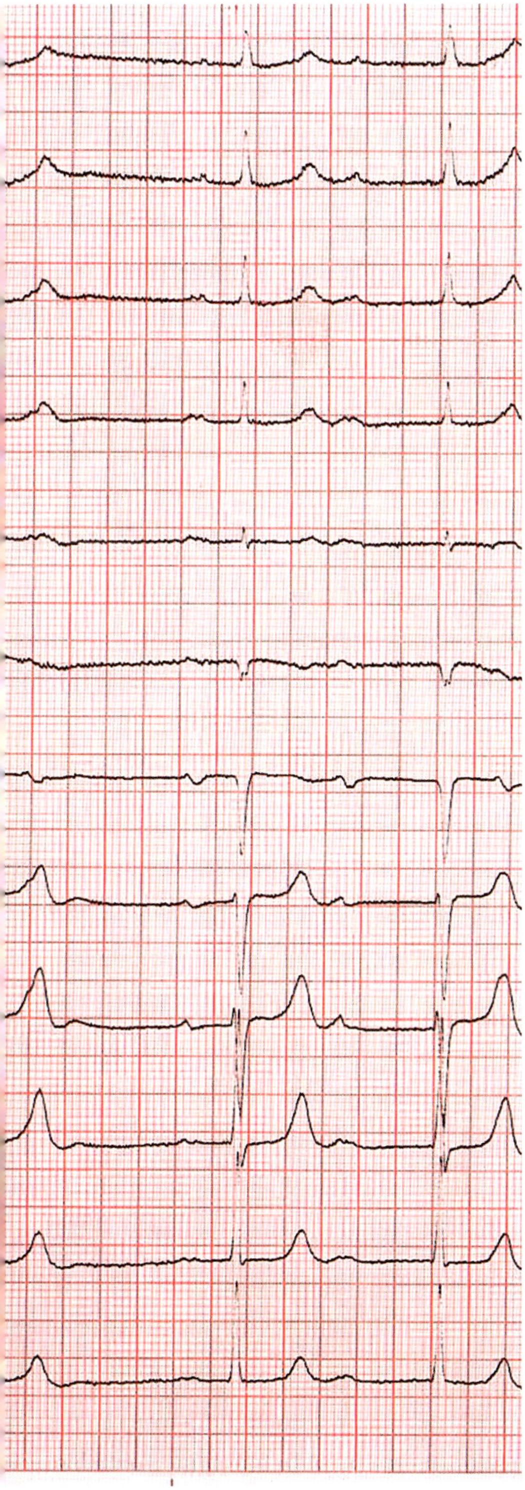

Übungs-EKG 36

P, PQ, QT: ______________________________

____

____

QRS, Lagetyp: ______________________________

____

____

ST-T: ______________________________

____

____

Beurteilung

____

____

____

____

____

____

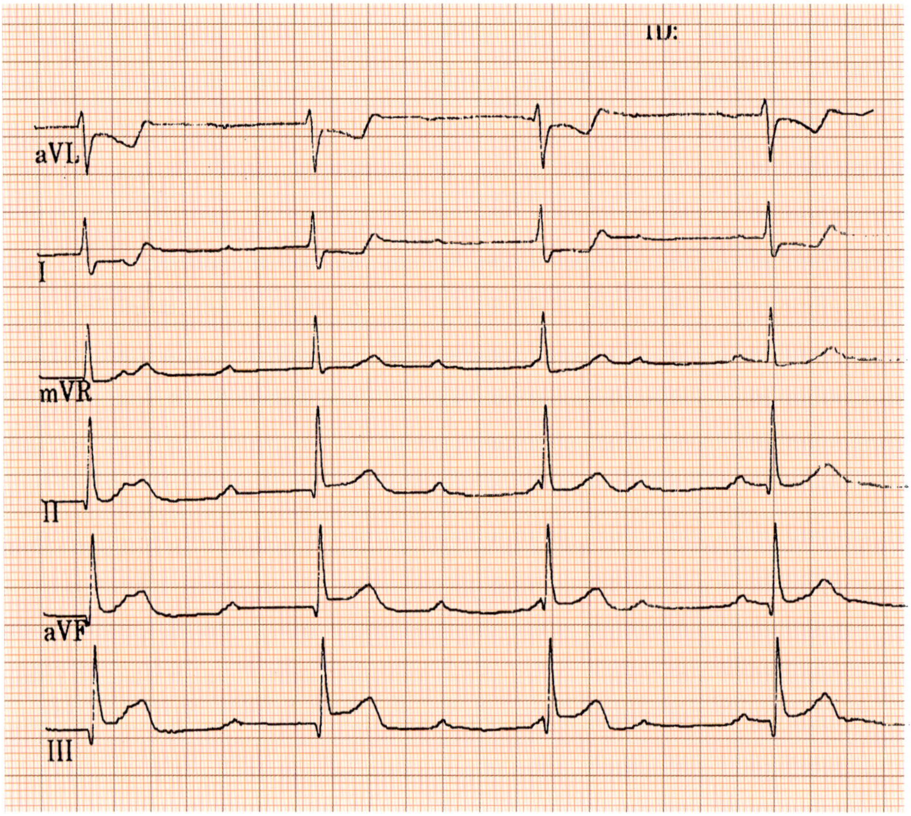

Übungs-EKG 37

P, PQ, QT: ______

QRS, Lagetyp: ______

ST-T: ______

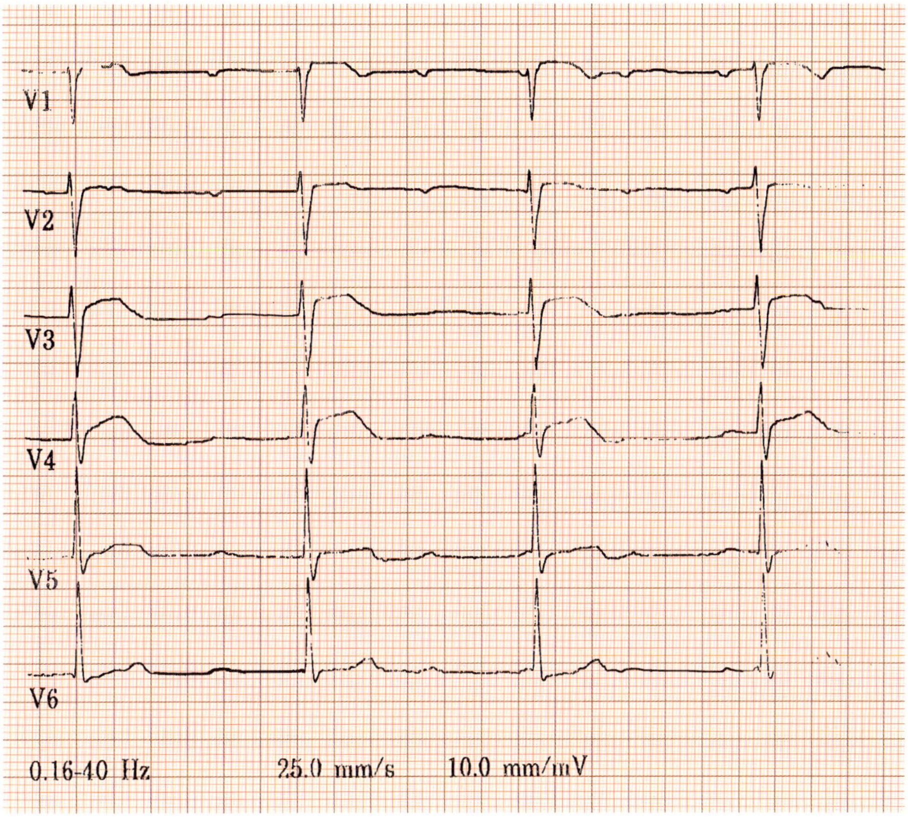

Beurteilung

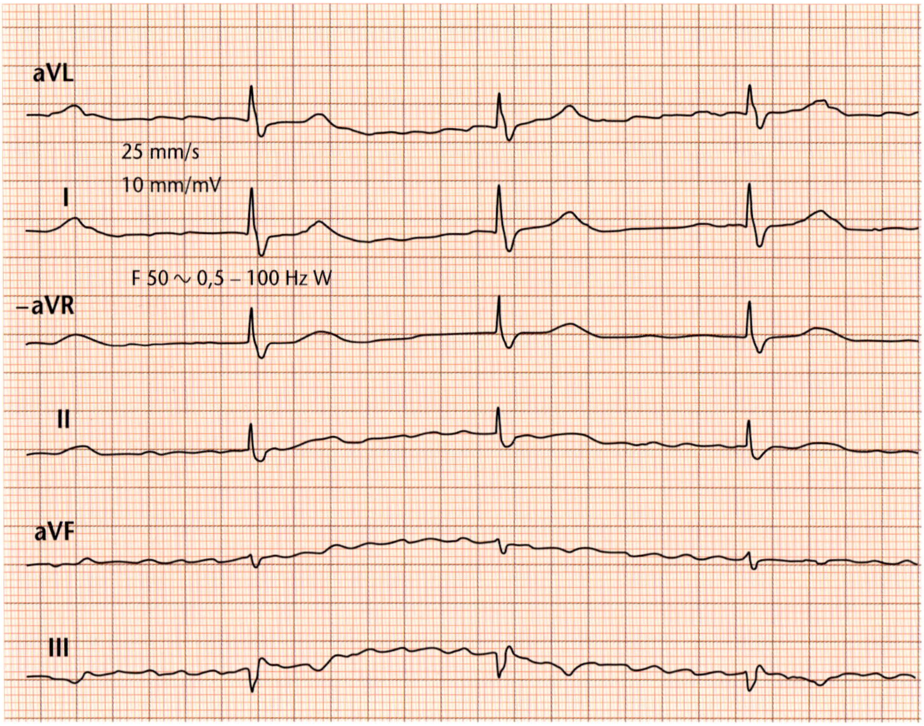

Übungs-EKG 38

P, PQ, QT: ______

QRS, Lagetyp: ______

ST-T: ______

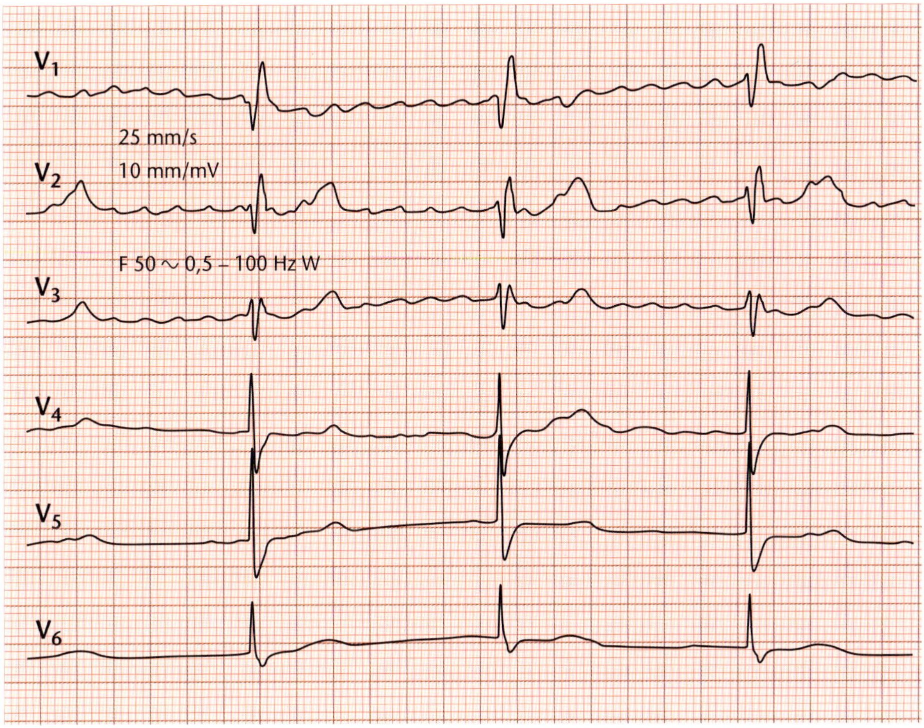

Beurteilung

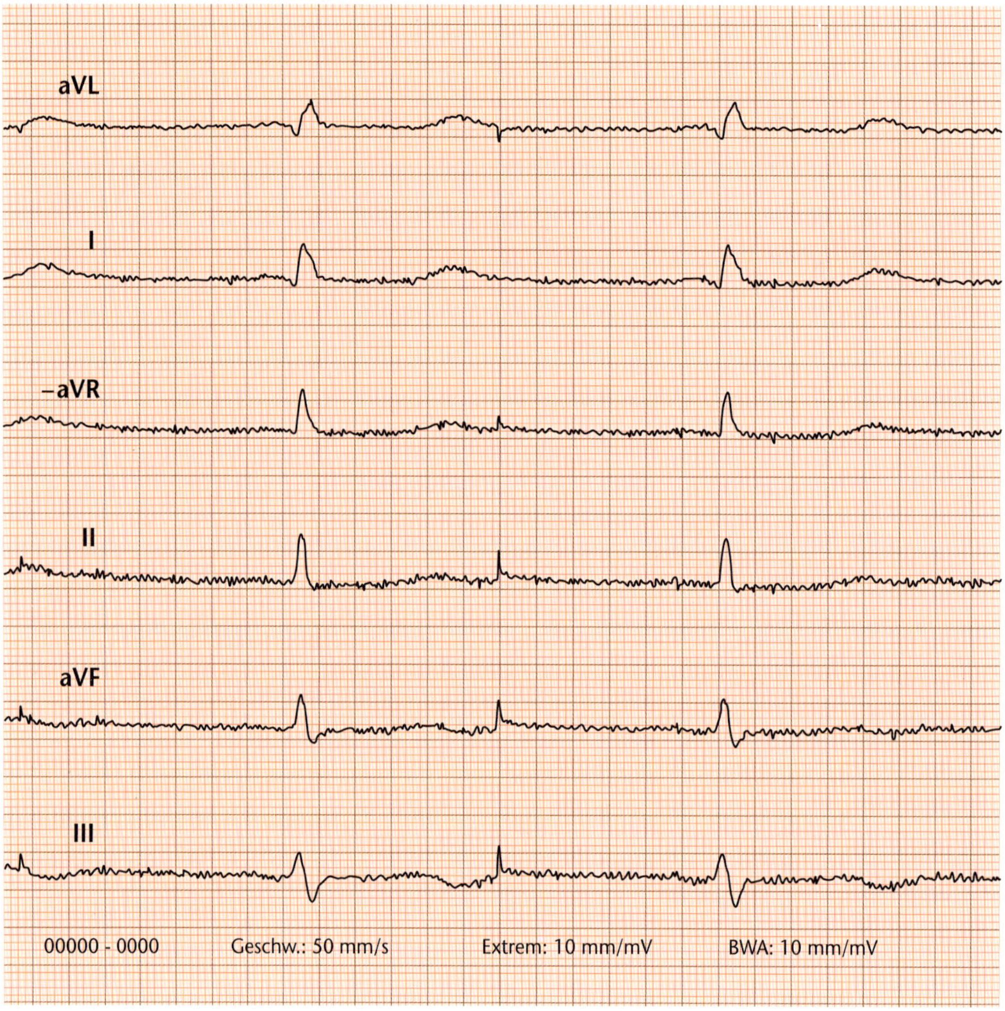

Übungs-EKG 39

P, PQ, QT: ______________________________

QRS, Lagetyp: ______________________________

ST-T: ______________________________

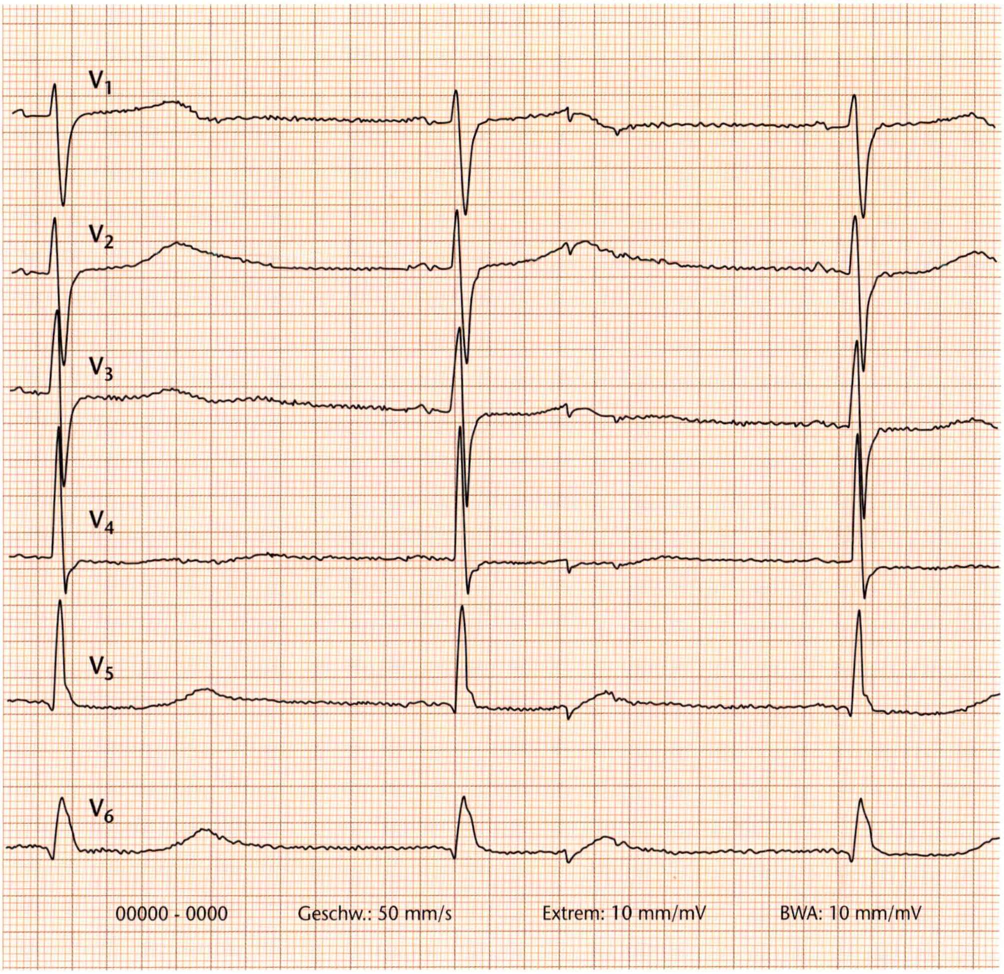

Beurteilung

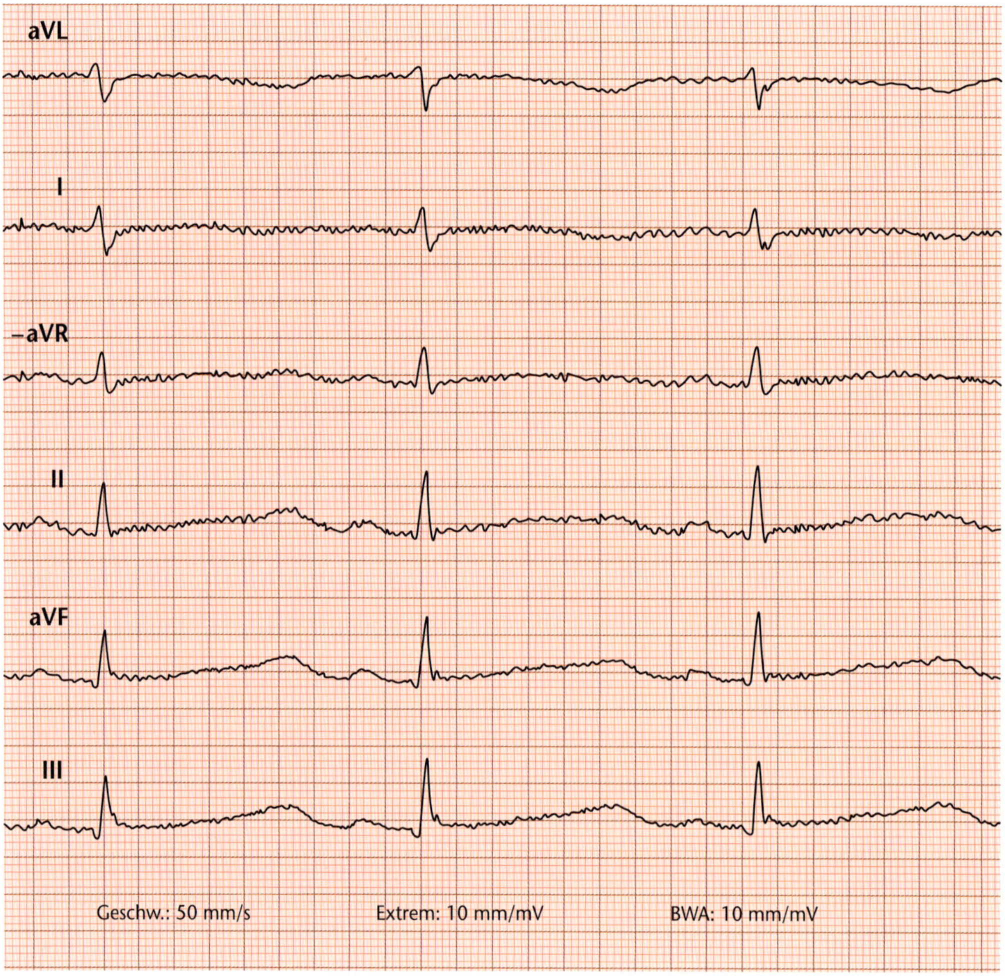

Monitorstreifen

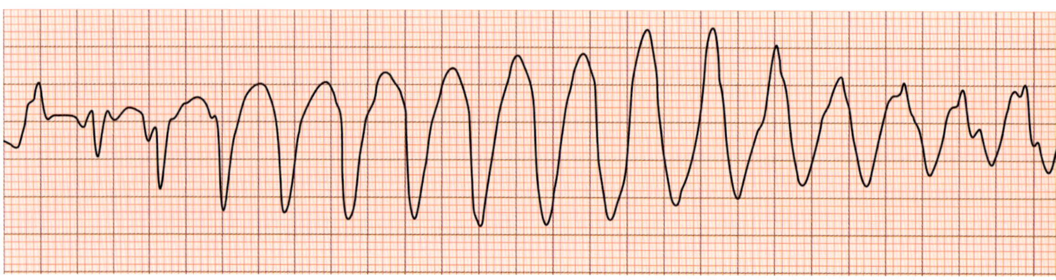

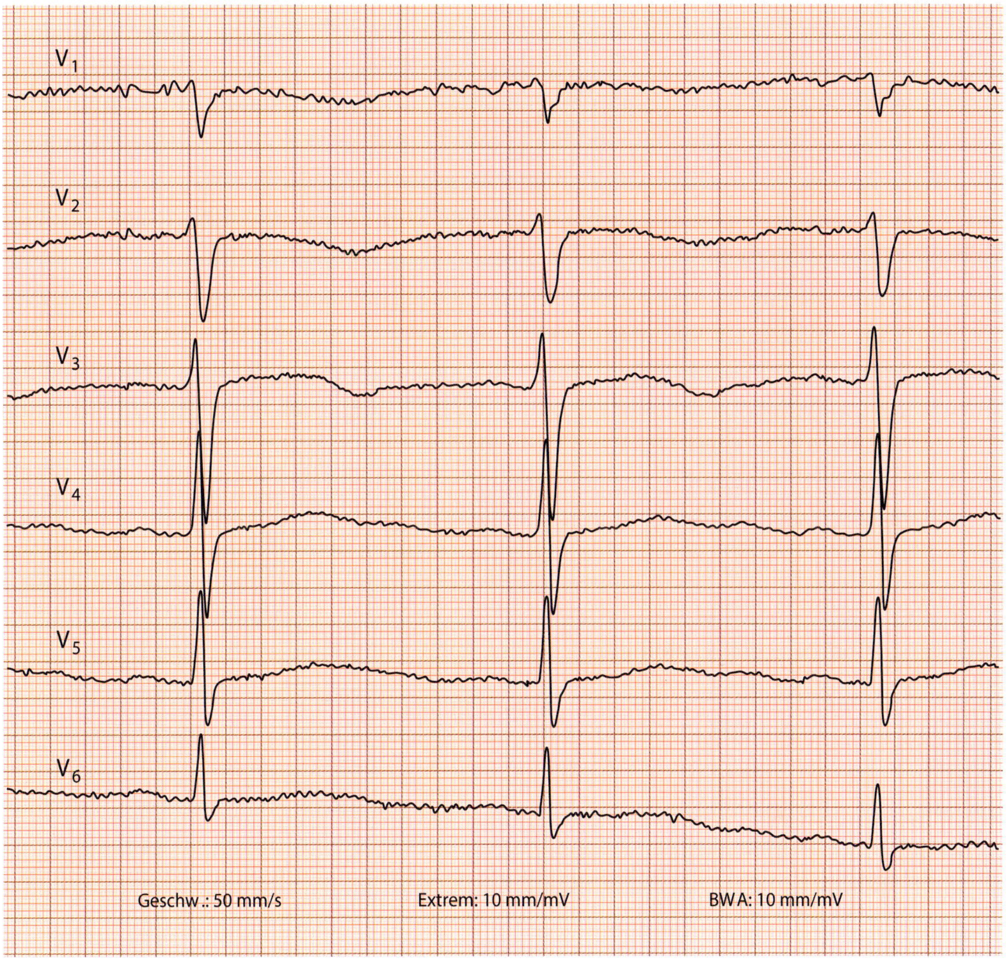

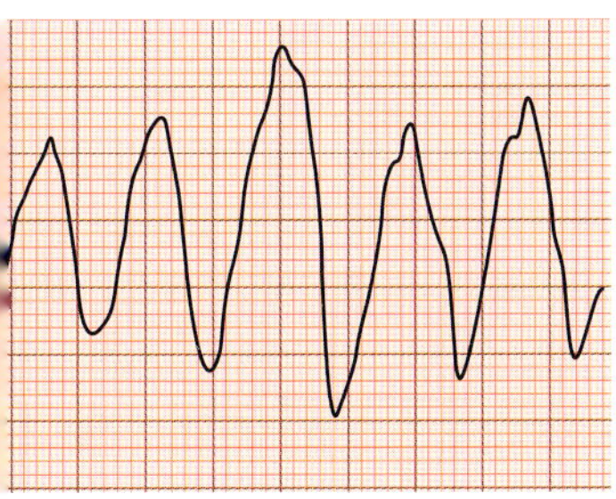

Übungs-EKG 40

P, PQ, QT: ______________________

QRS, Lagetyp: ______________________

ST-T: ______________________

Monitorstreifen: ______________________

Beurteilung

____

____

____

____

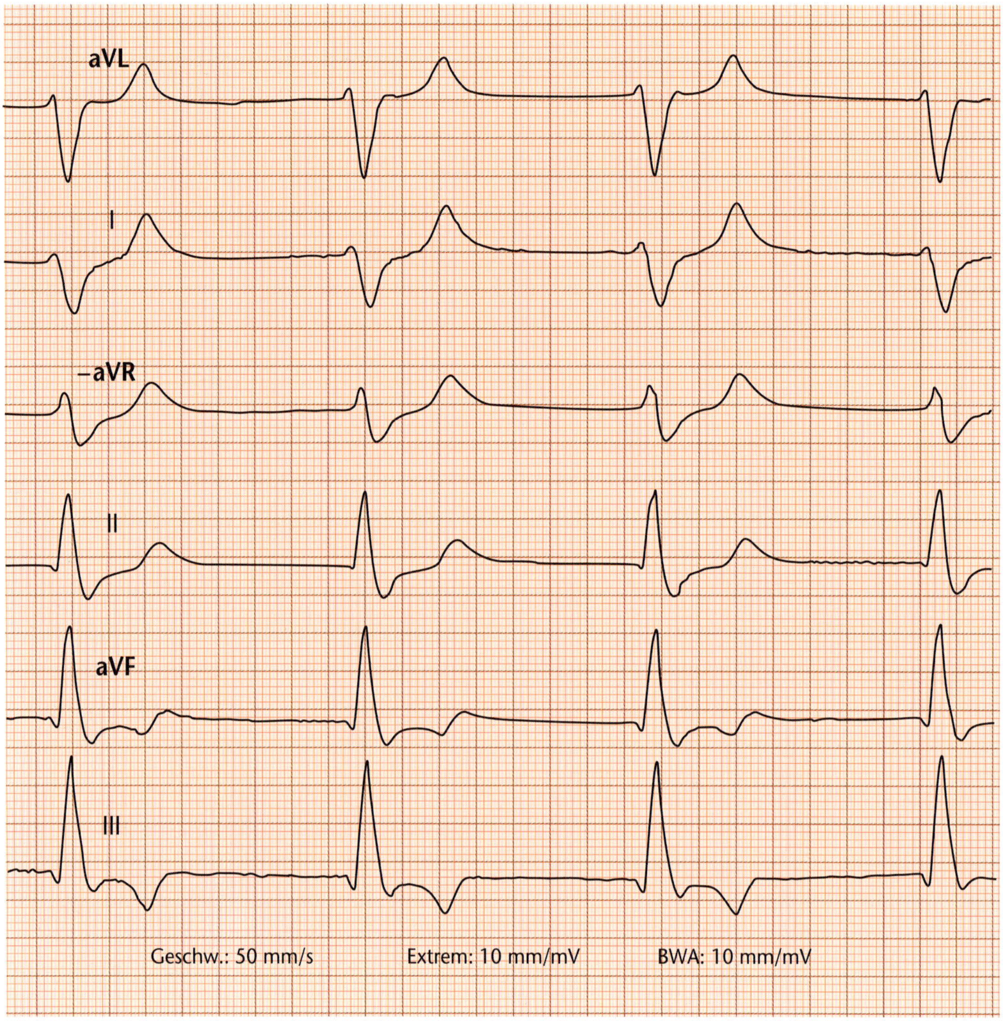

Übungs-EKG 41

P, PQ, QT: ______________________________

QRS, Lagetyp: ______________________________

ST-T: ______________________________

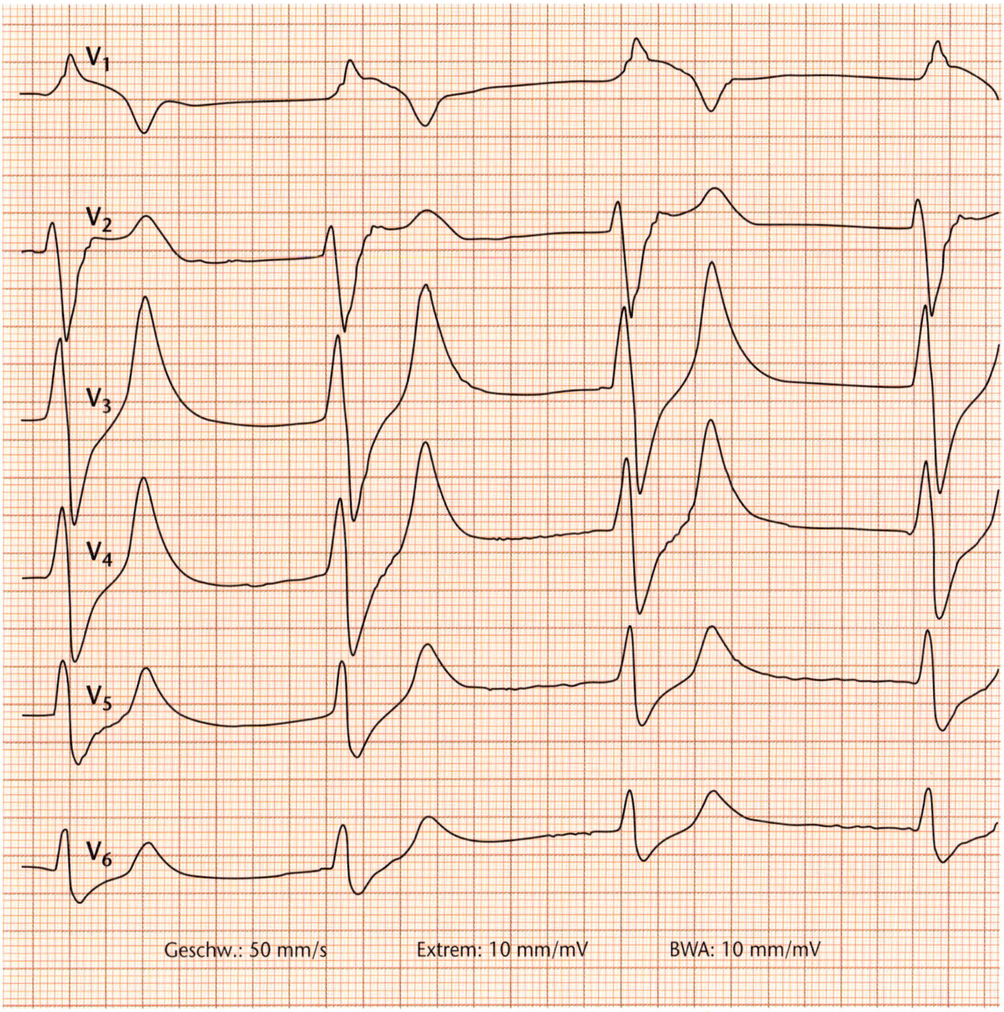

Beurteilung

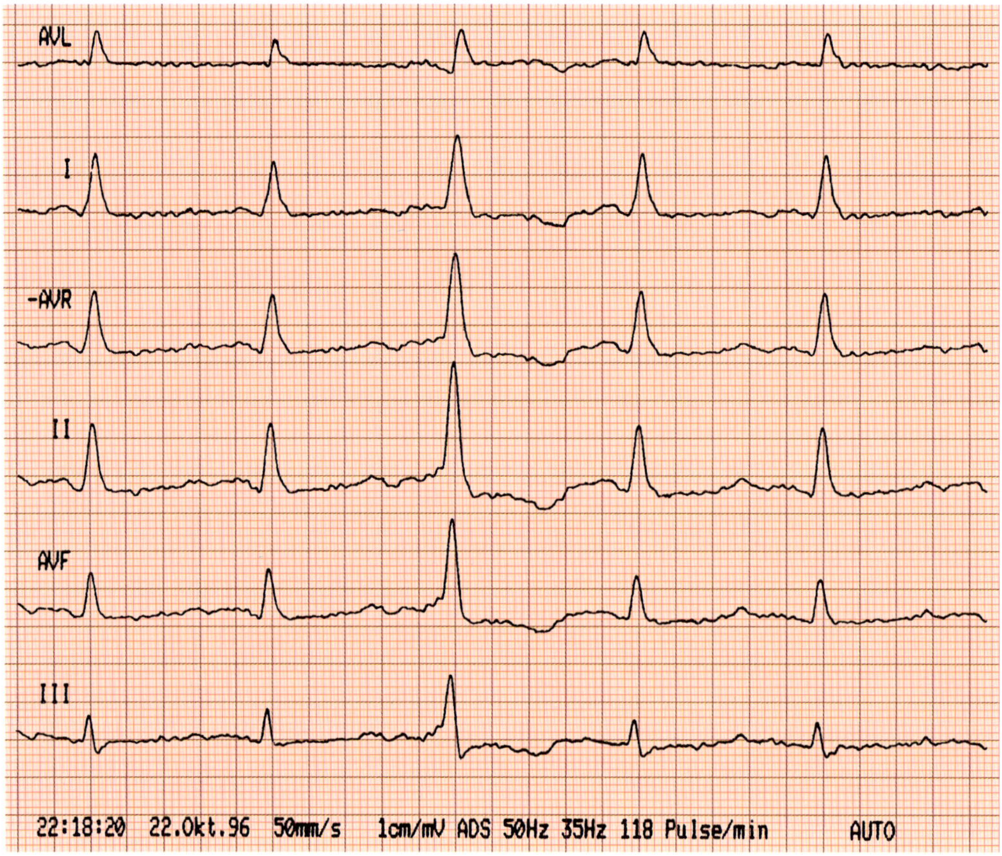

Übungs-EKG 42

P, PQ, QT: ______________________________

QRS, Lagetyp: ______________________________

ST-T: ______________________________

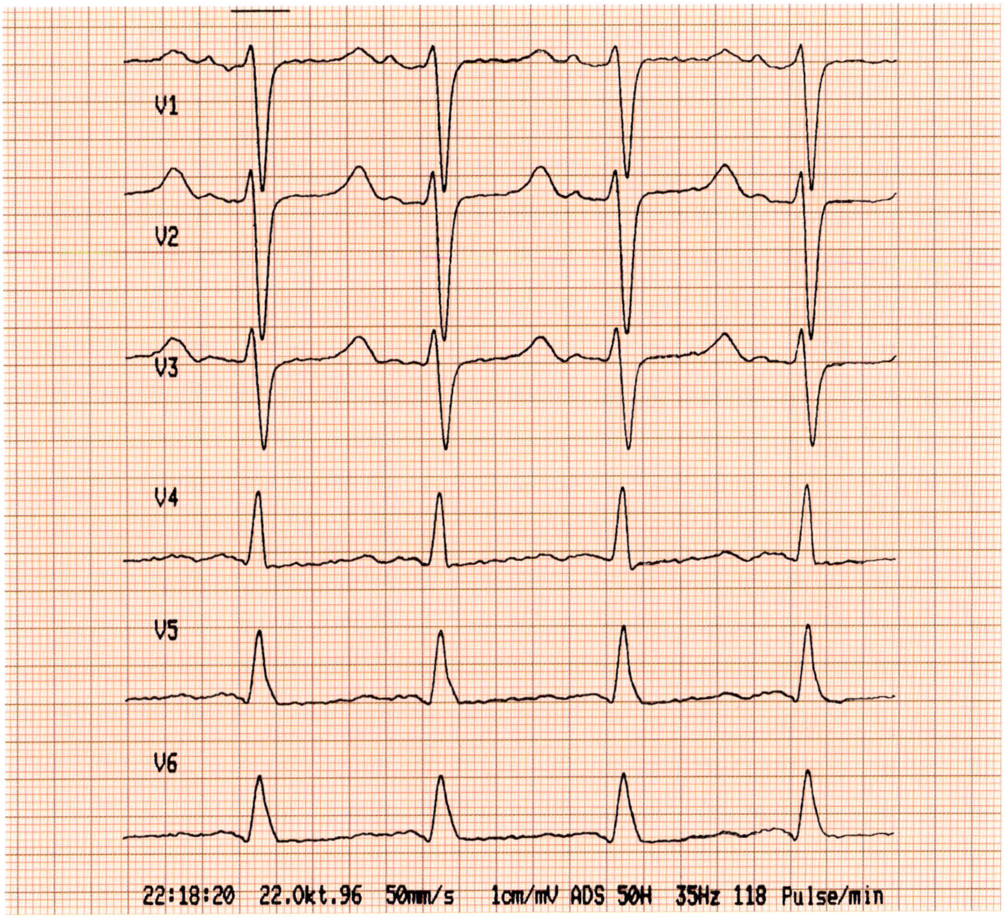

Beurteilung

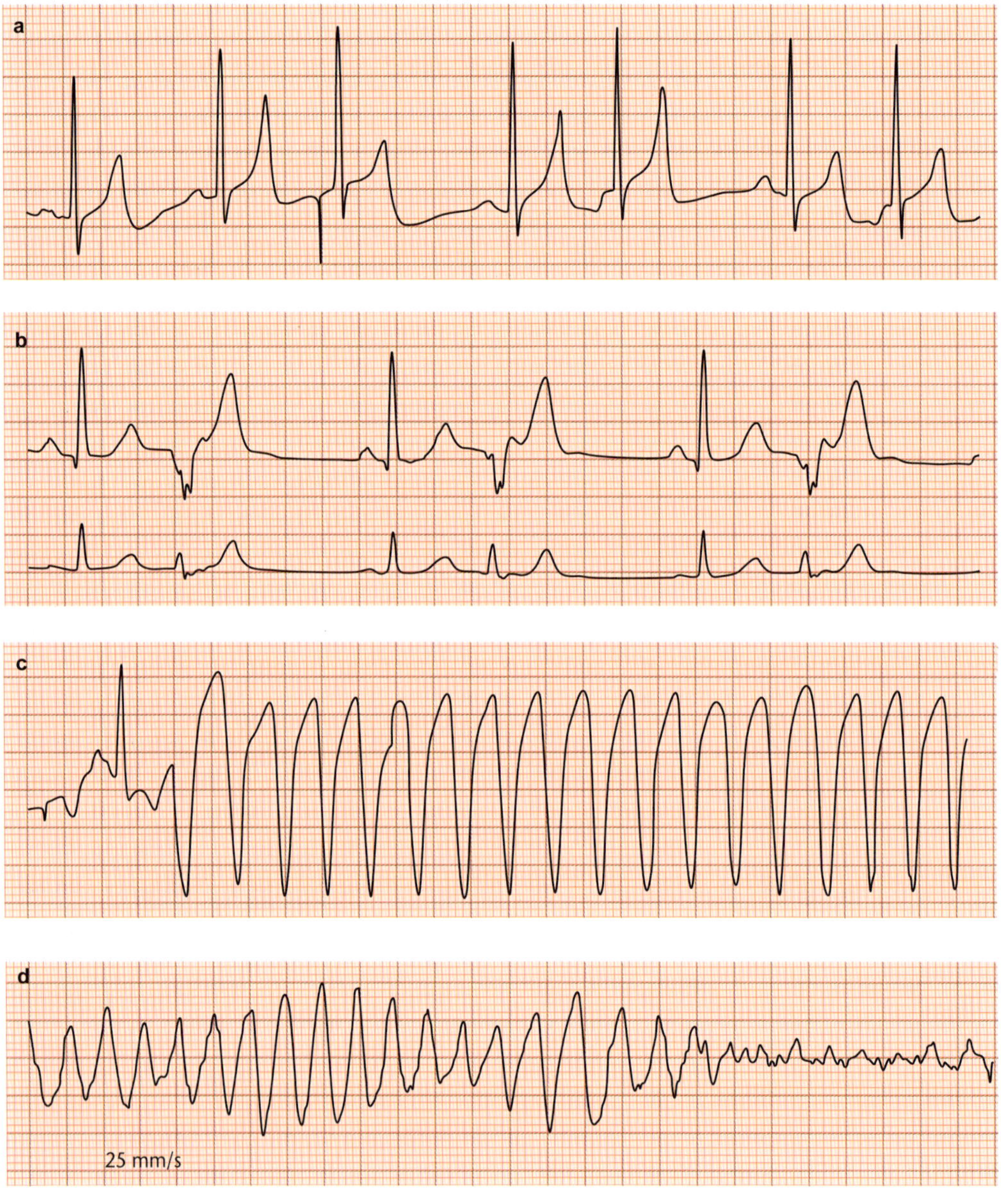

Übungs-EKG 43

Welche Rhythmusstörungen erkennen Sie?

a) ______________________________

b) ______________________________

c) ______________________________

d) ______________________________

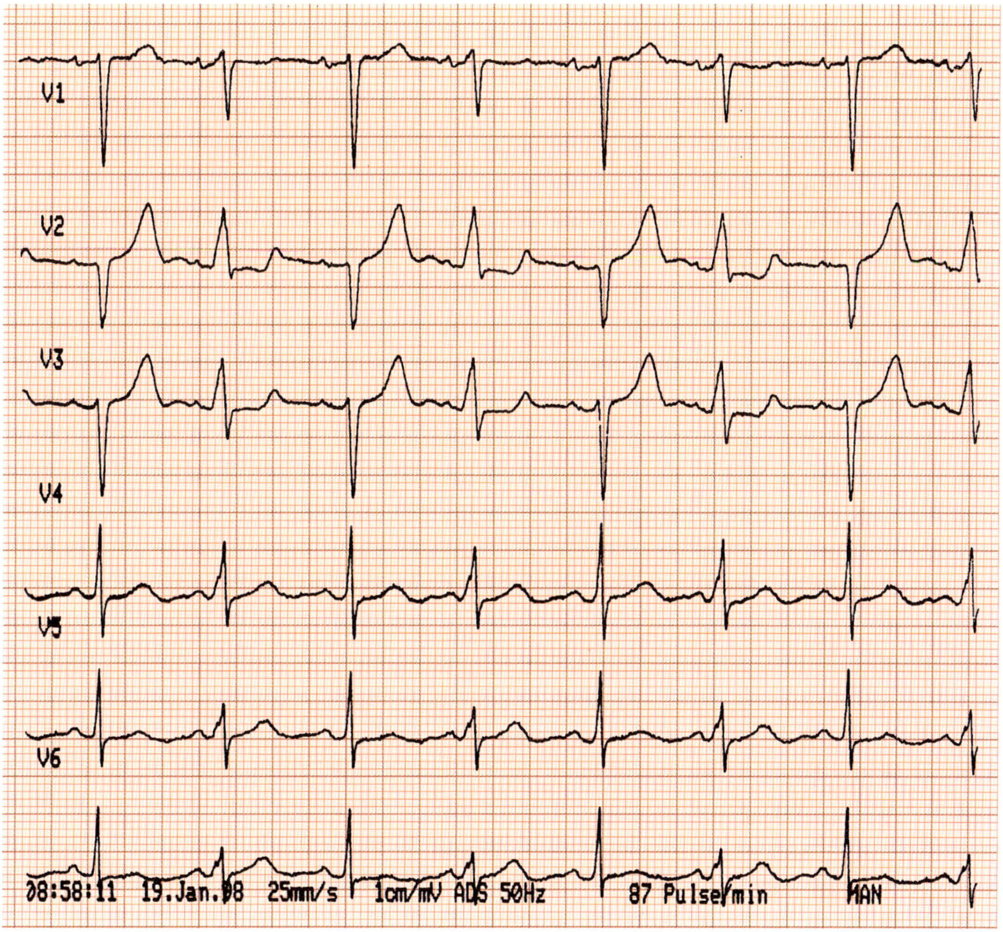

Übungs-EKG 44

P, PQ, QT: ______

QRS, Lagetyp: ______

ST-T: ______

Beurteilung

______

______

______

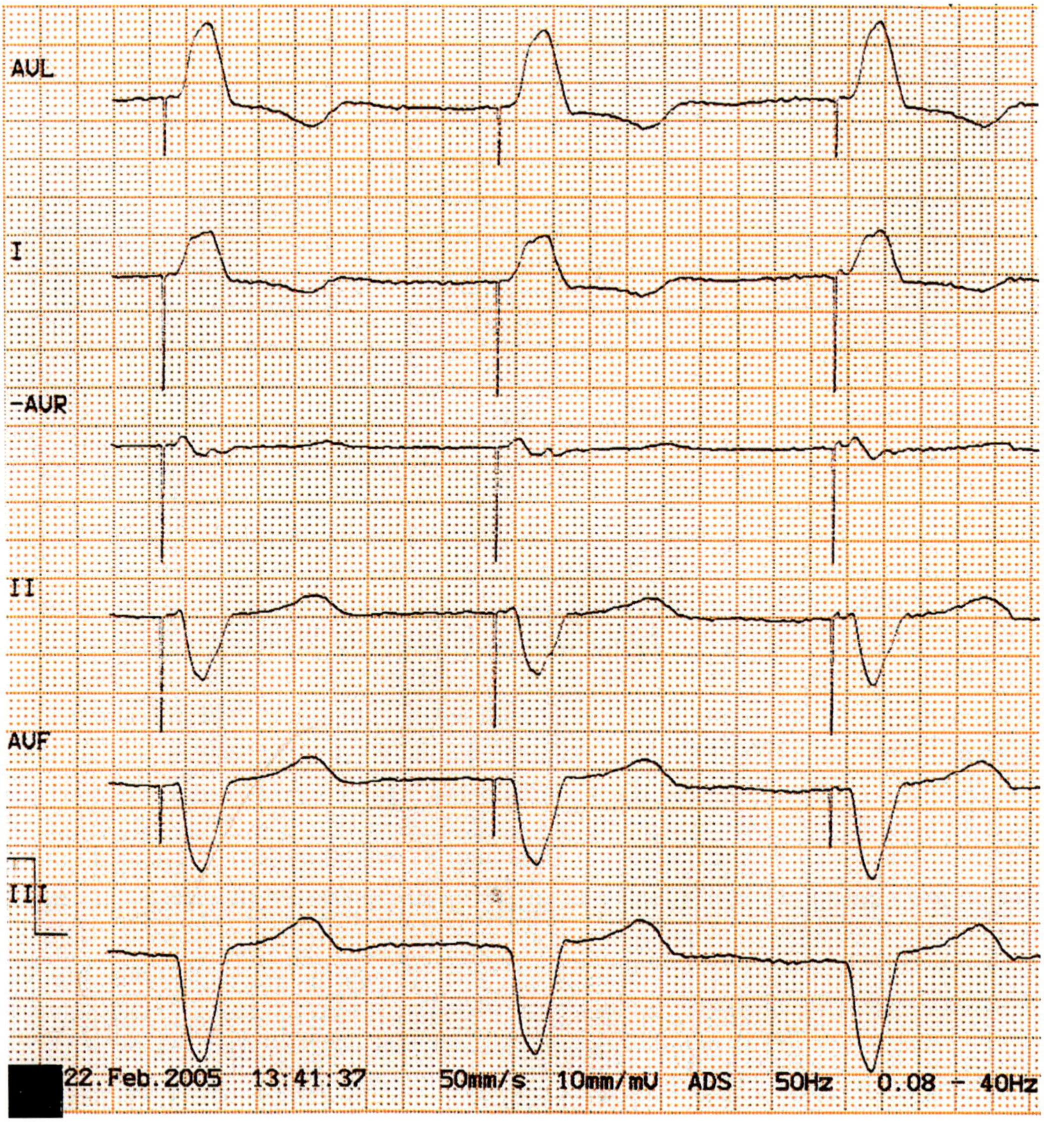

Übungs-EKG 45

P, PQ, QT: ______________________________

QRS, Lagetyp: ______________________________

ST-T: ______________________________

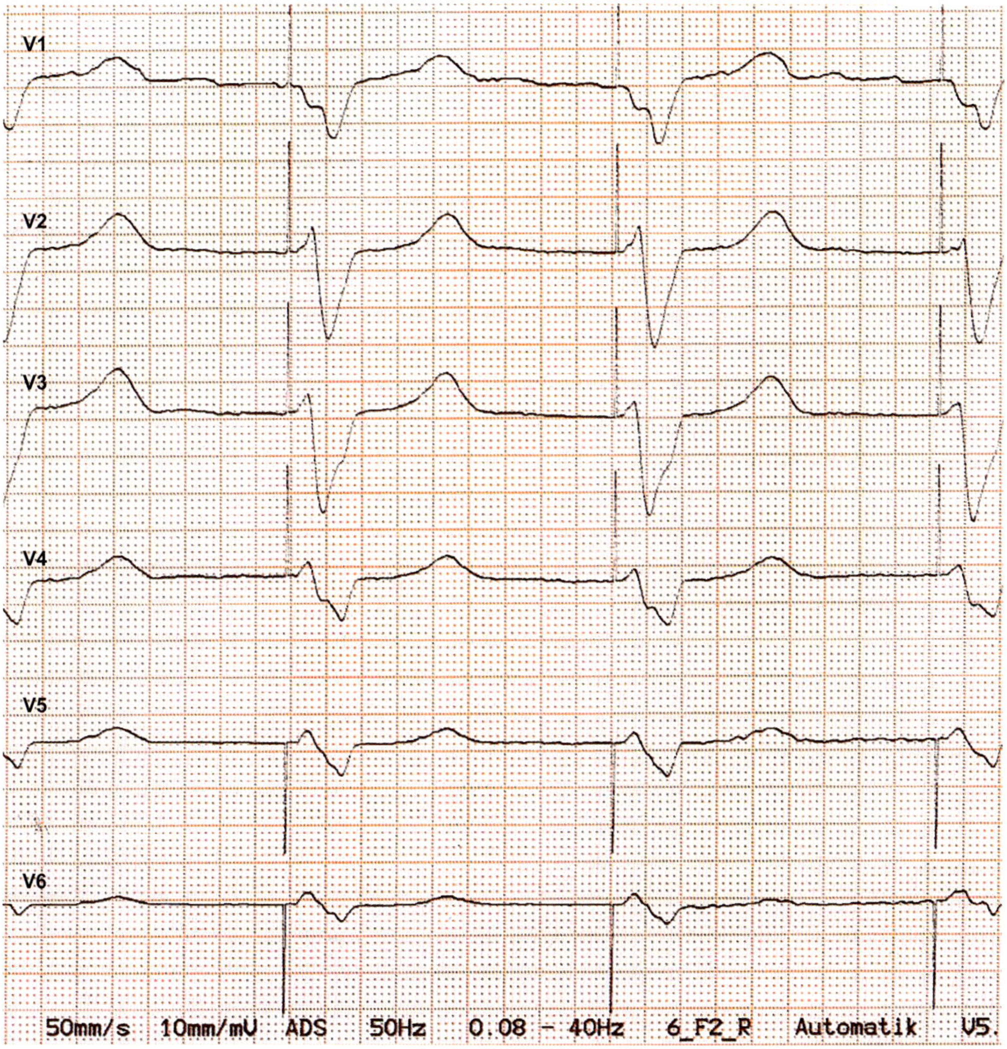

Beurteilung

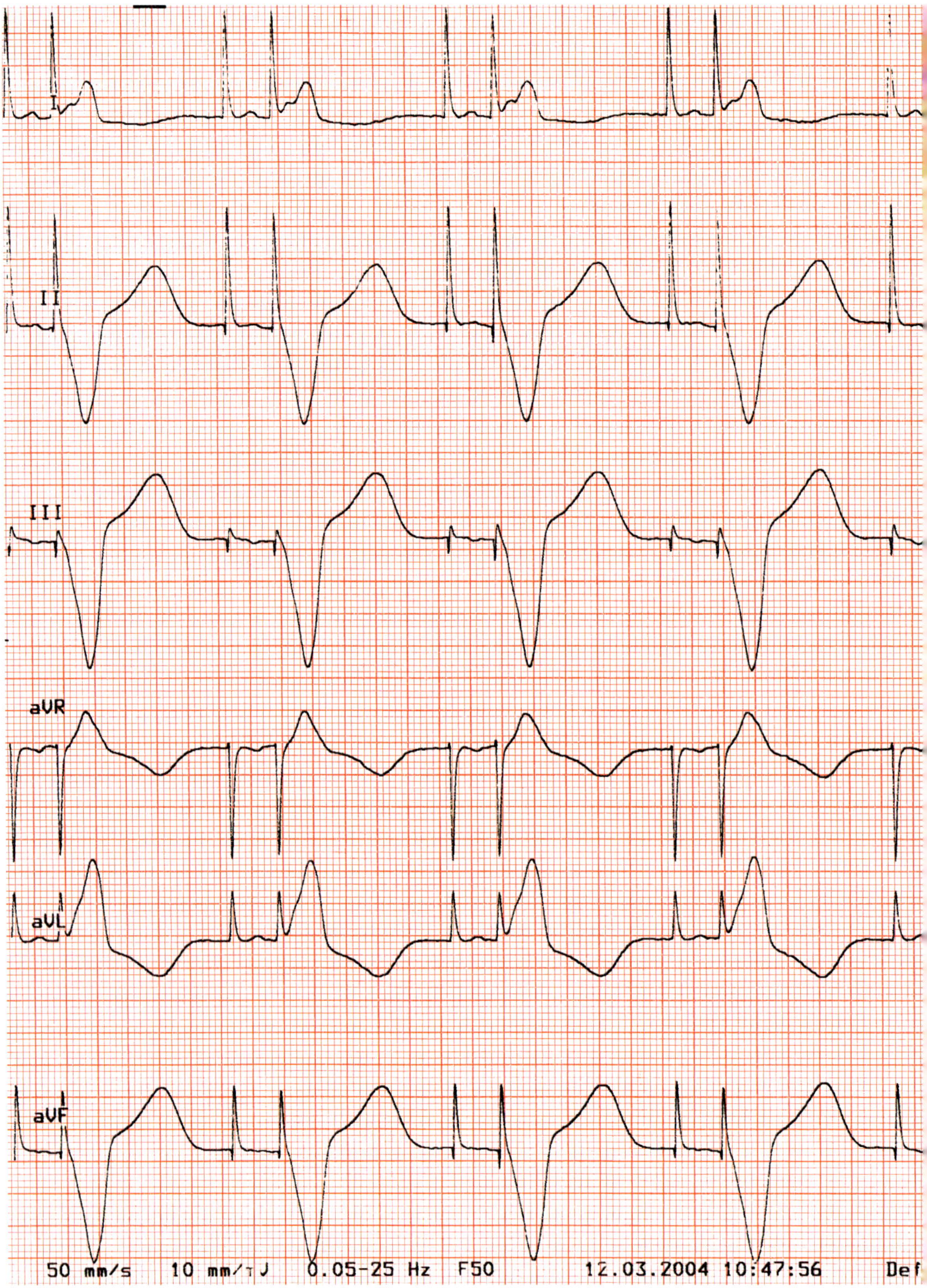
I
II
III
aVR
aVL
aVF
50 mm/s 10 mm/mV 0.05-25 Hz F50 12.03.2004 10:47:56 Def

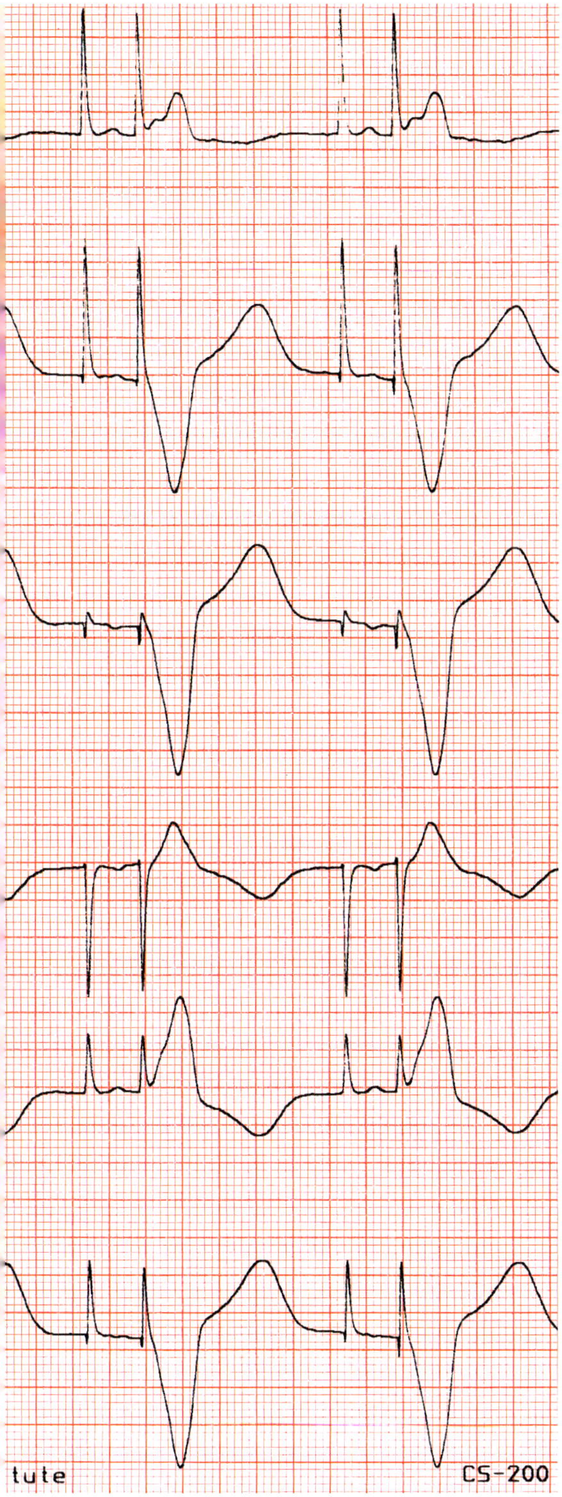

Übungs-EKG 46

P, PQ, QT: ______________________

____

____

QRS, Lagetyp: ______________________

____

____

ST-T: ______________________

____

____

Beurteilung

____

____

____

____

____

____

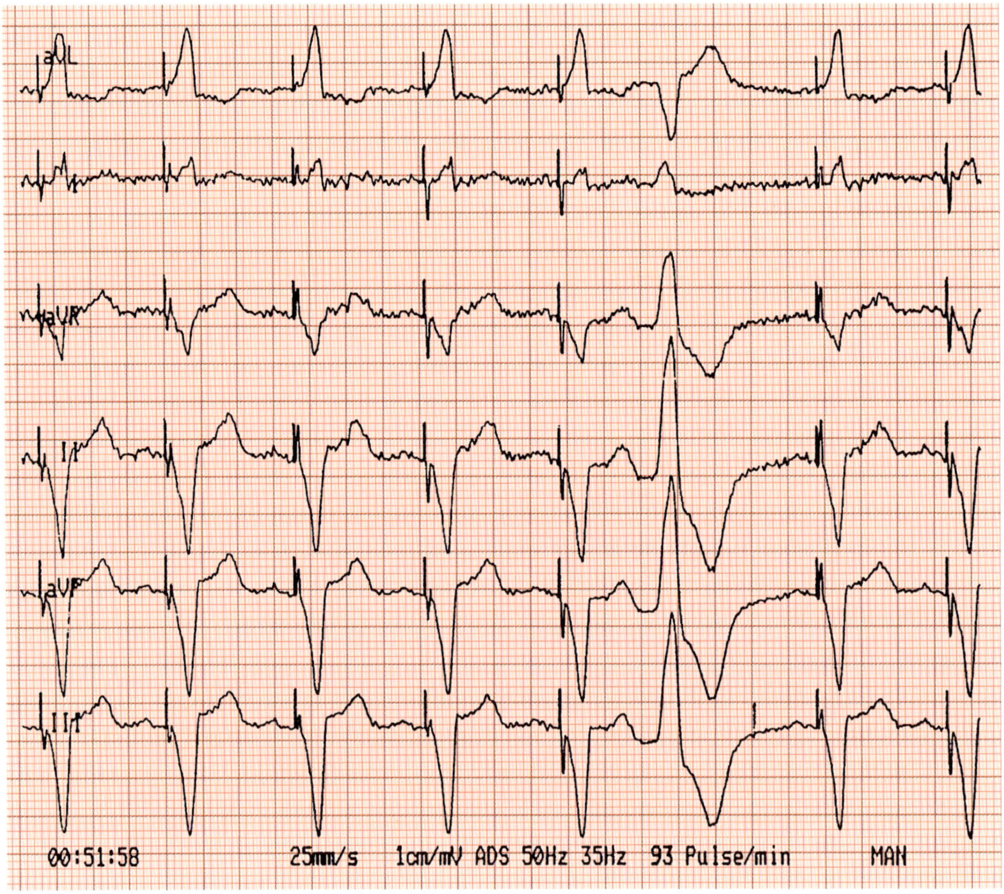

Übungs-EKG 47

P, PQ, QT: ______

QRS, Lagetyp: ______

ST-T: ______

Beurteilung

______

______

______

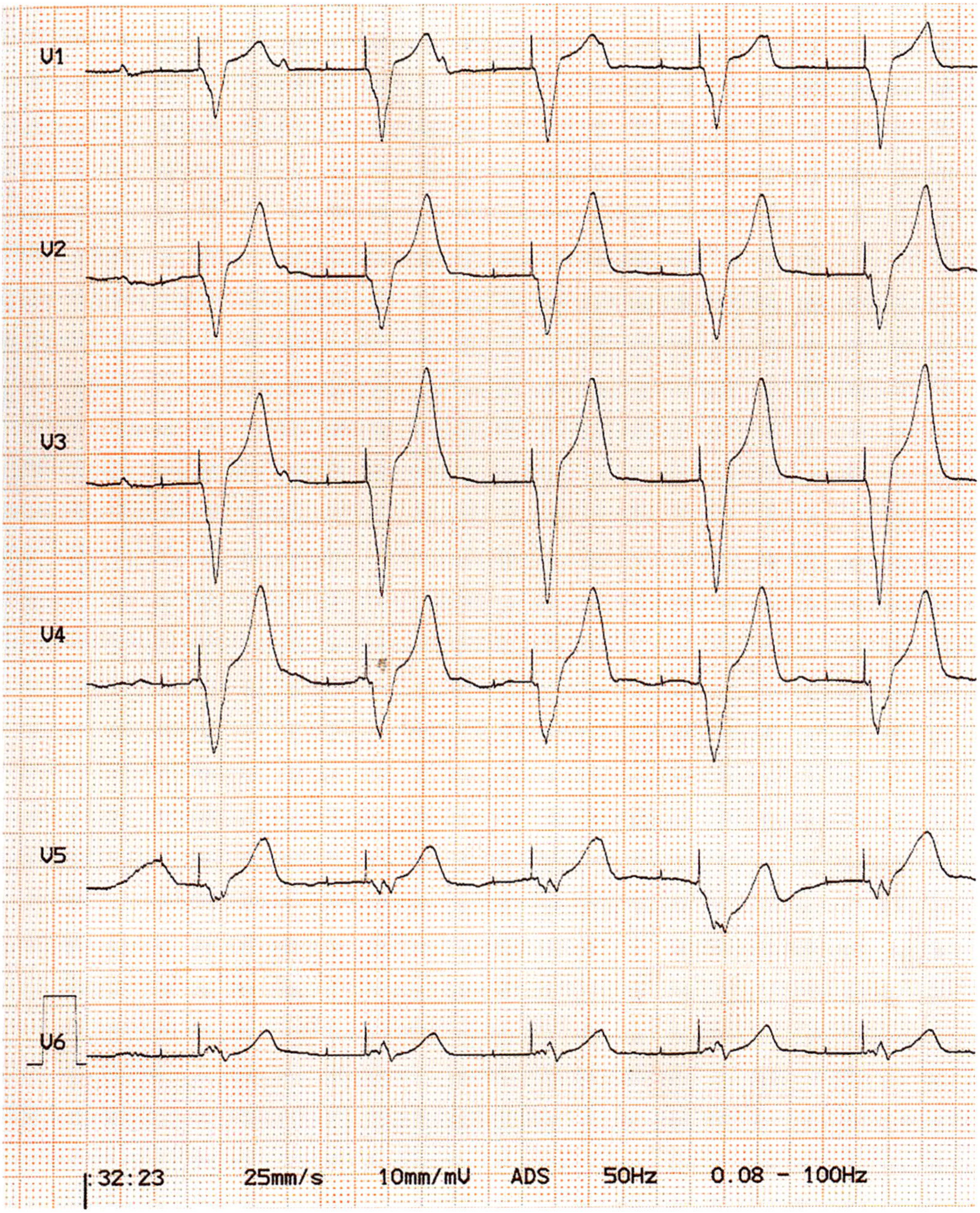

Übungs-EKG 48

P, PQ, QT: ______________________

QRS, Lagetyp: ______________________

ST-T: ______________________

Beurteilung

____

____

____

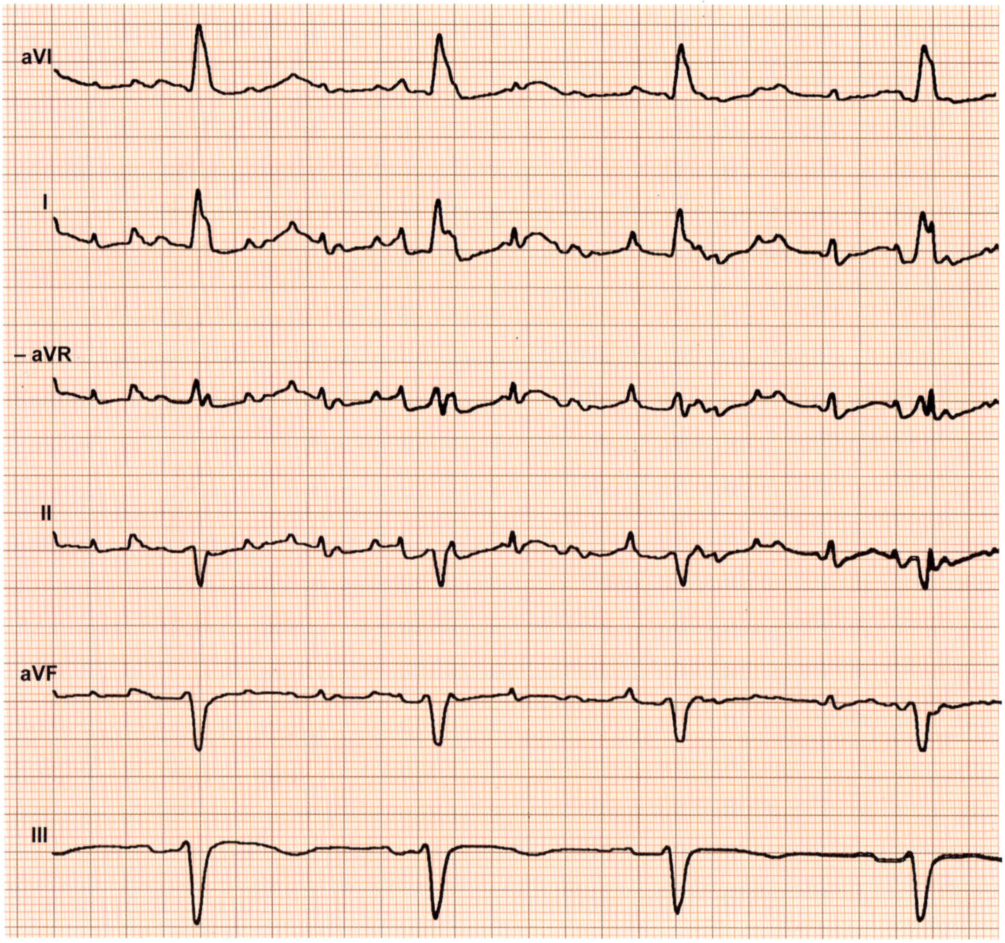

Übungs-EKG 49

P, PQ, QT: ______________________________

QRS, Lagetyp: ______________________________

ST-T: ______________________________

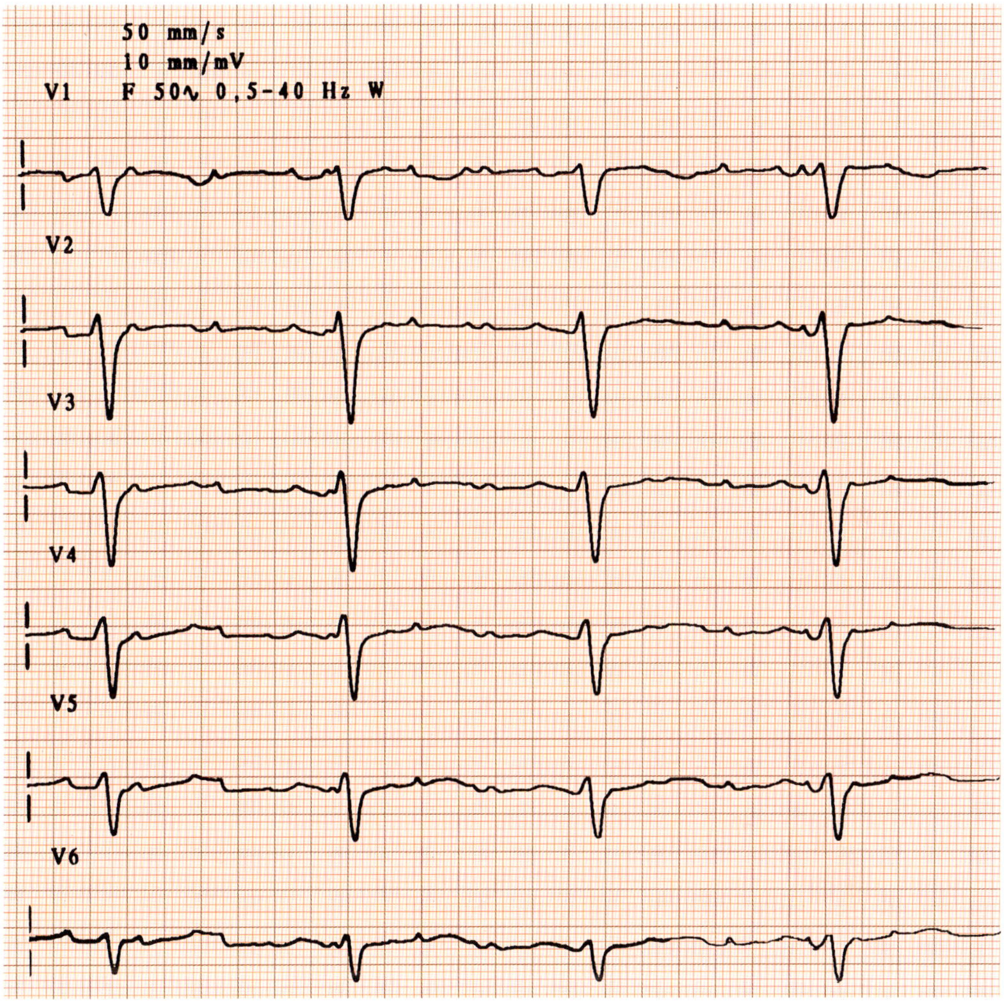

Beurteilung

(50 mm/s 10 mm/mV Netzfilter)

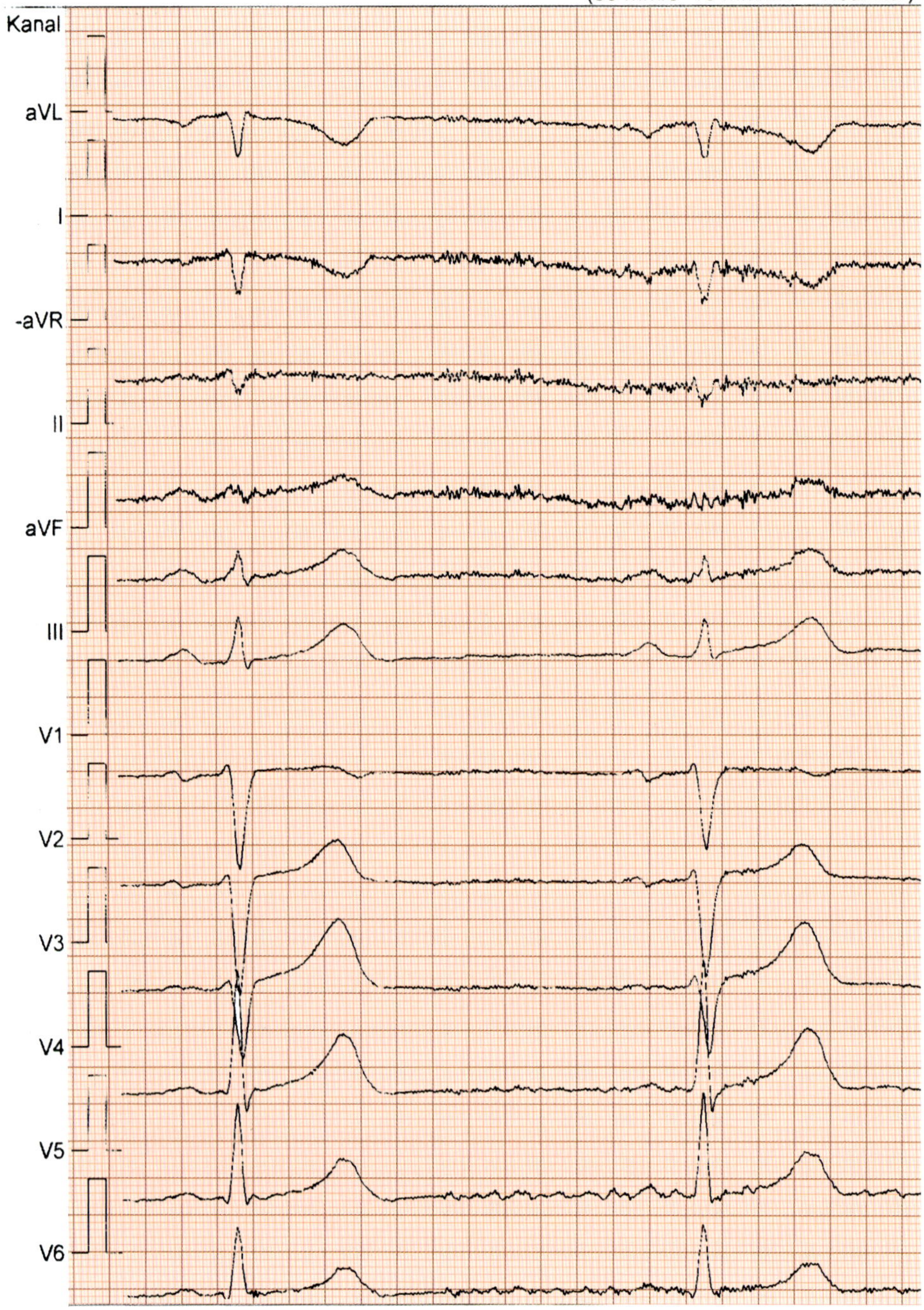

Übungs-EKG 50a

P, PQ, QT: ______________________

QRS, Lagetyp: ______________________

ST-T: ______________________

Beurteilung

____

____

____

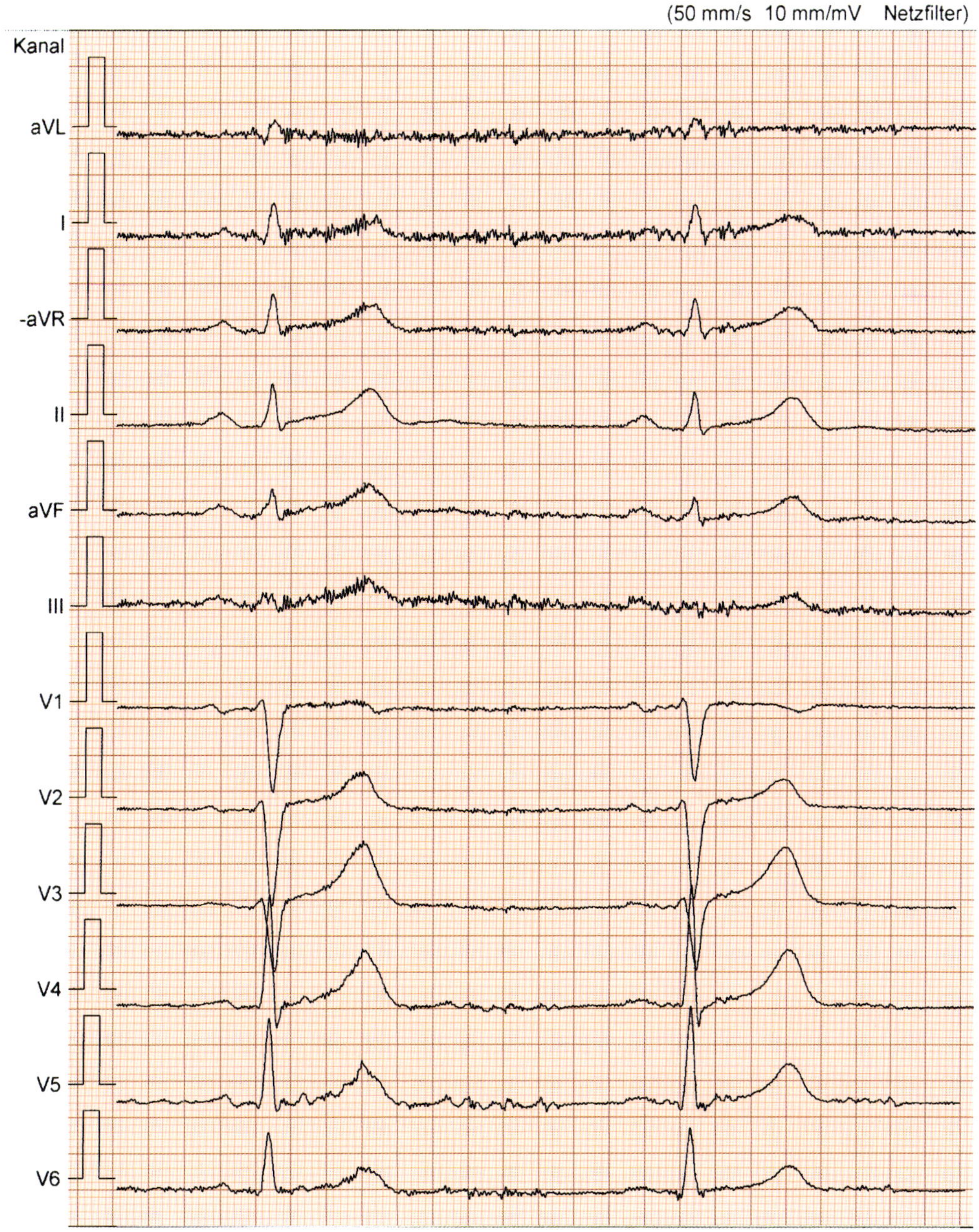

Übungs-EKG 50b

P, PQ, QT: ______________________

QRS, Lagetyp: ______________________

ST-T: ______________________

Beurteilung

____

____

____

Beurteilung der Übungs-EKGs

Übung 1: 58-jährige Patientin ohne kardiale Beschwerden

Beschreibung

P: 0,08 s, Vektor regelrecht (positiv in II, aVF, III)
PQ: 0,20 s, konstant
QT: 0,38 s
QRS: 0,08 s, Fr. 75/min, Mittellage
ST-T: Ungestört

Beurteilung

SR, Fr. 75/min
AV-Überleitung im oberen Normbereich
Ungestörter Erregungsablauf

Kommentar

Es sind alle Kriterien eines normalen Erregungsablaufs erfüllt: An einem ungestörten SR besteht kein Zweifel (P-Vektor regelrecht, PQ-Zeiten im oberen Normbereich, aber konstant und nur eine P-Welle vor jedem QRS-Komplex). Der QRS-Komplex ist schlank. Entsprechend der Richtung der initialen Septumerregung finden wir positive Anfangsschwankungen in III und V1 und kleine Q-Zacken in aVL und I. Die korrespondierenden Q-Zacken linkspräkordial fehlen, was mit den aktivierten Filtern zu erklären ist. Der Lagetyp und die R-Progression in den Brustwandableitungen sind regelrecht. Auch die Nachschwankung weist keine Anomalien auf.

Übung 2: 30-jähriger Mann, anamnestisch kein Hinweis auf Herzerkrankung

Beschreibung

P: 0,08 s, Vektor regelrecht (positiv in II, aVF, III)
PQ: 0,16 s, konstant
QT: 0,36 s
QRS: 0,08 s, Fr. 80/min, Mittellage (bei +60 Grad), r in V_1 sehr klein, R-Progression ungestört; q in III und aVF; s in V_6
ST-T: Ungestört

Beurteilung

SR, Fr. 80/min
Diskrete Rechtsverspätung
Ungestörter Erregungsablauf

Kommentar

Die sehr kleinen q-Zacken in III und aVF sind wohl lagebedingt. Bei Zweifel: Kontrolle mit Inspiration. Die diskrete Rechtsverspätung ist bei einem 30-Jährigen noch normal.
Bisher haben Sie ein normales EKG in Cabrera-Schaltung der Extremitätenableitungen (▸ Übung 1) und in konventioneller Schaltung (▸ Übung 2) beurteilt. Die weiteren Übungen werden Sie davon überzeugen, dass die Cabrera-Schaltung sehr viel sinnvoller ist und die Beurteilung einfacher macht.

Übung 3: 60-jähriger Mann mit langjährigem Hypertonus

Beschreibung

P: 0,12 s, Vektor regelrecht, in II und aVF doppelgipflig, in V_1 biphasisch
PQ: 0,16 s, konstant
QT: 0,34 s
QRS: 0,10 s, regelmäßig, Fr. 95/min, Mittellage, S in V_1 + R in V_5 fast 5 mV! Abrupter R/S-Umschlag lateral V_2, träger R-Anstieg in II und aVF
ST-T: Diskordant zur Hauptrichtung der QRS-Komplexe, gekerbte T-Welle in V_4

Beurteilung

SR, Frequenz 65/min
P-mitrale
Linksherzhypertrophie
Fragliche Deltawelle in II, aVF

Kommentar

Das EKG zeigt mit P-mitrale, positivem Sokolow-Index und Diskordanz der Nachschwankung ausgeprägte Zeichen einer linksatrialen und linksventrikulären Hypertrophie. Auch der abrupte R/S-Umschlag ist für eine Linkshypertrophie typisch. Die Bedeutung der gekerbten T-Welle in V_4 ist unklar.
Die durchweg normale PQ-Zeit und das Fehlen einer Deltawelle in den Brustwandableitungen schließen eine Präexzitation (WPW-Syndrom) aus.

Übung 4: 70-jähriger Patient mit langjährigem Hypertonus

Beschreibung

P: 0,12 s, Vektor regelrecht, biphasisch in V_1
PQ: 0,20 s, konstant
QT: 0,38 s
QRS: 0,08 s, regelmäßig, Fr. 70/min, Mittellage, S in V_2 + R in V_4 > 6 mV! Abrupter R/S-Umschlag lateral V_3
ST-T: Diskordant zur Hauptrichtung der QRS-Komplexe

Beurteilung

SR, Fr. 70/min,
PQ-Zeit noch im Normbereich
P-mitrale
Linksherzhypertrophie

Kommentar

Wie die ► Übung 3 zeigt das EKG alle Zeichen einer linksatrialen und linksventrikulären Hypertrophie. Die Beurteilung ist erschwert durch den Wechsel der Eichung: Extremitätenableitungen 10 mm/mV, Brustwandableitungen 5 mm/mV!
Da manche EKG-Apparate bei Hypervoltage der Brustwandableitungen **automatisch** die Eichung reduzieren, ist die Hypervoltage leicht zu übersehen. Die exakte Messung der Zeiten wird durch die langsame Papiergeschwindigkeit von 25 mm/s erheblich beeinträchtigt.
Der Befund muss die technischen Bedingungen (konventionelle oder Cabrera-Schaltung; Papiergeschwindigkeit; Eichung; aktivierte Filter; Artefakte) der Registrierung berücksichtigen.

Übung 5: 65-jähriger Patient mit pulmonaler Hypertonie bei Lungenfibrose

Beschreibung

P: 0,12 s, Vektor regelrecht, biphasisch in aVL und V_1
PQ: 0,18 s, konstant
QT: Wegen Muskelzittern nicht bestimmbar
QRS: 0,10 s, regelmäßig, Fr. 140/min, überdrehte Rechtslage, qR in V_1 und V_2, S in V_6
ST-T: Angedeutete deszendierende ST-Senkung in III und V_1

Beurteilung:

Sinustachykardie, Fr. 140/min
Hinweis auf Belastung beider Vorhöfe
Rechtshypertrophie
Durch Muskelzittern und Nulllinienschwankung erschwerte Beurteilung

Kommentar

Typisches EKG bei langjähriger schwerer Rechtsherzbelastung. Die Kriterien eines kompletten RSB sind nicht erfüllt. Das q in V_1 kann als Folge der überdrehten Rechtslage erklärt werden.
Muskelzittern kann die Beurteilbarkeit eines EKG erheblich beeinträchtigen (▸ Übung 50a). Zur Optimierung der Ableitungsbedingungen gehört, dass der Patient nicht friert und keine Angst hat.

Übung 6: 60-jähriger Patient ohne kardiale Vorerkrankungen

Beschreibung

P: 0,10 s, Vektor regelrecht, in aVF und III nahezu isoelektrisch
PQ: 0,18 s, konstant
QT: 0,44 s
QRS: 0,14 s, regelmäßig, Fr. 65/min, Querlage (+30 Grad), rsR' in V_1, breites S in V_4–V_6 und in aVL–II
ST-T: Senkung V_1 und V_2, geringe ST-Hebung V_5 und V_6

Beurteilung

SR, Fr. 65/min
Kompletter Rechtsschenkelblock vom Wilson-Typ

Kommentar

Es sind alle Kriterien eines kompletten Schenkelblocks erfüllt: QRS-Verbreiterung und Diskordanz der Nachschwankung in Bezug auf die Richtung des verspäteten Potenzials. Da das verspätete Potenzial auf V_1 zu (R' in V_1) und von V_6 weg (S in V_6) – also nach rechts – weist, handelt es sich um einen RSB. Die ST-T-Senkung in V_1/V_2 und die (diskrete) ST-Hebung in V_5/V_6 entsprechen der für einen Schenkelblock typischen „Diskordanz der Nachschwankung in Bezug auf die Richtung des verspäteten Potenzials". Die Verlängerung der QT-Zeit (120 %) ist durch den RSB bedingt.
Normale Herzachse und positive Anfangsschwankung in V_1 sind unabdingbar für die Diagnose eines unkomplizierten Wilson-Blocks (▸ Übung 9).

Übung 7: 24jährige Patientin, 14 Tage post partum, Einweisung wegen „Hyperventilationstetanie"

Beschreibung

P: 0,10 s, Vektor regelrecht
PQ: 0,14 s, konstant
QT: 0,26 s
QRS: 0,08 s, regelmäßig Fr. 150/min, Rechtslage mit SIQIII-Drehung, rsr's' in V_1; OUP in V_1 0,05 s, qRs in V_6,
ST-T: Geringe, aszendierende ST-Senkung in I, –aVR und V_4/V_6

Beurteilung

Sinustachykardie, Fr. 150/min
Inkompletter RSB
Hinweis auf akute Rechtsherzbelastung (inkomplettes McGinn-White-Syndrom)

Kommentar

(Sinus-)Tachykardie, inkompletter RSB, SIQIII-Drehung der Herzachse und ST-Hebungen oder ST-Senkungen in III und V_1/V_2 werden als Syndrom der akuten Rechtsherzbelastung zusammengefasst. In Übung 7 fehlen zum McGinn-White-Syndrom nur ausgeprägte Nachschwankungsveränderungen in III und rechtspräkordial. Die aszendierenden ST-Senkungen sind mit der Tachykardie zu erklären. Im Zusammenhang mit der Anamnese und dem klinischen Befund (schwerste Dyspnoe, zentrale Zyanose, akzentuierter Schluss der Pulmonalklappe, Angst) erlaubt allein das EKG die Diagnose einer akuten, bedrohlichen Lungenembolie. Ein UKG und die Bestimmung der Blutgaswerte sind als Ergänzung der „bed-side"-Diagnostik zu empfehlen. Umgekehrt schließt das Fehlen akuter Rechtsbelastungszeichen im EKG eine Lungenembolie nicht aus!
Siehe auch ► Übung 18 zur subakuten Rechtsbelastung.

Übung 8: 76-jähriger Patient, koronare Herzerkrankung und Hypertonus bekannt

Beschreibung

P: Nur in den Brustwandableitungen eindeutig zu erkennen (Vektor deshalb nicht bestimmbar), 0,12 s, biphasisch in V_1
PQ: 0,30 s!, konstant
QT: 0,40 s
QRS: 0,18 s, regelmäßig, Fr. 75/min, Mittellage, fehlendes R in V_1–V_3, Hypervoltage
ST-T: Diskordant zur Richtung des Kammerkomplexes

Beurteilung

SR, Fr. 75/min
P-mitrale
AV-Block 1. Grades
Kompletter LSB

Kommentar

Alle Kriterien eines kompletten LSB sind erfüllt (QRS > 0,12 s, Diskordanz der Nachschwankung in Bezug auf die Hauptrichtung des Kammerkomplexes). Grundsätzlich ist aus einer Hypervoltage bei kompletten LSB nicht auf eine Linksherzhypertrophie zu schließen. In diesem Fall kann angesichts der linksatrialen Belastungszeichen und der Anamnese der Verdacht auf eine Linkshypertrophie geäußert werden. Die extreme Verlängerung des AV-Intervalls sollte zur Frage nach Synkopen in der Anamnese veranlassen.
Die fehlenden R-Zacken und die ST-Hebung in V_1–V_3 imitieren das Bild eines akuten VW-Infarkts, sind aber hinreichend durch den LSB erklärt. Ob zusätzlich ein VW-Infarkt vorliegt, entscheiden Klinik, Labor etc.

Übung 9: 70-jähriger Patient mit rezidivierenden Synkopen

Beschreibung

P: 0,12 s, Vektor regelrecht, prominent in II, aVF und III, negativ in V_1/V_2
PQ: 0,22 s, konstant
QT: Wegen QRS-Verbreiterung nicht verwertbar
QRS: 0,16 s, Fr. 80/min, überdrehter Linkstyp, plumpes, tiefes S in V_6
ST-T: Ausgeprägte deszendierende ST-Senkung mit präterminaler T-Negativität in aVL, I und V_1–V_3, korrespondierende aszendierende ST-Hebung und hohe T-Welle in II, aVF, und III

Beurteilung

SR, Frequenz 80/min
AV-Block 1. Grades
Hypertrophie beider Vorhöfe
Kompletter RSB + LAH (bifaszikulärer Block)

Kommentar

Hochpathologischer Befund: Bei den Synkopen in der Anamnese handelt es sich vermutlich um Adams-Stokes-Anfälle durch intermittierend trifaszikuläre Blockierungen. Hier muss die Indikation zur Schrittmachertherapie geklärt werden. Ob die hohen R-Amplituden in aVL, I und V_6 Hinweis auf eine Linksherzhypertrophie sind, ist wegen der Rechtsschenkelblockierung aus dem EKG nicht zu entscheiden.

Übung 10: 75-jähriger Patient mit Synkopen in der Anamnese

Beschreibung

P: Nicht sicher zu erkennen
PQ: Nicht messbar
QT: Wegen QRS-Verbreiterung nicht verwertbar
QRS: 0,14 s, unregelmäßig, Fr. um 100/min, überdrehte Rechtslage, rsR' in V_1, RS in V_6
ST-T: Deszendierende Senkung mit präterminaler T-Negativität in V_1/V_2

Beurteilung

Vorhofflimmern mit absoluter Tachyarrhythmie, Frequenz um 100/min
Kompletter RSB + LPH (bifaszikulärer Block)

Kommentar

Ein bifaszikulärer Block vom Typ RSB + LPH ist selten und kommt bei schwerer Rechtsherzbelastung vor. Er kann Vorläufer eines trifaszikulären Blocks sein. Die Synkopen in der Anamnese lassen vermuten, dass es sich dabei um Adams-Stokes-Anfälle durch intermittierende trifaszikuläre Blockierung handelt. Auch hier muss die Indikation zur Schrittmachertherapie geklärt werden.

Übung 11: 65-jähriger Patient mit Hypertonus

Beschreibung

P: 0,12 s, Vektor regelrecht, doppelgipflig in aVF, biphasisch in V_1/V_2
PQ (bzw. P-Delta): 0,12 s, konstant
QT: 0,40 s
QRS: 0,12 s, regelmäßig Fr. 70/min, Linkslage, positive Deltawelle in allen Brustwandableitungen, in aVL und I; negative Deltawelle in II, aVF und III
ST-T: Diskordant in Bezug auf die Richtung der Deltawelle

Beurteilung

SR, Frequenz 70/min
P-mitrale
Sternal-positives WPW-Syndrom

Kommentar

Typisches EKG bei sternal-positivem WPW-Syndrom. Die Deltawelle stellt sich in den Brustwandableitungen positiv, in II, aVF und III negativ dar. In –aVR ist sie nur angedeutet zu sehen, was zur Messung einer normalen „PQ"-Zeit verleitet. Die Differenzialdiagnosen Rechtshypertrophie, RSB oder Z. n. HW-Infarkt sind durch die eindeutige Deltawelle auszuschließen. Das P-mitrale als Zeichen linksatrialer Belastung ist Folge des anamnestisch bekannten Hypertonus.

Übung 12: 30-jähriger Patient, in der Anamnese Episoden von Herzrasen

Beschreibung

P: Dauer 0,10 s, Vektor regelrecht
PQ (bzw. P-Delta): 0,10 s, die P-Welle geht unmittelbar in den QRS-Komplex über
QT (bzw. Delta-T): 0,48 s
QRS: 0,16 s (V_1), regelmäßig, Fr. 65/min, Linkslage, ausgeprägte negative Deltawelle in V_1 bis V_3, aVF und III; positive Deltawelle in V_5/V_6 und aVL bis –aVR
ST-T: Diskordant in Bezug auf die Richtung der Deltawelle

Beurteilung

SR, Frequenz 65/min
Sternal negatives WPW-Syndrom

Kommentar

Alle morphologischen Anomalien und die verlängerte „QT"-Zeit sind durch die ausgeprägte Präexzitation erklärt. Für die Differenzialdiagnosen Linksschenkelblock, Linkshypertrophie und subakuter Hinterwandinfarkt ist das EKG gleichsam „blind". Bei den Episoden von Herzrasen handelt es sich mit großer Wahrscheinlichkeit um supraventrikuläre Tachykardien als typische Komplikation des WPW-Syndroms.

Übung 13a: 28-jähriger Patient als Notfall mit Schocksymptomatik eingewiesen, keine Vorerkrankungen bekannt

Beschreibung

P: Nicht sicher erkennbar; fraglich in V_3/V_4
PQ: Nicht messbar
QT: Nicht messbar
QRS: 0,14 s, regelmäßig, Fr. 250/min, Rechtslage, R in V_1, RS in V_5, Abl. V_6 fehlt
ST-T: Diskordant zum Kammerkomplex

Beurteilung

Tachykardie mit breitem, RSB-artig deformiertem Kammerkomplex;
Ob VT oder SVT, ist nicht sicher zu entscheiden

Kommentar

Bei einer regelmäßigen Tachykardie mit breitem QRS-Komplex kann es sich um eine VT, eine SVT bei Schenkelblock, oder um eine antidrome Tachykardie bei WPW-Syndrom handeln. Angesichts der instabilen Kreislaufsituation sind medikamentöse Therapieversuche (z. B. mit Ajmalin) nicht empfehlenswert. Beachten Sie die konventionelle Schaltung und die unterschiedliche Eichung von Extremitäten- und Brustwandableitungen!

Übung 13b: Gleicher Patient wie Übung 13a nach elektrischer Rhythmisierung

Beschreibung

P: 0,12 s, Vektor regelrecht, prominent in –aVR, II, aVF und III; biphasisch in V_1
PQ: 0,12 s, konstant
QT (bzw. Delta-T): 0,40 s
QRS: 0,12 s, regelmäßig, Fr. 80/min, Steillage, positive Deltawelle in –aVR bis III und allen Brustwandableitungen; negative Deltawelle in aVL und I
ST-T: Diskordant zur Richtung der Deltawellen

Beurteilung

SR, Fr. 80/min
P-mitrale
Sternal positives WPW-Syndrom

Kommentar

Nach Rhythmisierung zeigt das EKG die typischen Zeichen eines sternal positiven WPW-Syndroms. Retrospektiv hat es sich im Vor-EKG um eine antidrome Tachykardie bei WPW-Syndrom gehandelt. Das P-mitrale könnte Ausdruck der Vorhofüberlastung während der Tachykardie sein. Mittels Herzecho sollte ein Mitralklappenprolaps ausgeschlossen werden.

Übung 13c: Gleicher Patient wie Übung 13a und 13b wenige Stunden später

Beschreibung

P: Nicht sicher erkennbar, fraglich im ST-Segment (V_2!)
PQ: Nicht messbar
QT: 0,24 s
QRS: 0,08 s, regelmäßig, Fr. 180/min, Steillage
ST-T: Unauffällig

Beurteilung

Regelmäßige Tachykardie mit schlankem Kammerkomplex. Bei Kenntnis des Vor-EKG: Orthodrome Tachykardie bei WPW-Syndrom

Kommentar

Eine Deltawelle ist hier nicht erkennbar. Nur die Kenntnis des Vor-EKG gestattet die Diagnose einer orthodromen WPW-Tachykardie. Formal gleicht das EKG einer AV-junktionalen Tachykardie.

Übung 14a: 30-jähriger Patient klagt über Herzrasen, fortlaufende Registrierung bei Gabe von Verapamil

Beschreibung

P: Nicht sicher erkennbar, fraglich im ST-Segment (V_4!)
PQ: Nicht messbar
QT: 0,24 s
QRS: 0,08 s, regelmäßig, Fr. 150/min, Steillage
ST-T: Muldenförmige Senkung in –aVR bis III und V_4–V_6
Nach kurzer Asystolie:
P: 0,10 s, Vektor regelrecht
PQ (P-Delta): 0,10 s, konstant
QT: 0,28 s
QRS: Zunächst 0,12 s, dann 0,16 s, regelmäßig, Fr. 80/min, Querlage, Deltawelle in V_1–V_6 positiv, in aVF und III negativ
ST-T: Diskordant zur Richtung der Deltawelle

Beurteilung

Zunächst regelmäßige Tachykardie mit schlanken Kammerkomplexen. Unter Verapamil Demaskierung des zugrunde liegenden sternalpositiven WPW-Syndroms.

Kommentar

Bei einer regelmäßigen, schlanken Tachykardie kann ein Therapieversuch mit Adenosin oder Verapamil gemacht werden. (Bei Kenntnis des zugrunde liegenden WPW-Syndroms wird man Adenosin den Vorzug geben.) Interessant ist die Zunahme der Mächtigkeit der Deltawelle nach Umschlag in SR vom ersten zu den drei folgenden QRS-Komplexen.

Übung 14b: Gleicher Patient wie Übung 14a, wenige Stunden später

Beschreibung

P: 0,10 s, Vektor regelrecht
PQ (P-Delta): 0,10 s in V_3/V_4; 0,16 s in II, aVF!
QT: 0,38
QRS: 0,10 s, regelmäßig, Fr. 90/min, Mittellage; positive Deltawelle in aVL, I, V_1–V_4, negative Deltawelle in II, aVF und III
ST-T: Diskordant zur Richtung der Deltawelle

Beurteilung

SR, Fr. 90/min
Sternal positives WPW-Syndrom

Kommentar

Die scheinbar unterschiedlichen P-Deltazeiten erklären sich durch die mehr (V_3/V_4) oder weniger (II, aVF) günstige Projektion der Deltawelle!
Das breite Q mit ST-Hebung in aVF und III imitiert das Bild eines HW-Infarkts! Es handelt sich aber um negative Deltawellen mit Diskordanz der Nachschwankung in Bezug auf die Richtung der Deltawelle.

Übung 15a: 65-jähriger Patient in schlechtem Allgemeinzustand, Blutdruck nicht zu messen, Schocksymptomatik

Beschreibung

P: Nicht zu erkennen
PQ: Nicht messbar
QT: Wechselnd mit der Breite der QRS-Komplexe;
QRS: 0,14–0,16 s, unregelmäßig, Fr 180–250/min, Rechtslage, rechtsschenkelblockartig deformiert
ST-T: Diskordant zur Richtung der Kammerhauptschwankung

Beurteilung

Tachyarrhythmie bei Vorhofflimmern
Verdacht auf WPW-Syndrom

Kommentar

Übung 15 a ist ein ebenso schwieriges wie wichtiges EKG. Eine häufige Fehldiagnose ist „Kammertachykardie". Dagegen spricht schon die absolute Arrhythmie der Kammerkomplexe. Es handelt sich also um eine „Tachyarrhythmie mit breitem Kammerkomplex". Das kann entweder Vorhofflimmern mit schneller Überleitung bei vorbestehendem Schenkelblock oder Vorhofflimmern bei WPW-Syndrom sein. Einen Hinweis auf das Vorliegen eines WPW-Syndroms gibt V_1: Bei einem RSB ist das erste „Hasenohr" des Kammerkomplexes in V_1 niedriger als das zweite. In unserer Übung ist aber das erste „Hasenohr" höher als das zweite, was für ein WPW-Syndrom spricht. Wegen der therapeutischen Konsequenzen muss man bei Zweifeln **immer** von einem WPW-Syndrom ausgehen. Verapamil oder Digitalis sind dabei absolut kontraindiziert! Sie können damit Kammerflimmern auslösen. Die adäquate Therapie besteht in elektrischer Kardioversion unter kontrollierten Bedingungen – zumal bei Schocksymptomatik.
Patienten mit einem akzessorischen Leitungsbündel neigen zu Vorhofflimmern mit „Tachyarrhythmien mit breitem Kammerkomplex". Deshalb sollte bei Nachweis einer Deltawelle eine Ablation des akzessorischen Bündels angestrebt werden, auch wenn bisher keine tachykarden Rhythmusstörungen aufgetreten sind.

Übung 15b: Gleicher Patient wie in Übung 15a, nach elektrischer Kardioversion

Beschreibung

P: 0,12 s, Vektor regelrecht, biphasisch in V_1
PQ (P-Delta): 0,10 s, konstant
QT: 0,38 s
QRS: 0,16 s, regelmäßig Fr. 70/min, Steillage, ausgeprägte Deltawelle in fast allen Ableitungen, positiv in V_1
ST-T: unauffällig

Beurteilung

SR, Frequenz 70/min
Sternal positives WPW-Syndrom

Kommentar

Damit ist bewiesen, dass der Rhythmusstörung in ▸ Übung 15a Vorhofflimmern bei Vorhandensein eines akzessorischen Bündels zugrunde liegt. Ungewöhnlich ist die Nachschwankung insofern, als wir in der Regel eine Diskordanz der Nachschwankung in Bezug auf die Richtung der Deltawelle erwarten. Das zeigt wieder einmal die große Variationsbreite der WPW-Morphologie.

Übung 16a: 55-jähriger Patient mit retrosternalen Schmerzen

Beschreibung

P: 0,12 s, Vektor regelrecht, doppelgipflig in II
PQ: 0,20 s, konstant
QT: 0,38 s
QRS: 0,10 s, regelmäßig, Fr. 60/min, Mittellage, verzögerte R-Progression in den Brustwandableitungen
ST-T: Ausgeprägte ST-Hebung und hochpositive T-Welle in den Brustwandableitungen, weniger ausgeprägt in aVL und I, korrespondierende ST-Senkung in II, aVF und III

Beurteilung

SR, Fr. 60/min
AV-Überleitung im obersten Normbereich
P-mitrale
perakute Außenschichtischämie im Bereich der VW

Kommentar

ST-Elevation und „Erstickungs-T" als Zeichen eines drohenden VW-Infarkts. Pathologische Q-Zacken als Hinweis auf eine transmurale Nekrose fehlen (noch). Diese „Stadium 0" eines Infarkts ist nur kurze Zeit zu sehen. Bei rascher Wiedereröffnung des betroffenen Gefäßes – hier vermutlich des RIVA – ist eine transmurale Myokardnekrose zu vermeiden.

Übung 16b: Gleicher Patient wie in der Übung 16a nach einer Woche

Beschreibung

P: 0,08 s, Vektor regelrecht
PQ: 0,14 s, konstant
QT: 0,38 s
QRS: 0,08 s, regelmäßig, Fr. 65/min, Mittellage, R-Verlust V_3–V_5
ST-T: Horizontale ST-Hebung und terminale T-Negativität V_2–V_6, angedeutet in aVL und I
Muskelzittern in II, aVF und III

Beurteilung

SR, Fr. 65/min,
Subakuter Vorderwandinfarkt

Kommentar

Es bestehen jetzt alle Zeichen einer transmuralen Nekrose im Bereich der Vorderwand. Die beginnende terminale T-Negativierung spricht für ein subakutes Stadium. Die AV-Überleitung hat sich normalisiert, die linksatrialen Belastungszeichen sind nur noch angedeutet zu erkennen.

Übung 17a: 75-jähriger Patient mit retrosternalen Schmerzen

Beschreibung

P: 0,12 s, Vektor regelrecht, biphasisch in V_1
PQ: 0,20 s, konstant
QT: 0,34 s
QRS: 0,12 s, regelmäßig, Fr. 85/min, überdrehte Linkslage, Rs in V_6, pathologisches Q von V_2–V_4
ST-T: ST-Elevation in aVL, I sowie in V_2–V_5; korrespondierende ST-Senkung in II, aVF und III
Muskelzittern in den Extremitätenableitungen

Beurteilung

SR, Fr. 85/min
P-mitrale
akuter VW-Infarkt
LAH
Rechtsverspätung

Kommentar

Es bestehen alle Zeichen eines akuten, transmuralen VW-Infarkts mit Hinweis auf linksatriale Belastung. Der LAH und die erhebliche Rechtsverspätung sprechen für eine Mitbeteiligung des Kammerseptums und des linksanterioren und des rechten Bündels, die beide vom RIVA, dem betroffenen Gefäß, versorgt werden. Es droht ein bifaszikulärer Block (RSB + LAH), was eine prognostisch ungünstige Komplikation eines VW-Infarkts darstellt.

Übung 17b: Gleicher Patient wie Übung 17a nach Wiedereröffnung des RIVA

Beschreibung

P: 0,12 s, Vektor regelrecht, biphasisch in V_1
PQ: 0,18 s, konstant
QT: 0,38 s
QRS: 0,10 s, regelmäßig, Fr. 85/min, Rechtslage (+120 Grad)!, Sr' in V_1, R-Verlust V_1–V_4, breites Q in aVL und I
ST-T: Horizontale ST-Hebung in aVL, I, V_2–V_5 mit terminaler T-Negativität, korrespondierende ST-Senkung und prominentes T in aVF und III

Beurteilung

SR, Fr. 85/min
P-mitrale
Subakuter VW-Infarkt
Rechtsverspätung

Kommentar

Bemerkenswert ist der Vektorsprung von überdreht links zur Rechtslage (+120 Grad). Neben der Normalisierung der Leitung im linksanterioren Bündel scheint der Potenzialverlust über der Vorderwand zu dem pathologischen Lagetyp geführt zu haben. **Ein ausgeprägter Vektorsprung im Rahmen eines Infarktgeschehens kann als indirekter Hinweis auf einen ausgedehnten Infarkt gewertet werden.** Die Zeichen der linksatrialen Belastung bestehen unverändert.

Übung 18: 50-jähriger Patient mit Anfällen von Atemnot nach einer Flugreise

Beschreibung

P: 0,12 s (V_1), Vektor regelrecht, biphasisch in V_1
PQ: 0,24 s, konstant
QT: 0,34 s
QRS: 0,08 s, regelmäßig, Fr. 70/min, Mittellage mit SIQIII-Drehung; plumpes, tiefes S bis V_6, ungestörte R-Progression in den Brustwandableitungen
ST-T: Tiefe terminale T-Negativität V_1–V_4

Beurteilung

SR, Fr. 70/min, AV-Block 1. Grades
Hinweis auf biatriale Belastung
Inkompletter RSB
Ausgeprägte Zeichen subakuter Rechtsbelastung
DD: Z. n. intramuralem VW-Infarkt

Kommentar

Der Leitbefund ist – ähnlich wie in ▸ Übung 17 – die tiefe terminale T-Negativierung in den rechtspräkordialen Brustwandableitungen. Zwei ganz verschiedene Ursachen kommen hier in Betracht: Ein Z. n. nach erheblicher, passagerer koronarer Ischämie, die aber zu keiner transmuralen Nekrose geführt hat (sog. „non Q-wave Infarkt"), oder – was zu wenig bekannt ist – ein Z. n. akuter Rechtsherzüberlastung. Die Flugreise in der Anamnese, die SIQIII Konstellation und die Rechtsverspätung (tiefes S bis V_6) geben Hinweise auf die Rechtsherzbelastung. In unserem Fall hat die Lungenszintigrafie mehrere Zirkulationsausfälle gezeigt.

Übung 19: 69-jähriger Patient, beschwerdefrei, Herzinfarkt in der Vorgeschichte

Beschreibung

P: 0,10 s, Vektor regelrecht
PQ: 0,18 s, konstant
QT: 0,38 s
QRS: 0,08 s, regelmäßig, Fr. 75/min, Querlage, R-Verlust V_1, path. q und R-Reduktion V_1–V_4
ST-T: Unauffällig

Beurteilung

SR, Frequenz 75/min
VW-Infarkt Stad. IV (Narbe)
Muskelzittern

Kommentar

Die P-Wellen sind in den Extremitätenableitungen wegen der niedrigen Amplitude und des Muskelzitterns nur angedeutet (II, aVF), in den Brustwandableitungen jedoch gut zu erkennen. Am SR besteht kein Zweifel. Leitbefund sind die kleinen, aber signifikanten Q-Zacken in V_2–V_4 und die drastische R-Reduktion in V_2–V_4 als Zeichen der Nekrose im Bereich der Vorderwand. Die ungestörte Nachschwankung zeigt, dass es sich um einen alten VW-Infarkt handelt.

Übung 20: 55-jährige Patientin mit retrosternalen Schmerzen

Beschreibung

P: 0,08 s Vektor regelrecht
PQ: 0,12 s, konstant
QT: Wegen der QRS-Verbreiterung nicht bewertbar
QRS: 0,14 s, regelmäßig, Fr. 130/min, Linkslage, qR V_1–V_3, RS V_6
ST-T: In den Brustwandableitungen ST-Konkordanz zur Richtung des verspäteten Potenzials

Beurteilung

Sinustachykardie Fr. 130/min
Kompletter RSB
Akuter VW-Infarkt

Kommentar

Typisch für einen RSB sind rSR' sowie die ST-T-**Dis**kordanz in Bezug auf die Richtung des verspäteten Potenzials. In unserer Übung **fehlt** die positive Anfangsschwankung in V_1 und die Nachschwankung ist **kon**kordant zur Richtung des verspäteten Potenzials! Die Zeichen eines akuten VW-Infarkts mischen sich mit den Zeichen eines kompletten RSB. Tritt im Verlauf eines VW-Infarkts ein RSB auf, gilt dies als prognostisch ungünstiges Zeichen.

Übung 21: 75-jährige Patientin mit präkordialen Schmerzen

Beschreibung

P: 0,08 s, Vektor regelrecht
PQ: 0,16 s, konstant
QT: 0,34 s
QRS: 0,08 s, regelmäßig, Fr. 95/min, Linkslage, pathologisches Q in II, aVF und III
ST-T: ST-Elevation in II, aVF und III, angedeutet auch in V_5 und V_6; korrespondierende ST-Senkung in aVL, I und V_2, beginnende terminale T-Negativierung in aVF und III

Beurteilung

SR, Fr. 95/min
HW-Infarkt Stad. II

Kommentar

Es bestehen die typischen direkten und indirekten Zeichen eines akuten HW-Infarkts. Die beginnende terminale T-Negativierung kennzeichnet den Übergang in das subakute Stadium.

Übung 22a: 57-jähriger Patient mit heftigen Oberbauchschmerzen

Beschreibung

P: 0,10 s, Vektor regelrecht
PQ: 0,26 s konstant
QT: 0,38 s
QRS: 0,08 s, regelmäßig, Fr. 75/min, Steillage, q in −aVR bis III, R-Progression in den Brustwandableitungen ungestört
ST-T: Hebung von −aVR bis III und V_3–V_6; korrespondierende ST-Senkung in aVL, I, V_1, V_2

Beurteilung

SR, Fr. 75/min
AV-Block 1. Grades
akuter, ausgedehnter HW-Infarkt

Kommentar

AV-Blockierungen auch höheren Grades sind eine häufige Komplikation beim akuten HW-Infarkt. Vor allem bei ausgedehnten HW-Infarkten müssen zum Ausschluss einer rechtsventrikulären Beteiligung zusätzlich die rechtspräkordialen Brustwandableitungen geschrieben werden (► Übung 22b). Die Schmerzen bei akutem HW-Infarkt projizieren sich nicht selten in den Oberbauch (DD Magenperforation).

Übung 22b: Gleicher Patient wie 22a, mit rechtspräkordialen Ableitungen

Beschreibung

Extremitätenableitungen wie 22 a
In Vr_3–Vr_6 R-Verlust und ST-Elevation

Beurteilung

Hinweis auf rechtsventrikuläre Beteiligung bei ausgedehntem HW-Infarkt

Kommentar

Eine rechtsventrikuläre Beteiligung stellt eine therapierelevante Komplikation bei einem HW-Infarkt dar.

Übung 22c: Gleicher Patient wie Beispiel 22a und 22b nach Wiedereröffnung eines proximalen RCA-Verschlusses

Beschreibung

P: 0,10 s, Vektor regelrecht
PQ: 0,20 s, konstant
QT: 0,40 s
QRS: 0,08 s, regelmäßig, Fr. 65/min, Linkslage, pathologisches Q in II, aVF und III
ST-T: Minimale ST-Hebung in II, aVF und III; deutliche terminale T-Negativität in II, aVF und III sowie V_4–V_6. Korrespondierende ST-Senkung in aVL und V_2

Beurteilung

SR, Frequenz 65/min
subakuter HW-Infarkt

Kommentar

Beachten Sie die Normalisierung der AV-Überleitung. Die Drehung des QRS-Vektors von Steil- zu Linkslage ist Folge des Potenzialverlusts über der Hinterwand (► Übung 17a).

Übung 23: 24-jähriger Patient mit retrosternalen Schmerzen bei fieberhaftem Infekt. Perikardreiben!

Beschreibung

P: 0,10 s, Vektor regelrecht
PQ: 0,16 s, konstant
QT: 0,44 s
QRS: 0,08 s, regelmäßig, Fr. 50/min, Steillage
ST-T: ST-T-Hebung von (I), –aVR bis III, V_5/V_6; korrespondierende ST-Senkung in V_1/V_2

Beurteilung

Sinusbradykardie, Fr. 50/min
Perikarditis Stad. I

Kommentar

Die ausgedehnten, eine Gefäßprovinz überschreitenden Zeichen der Außenschichtläsion, die mit der angehobenen Nachschwankung hochgeschlagene S-Zacke und das Fehlen von Nekrosezeichen (pathologische Q-Zacken) sprechen für das akute Stadium einer Perikarditis. In II und aVF ist zudem eine geringe PQ-Streckensenkung zu sehen. Das Alter des Patienten, die Anamnese und der Auskultationsbefund geben wichtige zusätzliche Hinweise auf eine entzündliche Außenschichtschädigung. Zum definitiven Ausschluss eines ausgedehnten HW-Infarkts ist ein Herzecho zu empfehlen.
Die Differenzialdiagnose akuter Infarkt versus Perikarditis ist aus dem EKG alleine oft nicht zu stellen. Die therapeutischen Konsequenzen sind jedoch erheblich: Die bei einem Infarkt übliche Antikoagulation oder Lysetherapie sind bei einer Perikarditis kontraindiziert (Gefahr der hämorrhagischen Perikardtamponade)!

Übung 24: 30-jähriger Patient mit retrosternalen Schmerzen nach grippalem Infekt

Beschreibung

P: Bei Muskelzittern nur angedeutet in I und den Brustwandableitungen zu erkennen. In den Brustwandableitungen täuscht vor dem zweiten Schlag ein Artefakt eine P-Welle vor!
PQ: 0,12 s, konstant
QT: 0,38 s
QRS: 0,10 s, regelmäßig, Fr. 54/min, Steillage
ST-T: Hebung von I–III, V_3–V_6; hochgeschlagenes s in V_4–V_6; korrespondierende ST-Senkung V_1/V_2

Beurteilung

Sinusbradykardie, Fr. 54/min
Perikarditis Stadium I
Muskelzittern

Kommentar

► Übung 23

Übung 25: 42-jähriger Mann, herzgesund, Einstellungsuntersuchung

Beschreibung

P: 0,10 s, Vektor regelrecht, unregelmäßig, aber monomorph
PQ: 0,18 s, konstant (!)
QT: Um 0,38 s
QRS: 0,10 s, unregelmäßig, Fr. zwischen 50/min und 80/min, Mittellage
ST-T: Unauffällig

Beurteilung

Ausgeprägte Sinusarrhythmie
Sonst unauffälliger Befund

Kommentar

Beachten Sie die konventionelle Schaltung und die Papiergeschwindigkeit von 25 mm/s! Die meist respiratorische Sinusarrhythmie ist kein krankhafter Befund. Die monomorphen P-Wellen mit konstantem PQ-Intervall widerlegen die im automatischen Befund angebotene Diagnose „supraventrikuläre Extrasystolen".

Übung 26a: 25-jährige Sportlerin in Ruhe

Nur Extremitätenableitungen

Beschreibung

P: 0,10 s, pathologischer Vektor (über –30 Grad!)
PQ: 0,10 s, konstant
QT: 0,28 s
QRS: 0,08 s, regelmäßig, Fr. 55/min, Mittellage
ST-T: Unauffällig

Beurteilung

Oberer AV-Knotenrhythmus mit retrograder P-Erregung
Sonst unauffälliger Befund

Kommentar

Gerade bei Sportlern fällt in Ruhe die autochthone Sinusfrequenz gelegentlich unter die Frequenz des AV-Knotens ab, der dann die Schrittmacherfunktion übernimmt.

Übung 26b: Gleiche Patientin wie Übung 26a bei leichter körperlicher Belastung

Nur Extremitätenableitungen

Beschreibung

P: 0,10 s, Vektor regelrecht
PQ: 0,14 s, konstant
QT: 0,36 s
QRS: 0,08 s, regelmäßig, Frequenz 75/min, Mittellage
ST-T: Unauffällig

Beurteilung

SR, Frequenz 75/min
Ungestörter Erregungsablauf

Kommentar

Wie zu erwarten hat der Sinusknoten mit dem Frequenzanstieg unter Belastung wieder die Schrittmacherfunktion übernommen.

Übung 27: 40-jähriger Mann ohne kardiale Beschwerden

Beschreibung

P: 0,10 s, Vektor regelrecht
PQ: 0,16 s, konstant
QT: 0,42 s
QRS: 0,12 s, regelmäßig, Fr. 60/min, Quer- bis Linkslage (+/−0 Grad), s in V_6, zahlreiche, monomorphe, LSB-artig deformierte Extrasystolen mit fester Koppelung an den vorangehenden Schlag
ST-T: In den Normalschlägen ungestört; bei den VES diskordant zur Hauptrichtung des Kammerkomplexes

Beurteilung

SR, Frequenz 60/min
Zahlreiche rechtsventrikuläre, monotope ES mit kompensatorischer Pause

Kommentar

Beachten Sie die konventionelle Schaltung und die Papiergeschwindigkeit von 25 mm/s. Gelegentliche monotope VES mit fester Koppelung gelten als harmlos, wenn keine schwere Herzerkrankung vorliegt.

Übung 28a: 25-jähriger Patient, klagt über Herzrasen

Beschreibung

P: Nicht zu erkennen
PQ?
QT: 0,20 s
QRS: 0,08 s, regelmäßig, Fr. 250/min, Steillage, rSr' in V_1, Rs in V_6
ST-T: aszendierende ST-Senkung in V_3–V_6

Beurteilung

Supraventrikuläre Tachykardie, Frequenz 250/min
Inkompletter RSB

Kommentar

Regelmäßige Tachykardie mit schlankem Kammerkomplex. Neben einer AV-junktionalen Tachykardie könnte es sich um eine orthodrome Tachykardie bei WPW-Syndrom handeln. Eine Deltawelle ist dabei nicht zu erkennen! Wegen der schlanken Kammerkomplexe ist ein Therapieversuch mit Verapamil oder Adenosin zu vertreten (Beispiel 14 a).

Übung 28b: Gleicher Patient wie Übung 28a nach Gabe von 5 mg Verapamil

Beschreibung

P: 0,10 s, Vektor regelrecht
PQ: 0,18 s, konstant
QT: 0,28 s
QRS: 0,08 s, regelmäßig, Fr. 120/min, Steillage, rSr' in V_1, Rs in V_6
ST-T: Ungestört

Beurteilung

Sinustachykardie, Fr. 120/min
Inkompletter RSB

Kommentar

Auch nach Unterbrechung der AV-junktionalen Tachykardie zeigt sich kein Hinweis auf ein WPW-Syndrom. Das schließt das Vorhandensein eines akzessorischen Bündels aber nicht völlig aus! Der inkomplette RSB ist dem jugendlichen Alter des Patienten zuzurechnen.

Übung 29a: 75-jähriger Patient, LSB bei koronarer Herzerkrankung bekannt

Beschreibung

P: Nicht eindeutig zu erkennen
PQ: –
QT: 0,30 s (wegen des LSB nicht zu bewerten)
QRS: 0,14 s, regelmäßig, Fr. 145/min, überdrehte Linkslage
ST-T: Diskordant zur Richtung der Kammerkomplexe

Beurteilung

Regelmäßige Tachykardie mit breitem Kammerkomplex wie bei LSB
Wegen des bekannten LSB eher supraventrikuläre Tachykardie

Kommentar

Bei einer regelmäßigen Tachykardie mit breitem QRS-Komplex handelt es sich entweder um eine supraventrikuläre Tachykardie bei vorbestehendem Schenkelblock, eine antidrome Tachykardie bei WPW-Syndrom oder um eine ventrikuläre Tachykardie. Die Unterscheidung hat unmittelbare therapeutische Konsequenzen. So hat Verapamil bei antidromer WPW-Tachykardie und ventrikulärer Tachykardie mitunter fatale Folgen (► Kap. 14.1.2.2).

Übung 29b: Gleicher Patient wie Übung 29a nach Karotisdruck

Beschreibung

P: 0,10 s, Vektor regelrecht
PQ: 0,28 s!, konstant
QT: 0,40 s (wegen des LSB nicht zu bewerten)
QRS: 0,14 s, regelmäßig, Fr. 80/min, überdrehte Linkslage, fehlendes r in V_1–V_3
ST-T: Diskordant zur Richtung des Kammerkomplexes

Beurteilung

SR, Fr. 80/min
AV-Block 1. Grades
Kompletter LSB

Kommentar

Nur die Kenntnis des vorbestehenden LSB rechtfertigt den Versuch, durch Karotisdruck die Tachykardie zu beenden. Der nach Normalisierung der Frequenz unverändert bestehende komplette LSB ist der Beweis für die supraventrikuläre Genese der Tachykardie. Ob der R-Verlust in den Brustwandableitungen Zeichen eines alten oder frischen VW-Infarkts ist, kann allein aus dem EKG nicht gesagt werden.

Übung 30a: 43-jähriger Patient mit ischämischer Kardiomyopathie

Beschreibung

P: Nicht sicher zu erkennen
PQ: –
QT: 0,36 s (wegen der QRS-Verbreiterung nicht zu bewerten)
QRS: 0,18 s, regelmäßig, Fr. 130/min, extreme Achsenabweichung, periphere Niedervoltage, fehlendes R in den Brustwandableitungen
ST-T: Ausgeprägte Diskordanz zur Richtung der Kammerkomplexe

Beurteilung

Ventrikuläre Tachykardie

Kommentar

Schon der extreme Lagetyp (beachte die konventionelle Schaltung!), das Fehlen der R-Zacken in den Brustwandableitungen und die Breite der Kammerkomplexe sind Indizien für eine ventrikuläre Reizbildung (Brugada-Kriterien). Bei Vorliegen einer Herzerkrankung mit verminderter Auswurfleistung sind regelmäßige Tachykardien mit breitem Kammerkomplex so gut wie immer ventrikulären Ursprungs.

Übung 30b: Gleicher Patient wie 30a, nach Gabe von Ajmalin

Beschreibung

P: 0,14 s, Vektor regelrecht
PQ: 0,22 s, konstant
QT: 0,36 s
QRS: 0,10 s, OUP in V_6 0,06 s, Fr. 90/min, Mittellage (bei +60 Grad); pathologisches Q in aVF und III, 3 ES mit breitem QRS-Komplex wie bei LSB
ST-T: Geringe ST-Hebung in III, geringe ST-Senkung in V_6

Beurteilung

SR, Fr. 90/min
AV-Block 1. Grades
Überwiegend linksatriale Belastung
Linksverspätung
Zustand nach HW-Infarkt
3 rechtsventrikuläre ES

Kommentar

Nur bei stabilen Kreislaufverhältnissen ist bei einer VT ein Therapieversuch mit Ajmalin oder Amiodarone gerechtfertigt. Verapamil ist kontraindiziert! Interessant ist die Ähnlichkeit der VES mit den QRS-Komplexen der vorausgegangenen Tachykardie. Der Reizursprung der VES und der Tachykardie liegt offenbar nahe beieinander.

Übung 31a: 47-jähriger Patient ohne kardiale Vorerkrankung, klagt über Herzrasen mit Atemnot

Beschreibung

P: Hochfrequent, mit wechselndem Vektor (wechselnder Form), zeitweise gut abgrenzbar
PQ: Nicht messbar
QT: 0,36 s
QRS: 0,08 s, unregelmäßig, Fr. um 100/min, Mittellage
ST-T: Ungestört

Beurteilung

Grobes Vorhofflimmern
Absolute Tachyarrhythmie, Fr. um 100/min

Kommentar

Der wechselnde Vektor der zeitweise gut abgrenzbaren P-Wellen und die absolute Arrhythmie der Kammerkomplexe sind typisch für Vorhofflimmern und schützen vor der Fehldiagnose Vorhofflattern.

Übung 31b: Gleicher Patient wie Übung 31a, nach spontaner subjektiver Besserung

Beschreibung

P: 0,18 s, Vektor regelrecht, doppelgipflig in II und aVF
PQ: 0,20 s, konstant
QT: 0,40 s
QRS: 0,08 s, regelmäßig, Fr. 60/min, Querlage
ST-T: Unauffällig

Beurteilung

SR, Fr. 60/min
Überwiegend linksatriale Belastung
Sonst ungestörter Erregungsablauf

Kommentar

Intermittierendes Vorhofflimmern mit Tachyarrhythmie kann viele Ursachen haben. Bei diesem Patient zeigte sich als wahrscheinliche Ursache im Herzecho ein erheblicher Mitralklappenprolaps mit Vergrößerung des linken Vorhofs.

Übung 32a: 66-jähriger Patient, klagt über seit einigen Wochen verminderte körperliche Belastbarkeit

Beschreibung

P: Hochfrequent mit wechselnder Amplitude
PQ: Nicht messbar
QT: 0,38 s
QRS: 0,08 s, unregelmäßig, Fr. um 70/min, Linkslage, rSr' in +aVR, Rs in V_6, S in V_3 plus R in V_5 = 3,4 mV
Abrupter R/S-Umschlag lateral V_4
ST-T: Unauffällig

Beurteilung

VH-Flimmern
Absolute Arrhythmie, Fr. um 70/min
Geringe Rechtsverspätung
V. a. Linkshypertrophie

Kommentar

Der V. a. Linkshypertrophie ergibt sich aus dem grenzwertigen Sokolow-Index. Es fehlen zwar die typischen Veränderungen der Nachschwankung, jedoch ist damit eine Linkshypertrophie nicht ausgeschlossen.

Übung 32b: Gleicher Patient wie Übung 32a nach Kardioversion

Beschreibung

P: 0,10 s, Vektor regelrecht
PQ: 0,22 s, konstant
QT: 0,42 s
QRS: 0,08 s, regelmäßig, Fr. 60/min, Querlage, r Sr' in +aVR, Rs in V_6, S in V_3 plus R in V_5 = 3,5 mV
Abrupter R/S Umschlag lateral V_3
ST-T: Unauffällig

Beurteilung

SR, Fr. 60/min
AV-Block 1. Grades
Geringe Rechtsverspätung
V. a. Linkshypertrophie

Kommentar

Nach Kardioversion besteht SR mit AV-Block 1. Grades (Papiervorschub 25 mm/s!). Dass der R/S-Umschlag nicht mehr in V_4/V_5, sondern schon in $V_{3/4}$ erfolgt, hängt vermutlich mit einer nicht exakt gleichen Position der Brustwandelektroden zusammen.

Übung 33: 74-jähriger Patient mit koronarer Herzerkrankung

Beschreibung

P: Hochfrequent mit wechselnder, niedriger Amplitude (wechselnder Vektor)
PQ: Nicht messbar
QT: 0,36 s (wegen des breiten QRS-Komplexes nicht zu bewerten)
QRS: 0,16 s, unregelmäßig, Fr. um 100/min, Steillage, rsR' in V_1, RS in V_6
ST-T: Ausgeprägte ST-Senkung rechtspräkordial, minimale ST-Hebung in V_6

Beurteilung

Tachyarrhythmie bei Vorhofflimmern, Fr. um 100/min
Kompletter RSB

Kommentar

An einer Tachyarrhythmie mit breitem Kammerkomplex besteht kein Zweifel. Gegen die wichtige Differenzialdiagnose „Vorhofflimmern mit WPW-Syndrom" (► Übung 15a und ► Übung 15b) spricht die typische RSB-Konfiguration in V_1/V_2 (das erste „Hasenohr" ist kleiner als das zweite) und der ungestört schnelle Anfangsteil der Kammerkomplexe. Wegen der aktivierten Filter ist die positive Anfangsschwankung in V_1 schwer zu erkennen. Zur Bestimmung des Lagetyps beim RSB kommt nur der erste, rasche Teil des Kammerkomplexes in Betracht (► Übung 10).

Übung 34a: 62-jährige Patientin, klagt über Herzrasen, koronare Herzerkrankung bekannt

Beschreibung

P: Nur in V_1 sicher zu erkennen, 0,06 s, Vektor nicht bestimmbar
PQ: 0,12 s in V_1, konstant
QT: 0,30 s
QRS: 0,08 s, regelmäßig, Fr. 150/min, Lagetyp bei +/−0 Grad, rSr' in V_1, Rs in V_6
ST-T: „Sägezahnförmige" Grundlinienschwankung in aVF und III, horizontale ST-Senkung in V_5/V_6

Beurteilung

Regelmäßige Tachykardie mit schlankem Kammerkomplex, Fr. 150/min
V. a. Vorhofflattern mit 2:1-Überleitung
Inkompletter RSB

Kommentar

Bei einer regelmäßigen Tachykardie mit Frequenz um 140/min besteht immer der Verdacht auf Vorhofflattern mit 2:1-Überleitung! Die deutliche P-Welle in V_1 verleitet zu der Fehldiagnose Sinustachykardie. Der Verdacht auf Vorhofflattern wird gestützt von der „sägezahnförmigen" Grundlinienschwankung in den Extremitätenableitungen. Demaskierung des Vorhofflatterns gelingt regelmäßig durch Gabe von Adenosin. Die horizontale ST-Senkung kann als Zeichen einer Tachykardie bedingten Ischämie gewertet werden.

Übung 34b: Gleiche Patientin wie Übung 34a nach Gabe von Adenosin

Beschreibung

P: Regelmäßige, typische Flatterwellen mit pathologischem Vektor, Fr. 300/min
PQ: 0,18 s, konstant
QT: Nicht sicher bestimmbar
QRS: 0,08 s, regelmäßig, Fr. 75/min, Querlage (bei +30 Grad), Rs in V_6
ST-T: Weitgehende Normalisierung der ST-Strecke linkspräkordial

Beurteilung

Vorhofflattern, Fr. 300/min mit konstanter 4:1-Überleitung
Kammerfrequenz 75/min
Geringe Rechtsverspätung

Kommentar

Wie zu erwarten hat Adenosin den Verdacht auf Vorhofflattern bestätigt. Aus der 2:1-Überleitung ist eine 4:1-Überleitung geworden. (Eine P-Welle wird von den Kammerkomplexen überlagert!). **Beachten Sie, dass bei Vorhofflattern die Kammerkomplexe regelmäßig und die PQ-Intervalle konstant sind, solange der Überleitungsmodus (hier 4:1) konstant ist.**

Übung 35: 77-jähriger Patient mit diabetischer Nephropathie

Beschreibung

P: 0,08 s, regelmäßig! (die Abstände sind immer gleich), Vektor regelrecht, Fr. 70/min
PQ: 0,24 s, konstant
QT: 0,46 s
QRS: 0,16 s, regelmäßig, Frequenz 35/min, überdrehter Linkstyp, rsR' in V_1, qRS in V_6
ST-T: Senkung mit präterminaler T-Negativität in V_1; geringe, aszendierende ST-Hebung in V6, hohe, spitze T in V_3–V_5

Beurteilung

AV-Block 2. Grades mit 2:1-Überleitung
Bifaszikulärer Block, Typ RSB und LAH
Verdacht auf Hyperkaliämie

Kommentar

Das EKG zeigt eine Fülle interessanter Befunde. Neben dem Prima-vista-Befund der 2:1-Blockierung, ist bei den übergeleiteten P-Wellen die PQ-Zeit verlängert. Nachdem jede zweite P-Welle übergeleitet wird, d. h. die PQ-Zeit nach einer Pause gleichzeitig die PQ-Zeit vor einer Pause darstellt und diese identisch sind, kann nicht zweifelsfrei zwischen einem Typ Wenckebach und Typ Mobitz unterschieden werden. Man spricht von einem 2:1- bzw. höhergradigem AV-Block. Nachdem darüber hinaus mit LAH und RSB eine erhebliche Verzögerung der intraventrikulären Erregungsausbreitung besteht, ist eine Läsion im His-Bündel wahrscheinlich. Hier droht der Übergang in einen persistierenden trifaszikulären Block. In aVL ist der QRS-Komplex natürlich nur scheinbar schlank; das verzögerte Potenzial projiziert sich hier weitgehend isoelektrisch. Und schließlich fallen die prominenten T-Wellen linkspräkordial und die – bei Berücksichtigung des RSB – eher kurze QT-Zeit auf. Der gemeinsame Nenner aller pathologischen Befunde ist der Serum-Kalium Wert von 5,6 mmol/l.

Übung 36: 64-jähriger Patient mit diabetischer Nephropathie

Beschreibung

P: 0,18 s, regelmäßig! Vektor regelrecht, Fr. 75/min, jedes dritte P (von der T-Welle maskiert, aber deutlich in V_1) wird nicht übergeleitet
PQ: Konstanter Wechsel von 0,28 s und 0,60 s
QT: 0,40 s
QRS: 0,08 s, unregelmäßig, Fr. um 70/min, Querlage
ST-T: Hohe, spitze T in V_2–V_6

Beurteilung

AV-Block 2. Grades, Typ Wenckebach bzw. Mobitz Typ I
Verdacht auf Hyperkaliämie

Kommentar

Typischer Befund eines AV-Block 2. Grades Typ Wenckebach. In den Extremitätenableitungen ist die jeweils dritte, nicht übergeleitete P-Welle, nur schwer zu erkennen, dafür in V_1 nicht zu übersehen. **Wie bei allen AV-Blockierungen sind die P-Wellen regelmäßig.** Beachten Sie, dass die Wenckebach-Perioden bezüglich PQ-Zeiten und R-R-Abständen gleich sind. Dies gilt natürlich nur für Perioden gleicher Länge. In unserem Beispiel ist immer jede dritte P-Welle nicht übergeleitet, die PQ-Zeit nach dem Überleitungsausfall ist deutlich kürzer als die PQ-Zeit vor der Blockierung. Die hohen, spitzen T-Wellen mit schmaler Basis in V_2–V_6 legen den Verdacht auf eine Hyperkaliämie nahe.

Übung 37: 70-jähriger Patient mit akutem HW-Infarkt

Beschreibung

P: 0,10 s, regelmäßig, Vektor regelrecht!, Fr. 100/min
„PQ“: Inkonstant
QT: 0,4 s
QRS: 0,08 s, regelmäßig!, Fr. 50/min, Steillage, pathologische Q in II, aVF und III
ST-T: ST-Hebung in II, aVF und III; korrespondierende ST-Senkung in aVL und I, ST-Hebung auch in V_1–V_4

Beurteilung

AV-Block 3. Grades
AV-Knotenersatzrhythmus
HW-Infarkt Stadium I

Kommentar

Prima vista sind die P-Wellen unregelmäßig. Nimmt man aber den Abstand der beiden P-Wellen zwischen dem 3. und 4. Schlag in den Zirkel, wird klar, dass der 2. QRS-Komplex eine P-Welle vollständig, der 3. QRS-Komplex eine P-Welle teilweise maskiert. **Regelmäßige P-Wellen und regelmäßige Kammerkomplexe bei inkonstanten PQ-Zeiten sind die notwendigen Kriterien einer AV-Blockierung 3. Grades.** Die schlanken Kammerkomplexe und die Frequenz von 50/min sind typisch für einen AV-Knotenersatzrhythmus. **Bei einem akuten HW-Infarkt sind AV-Blockierungen eine häufige Komplikation, da die AV-Knotenarterie ein Ast der rechten Koronararterie ist.** Eigentlich erwarten wir beim HW-Infarkt korrespondierende ST-Senkungen rechtspräkordial. Dass stattdessen hier ST-Hebungen zu sehen sind, weist auf eine Mitbeteiligung der VW am Infarktgeschehen hin. Vermutlich ist das „Infarktgefäß“ der Ramus circumflex der linken Koronararterie.

Übung 38: 74-jährige Patientin mit gelegentlichen Schwindelattacken, Zustand nach HW-Infarkt

Beschreibung

P: Hochfrequente Wellen wechselnder Morphologie (ständig wechselnder P-Vektor)
PQ: –
QT: 0,48 s
QRS: 0,16 s, regelmäßig!, Fr. 45/min, Linkslage, rsR' in V_1, RS in V_6, q in III
ST-T: Schwer zu beurteilen wegen P-Wellen-Überlagerung, geringe horizontale ST-Senkung V_1, terminale T-Negativität in III

Beurteilung

Vorhofflimmern
AV-Block 3. Grades mit vermutlich AV-Knotenersatzrhythmus, Fr. 45/min
Kompletter RSB
V. a. Z. n. HW-Infarkt

Kommentar

Sieht man bei Vorhofflimmern **regelmäßige** Kammeraktionen, ist dies nur mit einer kompletten AV-Blockierung zu erklären. Dies darf man keinesfalls übersehen, da es sich um eine Schrittmacherindikation handelt! Die Frequenz des Ersatzrhythmus spricht für einen AV-Knotenrhythmus. Der komplette RSB besteht offenbar unabhängig von der AV-Blockierung. Ein ventrikulärer Ersatzrhythmus hat zwar auch schenkelblockartig deformierte Kammerkomplexe, jedoch mit einer Frequenz um 25/min.

Übung 39: 30-jährige Patientin mit bekanntem Romano-Ward Syndrom. Rezidivierende Synkopen nach Absetzen der β-Blocker-Therapie

Beschreibung

P: Nur in den Brustwandableitungen zu erkennen, 0,08 s (Vektor nicht zu bestimmen)
PQ: 0,14 s, konstant
QT: 0,56 s, relative QT-Zeit = 130 %!
QRS: 0,10 s, regelmäßig, Fr. 50/min, Querlage
ST-T: Unauffällig, abgesehen von der QT-Verlängerung

Beurteilung

SR, Frequenz 50/min
Long-QT-Syndrom
Muskelzittern

Kommentar

Auch bei der Mutter der Patientin war ein Romano-Ward-Syndrom bekannt. Die Tochter hatte die β-Blocker-Therapie abgebrochen und kam wegen rezidivierender Synkopen zur Aufnahme. Neben dem Muskelzittern sieht man einige kleine, scharf begrenzte Zacken. Dabei handelt es sich um Artefakte, vermutlich durch schlecht sitzende Elektroden.

Übung 40: 38-jährige Patientin mit Diphenhydramin-Vergiftung

Beschreibung

P: 0,10 s, Vektor regelrecht
PQ: 0,18 s, konstant
QT: 0,66 s! (rel. QT-Zeit > 140 %)
QRS: 0,08 s regelmäßig, Fr. 65/min Steillage (bei +90 Grad), S bis V_6
ST-T: Flache terminale T-Negativität in aVL und V_2–V_3

Beurteilung

Durch Diphenhydramin erworbenes Long-QT-Syndrom

Kommentar

Diphenhydramin gehört zu den vielen Pharmaka, die eine QT-Verlängerung und fatale Rhythmusstörungen zur Folge haben können. Die Patientin musste wegen einer Torsade de pointes (siehe Monitorstreifen) defibrilliert werden. Nach Gabe von Magnesium und Detoxikation normalisierte sich das EKG.

Übung 41: 24-jähriger Patient, schwere Drogenvergiftung mit ausgedehnten Muskelnekrosen, Serum-Kalium 8,0 mmol/l!

Beschreibung

P: Nicht zu erkennen
PQ: –
QT: 0,38 s
QRS: 0,14 s, regelmäßig, Fr. 75/min, Rechtslage, q in II, aVF und III, R in V_1, RS in V_6
ST-T: Aszendierende ST-Senkung V_3–V_6, hohe, spitze T mit schmaler Basis in V_3–V_6, präterminale T-Negativität in aVF und III

Beurteilung

V. a. AV-Knotenrhythmus, Fr. 75/min
RSB und LPH
Hyperkaliämie

Kommentar

Typisches EKG bei lebensbedrohlicher Hyperkaliämie bei „Crush-Niere" durch die ausgedehnten Muskelnekrosen! Die Q-Zacken in II, aVF und III sind durch die pathologische Herzachse zu erklären. Für einen AV-Knotenrhythmus ist die Frequenz von 75/min ungewöhnlich. Bei Kaliumwerten ab 7 mmol/l verschwindet die P-Welle und die QRS-Komplexe werden breit, es drohen Asystolie oder Kammerflimmern. Die QT-Zeit ist bei Hyperkaliämie eher verkürzt. Die hier gemessene, „normale" QT-Zeit ist jedoch wegen der QRS-Verbreiterung nicht verwertbar.
Nach Senkung des Kaliumspiegels durch Hämodialyse normalisierte sich das EKG.

Übung 42: 54-jährige Patientin mit Pankreatitis und Hypoparathyreoidismus nach Strumektomie, Serum Ca 1,4 mmol/l; Phospat 7,0 mmol/l

Beschreibung

P: Wegen Muskelzittern nur in V_1–V_3 sicher zu erkennen, 0,06 s, Vektor nicht bestimmbar
PQ: 0,12 s, konstant
QT: 0,38 s, relative QT-Zeit > 130 %!
QRS: 0,10 s, regelmäßig, Fr. 118/min, Mittellage
ST-T: Diffuse T-Abflachung in den Extremitätenableitungen und linkspräkordial

Beurteilung

Sinustachykardie, Fr. 118/min
QT-Verlängerung bei Hypokalzämie

Kommentar

Wie in der ▸ Übung 40 handelt es sich hier um ein erworbenes Long-QT-Syndrom, diesmal bei Hypokalzämie. Hypoparathyreoidismus und Pankreatitis summieren sich als Ursachen der Hypokalzämie.
Interessant ist der dritte Kammerkomplex in den Extremitätenableitungen. Sowohl QRS als auch Nachschwankung unterscheiden sich deutlich von den übrigen Schlägen. Eine VES kann es nicht sein, da der Schlag nicht vorzeitig erfolgt. Wenn Sie das **Ende** der QRS-Komplexe in den Zirkel nehmen, bleibt der dritte Schlag „im Takt". Vorzeitiger Einfall ist aber das Kardinalmerkmal jeder Extrasystole! Wegen des Muskelzitterns fällt erst auf den zweiten Blick der träge Anstieg des QRS-Komplexes und die ST-T Senkung auf – besonders deutlich in II, aVF und III. Und in aVL zeigt der dritte Schlag ein träges, breites „Q" und eine minimal angehobene ST-Strecke. Alle Anomalien dieses Schlages sind zu erklären durch eine „Deltawelle mit Diskordanz der Nachschwankung in Bezug auf die Richtung der Deltawelle". Es handelt sich also um ein „concealed WPW-Syndrom", das sich hier durch eine einmalige Präexzitation zu erkennen gibt (▸ Übung 44).

Übung 43: Monitorstreifen verschiedener Patienten, Papiervorschub 25 mm/s

a) Drei supraventrikuläre Extrasystolen mit kompensatorischer Pause

Die Normalschläge sind deutlich an den P-Wellen mit konstanten PQ-Intervallen zu erkennen. Dem 2., 3. und 4. Normalschlag folgen vorzeitig einfallende Kammerkomplexe identischer Form. Die angedeutet erkennbaren P-Wellen vor den Extrasystolen unterscheiden sich nach Form und PQ-Zeit von den P-Wellen der Normalschläge. Die kompensatorische Pause verdoppelt exakt die Abstände der Normalschläge!

b) Drei ventrikuläre Extrasystolen mit kompensatorischer Pause

Den Normalschlägen folgen in jeweils gleichem Abstand (mit „fester Koppelung") und vorzeitig schenkelblockartig deformierte Kammerkomplexe. Dies ist in der unteren, synchron registrierten Ableitung nicht eindeutig zu erkennen! In Monitorableitungen, vor allem wenn – wie üblich – nur eine Ableitung registriert wird, muss immer mit dem Verlust wichtiger Kurvendetails durch schlechte Projektionsbedingungen gerechnet werden. Folgen auf einen Normalschlag in immer gleichem Abstand und gleicher Form Extrasystolen, spricht man von supraventrikulärem (▸ Übung 43a) oder ventrikulärem (▸ Übung 43b) „Bigeminus".

c) Kammerflattern

Typisch sind die monomorphen, „haarnadelförmigen", regelmäßigen, hochfrequenten Kammerkomplexe.

d) Torsade de pointes mit Übergang in Kammerflimmern

Typisch sind die regelmäßigen, hochfrequenten Kammerkomplexe wechselnder Amplitude, die plötzlich in niedrige, unregelmäßige, polymorphe Kammerkomplexe übergehen.

Übung 44: Zufallsbefund bei einer 45-jährigen, herzgesunden Patientin

Nur Brustwandableitungen

Beschreibung

P: 0,08 s, der Vektor lässt sich aus den Brustwandableitungen nicht bestimmen
PQ: 0,18 s im Wechsel mit 0,10 s
QT: 0,40 s im Wechsel mit 0,44 s
QRS: 0,12 s im Wechsel mit 0,08 s, regelmäßig, Fr. 85/min, Vektor aus den Brustwandableitungen nicht zu bestimmen, sternal-positive Deltawelle vor jedem zweiten QRS-Komplex, R-Reduktion in V_2
ST-T: Diskordant zur Deltawelle, sonst unauffällig

Beurteilung

SR, Fr. 85/min
Intermittierendes, sternal-positives WPW-Syndrom
V_1/V_2 sind vermutlich verpolt

Kommentar

Zu den vielen Besonderheiten des WPW-Syndroms gehört, dass es intermittierend auftreten kann (► Übung 42). Der Eindruck, dass es sich um ES nach Art eines ventrikulären Bigeminus handelt, täuscht! Vorzeitig sind nur die Deltawellen der WPW-Schläge. Nimmt man das jeweilige **Ende** der Depolarisation in den Zirkel, sind die QRS-Komplexe regelmäßig! Der Wechsel der QT-Zeiten kommt durch die Deltawelle der WPW-Schläge zustande, deren Dauer mit gemessen wird. Man sollte also besser von „Delta-T-Zeit" sprechen. Die R-Reduktion in V_2 der normalen Schläge könnte Ausdruck einer Narbe im VW-Bereich sein, wahrscheinlicher ist eine Verpolung von V_1/V_2.

Übung 45: 75-jähriger Patient, Schrittmacherimplantation wegen Bradyarrhythmie bei Vorhofflimmern

Beschreibung

P: Nur in V_1 vereinzelt zu erkennen
PQ: –
QT: Bei stimulierten Kammerkomplexen nicht zu bewerten
QRS: Es sind regelmäßige Schrittmacherimpulse zu erkennen, Fr. 65/min, jeweils gefolgt von schenkelblockartig deformierten Kammerkomplexen, „überdrehter Linkstyp"
ST-T: Diskordant in aVL, I und III

Beurteilung

Regelrechte Stimulationsfunktion des Schrittmachers im VVI-Modus (► Kap. 15.1.1)

Kommentar

Alle Schrittmacherimpulse haben eine Ventrikelstimulation zur Folge. Ob auch die Wahrnehmung (das „Sensing") funktioniert, kann aus diesem EKG nicht beurteilt werden. Die Achsenabweichung der stimulierten Kammerkomplexe nach „überdreht links" ist typisch, da die Stimulationssonde am Boden des rechten Ventrikels fixiert ist.
Interessant ist, dass der Schrittmacherimpuls in der Ableitung III nicht zu sehen ist. Offenbar verläuft der Schrittmacherimpuls senkrecht zur Ableitungsstrecke III. Nach der vierten Cabrera-Regel (► Kap. 5) kann der „Beobachter" in der Ableitung III den Schrittmacherimpuls nicht sehen.

Übung 46: 79-jährige Patientin nach Schrittmacherimplantation wegen Bradykardie-Tachykardie-Syndrom

Nur Extremitätenableitungen in konventioneller Schaltung

Beschreibung

P: Regelmäßige Vorhofstimulation, Fr. 86/min mit nachfolgender P-Welle, negativ in III
„PQ" (besser: AV-Zeit): 0,14 s, konstant
QT: Bei stimulierten Kammerkomplexen nicht zu bewerten
QRS: 0,16 s, regelmäßig, Fr. 86/min, „überdrehter Linkstyp", ausschließlich stimulierte, schenkelblockartig deformierte Kammerkomplexe
S-T: Diskordant zur Richtung der Kammerkomplexe

Beurteilung

Zweikammerschrittmacher im DDD-Modus
Ungestörte Wahrnehmung und Stimulation

Kommentar

Durch die aktivierten Hoch- und Tieffrequenzfilter sind die Schrittmacher-Spikes verhältnismäßig breit. Das macht in den Ableitungen aVL, I und +aVR die Abgrenzung von Schrittmacher-Spike, Kammerkomplex und Nachschwankung schwer. Vor Fehlinterpretationen schützt die Betrachtung der übrigen Ableitungen.

Übung 47: 80-jähriger Patient nach Schrittmacherimplantation bei AV-Block 3. Grades

Nur Extremitätenableitungen in Cabrera-Schaltung

Beschreibung

P: 0,10 s, Vektor regelrecht, Fr. 85/min; von ausgeprägtem Muskelzittern überlagert, in aVF und III aber gut zu erkennen
„PQ": 0,16 s, konstant
QT: Nicht zu bewerten
QRS: 0,16 s, regelmäßig, Fr. 85/min, „überdrehter Linkstyp", ausschließlich stimulierte, schenkelblockartig deformierte Kammerkomplexe, eine VES
ST-T: Diskordant zur Richtung der Kammerkomplexe

Beurteilung

Zweikammerschrittmacher im DDD-Modus
Ungestörte Wahrnehmung und Stimulation

Kommentar

Die Vorhoffrequenz von 85/min entspricht dem momentanen „Bedarf" des Patienten. Die Ventrikelstimulation ist getriggert von den normalen P-Wellen. Man spricht von bedarfsgerechter Ventrikelstimulation. Die regelrecht erkannte VES inhibiert eine Ventrikelstimulation. Sowohl Vorhof- als auch Ventrikelwahrnehmung sind also intakt. Die Stimulationsfunktion der Vorhofsonde kann aus diesem EKG nicht beurteilt werden. Der Unterschied zwischen der mit dem EKG-Lineal gemessenen Vorhof- und Ventrikelfrequenz (85/min) und der vom EKG-Gerät ausgedruckten Ventrikelfrequenz (93/min) ist leicht zu erklären: Bei der Ermittlung der Kammerfrequenz hat der EKG-Computer den Abstand des fünften Kammerkomplexes zur **vorzeitig** einfallenden VES verwendet.
Beachten Sie: Erst am **Ende** der VES-Depolarisation stellt der Schrittmacher seine Uhr zurück. Der Abstand vom Ende der VES-Depolarisation zum nächsten Schrittmacherspike entspricht genau dem Abstand zweier Schrittmacherspikes.

Übung 48: 70-jähriger Patient, Zustand nach Implantation eines Zweikammerschrittmachers (DDD-Modus) bei AV-Block III

Nur Brustwandableitungen

Beschreibung

P: 0,10 s, Vektor aus den Brustwandableitungen nicht bestimmbar, regelmäßig!, Fr. 65/min, z. T. von Kammerkomplexen maskiert
„PQ": Inkonstante P-Spike Intervalle, regelmäßige Impulse der Vorhofsonde ohne Reizantwort
QT: Nicht zu bewerten
QRS: Regelmäßige Schrittmacherimpulse, Fr. 60/min, regelrechte Reizbeantwortung mit schenkelblockartig deformierten Kammerkomplexen
ST-T: Diskordant zur Richtung der Kammerkomplexe

Beurteilung

AV-Block 3. Grades
Sensing- und Stimulationsdefekt der Vorhofsonde
Regelrecht Stimulationsfunktion der Ventrikelsonde

Kommentar

Das EKG spricht für eine Dislokation der Vorhofsonde.

Übung 49: 72-jähriger Patient mit M. Parkinson und ausgeprägtem Lungenemphysem

Beschreibung

P: Nur in III eindeutig zu erkennen, 0,10 s, Vektor regelrecht, biphasisch in V_1. In den übrigen Ableitungen überlagert von regelmäßigen, scharf begrenzten „Depolarisationen" niedriger Amplitude, Fr. 200/min
PQ: 0,14 s, konstant
QT: 0,34 s
QRS: 0,08 s, regelmäßig, Fr. 90/min, Linkslage, ausgeprägte linkspräkordiale (V_5/V_6) Niedervoltage mit rS-Konfiguration von V_1 bis V_6

Beurteilung

SR, Fr. 90/min
Linkspräkordiale Niedervoltage
Verdacht auf Rechtsherzbelastung
Zahlreiche Artefakte bei M. Parkinson

Kommentar

Bei M. Parkinson können die Artefakte durch die unwillkürlichen Muskeldepolarisationen Ausmaße annehmen, die eine Beurteilung des EKG nahezu unmöglich machen. Man findet aber meist eine Ableitung – wie hier III – auf die sich die Muskelartefakte nicht projizieren und die P-Welle gut erkennbar ist.
Die ausgeprägte linkspräkordiale Niedervoltage ist durch das Lungenemphysem gut zu erklären. Ein linksseitiger Pleuraerguss oder ein linksseitiger Pneumothorax kommen differenzialdiagnostisch infrage. Die normalen Amplituden der rechtspräkordialen S-Zacken zeigen, dass der linke Ventrikel ein normales Potenzial hat; die linkspräkordiale Niedervoltage muss also eine extrakardiale Ursache haben.

Übung 50a: 25-jähriger, herzgesunder Patient

Beschreibung

P: 0,10 s, patholgischer Vektor: negativ in aVL und I, isoelektrisch in II
PQ: 0,16 s, konstant
QT: 0,38 s
QRS: 0,10 s, regelmäßig, Fr. 48/min, Rechtslage!
ST-T: Aszendierende ST-Senkung und hohe T-Wellen vor allem in den Brustwandableitungen

Beurteilung

Sinusbradykardie, Fr. 48/min
Pathologische Herzachse
Nachschwankung im Sinne einer Vagotonie
Verdacht auf Verpolung der Extremitätenelektroden
Muskelzittern

Kommentar

Eine pathologische Achse von P und QRS sollte, vor allem bei einem Herzgesunden, Anlass zu einer EKG-Kontrolle geben. Dabei muss die korrekte Platzierung der Extremitätenelektroden beachtet werden. Die hohen T-Wellen verleiten zur Annahme einer Hyperkaliämie. Das jugendliche Alter und die Sinusbradykardie sprechen jedoch für ein „vagotones T" (► Kap. 13.4.1.1).

Übung 50b: Der gleiche Patient wie Übung 50a nach korrekter Platzierung der Extremitätenelektroden

Beschreibung

P: 0,10 s, jetzt regelrechter Vektor
PQ: 0,16 s, konstant
QT: 0,38 s
QRS: 0,10 s, regelmäßig, Fr. 48/min, Mittellage
ST-T: Aszendierende ST-Senkung und hohe T-Wellen vor allem in den Brustwandableitungen

Beurteilung

Sinusbradykardie, Fr. 48/min
Zeichen der Vagotonie
Sonst unauffälliger Erregungsablauf

Kommentar

Wie zu erwarten haben sich P- und QRS-Achse normalisiert. Zur Erinnerung: Da sich die Wilson-Sammelelektrode durch eine Verpolung der Extremitäten nicht ändert, sind die Brustwandableitungen davon nicht betroffen.

Die Übungs-EKGs auf einen Blick

Kapitel	EKG-Befund	Nr. der Übung	Abb. Seite	Beurteilung Seite
8 Das normale EKG				
	Normales EKG in Cabrera-Schaltung	1	122 f.	245
	Normales EKG in konventioneller Schaltung	2	124 f.	245
10 Hypertrophie				
	Linkshypertrophie	3 4	126 f. 128 f.	246 246
	Rechtshypertrophie	5	130 f.	247
11 Erregungsleitungsstörungen				
	Rechtsschenkelblock	6	132 f.	247
	Inkompletter RSB bei akuter LAE	7	134 f.	248
	Linksschenkelblock (+ AV-Block 1)	8	136 f.	248
	RSB + überdrehter Linkstyp	9	138 f.	249
	RSB + Rechtstyp	10	140 f.	249
	WPW-Syndrom sternal positiv	11	142 f.	250
	WPW-Syndrom sternal negativ	12	144 f.	250
	WPW-Tachykardie orthodrom/antidrom	13	146 ff.	251 f.
	WPW-Tachykardie orthodrom	14	153 ff.	252 f.
	WPW-Syndrom bei VH-Flimmern	15	156 ff.	253 f.
	WPW-Syndrom intermittierend	42 44	230 f. 233	273 274
12 Herzinfarkt				
	Akuter VW-Infarkt	16 17	160 ff. 164 ff.	254 f. 255 f.
	Alter VW-Infarkt	19	170 f.	257
	VW-Infarkt bei RSB	20	172 f.	257
	HW-Infarkt	21 22	174 f. 176 ff.	258 258 f.

Kapitel	EKG-Befund	Nr. der Übung	Abb. Seite	Beurteilung Seite
13 Erregungsrückbildungsstörungen				
	Subakute LAE als DD zu subakutem VW-Infarkt	18	168 f.	256
	Perikarditis	23 24	182 184	260 260
	Hyperkaliämie	41	228 f.	272
	Hypokalzämie	42	230 f.	273
	Long-QT-Syndrom: Genetisch bedingt	39	224 f.	271
	Long-QT-Syndrom: Erworben	40	226 f.	272
14 Herzrhythmusstörungen				
	Sinustachykardie	5 7	130 f. 134 f.	247 248
	Sinusbradykardie	23 50	182 242 ff.	260 277
	Sinusarrhythmie	25	186 f.	261
	AV-Knotenersatzrhythmus	26 f.	188	261 f.
	SVES	43	232	273
	VES	27 43 44	190 f. 232 233	262 273 274
	SVT mit ungestörter Überleitung	28	192 ff.	263
	SVT bei Schenkelblock	29	196 ff.	264
	VT	30	198 ff.	265
	Vorhofflimmern	31 32	202 ff. 206 ff.	266 267
	Vorhofflimmern bei Schenkelblock	33	210 f.	268
	Vorhofflattern	34	212 ff.	268 f.
	AV-Block 1. Grades	8 29 b	136 f. 197	248 264
	AV-Block 2. Grades, 2 : 1-Blockierung	35	216 f.	269
	AV-Block 2. Grades Typ Wenckebach	36	218 f.	270
	AV-Block 3. Grades mit AV-Ersatz	37	220 f.	270
	AV-Block 3. Grades bei VH-Flimmern	38	222 f.	271

Kapitel	EKG-Befund	Nr. der Übung	Abb. Seite	Beurteilung Seite
15 Schrittmacher-EKG				
	VVI bei VH-Flimmern	45	234 f.	274
	DDD	46 47	236 f. 238	275 275
	Sensing-Pacing-Defekt	48	239	276
EKG-Überwachung				
	Monitorstreifen	43	232	273
Artefakte				
	Parkinson	49	240 f.	276
	Verpolung	50	242 ff.	277
	Muskelzittern	5 42 47 50	130 f. 230 f. 238 242 ff.	247 273 275 277

Register

A

Ableitungen 15
- bipolar 17
- Brustwand 16
- Extremitäten 16
- nach Nehb 17
- unipolar 14

Ableitungssysteme 117
Aberrante Konduktion 90
ACS=akutes Koronarsyndrom 64
Ajmalin 84
Aktionsstrom 1
- Charakteristika 2
- Kammererregung 8
- Null-Position 2
- Repolarisation 9
- Richtung 2
- Verlauf 7
- Vorhoferregung 7

Angina pectoris 65
Antidrome Tachykardie 59
Artefakte, *Siehe* EKG-Artefakte
Aschoff-Tawara-Knoten, *Siehe* Atrio-Ventrikular-Knoten
Aschoff-Tawara-Schenkel 6
Asystolie 28
Atrio-Ventrikular-Knoten = AV-Knoten 5
AV-Block 55, 103
- 1. Grades 103
- 2. Grades 103
- 3. Grades 106, 113
- Therapie 107
- Typ Mobitz I 103
- Typ Mobitz II 104
- Typ Wenckebach 103
- Ursachen 106

AV-Knoten 6, 54
- Tachykardie 90
- Rhythmus 88
- Ersatzrhythmus 88

B

Befundung, EKG
- automatisch 30
- Systematik 27

Bewegungsartefakte 92
Bigeminus 94
Block
- bifaszikulär 53
- bifaszikulär, Kriterien 56
- trifaszikulär 53

Bradyarrhythmia absoluta 97
Brugada-Syndrom 84
Brustwandableitungen 14, 45
- EKG-Kurve 22
- nach Wilson 14
- Sokolow-Lyon-Index 45
- unipolar 14

C

Cabrera-Kreis 19, 37, 67
- EKG-Kurve 20

Cabrera-Regeln 20, 118
Cor pulmonale 41

D

DDD-Schrittmacher 111
Delta-welle 118
Depolarisation 3
- Kammererregung 31
- Linksschenkelblock 51

Digitalis 79
Digitalisintoxikation 82
Diskordanz
- ST-Strecke 41

Dreikammerschrittmacher 112

E

Eichung 25
Einkammersystem 111
Einthoven-Ableitungen 13, 14
EKG 2
- Ableitungen 8
- Alles-oder-Nichts-Prinzip 3
- Aufzeichnung 26
- Befundung 118
- Befundungsschema 121
- elektrische Herzachse 8
- Filter 25
- Grundlagen 1
- Herzzeitwerte 29
- Infarktzeichen 71
- Lagetyp 8
- morphologische Auffälligkeiten 27
- Papiergeschwindigkeit 25
- QRS-Komplex 28
- Registrierung 118
- Schrittmacher 111
- Übungen 121
- Vektortheorie 7
- Veränderungen beim Infarkt 63
- WPW-Syndrom 57

EKG-Artefakte 26
EKG-Befundung
- automatisch 31
- Systematik 27

EKG-Kurve, Nomenklatur 28
elektrische Herzachse 8
Elektroanatomie 117
Elektroden 25
- Brustwand 25
- Extremitäten 25

Elektrolytstörung
- Hyperkaliämie 77
- Hyperkalzämie 80
- Hypokaliämie 78
- Hypokalzämie 80
- Hypomagnesiämie 102

Elektrophysiologie 117
Erregungsausbreitung, Verzögerung 45, 47
Erregungsausbreitungsstörungen 24, 118
Erregungsbildung, *Siehe* Reizbildungssystem
Erregungsleitung
- Aktionsstrom 1
- Depolarisation 3
- Repolarisation 3

Erregungsrückbildungsstörung, Arrhythmogene rechtsventrikuläre Kardiomyopathie 85
- Brugada-Syndrom 84
- Elektrolytstörungen, *Siehe* Elektrolytstörung
- Intrazerebrale Blutung 76
- Long-QT-Syndrom 83
- Lungenembolie 75
- Medikamente 82

Erregungsrückbildungsstörungen, Perikarditis 75
Extrasystolen 92
- klinische Bedeutung 94

Extremitätenableitungen 46, 50
- bipolare 14
- EKG-Kurve 21
- Frontalebene 16
- nach Einthoven, *Siehe* Einthoven-Ableitungen
- nach Goldberger 15

F

FBI=Fast, Broad, Irregular 59
Frontalebene, Extremitätenableitungen 24

G

Goldberger-Ableitungen 16

H

Hemiblock
- Kriterien 55
- linksanterior, LAH 52
- linksposterior 53
- unifaszikulär 52
Herzachse, elektrische 37
- Bestimmung 37
- extrakardialer Faktoren 40
- Herzinfarkte 41
- kardialer Faktoren 41
- klinische Bedeutung 40
- Nomenklatur 37
- Rechtshypertrophie 41
- Schenkelblock 41
Herzbeuteltamponade 28
Herzinfarkt 118
- EKG-Veränderungen 63
- Hinterwandinfarkt 68
- Linksschenkelblock 69
- Lokalisation 67
- Rechtsschenkelblock 70
- R-Verlust 64
- Stadien des Verlaufs 64
- Terminale T-Negativierung 64
- Vektordrehung 70
- Vorderwandinfarkt 67
Herzinfarkte 41
Herzmuskel, Anatomie 5
Herzrhythmusstörungen 118
Herzzeitwerte 29
Hinterwandinfarkt, *Siehe* Herzinfarkt
His-Bündel 6
Horizontalebene, Brustwandableitung 24
Hyperkaliämie 77
Hyperkalzämie 80
Hypertrophie
- Biatriale, P-biatriale 45
- Brustwandableitungen 45
- Kriterien 43
- Linksatriale, P-mitrale 44
- Linksherz- 45
- Linksventrikuläre 45
- Rechtsatriale, P-pulmonale 44
- Rechtsherz- 48
- Rechtsventrikulär 46
- Sokolow-Lyon-Index 45
Hyperventilationstetanie 81
Hypokaliämie 78
Hypokalzämie 80
Hypomagnesiämie 102

I

Infarktlokalisation 71
Infarktverlauf, *Siehe* Herzinfarkt
Infarktzeichen, EKG 71
Intrazerebrale Blutung 76

J

Jervell-Lange-Nielsen-Syndrom, *Siehe* Long-QT-Syndrom

K

Kammererregung 8, 21, 23
- Depolarisation 22, 24
- R-Progression, ungestört 23
- Übergangszone 24
Kammerflattern
- Therapie 103
- Ursachen 102
Kammerflimmern 101
Kammerrhythmus 91
Kardiomyopathie 51, 101
- rechtsventrikulär, arrhythmogen 85
Kardioversion 59
Kammertachykardie 91
Kammerersatzrhythmus 91

L

Lagetyp 37, 45, 47
- bei LAH 52
- bei LPH 53
- Linkslage 37, 38
- Mittellage 37
- Querlage 37, 38
- Rechtslage 37, 38
- Sonderformen 38
- Steillage 37, 38
- Überdrehte Linkslage 37, 38
- Überdrehte Rechtslage 37, 38
LAH=Hemiblock, linksanterior 52
Lewis-Index 46
Linksherzhypertrophie, Zeichen 45
Linksherzinsuffizienz 44
Linkshypertrophie, R-Progression 45
Linksschenkelblock 6, 69
- Depolarisation 51
- inkomplett 52
- Klinische Bedeutung 51, 52
- komplett 51
- Kriterien, komplett 55
- Repolarisation 51
- Septum-Q 51
Long-QT-Syndrom 83
- erworben 83
- genetisch 83
Lown-Ganong-Levine-Syndrom 57
LPH=Hemiblock, linksposterior 53
LSB=Linksschenkelblock, inkomplett 52
LSB=Linksschenkelblock, komplett 51
Lungenembolie 72
- SI-QIII-Drehung 75
Lown-Klassifikation 94

M

Medikamente
- QT-Zeit-Vektordrehung 82
Mitralvitien 44
Myokarditis 50
McGinn-white Syndrom 72

N

Natrium-Kanal-Veränderung
- bei Brugada-Syndrom 84
Nehb-Ableitungen, bipolar 17
NSTEMI=Nicht-ST-Hebungs-Myokardinfarkt 65

O

Orthodrome Tadykardie 59

P

Perikarditis 72, 75
Potenzialdifferenz 1
PQ-Zeit 58
Präexzitationssyndrome 56
Prinzmetal Angina 65
Purkinje-Fasern 6
Purkinje-System 5
P-Welle 33, 78
- biphasisch 44
Pleuraerguss 45

Q

QISIII-Lage 38
QRS-Komplex 28, 33
QT-Syndrom
- erworben, langes 83
- genetisch, langes 83
QT-Zeit 77, 80
- Elektrolytstörung 82
- Verlängerung, Medikamente 82
QTc=QT-Zeit, frequenzkorrigiert 83

R

Rechtsherzhypertrophie, Zeichen 48
Rechtshypertrophie 41, 47
Rechtsschenkelblock 28, 47, 70
- inkomplett 52
- Klinische Bedeutung 50, 52
- komplett 49
- Kriterien, komplett 55
Refraktärzeit 57
Reizbildungsstörung 87
- AV-Knoten-Ersatzrhythmus 88
- AV-Knoten-Rhythmus 88
- AV-Knoten-Tachykardie 90
- Kammerersatzrhythmus 91
- Kammerflattern 102
- Kammerflimmern 101

- Kammerrhythmus 91
- Kammertachykardie 91
- SVES 92
- Torsade de pointes 83
- Extrasystolen 92
- nomotope 87
- VES 93
- Vorhofflattern 101
- Vorhofflimmern 97
Reizbildungssystem 3, 5
- Atrio-Ventrikular-Knoten 5
- primär 5
- Purkinje-System 5
- Sinusknoten 5
Reizbildungszentren 5
Reizleitungsstörungen 103
- AV-Block 103
- SA-Block 103
Reizleitungssystem 3, 6
- Aschoff-Tawara-Schenkel 6
- His-Bündel 6
- Purkinje-Fasern 6
Repolarisation 3, 9
Romano-Ward-Syndrom, *Siehe* Long-QT-Syndrom
R-Progression 45
RSB=Rechtsschenkelblock, inkomplett 52
RSB=Rechtsschenkelblock, komplett 50
R-Verlust 64

S
SA-Block 107
- 1. Grades 107
- 2. Grades Typ Mobitz II 108
- 2. Grades Typ Wenckebach 107
- 3. Grades 108
- klinische Bedeutung 109
- Therapie 109
Schenkelblock 24, 41, 83, 118
- bifaszikulär 53
- inkomplett 52
- Kriterien, inkomplett 55
- Kriterien, komplett 55
- Linksanteriorer 53
- linksanteriorer Hemiblock 41
- linksposterior 53
- linksposteriorer Hemiblock 41
- Linksschenkelblock 52
- Linksverspätung 52
- Rechtsschenkelblock 52
- Rechtsschenkelblock, komplett 49
- Rechtsverspätung 52
- RSB + LAH 54
- RSB + LAH + LPH 54
- RSB + LPH 54
- trifaszikulär 53
- unifaszikulär 52
Schenkelblockierung, Tawara-Schenkel 49
Schrittmacher-EKG 111
- Einkammersystem 111
- Zweikammersystem 113
Schrittmacherfunktion 112, 113
- DDD-Modus 114
- Fehlfunktionen 112
- VVI-Modus 113
Septum-Q 51
Sinusknoten 5, 6
SIQIII-Lage 38
- Rechtsherzbelastung, akut 41
Sokolow-Lyon-Index 45, 47
ST-Hebung 45, 63, 75
ST-Senkung 72, 79
ST-Strecke 33, 45
- Diskordanz 29
- isoelektrisch 2
- Konkordanz 29
- pathologische Veränderungen 29
SVES=Supraventrikuläre Extrasystolen 92

T
Tachyarrhythmia absoluta 97
Tachyarrhythmie 59
Tachykardie
- antidrom 59
- orthodrom 59
Takotsubo-Syndrom 76
Tawara-Schenkel 49
Torsade de pointes 83
- Therapie 103
- Ursachen 102
T-Welle 33, 45
- pathologische Veränderungen 30
Trigeminus 94

V
Vektordrehung 70
Vektortheorie 7
- Vorhof-Summationsvektor 7
Ventrikeldepolarisation 8
Ventrikelebene 8
VES=Ventrikuläre Extrasystolen 93
Vorderwandinfarkt, *Siehe* Herzinfarkt
Vorhofdepolarisation 7
Vorhoferregung 7, 21, 23
Vorhofflattern 119
- Therapie 101
- Ursachen 101
Vorhofflimmern 28, 59, 97, 118
- Therapie 99
- Ursachen 98

W
Wilson-Block, *Siehe* Rechtsschenkelblock, komplett
Wilson-Brustwandableitungen, *Siehe* Brustwandableitungen nach Wilson
Wolff-Parkinson-White-Syndrom, *Siehe* WPW-Syndrom
WPW-Syndrom 72, 101, 118
- EKG-Morphologie 57
- Klinische Bedeutung 59
- Pathophysiologie 57
- sternal-positiv 47
- Therapie 59
- WPW Typ A (sternal-positiv) 57
- WPW Typ B (sternal-negativ) 57

Z
Zweikammersystem, Fehlfunktion 113

Der Vektorpeiler

Schneiden Sie diese Seite aus dem Buch und kleben Sie sie auf ein Stück festen Karton oder Pappe. Schneiden Sie Rechteck und Kreis wie markiert aus. Legen Sie nun die kleine Scheibe mittig auf den großen Kreis und befestigen Sie die Scheibe in der Mitte mit einer Nadel oder Öse. Die Scheibe soll sich drehen lassen.

Wie Sie sehen, ist die kleine Scheibe in einen Plus-Teil und einen Minus-Teil geteilt. Im Plus-Teil befindet sich zudem ein Zeiger, dies ist der Vektorpfeil.

Betrachten Sie nun das EKG, für das Sie den Lagetyp bestimmen möchten: Welche Ableitungen sind alle positiv? Drehen Sie die kleine Scheibe so lange, bis alle Ableitungen mit überwiegend **positiven** Ausschlägen **vor** der Senkrechten zum Vektorpfeil liegen, also im positiven Teil der kleinen Scheibe. Alle Ableitungen mit überwiegend **negativem** Ausschlag liegen dann **hinter** der Senkrechten. Der Vektorpfeil weist in den Sektor des gesuchten Lagetyps.

Beispiele:

1. **Alle** Ableitungen zeigen überwiegend **positive** Ausschläge, liegen also **vor** der Senkrechten: Der Vektorpfeil weist in den Sektor „Mittellage".
2. **Nur III** und **aVF** zeigen überwiegend **negative** Ausschläge, liegen also **hinter** der Senkrechten: Der Vektorpfeil weist in den Sektor „Linkslage".
3. **Nur aVL** zeigt überwiegend **negative** Ausschläge, liegt also **hinter** der Senkrechten: Der Vektorpfeil weist in den Sektor „Steillage".

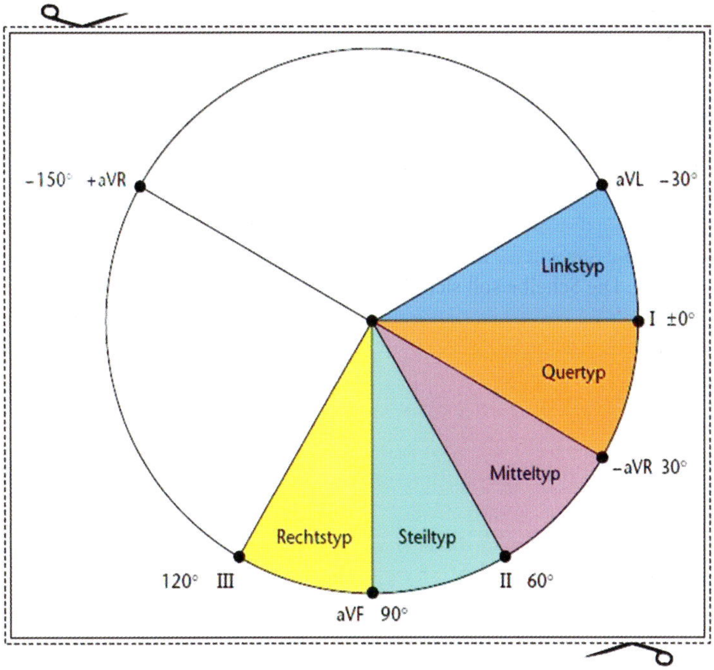
−150° +aVR
aVL −30°
Linkstyp
I ±0°
Quertyp
−aVR 30°
Mitteltyp
Rechtstyp
Steiltyp
120° III
II 60°
aVF 90°

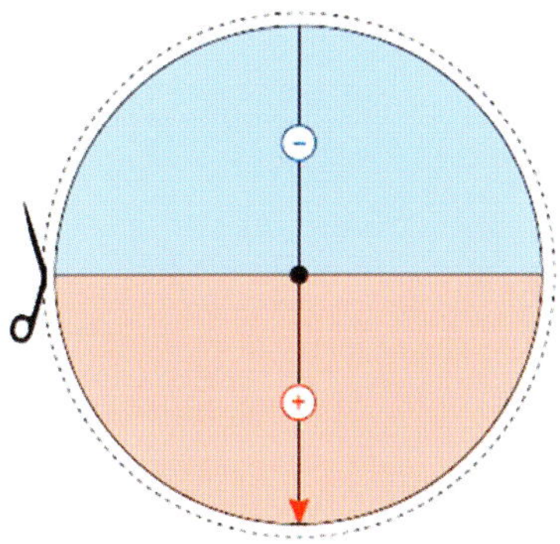